Neuropsychologische Therapie mit Kindern und Jugendlichen

Thomas Pletschko

Ulrike Leiss

Katharina Pal-Handl

Karoline Proksch

Liesa J. Weiler-Wichtl

(Hrsg.)

Neuropsycho-
logische Therapie
mit Kindern und
Jugendlichen

Praktische Behandlungskonzepte bei neurokognitiven
Funktionsstörungen

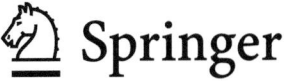 Springer

Hrsg.

Thomas Pletschko
Universitätsklinik für Kinder- und
Jugendheilkunde, Pediatric Brainfit Lab
Medizinische Universität Wien sowie
TESTIFIED – Psychologische Praxis und
Testinstitut
Wien, Österreich

Katharina Pal-Handl
Praxis für Neuropsychologie und
Pädiatrische Psychologie
Wien, Österreich

Liesa J. Weiler-Wichtl
Universitätsklinik für Kinder- und
Jugendheilkunde, C.O.P.E. (Childhood.
Oncology. Psychosocial. Empowerment.)
Medizinische Universität Wien/AKH Wien
Wien, Österreich

Ulrike Leiss
Universitätsklinik für Kinder- und
Jugendheilkunde, C.O.P.E. (Childhood.
Oncology. Psychosocial. Empowerment.)
Medizinische Universität Wien
Wien, Österreich

Karoline Proksch
Kinder- und Jugendpsychologische Praxis
Wien, Österreich

Ergänzendes Material zu diesem Buch finden Sie auf http://extras.springer.com.

ISBN 978-3-662-59287-8   ISBN 978-3-662-59288-5   (eBook)
https://doi.org/10.1007/978-3-662-59288-5

Die Deutsche Nationalbibliothek verzeichnet diese Publikation in der Deutschen Nationalbibliografie;
detaillierte bibliografische Daten sind im Internet über ▶ http://dnb.d-nb.de abrufbar.

Vorwort

Neuropsychologische Therapie mit Kindern und Jugendlichen – aber warum? Ein Blick in die nächste Buchhandlung oder das Internet verdeutlicht die Dringlichkeit und den Wunsch nach Optimierung von Aufmerksamkeit, Gedächtnis & Co. Mit einer unglaublichen Vielfalt wird mit Begriffen und flotten Slogans wie „Gehirnjogging", „Gehirntraining", „Gedächtnistraining", „IQ-Workout", „10 Übungen um schlau zu werden", „Denken wie Sherlock" oder „Expressgehirntraining" für eine Verbesserung der eigenen Hirnleistung geworben.

Klingt einfach – aber ist es das auch? Was ist DAS Gehirntraining, DAS Gehirnjogging? Wie denkt Sherlock? Und kann und soll ein Gehirntraining tatsächlich im Express durchgeführt werden? Ein differenzierter Blick in die Neuropsychologie lässt rasch erkennen: Unser Gehirn weist mit seinen vielfältigen Funktionen und deren Zusammenwirken eine durchaus hohe Komplexität auf: Aufmerksamkeit, Gedächtnis, exekutive Funktionen, Informationsverarbeitungsgeschwindigkeit, visuelle Wahrnehmung, Motorik/kinästhetische Wahrnehmung, auditive Wahrnehmung, Sprache, schulische Fertigkeiten (Lesen, Schreiben, Rechnen), logisches Denken, emotionale und soziale Funktionen. Sie alle tragen in einem komplexen Zusammenspiel dazu bei, unseren Alltag zu meistern. Es ist daher wenig verwunderlich, dass das Gehirn störanfällig ist und neuropsychologische Funktionsstörungen ebenso zahlreich und komplex sind, wie ihre Funktionen selbst. Bei Kindern und Jugendlichen spielt zudem der Aspekt der Entwicklung, unter Berücksichtigung der Konzepte „modular", „dynamisch" und „plastisch", eine wesentliche Rolle.

Die Behandlung von neuropsychologischen Funktionsstörungen bedarf angesichts dessen nicht ausschließlich eines „Gehirnjoggings", „Gehirntrainings" oder „IQ-Workouts", sondern einer fachlich fundierten neuropsychologischen Therapie. Die Neuropsychologie versteht sich als interdisziplinäres Teilgebiet der Klinischen Psychologie und der Neurowissenschaften. Therapie per se definiert die positive Beeinflussung bzw. Behandlung der neuropsychologischen Funktionsstörungen und setzt immer eine vorangehende Diagnostik voraus. Die Therapie zielt demnach auf das menschliche Erleben und Verhalten unter besonderer Berücksichtigung des Einflusses durch das Zentralnervensystem ab. In der neuropsychologischen Therapie gibt es bezüglich ihrer Zielgruppe wenige Einschränkungen – vielmehr ist zu erwarten, dass Neuropsychologie in allem steckt, was wir tun – jeder hat ein Gehirn! Gleichermaßen vielfältig ist die Zielgruppe (erworbene Hirnfunktionsstörungen, Teilleistungsstörungen, Störungen durch Schädel-Hirntrauma etc.) und dementsprechend vielfältig und variabel muss neuropsychologische Therapie gestaltet werden.

Neuropsychologie prägt mit ihren Funktionen den Alltag von Kindern und Jugendlichen. Trotz ihrer Bedeutung wird die neuropsychologische Therapie unverständlicherweise in den Hintergrund gedrängt. Nicht selten umfassen die Kritikpunkte mangelnde Wirkungsnachweise in experimentellen Designs, geringe Alltagstauglichkeit und mangelnde Nachhaltigkeit der Wirkung. Der klinische Alltag belehrt jedoch eines Besseren. Praktische Methoden, Konzepte und notwendige Haltung in der neuropsychologischen Therapie werden in diesem Buch dargestellt. Das Buch überrascht mit Vielfältigkeit, kreativen Zugängen und konkreten praktischen Methoden für die Therapie mit Kindern und Jugendlichen. Einzelne Elemente bis zu ausformulierten Behandlungskonzepten werden angeboten und verdeutlichen so die Vielfältigkeit des

Einsatzes der neuropsychologischen Therapie: Schon kleine Maßnahmen – wie
z. B. das richtig ausgewählte Spiel – tragen
zur Förderung einer definierten Funktion bei. Die Zusammensetzung vieler
Bausteine beschreibt die maßgeschneiderte neuropsychologische Therapie. Der
Kreativität sind keine Grenzen gesetzt!

Es wurde darauf Wert gelegt, aus der Fülle
an Konzepten, Methoden und Material
jene mit entsprechender Evidenz vorzustellen. Es ist zu hoffen, dass die im Buch
beschriebenen innovativen und kreativen
Zugänge entsprechend aufgegriffen und
weiterentwickelt werden und notwendige
Wirkungsnachweise folgen.

Klinische Neuropsychologie kann demnach   ähnlich   einer   Detektivarbeit
beschrieben werden: Es ist die Kunst,
sämtliche Informationen aus der neuropsychologischen Diagnostik, Wissen um
die Interpretation der Ergebnisse sowie
Expertise über differenzierte Störungs-
und Erkrankungsbilder zu einem Gesamtbild zu integrieren. Dieser Aspekt wird in
der Literatur gut abgebildet. Das Ergebnis
eines diagnostischen Prozesses sollte ein
genaueres Prozedere für Interventionen
darstellen. Eine alleinige Beantwortung,
ob ein (psychisches) Störungsbild vorliegt
oder nicht, unterstützt dabei die Eltern und
deren Kinder in ihrem Alltag nur wenig.
Notwendig ist aber auch die Verbindung
mit dem Wissen über Veränderungs-
möglichkeiten. Es bedarf also unbedingt
des Knowhows, Maßnahmen abzuleiten
und auf Basis sämtlicher zur Verfügung
stehender Methoden eine multimodale
und individualisierte Therapie für das
Kind, den Jugendlichen, die Familie abzuleiten und auch durchzuführen. Hier bietet
das Buch konkrete Evidenz und praktische
Anwendungsmöglichkeiten.

Das vorliegende Buch gliedert sich in 2
Teile: Einen allgemeinen Teil, welcher als
Einleitung einen Überblick über die Grundprinzipien, Einsatzgebiete und Fragestellungen neuropsychologischer Therapien

mit Kindern und Jugendlichen darstellt.
Eingegangen wird hierin auf die Relevanz
neuropsychologischer Diagnostik in Hinblick auf die Erstellung von Therapieplänen.
Darüber hinaus wird auch die Bedeutung
der Befundbesprechung als erste Intervention und Brücke zwischen Befund und
Alltag hervorgehoben. Auch wird das Konzept der Teilhabe als Basis der Therapieplanung erläutert. Zudem wird der Einsatz
von Medien und Technik in der neuropsychologischen Therapie dargestellt. Im
Weiteren wird gesondert auf die Therapie
mit spezifischen Altersgruppen (Vorschulkinder und Jugendliche) eingegangen. Den
Abschluss des ersten Teils bildet ein Exkurs
zur Pharmakologie. Dieses Kapitel wurde
bewusst als Exkurs eingeführt, da die medikamentöse Therapie zwar oftmals eine
wichtige Ergänzung darstellt, Medikamente
jedoch von Medizinerinnen und Medizi-
nern verordnet werden.

Der zweite Teil des Buches setzt sich aus der
Darstellung einzelner neuropsychologischer
Funktionen   und   ihrer   Behandlungs-
möglichkeiten zusammen. Vor dem jeweiligen neuropsychologischen Hintergrund
werden   verschiedene   Therapieansätze
und -programme vorgestellt. In den aller-
meisten Fällen wird das therapeutische Vorgehen praxisnahe anhand eines Fallbeispiels
erläutert. Auch werden Fördermöglichkeiten für den Alltag der betroffenen Kinder
und Jugendlichen beschrieben.

Als Neuropsychologinnen und Neuropsychologen war es uns ein wesentliches
Anliegen, die Aspekte der Vielfältigkeit
der neuropsychologischen Therapie schon
im Buch anzubieten. Zur Veranschaulichung der Themen finden sich folgende
didaktische Elemente: „Definition", „Wichtig", „Exkurs", „Praxistipp" und „Case
Study". Zusätzlich finden sich für die
unmittelbare praktische Anwendung für
ausgewählte Kapitel ergänzende Online-
Extras, die von spezifischen Therapiematerialien   über   Diagnostik-Leitfäden
bis hin zu konkreten Behandlungs-
programmen reichen.

Zusätzliches Material finden Sie unter ▶ http://extras.springer.com; dort geben Sie an entsprechender Stelle die ISBN des Buchs 978-3-662-59287-8 an.

Für die Umsetzung dieses Buches war die Unterstützung und der Beitrag Vieler notwendig. Dementsprechend möchten wir uns zu allererst bei den Kindern, Jugendlichen und Familien bedanken, die uns für die Thematik fasziniert haben. Ein weiteres „Danke" ergeht an die Autorinnen und Autoren für ihre Expertise und das Teilen ihrer Ideen. Schließlich haben viele helfende Hände bei der Manuskriptgestaltung mit angepackt, allen voran und stellvertretend für alle anderen gebührt unser Dank Lena Fichtinger. Beim Springer Verlag möchten wir uns für die stets prompte Beantwortung sämtlicher Fragen, die Unterstützung bei der Manuskripterstellung und das wohlwollende Eingehen auf unzählige Fragen bedanken. Schließlich gilt unser Dank unseren Familien, die uns die Zeit für die Umsetzung dieses Werks gegeben haben. Ein ehrliches Dankeschön auch für die inspirierende, konstruktive und wertschätzende Zusammenarbeit der Herausgeberinnen und Herausgeber.

Wir wünschen beim Anwenden, Ausprobieren und Weiterentwickeln viel Spaß!

Thomas Pletschko
Ulrike Leiss
Katharina Pal-Handl
Karoline Proksch
Liesa J. Weiler-Wichtl
Wien
Februar 2020

Inhaltsverzeichnis

Online-Zusatzmaterialien

Autorinnen- und Autorenverzeichnis

MMag. Bernhard Binder
Ambulatorium Wiental – Zentrum für
Entwicklungsneurologie und Sozialpädiatrie
(VKKJ)
Wien, Österreich

Univ.-Ass. Verena Dresen, MSc.
Private Universität für
Gesundheitswissenschaften
Medizinische Informatik und Technik
Tirol, Österreich

Mag. Anja Dvorzak
Uniklinikum Salzburg Universitätsklinik für
Psychiatrie, Psychotherapie & Psychosomatik
Institut für Klinische Psychologie
Rekiz – Neurorehabilitation am Kinderzentrum
Salzburg, Österreich

Mag. Michaela Ennöckl
Verein Contrast
Wien, Österreich

Andrea Furch
Neuropädiatrie
Universitätsklinik für Kinderheilkunde
Bern, Schweiz

Dr. Kathrin Hippler
Praxis für Klinische Psychologie
Wien, Österreich

Dr. Magdalena Jezek
Institut für Sinnes- und Sprachneurologie
Konventhospital der Barmherzigen Brüder Linz
Research Institute for Developmental Medicine,
Johannes Kepler Universität
Linz, Österreich

Stephanie Jires, MSc.
Kinder- und Jugendpsychologische Praxis
Wien, Österreich

Mag. Winfried Kain
Fachbereich Psychologie
Universität Salzburg
Salzburg, Österreich

Assoc.-Prof. Dr. Claudia M. Klier
Universitätsklinik für Kinder- und
Jugendheilkunde
Medizinische Universität Wien
Wien, Österreich

Dr. Hannelore Koch
Kinder- und Jugendpsychologische Praxis
Wien, Österreich

Barbara Kohler, MSc.
Neuropädiatrie
Universitätsklinik für Kinderheilkunde
Bern, Schweiz

Dr. Ulrike Leiss
Universitätsklinik für Kinder- und
Jugendheilkunde
C.O.P.E. (Childhood. Oncology. Psychosocial.
Empowerment.)
Medizinische Universität Wien
Wien, Österreich

Prof. Dr. Anja C. Lepach-Engelhardt
PFH Private Hochschule Göttingen
Göttingen, Deutschland

Prof. Dr. Dipl.-Psych. Karen Lidzba
Neuropädiatrie
Universitätsklinik für Kinderheilkunde
Bern, Schweiz

Dipl.-Psych. Peggy Lüttich
Zentrum für Kinder- und Jugendmedizin
Kinderklinik III
Heidelberg, Deutschland

Mag. Sonja Metzler
Praxis für Klinische Psychologie
Wien, Österreich

lic. phil. Martin Michel
Basadingen, Schweiz

Mag. Nicole Miksch
Kinder und Jugendpsychiatrisches
Ambulatorium mit Tagesklinik
Psychosozialer Dienst
Wien, Österreich

Dr. Katharina Pal-Handl
Praxis für Neuropsychologie und Pädiatrische
Psychologie
Wien, Österreich

Univ.-Doz. Dr. Silvia Pixner
Private Universität für
Gesundheitswissenschaften, Medizinische
Informatik und Technik
Tirol, Österreich

Dr. Thomas Pletschko
Universitätsklinik für Kinder- und
Jugendheilkunde, Pediatric Brainfit Lab
Medizinische Universität Wien sowie TESTIFIED –
Psychologische Praxis und Testinstitut
Wien, Österreich

Mag. Karoline Proksch
Kinder- und Jugendpsychologische Praxis
Wien, Österreich

Dr. Martin Schöfl
Pädagogische Hochschule, Oberösterreich
Research Institute for Developmental Medicine
Johannes Kepler Universität Linz
Linz, Österreich

Mag. Elisabeth Söchting
SpielStudio Kindertherapie
Wien, Österreich

Dipl.-Psych. Sabine Unverhau
Neuropsychologischer Fachdienst
Düsseldorf, Deutschland

Dr. Liesa J. Weiler-Wichtl
Universitätsklinik für Kinder- und
Jugendheilkunde
C.O.P.E. (Childhood. Oncology. Psychosocial.
Empowerment.)
Medizinische Universität Wien/AKH Wien
Wien, Österreich

Dr. phil. Kevin Wingeier
Universitäts-Kinderspital Zürich
Zürich, Schweiz

Dipl. Psych. Matthias Zeschitz
Kinder- und Jugendlichenpsychotherapeut
Götzens, Österreich

Dr. Kathrin Zimmermann
Neuropädiatrie
Universitätsklinik für Kinderheilkunde
Bern, Schweiz

Allgemeiner Teil

Inhaltsverzeichnis

Neuropsychologische Therapie mit Kindern und Jugendlichen: Problemfelder, Einsatzgebiete und Fragestellungen – Per aspera ad astra

Thomas Pletschko, Ulrike Leiss, Katharina Pal-Handl, Karoline Proksch und Liesa J. Weiler-Wichtl

© Springer-Verlag GmbH Deutschland, ein Teil von Springer Nature 2020
T. Pletschko et al. (Hrsg.), *Neuropsychologische Therapie mit Kindern und Jugendlichen*,
https://doi.org/10.1007/978-3-662-59288-5_1

1 Manualisiert vs. maßgeschneidert – Vom Was und Wie in der neuropsychologischen Therapie

---

Definition

Neuropsychologische Therapie ist eine auf Entwicklung ausgerichtete Therapieform, die Menschen dabei unterstützen soll, hirnorganische Prozesse (und in der Folge Verhalten) so zu beeinflussen, dass größtmögliche Teilhabe an einem alters- und entwicklungsgerechten Alltag möglich wird. Mit hirnorganischen Prozessen sind kognitive, soziale, emotionale und behaviorale Aspekte gemeint, die in der neuropsychologischen Therapie nicht isoliert voneinander betrachtet werden können. Insofern muss eine neuropsychologische Therapie einem eklektischen Ansatz folgen und darf nicht auf das bloße Trainieren einzelner Funktionen oder Behandeln von Störungen reduziert werden.

In diesem Buch werden in den einzelnen Kapiteln verschiedene Methoden vorgestellt, die darauf abzielen, einzelne kognitive, emotionale und soziale Funktionen zu verbessern. Dabei ist es wichtig, im Auge zu behalten, dass immer der Mensch – die betroffenen Kinder und Jugendlichen – und das Umfeld im Fokus stehen. Mindestens genauso schwierig, wie neuropsychologische Therapie auf der Ebene von Funktionen zu beschreiben, wäre es gewesen, spezifische Störungsbilder als Ausgangspunkt zu wählen. Gerade angesichts sich wandelnder Klassifikationssysteme erscheint eine funktionsorientierte Sichtweise zielführender, wenngleich diese suggeriert, dass die einzelnen Funktionen isoliert voneinander betrachtet werden könnten. Dem soll die zuvor genannte Definition einen Riegel vorschieben: Neuropsychologische Therapie agiert immer auf den vier basalen Ebenen der Kognition, der Emotion, des Sozialen und des Verhaltens.

Manualisierte Programme, wie sie zum Teil vorgestellt werden, sind also immer in der Hinsicht kritisch zu betrachten, als für sie zwar unter Umständen eine gewisse Evidenz besteht, der biopsychosoziale Kontext aber nicht immer gleichermaßen berücksichtigt wird. Wird neuro-

psychologische Therapie also auf das Durchführen eines Behandlungsmanuals reduziert, besteht die Gefahr der Technokratisierung in der Behandlung von Menschen: Es entsteht eine, auf das Funktionieren ausgerichtete, streng durchstrukturierte und nicht individualisierte Therapieform.

Eine Alternative zur manualisierten Vorgehensweise kann (und muss) daher gerade bei Kindern und Jugendlichen ein maßgeschneiderter Zugang sein. Es ist erforderlich, die Brauchbarkeit und Anwendbarkeit eines manualisierten Behandlungsprogramms im jeweiligen Kontext zu überprüfen und aus einer Reihe von Therapiemanualen jene auszuwählen und „maßgeschneidert" miteinander zu kombinieren, die einen Erfolg – im Sinne der Vergrößerung von Teilhabemöglichkeiten – wahrscheinlich machen. Leiss und Pletschko (2010) demonstrieren dies eindrücklich anhand einer publizierten Fallbeschreibung, in der ein Mädchen nach einer Hirntumor-Erkrankung zahlreiche Legasthenie-Trainings mangels Erfolges abbricht. Grund dafür waren massive Gedächtnisbeeinträchtigungen sowie emotionale Durchbrüche infolge einer Frontalhirnschädigung. Für neuropsychologisch geschulte Personen ist es offensichtlich, dass hier eine neuropsychologische Therapie indiziert wird. Doch das Problem im Alltag lag primär darin, dass das Mädchen das Lesen und Schreiben nicht erlernen konnte und daher im Legasthenie-Training und in diversen schulischen Förderkursen landete, die zwar allesamt auf Basis anerkannter Methoden arbeiteten, jedoch den individualisierten, „maßgeschneiderten" Ansatz vermissen ließen.

> Durch das Aufsetzen einer „neuropsychologischen Brille" werden manche Phänomene begreifbarer. Es entsteht Verständnis für die komplexe Wechselwirkung zwischen Innen- und Außenwelt, zwischen Gehirn und Verhalten. Diese Brain-Behavior-Relationship kann schließlich im Zuge einer neuropsychologischen Diagnostik oder Therapie auf einer funktionell-neuroanatomischen und/oder neuropsychologischen Ebene beschrieben werden.

Fälle wie eben beschrieben finden sich in der neuropsychologischen Praxis häufig. Daher ist es notwendig, neuropsychologische Therapie von allgemeiner Förderung (wie sie in pädagogischen Einrichtungen grundsätzlich geschieht) und Trainings (im Sinne eines Übens eines umschriebenen Bereichs, wie z. B. Gedächtnis) zu unterscheiden.

Zudem ist neuropsychologische Therapie von funktionellen Therapieformen wie der Ergo- oder Physiotherapie und der Logopädie abzugrenzen. Für die Klinische Psychologie im Allgemeinen, die Klinische Neuropsychologie im Besonderen, gelten berufspolitisch andere Voraussetzungen. So gibt es Länder (wie z. B. Österreich), die der Klinischen Psychologie eine hohe Eigenverantwortlichkeit und jedenfalls die Unabhängigkeit von der Medizin einräumen (vgl. dazu das österreichische Psychologengesetz 2013 BGBl. Nr. 182/2013). Die dadurch entstehende Weisungsungebundenheit ermöglicht den Praktizierenden im Bereich der Neuropsychologie eigenverantwortliches Handeln. Wenngleich es inhaltlich viele Überschneidungsbereiche und in der Regel auch eine gute Zusammenarbeit der Disziplinen gibt, hat die neuropsychologische Therapie im Sinne des biopsychosozialen Modells stets den Fokus auf die Gesamtheit zu legen und darf sich nicht auf die Beeinflussung einzelner Domänen beschränken. Demnach wird sich eine neuropsychologische Therapie z. B. bei Störungen der exekutiven Funktionen stets damit beschäftigen, die Funktion selbst zu trainieren, Kompensationsstrategien zu erarbeiten und gleichzeitig im Umfeld Adaptierungen vorzunehmen, sodass Einschränkungen im Alltag an Bedeutung verlieren.

Eine weitere Disziplin, die ebenso eng mit der Neuropsychologie zusammenarbeitet, ist die Pädagogik. Gerade an diesem Beispiel lässt sich sehr gut verdeutlichen, welchen Beitrag die Neuropsychologie zu leisten vermag und wie eine Zusammenarbeit zwischen den Disziplinen aussehen kann (und soll): Während die Pädagogik sich mit der Bildung und Erziehung von Kindern bzw. Jugendlichen beschäftigt, gibt die Neuropsychologie praktische Tipps, wie dies im Einzelfall besser gelingen kann. Im Sinne des oben genannten Beispiels bedeutet dies: Ist die Lese-Rechtschreibstörung durch eine Übungsbehandlung im Sinne eines Förderunterrichts nicht in den Griff zu bekommen, erleichtert möglicherweise ein neuropsychologisch untermauerter Aufbau eines Wortbildspeichers den Alltag.

Damit das jeweilige Vorgehen im Einzelfall adaptiert werden kann, ist eine fundierte, hypothesengeleitete neuropsychologische Diagnostik unbedingte Voraussetzung. Gerade im sich entwickelnden Gehirn sind diese Hypothesen aber oftmals sehr breit aufzustellen. Von einer „Blickdiagnostik" ist unbedingt abzuraten, eine solche findet sich zwar in der Praxis gelegentlich, muss aber als Kunstfehler bewertet werden. Zu favorisieren ist – im Gegenteil – eine sehr ausführliche Diagnostik. Wiederum am Beispiel der Lese-Rechtschreib-Störung verdeutlicht, ist die vielerorts übliche Praxis, ausschließlich einen Rechtschreibtest vorzugeben und – um eine Diskrepanz zur allgemeinen Begabung herzustellen – einen Indikator für die sprachfreie Intelligenz zu wählen, strikt abzulehnen. Vielmehr braucht es nach sorgfältiger Exploration eine genaue differenzialdiagnostische Abklärung sowie eine Analyse assoziierter Probleme, bevor eine entsprechende Entscheidung bezüglich der optimalen Form der Therapie (z. B. schulische Förderung vs. klinisch-neuropsychologische Therapie) getroffen werden kann. Dass – zumindest in Österreich – für den Bereich der Entwicklungsstörungen schulischer Fertigkeiten keine Kostenrefundierung durch das System Gesundheitswesen vorgesehen ist, verkompliziert diese Angelegenheit.

Während auf Rahmenbedingungen im Gesundheitswesen nur sehr langfristig Einfluss genommen werden kann, ist auf der Ebene des Individuums im Bereich der Neuropsychologie des Kindes- und Jugendalters noch hervorzuheben, dass es gewisser Kernkompetenzen bedarf.

> **Kinder sind nicht einfach nur „kleine Erwachsene". Dementsprechend sind Konzepte aus der Erwachsenenneuropsychologie nicht ohne weiteres zu übernehmen. Vielmehr bedarf es einer altersgerechten Methodik und Haltung in der neuropsychologischen Diagnostik und Therapie.**

Entwicklungsneuropsychologie bei Kindern und Jugendlichen unterscheidet sich sowohl auf einer quantitativen, als auch auf einer qualitativen Ebene von jener des Erwachsenenalters. Dabei sind insbesondere die Dimensionen *systemisch vs. modular, dynamisch vs. statisch* und *vulnerabel vs. plastisch* zu unterscheiden. Erstere

Erwachsenenmodell		Entwicklungsmodell	
• *modular*	Kognitive Funktionen sind im Gehirn durch diskrete Module repräsentiert	• *systemisch*	Kognitive Funktionen sind im Gehirn durch weitreichende Netzwerke repräsentiert
• *statisch*	BBR sind etabliert und ausgereift	• *dynamisch*	BBR verändern sich qualitativ und quantitativ
		• *plastisch* BBR sind während der Entwicklung durch positive Einflusse veränderbar	• *vulnerabel* BBR sind in Phasen der Veränderung anfälliger für negative Einflüsse (Noxen)

◘ **Abb. 1**   Unterschiede der Brain-Behavior-Relationships bei Erwachsenen und Kindern (Mrakotsky 2007, S. 27)

sind jeweils typisch für das Kindes- und Jugendalter, letztere für das Erwachsenenalter (vgl. Mrakotsky 2007). Dieses Grundverständnis für Unterschiede der Brain-Behavior-Relationships bei Erwachsenen und Kindern kann als wesentliche Kernkompetenz angesehen werden (vgl. auch ► Abschn. 2 in diesem Kapitel sowie ◘ Abb. 1).

Dabei gehen Entwicklungspsychologie und Entwicklungsneuropsychologie Hand in Hand bzw. könnten als die beiden Kehrseiten einer Medaille gesehen werden. Eine ausgewiesene Expertise im Bereich der Kinder-, Jugend- und Familienpsychologie wie auch im Bereich der Klinischen Neuropsychologie ist daher von Vorteil. Dennoch kann diese Expertise nicht darüber hinwegtäuschen, dass im alltäglichen Arbeiten oftmals der „Hausverstand" bzw. eine Form von praktischer Kreativität gefordert sind. Dies sei an folgendem Beispiel verdeutlicht: Ein 11-jähriger Bub braucht aufgrund einer hirnorganischen Schädigung für etliche Aufgaben mehr Zeit. Er wird mitunter mit dem Abschreiben von der Tafel in der vorgesehenen Zeit nicht fertig. Regelmäßig gerät er in Auseinandersetzungen mit jenen Kindern aus der Klasse, die für das Löschen der Tafel verantwortlich sind. Diese wiederum geben an, die Tafel rechtzeitig löschen zu wollen, damit die Lehrperson, die in der folgenden Einheit unterrichtet, zufrieden ist. Das Nacharbeiten zu Hause stellt für den Buben eine große Belastung dar. Ein Training der Informationsverarbeitungs- und eventuell der Schreibgeschwindigkeit könnten in diesem Fall

helfen, ebenso die Gewährung eines Nachteilsausgleichs. Tatsächlich reichte es jedoch aus, dem Buben das Abfotografieren der Tafel (und des darauf Geschriebenen) zu ermöglichen.

Fazit

Die neuropsychologische Therapie unterscheidet sich von anderen Therapieformen im Wesentlichen durch die Brille, die aufgesetzt wird: Viele Phänomene werden in Zusammenhang mit hirnorganischen Reifungsprozessen oder (funktionell-) neuroanatomischen Schädigungen betrachtet, wobei stets kognitive, soziale, emotionale und behaviorale Aspekte bedacht werden. Die Vorgehensweise im Einzelfall muss eine maßgeschneiderte sein und soll sich auf das gesamte biopsychosoziale System beziehen. Wesentliche Kernkompetenzen, die das neuropsychologische Arbeiten mit Kindern und Jugendlichen erleichtern, sind Kreativität und die Bereitschaft zu individualisierten (mitunter auch spielerischen) Vorgehensweisen, die es ermöglichen „in die Welt der Kinder einzutauchen".

2 Themengebiete neuropsychologischer Therapie – Jedes Kind hat ein Gehirn

Mit der von Mrakotsky (2007) getroffenen Unterscheidung in *systemisch vs. modular, dynamisch vs. statisch* und *vulnerabel vs. plastisch* wird klar, dass sich neuropsychologische Therapie nicht nur auf Funktionsstörungen von Kindern

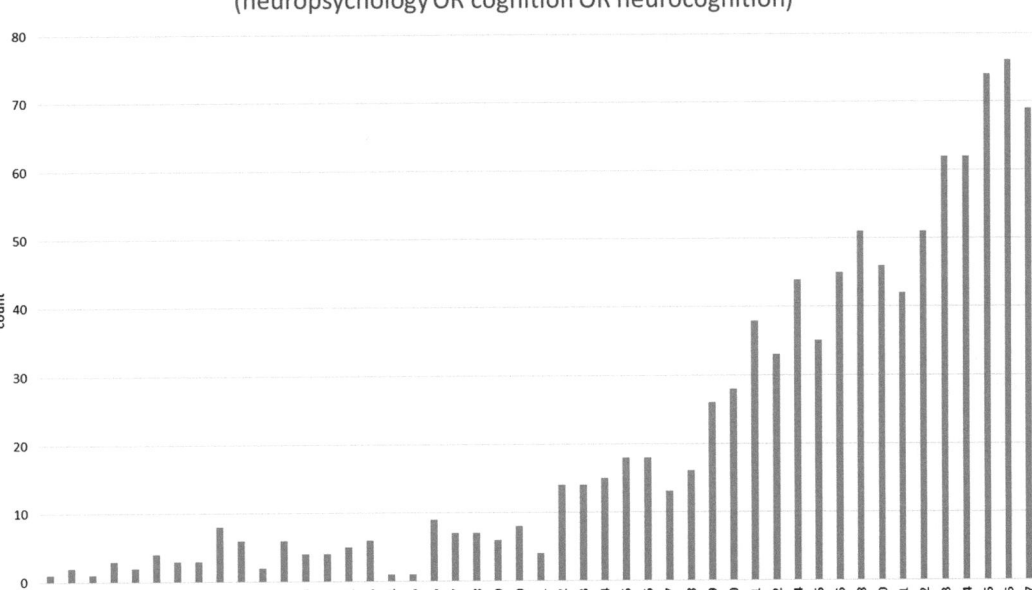

(chronic disease OR chronic illness) AND (children OR adolescents) AND (neuropsychology OR cognition OR neurocognition)

⬛ Abb. 2 Neuropsychologische Wende in der Erforschung chronischer Erkrankungen von Kindern und Jugendlichen (Pubmed-Recherche)

bzw. Jugendlichen nach einer Hirnschädigung beziehen kann, sondern breiter gedacht werden muss. Weder geht es um die Behandlung einzelner kognitiver Funktionen, noch um das „Reparieren" der Betroffenen herausgelöst aus ihrem Umfeld, noch dürfen Einschränkungen in der Teilhabe als Momentaufnahme betrachtet werden. Überdies ist der Plastizität der Hirnentwicklung in frühen Jahren in der neuropsychologischen Therapie Rechnung zu tragen.

Heubrock und Petermann (2000) haben schon vor längerer Zeit eine Einteilung von Hirnfunktionsstörungen entlang der Entwicklungsachse vorgeschlagen. Dabei unterscheiden sie die pränatale, perinatale und postnatale Entwicklung und geben jeweils Beispiele für mögliche Fehlentwicklungen in der jeweiligen Phase. So werden als Risikofaktoren in der pränatalen Entwicklung beispielsweise Embryopathie, Schwangerschaftsgestose, Infektionen (z. B. Röteln), Diabetes der Mutter, Maturationsstörungen (z. B. Spina bifida), psychosozialer Stress oder genetische Syndrome genannt. Beispiele für perinatale Risikofaktoren sind Asphyxie und Frühgeburtlichkeit. Postnatal

sind beispielsweise Hirntumore, entzündliche Prozesse, Schädel-Hirn-Traumen, Epilepsie, Insulte oder Stoffwechselstörungen zu berücksichtigen.

In den letzten Jahren wurde diese Auflistung noch um eine Reihe weiterer Aspekte erweitert. Eine systematische Pubmed-Recherche ergab, dass die Erforschung von chronischen Erkrankungen bei Kindern und Jugendlichen zwischen 2000 und 2010 eine neuropsychologische Wende erlebte. Waren es in den 80er-Jahren des vergangenen Jahrhunderts kaum 10 Publikationen pro Jahr weltweit, die sich des Themas annahmen, sind es mittlerweile fast 80 pro Jahr, die ganz allgemein neuropsychologische Aspekte mit einbeziehen. Bei der Suche nach spezifischen Erkrankungen ist die Zahl noch deutlich höher. Auffallend ist, dass es kein stetiger Anstieg war, sondern – wie ⬛ Abb. 2 zeigt – es rund um die Jahrtausendwende zu einem Knick im Anstieg kam.

Für verschiedene Bereiche chronischer Erkrankungen gilt mittlerweile der Einfluss auf die neuropsychologische Funktionsfähigkeit als gesichert (vgl. dazu z. B. die Meta-Analyse von Compas et al. (2017), die belegt, dass für alle chronischen Erkrankungen ein erhöhtes Risiko für Einschränkungen in der Teilhabe besteht). Darüber hinaus wurde auch für viele verschiedene Bereiche bereits belegt, dass eine Wechselwirkung zwischen medizinischer und neuropsychologischer Versorgung besteht und zwar dahingehend, dass a) durch die Früherkennung subtiler Funktionseinschränkungen die Bedürfnisse von Betroffenen besser erkannt werden können und in der Folge durch das Eingehen auf diese eine bessere Adhärenz im Behandlungsprozess erreicht werden kann (vgl. Wasserman et al. 2016), und dass b) direkte Veränderungen in der Methode der (medizinischen) Behandlung möglich werden, indem neuropsychologische Parameter als Endpunkte von Therapie-Optimierungsstudien berücksichtigt werden (vgl. z. B. Walsh et al. 2016).

In einer Erhebung zur schulischen Integration von chronisch kranken Kindern zeigte Pletschko (2014), dass chronische Erkrankungen neuropsychologische Funktionseinschränkungen nach sich ziehen. Im Vergleich zu gesunden Kindern zeigten sich bei Kindern mit chronischen Erkrankungen drei- bis vierfach erhöhte Klassenwiederholungsraten. Bei mehr als einem Drittel gaben die Eltern an, dass bei ihren Kindern Einschränkungen in der Teilhabe im schulischen Alltag bestehen. Besonders ausgeprägt waren die Einschränkungen bei jenen, bei denen eine Hirnschädigung bestand (z. B. nach Hirntumor-Erkrankungen). Bemerkenswert war jedoch, dass bei Erkrankungen, bei denen das zentrale Nervensystem nicht betroffen war, nur unwesentlich weniger Einschränkungen festgestellt werden konnten.

In diesem Zusammenhang ist auch auf jüngere Studien zum Themenschwerpunkt „Brain-Gut-Achse" hinzuweisen. Die Forschung geht zunehmend mehr in die Richtung, dass der menschliche Körper als Einheit betrachtet werden muss (und im Sinne des biopsychosozialen Modells noch weitere Elemente dieser Einheit hinzuzufügen sind). So konnten beispielsweise Mrakotsky et al. (2013) zeigen, dass Kinder, die wegen einer chronisch-entzündlichen Darmerkrankung mit Kortikosteroiden behandelt wurden, auch kognitive und emotionale Einschränkungen zeigten sowie Verhaltensprobleme aufwiesen.

Neben dem Einfluss von Medikamentengaben scheint es aber noch einen weiteren Einflussfaktor in der Hirnentwicklung zu geben: das Mikrobiom. Dieser brandaktuelle Forschungszweig eröffnet momentan noch mehr Fragen, als er beantwortet. Gerade im Sinne der Brain-Gut-Achse konnten einige Studien aber schon den Zusammenhang zwischen Darm-Mikrobiom und Hirnentwicklung nachweisen (vgl. z. B. Carlson et al. 2018 oder Aarts et al. 2017).

3   Visionen für die Zukunft – Per aspera ad astra

Alle Befunde zusammengenommen, lässt sich daraus ein hohes Potenzial für die neuropsychologische Therapie ableiten, welches mit Sicherheit noch nicht ausgeschöpft wird. Gleichzeitig sieht sich die neuropsychologische Therapie ungünstigen organisatorischen Rahmenbedingungen gegenübergestellt. Im Folgenden sollen daher Entwicklungsmöglichkeiten aufgezeigt werden, die motivieren sollen, sowohl forschungsmäßig wie auch berufspolitisch noch aktiver zu werden, denn nur durch Anstrengung gelangt man zu den Sternen (per aspera ad astra) – das beschreibt sowohl die Vergangenheit wie auch die Gegenwart und die Zukunft der Neuropsychologie des Kindes- und Jugendalters.

- Bislang bezog sich der Großteil der Studien auf die rein diagnostische Erfassung kognitiver Defizite. Was nur sehr rudimentär berücksichtigt wurde, ist das Potenzial, das neuropsychologische Therapie aufweist. Dies liegt mitunter daran, dass das Aufsetzen der neuropsychologischen Brille – wie oberhalb erwähnt – nicht mit dem Durchführen eines Trainingsprogramms gleichzusetzen ist (und schon gar nicht mit Designs wie „Medikament A wirkt besser als Medikament B"). Vielmehr denkt und arbeitet neuropsychologische Therapie immer umfassender. Wünschenswert ist daher die **Entwicklung und Etablierung von Forschungs- und Therapieansätzen, die der Komplexität der Wirkmechanismen neuropsychologischer Therapie Rechnung tragen.** Überdies darf die Neuropsychologie nicht auf die Diagnostik reduziert werden.

— Die bisherige und oben skizzierte Studienlage deutet darauf hin, dass nicht nur bei Kindern und Jugendlichen mit hirnorganischer Schädigung eine neuropsychologische Therapie angezeigt ist. Insbesondere die Erforschung des Mikrobioms und der Brain-Gut-Achse lässt darauf hoffen, dass Therapieformen entstehen können, die sich positiv auf die Hirnentwicklung in Bezug auf kognitive, soziale, emotionale und behaviorale Aspekte auswirken. **So sollte neuropsychologische Therapie bei vielfältigen, mitunter außerhalb des zentralen Nervensystems liegenden, Erkrankungen zum Einsatz kommen.**

— Mitzudenken ist dabei, dass unter Umständen hoch standardisierte Settings (im Sinne eines „Labors" – gemeint ist die wöchentliche Therapieeinheit im Behandlungszimmer der Neuropsychologie) verlassen werden müssen. Das Aufsetzen der neuropsychologischen Brille bedeutet – im Sinne der Rehabilitation – die umfassende Begleitung und Unterstützung im Alltag. Der Alltag ist aber nicht im Behandlungszimmer anzutreffen. **War bislang immer vom Transfer des Gelernten in den Alltag die Rede, sollte in Zukunft davon gesprochen werden, die neuropsychologische Expertise direkt im Alltag umzusetzen, damit Teilhabe möglich wird.**

— „Kinder sind nicht einfach nur kleine Erwachsene" – die weiter oben schon angesprochene Thematik hat essenzielle Auswirkungen auf die Methodenentwicklung in der Neuropsychologie des Kindes- und Jugendalters. Im Bereich der Diagnostik können Verfahren, die für Erwachsene konzipiert wurden, nicht einfach vom Alter nach unten normiert werden. Im Bereich der Therapie haben Programme viel mehr auf die spezifische Situation von Kindern und Jugendlichen einzugehen. Zwei Kapitel dieses Buches widmen sich daher besonders dem Vorschulalter sowie dem Jugendalter. **Die Neuropsychologie des Kindes- und Jugendalters hat daher in der Zukunft hinsichtlich der Methodenentwicklung sowohl in Bezug auf diagnostische Verfahren als auch in Bezug auf Therapieprogramme der besonderen Situation von Kindern und Jugendlichen Rechnung zu tragen.**

— Eine wesentliche Voraussetzung, damit die Umsetzung der Visionen gelingen kann, ist die strukturelle Verankerung der neuropsychologischen Therapie im Leistungskatalog staatlicher Krankenversicherungen. Dieses Buch kann einen Beitrag hiezu leisten, da aufgezeigt wird, dass es für viele Funktionseinschränkungen wirksame spezifische neuropsychologische Therapieansätze gibt. Angesichts nachgewiesener weitreichender Konsequenzen von Funktionseinschränkungen für das weitere Leben der Betroffenen muss die Nicht-Refundierung der Kosten einer wirksamen Therapie als die wesentlichste Hürde im Erreichen von Teilhabe im Alltag bezeichnet werden. Vergleichbar wäre in etwa die Vorenthaltung eines wirksamen Medikaments zur Bekämpfung einer lebensbedrohlichen Erkrankung. Als Ziel kann daher die vollständige Kostenübernahme einer neuropsychologischen Therapie durch das Sozialversicherungswesen formuliert werden.

— Abschließend sei noch auf eine weitere Hürde hingewiesen, die in Zusammenhang mit lückenloser Versorgung steht: Transition. Die neuropsychologische Therapie im Kindes- und Jugendalter hört nicht mit dem Erreichen der Volljährigkeit auf. Gerade dieser Übergang führt aber im Versorgungssystem häufig dazu, dass die Betroffenen auf der Strecke bleiben. Zuweisungen müssen ab diesem Zeitpunkt durch Professionisten für Erwachsene erfolgen (nicht mehr im Rahmen der Versorgung von Kindern und Jugendlichen), die Betreuung an Kinderkliniken und das damit verbundene enge Versorgungsnetzwerk löst sich auf. Im Erwachsenen-Sektor finden die Betroffenen oftmals genau jene organisatorische Unterstützung nicht, die sie aber – aufgrund ihrer Funktionseinschränkungen (z. B. Einschränkungen in der Planungsfähigkeit oder im Gedächtnis) – brauchen würden. Daher ist zu hoffen, dass Transitionsmodelle entstehen, die genau die Lücke zwischen Beeinträchtigungen im Alltag aufgrund neuropsychologischer Funktionseinschränkungen und geforderter Selbstständigkeit aufgrund des Erwachsenwerdens füllen.

Literatur

Aarts E, Ederveen THA, Naaijen J, Zwiers MP, Boekhorst J, Timmerman HM, Smeekens SP, Netea MG, Buitelaar JK, Franke B, van Hijum SAFT, Arias Vasquez A (2017) Gut microbiome in ADHD and its relation to neural reward anticipation. PLoS ONE 12(9):e0183509

Carlson AL, Xia K, Azcarate-Peril MA, Goldman BD, Ahn M, Styner MA, Thompson AL, Geng X, Gilmore JH, Knickmeyer RC (2018) Infant gut microbiome associated with cognitive development. Biol Psychiat 83(2):148–159

Compas BE, Jaser SS, Reeslund K, Patel N, Yarboi J (2017) Neurocognitive deficits in children with chronic health conditions. Am Psychol 72:326–338

Heubrock D, Petermann F (2000) Lehrbuch der Klinischen Kinderneuropsychologie. Hogrefe, Göttingen

Leiss U, Pletschko T (2010) Psychologische Diagnostik und Beratung in der neuroonkologischen Nachsorge – Marie 9;2 Jahre. In: Kubinger D, Ortner TM (Hrsg) Psychologische Diagnostik in Fallbeispielen. Hogrefe, Göttingen

Mrakotsky C (2007) Konzepte der Entwicklungsneuropsychologie. In: Kaufmann L, Nuerk H-C, Konrad K et al (Hrsg) Kognitive Entwicklungsneuropsychologie. Hogrefe, Göttingen, S 25–44

Mrakotsky C, Forbes PW, Bernstein JH, Grand RJ, Bousvaros A, Szigethy E, Waber DP (2013) Acute cognitive and behavioral effects of systemic corticosteroids in children treated for inflammatory bowel disease. J Int Neuropsychol Soc 19:96–109

Pletschko T (2014) The school-participation scales 24/7 – advantages of an ICF-based neuropsychological assessment strategy to facilitate school participation of pediatric brain tumor patients. Dissertation, Medizinische Universität Wien, Wien

Walsh KS, Noll RB, Annett RD, Patel SK, Patenaude AF, Embry L (2016) Standard of care for neuropsychological monitoring in pediatric neuro-oncology: lessons from the Children's Oncology Group (COG). Pediatr Blood Cancer 63(2):191–195

Wasserman RM, Anderson BJ, Schwartz DD (2016) Screening of neurocognitive and executive functioning in children, adolescents, and young adults with type 1 diabetes. Diabetes Spectr 29(4):202–210

Grundprinzipien kinderneuropsychologischer Therapie

Sabine Unverhau

© Springer-Verlag GmbH Deutschland, ein Teil von Springer Nature 2020
T. Pletschko et al. (Hrsg.), *Neuropsychologische Therapie mit Kindern und Jugendlichen*,
https://doi.org/10.1007/978-3-662-59288-5_2

Es sei einleitend unumwunden zugegeben: Eine Therapie- und Versorgungsforschung spezifisch für neuropsychologisch beeinträchtigte Kinder und Jugendliche, auf die man sich bei der Definition grundlegender therapeutischer Prinzipien beziehen könnte, gibt es bislang nicht. Die Versorgung selbst steckt noch in den Kinderschuhen. Noch immer vergeht oft wertvolle Zeit, bis neuropsychologische Störungen bei Kindern und Jugendlichen überhaupt als solche wahrgenommen werden. Die Einordnung eines Problems bestimmt seine Behandlung. Die Dunkelziffer von Kindern und Jugendlichen, deren anhaltende Schul- und Integrationsprobleme auf „Erziehungsschwierigkeiten" zurück geführt werden, dürfte weiterhin hoch sein.

Deutlich angestiegen sind jedoch einerseits die wissenschaftlichen Erkenntnisse im Bereich der Entwicklungsneuropsychologie, andererseits die klinischen Erfahrungen mit den langfristigen Auswirkungen von Hirnschädigungen im Kindes- und Jugendalter auf die Persönlichkeitsentwicklung und die schulische wie soziale Teilhabe-Perspektive.

Hier soll bewusst auf eine Wiedergabe des Stands der wissenschaftlichen Diskussion verzichtet werden. Die nachfolgend beschriebenen Prinzipien beruhen auf langjähriger intensiver Arbeit in der neuropsychologischen Rehabilitation. Insbesondere die Chance, Kinder und Jugendliche, überwiegend nach Schädel-Hirn-Trauma, von der Kontaktaufnahme während der stationären Rehabilitation über viele Jahre durch ihre schulisch-berufliche Ausbildung bis in das Erwachsenenalter hinein unterstützen zu dürfen, hat Erfahrungen ermöglicht, die sich zu typischen klinischen Problemstellungen und entsprechend abgeleiteten Gestaltungsregeln für die neuropsychologische Behandlung von Kindern und Jugendlichen verdichteten. Oft galt es, ihre Umsetzung zu erkämpfen, insbesondere in den ersten Jahren, in denen die Spontanheilungskräfte von Kindern noch wesentlich optimistischer eingeschätzt wurden und erst grobe Fehlentwicklungen auf den Unterstützungsbedarf aufmerksam machten.

So „prinzipiell", wie das Übersehen neuropsychologischer Störungen bei Kindern und Jugendlichen ihre Gesundheit wie die Teilhabe schädigen, so prinzipiell kann die Klinische Neuropsychologie Gegenmaßnahmen ergreifen. In diesem Sinne möge die systematische Zusammenfassung und Weitergabe der klinischen Erfahrungen in Form von Grundprinzipien den klinisch Praktizierenden eine Hilfestellung sein, die unter den oft schwierigen Rahmenbedingungen der täglichen Praxis die Fallkonzeption für das einzelne hirngeschädigte Kind wie den kollektiven Aufbau einer neuropsychologischen Versorgung für Kinder und Jugendliche erleichtert.

1 Grundprinzip 1: Theoretischer Bezugsrahmen ist die neuropsychologische Auslegung des bio-psycho-sozialen Modells

Eine Verletzung oder Erkrankung des Gehirns verändert die neuronale Informationsverarbeitung und damit die körperlichen Grundlagen des Denkens, Erlebens und Handelns eines Menschen. Klinische Neuropsychologie setzt somit am biologischen Faktor des Modells an.

Neuropsychologische Störungen sind grundsätzlich eine Kombination aus den direkten Folgen dieser körperlichen Veränderungen (Funktionsstörungen), aus dem Erleben der daraus resultierenden Einschränkungen (Handlungsfähigkeit), den damit verbundenen emotionalen Konsequenzen (Verunsicherung, Frustration, Trauer) und den sozialen bzw. Teilhabe-bezogenen Auswirkungen (Rolle in der Familie und weiteren sozialen Settings, Beteiligungs-/Teilhabemöglichkeiten). Direkte und indirekte Folgen der Hirnschädigung interagieren kontinuierlich.

Die Beziehung zwischen Gehirn und Person ist keine Einbahnstraße: So, wie das Gehirn Verhalten und Erleben prägt, prägt Verhalten und Erleben das Gehirn. Dieses Prinzip der Plastizität macht sich die neuropsychologische Therapie zunutze, in dem sie die neuronale Informationsverarbeitung theoriegeleitet stimuliert. In der Regel beginnt die therapeutische Einflussnahme auf der Ebene der Funktionen. Dass eine Wiederherstellung von Funktionen, selbst wenn sie weitgehend gelingen sollte, nicht automatisch eine Verbesserung der Handlungsfähigkeit (Aktivitäten) und der Teilhabe nach sich zieht, ist fachlicher Konsens geworden. Für ein tragfähiges Behandlungsergebnis müssen – in individuell unterschiedlicher Ausprägung – alle Komponenten des bio-psycho-sozialen Modells einbezogen werden.

Gesundheit im Sinne des bio-psycho-sozialen Modells ist kein Zustand, sondern die gelungene Aufrechterhaltung einer Balance zwischen Können, Wollen und Müssen bzw. Dürfen. Am Ziel ist eine neuropsychologische Behandlung grundsätzlich erst dann, wenn Betroffene diese regulatorische Aufgabe wieder übernehmen können – gegebenenfalls mit störungsspezifisch konzipierter Hilfestellung bzw. Anpassung der Lebensumgebung.

2   Grundprinzip 2: Eine Hirnschädigung vor Abschluss der Hirnreife muss als Doppelbelastung und Entwicklungsrisiko bewertet werden

Lange Zeit wurde davon ausgegangen, dass Kinder sich von einer Hirnschädigung viel besser erholen als Erwachsene. Für die Überwindung körperlich kritischer Zustände war dies auch oft der Fall und verleitete Experten und Expertinnen sowie Familien zu optimistischen Hochrechnungen.

Aus neuropsychologischer Sicht ist der Unterstützungsbedarf von Kindern und Jugendlichen nach Hirnschädigung hingegen besonders hoch. Die Doppelbelastung ergibt sich, da sie nicht nur schädigungsbedingten Entwicklungsrückstand aufholen, sondern zugleich unter erschwerten Bedingungen die weiteren altersgemäß anstehenden Entwicklungsaufgaben bewältigen müssen.

Die Erfassung neuropsychologischer Defizite und ihre Unterscheidung von natürlichen Entwicklungsvarianzen ist ein diffiziler Prozess, bei dem sich Diagnostizierende nicht allein auf psychometrische Daten stützen können. Subklinische Veränderungen bereits auf der Ebene der kognitiven Verarbeitungsgeschwindigkeit führen im Alltag zu ebenso subtilen Frustrationen über die eigene Leistungsfähigkeit und schleichendem Rückzug aus vormals präferierten Freizeitbeschäftigungen oder Kontakten. Aussagen von Eltern oder auch schulischen Bezugspersonen, dass das Kind „nicht mehr so pfiffig sei", sind fachlich als Verdacht auf eine Veränderung der Exekutivfunktionen einzuordnen und zu prüfen.

Die Exekutivfunktionen sind auch der Bereich, mit dem sich durch eine Hirnschädigung das größte entwicklungsneuropsychologische Risiko ergibt. Genetisch verankert vollziehen sich bestimmte neuronale Ausdifferenzierungen im Frontalhirn und damit verbundene Funktionen erst etwa vom Beginn der Pubertät bis ins junge Erwachsenenalter. Sie korrespondieren mit den in diesem Altersbereich steigenden Anforderungen an die Verhaltenssteuerung sowohl auf kognitiv-schulischer (z. B. Anwendung sogenannter Operatoren wie analysieren, ordnen, übertragen) als auch auf sozio-emotionaler Ebene (z. B. Nähe-Distanz-Regulation).

Eine Hirnschädigung im Kindes- oder Jugendalter kann die Hirnreifung behindern und damit auch mit deutlicher zeitlicher Verzögerung Störungen verursachen. Dies ist besonders kritisch für Kinder oder Jugendliche, die zeitweise an das Leistungsniveau ihrer Altersgruppe anschließen konnten und dann wieder zurückfallen. So werden die auftretenden Probleme auf die Entwicklungsphase, nicht aber auf die Hirnschädigung zurückgeführt. Typischerweise erfolgt in diesen Fällen eine Versorgung erst dann, wenn die Defizite in Wechselwirkung mit ihren emotionalen und sozialen Auswirkungen zu manifesten psychischen Erkrankungen oder anhaltenden beruflichen Fehlversuchen geführt haben.

> ❯ Bereits auf dem aktuellen Stand der Forschung rechtfertigen die entwicklungsneuropsychologischen Erkenntnisse die Schlussfolgerung, dass für hirngeschädigte Kinder und Jugendliche eine entwicklungsbegleitende, sekundär präventive Behandlung indiziert ist.

3   Grundprinzip 3: Kognitive und sozio-emotionale Entwicklung müssen gleichwertig beachtet und unterstützt werden

> ❯ Das Gehirn ist für die kognitive wie die sozio-emotionale Entwicklung gleichermaßen relevant. Zudem bestehen

Wechselwirkungen, der Aufbau sozialer Kompetenzen ist u. a. eng an exekutive Leistungen wie Impulskontrolle, Feedbackverwertung und Perspektivwechsel gebunden.

Gleichwohl ist es eine fast regelhafte klinische Erfahrung, dass ab Erreichen des (Vor-)Schulalters die kognitiv-schulische Leistungsfähigkeit im Fokus steht, gegebenenfalls noch das mit ihr verbundene Lernverhalten. Erschwerend wirkt, dass die Kinder und Jugendlichen aufgrund ihrer gesundheitlichen Situation oft weniger Gelegenheit haben, soziale Erfahrungen zu sammeln. Nicht zuletzt verändern sich auch die Eltern-Kind-Interaktionen. Langjährige klinische Beobachtungen lassen erkennen, dass es so zu typischen Diskrepanzen zwischen kognitiv-schulischer und sozio-emotionaler Entwicklung kommt. Es ist somit eine wichtige Aufgabe im Rahmen kinder- und jugendneuropsychologischer Behandlungen, die Bedeutung dieses Entwicklungsbereiches zu vermitteln und Möglichkeiten einer diesbezüglichen entwicklungsförderlichen Alltagsgestaltung des Kindes oder Jugendlichen aufzuzeigen.

4 Grundprinzip 4: Die Diagnose ist noch keine Auftragsklärung

Der Anlass zur Aufnahme einer neuropsychologischen Therapie ergibt sich in der Regel durch ein konkretes Krankheitsereignis, das Anliegen und Erwartungen an die Behandelnden bestimmt. Oftmals steht auch schon eine Aussage zu den Folgestörungen im Raum. Dennoch ist es unerlässlich, sich nicht treiben bzw. zu verfrühten Schlussfolgerungen verleiten zu lassen. Die Erkrankung zu kennen, mögliche Folgen antizipieren zu können (sogenanntes hypothesengeleitetes Testen) ist neuropsychologische Kernkompetenz, enthebt aber niemanden von der Aufgabe, sich ausführlich mit dem Kind, seiner gesamten bisherigen Entwicklung, seiner Individualität, seinen Bezugspersonen (und deren Individualität) sowie mit seinem Umfeld im Sinne eines individuellen Anforderungsprofils auseinander zu setzen.

Entsprechend erfolgt die psychometrische Untersuchung erst nach ausführlicher Exploration der aktuellen Situation und der Entwicklungsanamnese. So wichtig ein sehr präzises Verständnis von Funktionsstörungen ist, so wichtig ist es auch, zum einen die Wirkung von Testdiagnostik im Blick zu behalten (Abhängigkeit von Vertrauen und Compliance, Belastung durch Konfrontation mit Defiziten), zum anderen auch die Zeit zu haben, erhaltene Funktionen bzw. Fähigkeiten (Ressourcen) sowie die persönliche Einschätzung der Kinder oder Jugendlichen hinsichtlich der Aufgaben und ihrer Ergebnisse einzufangen.

Ein Aspekt neuropsychologischer Fachlichkeit ist sicher der, dass eine leitliniengerechte Diagnostik gewährleistet werden sollte. Ein anderer und nicht minder bedeutsamer Aspekt ist, dass die neuropsychologisch Therapierenden in jedem Einzelfall abwägen müssen, wann sie was wie erheben und wie sie mögliche negative Nebenwirkungen von Diagnostik auf die betroffenen Kinder oder Jugendlichen vermeiden. Diagnostik steht in der neuropsychologischen Therapie grundsätzlich nicht nur am Anfang, sondern in fortlaufender Wechselwirkung mit dem therapeutischen Prozess. Es ist daher möglich und in der Regel auch geboten, sich auf das zu fokussieren, was zu gegebener Zeit – gegebenenfalls auch in der jeweiligen Phase der Rehabilitation – in einer konstruktiven Weise thematisiert werden kann.

Im interdisziplinären Setting ist es die Testdiagnostik, die als Domäne der Neuropsychologie wahrgenommen wird, was zu überkonkreten Aufträgen führen kann.

> **Es sollte um Verständnis dafür geworben werden, dass psychometrische Tests keine „Fieberthermometer" sind, sondern generell, ganz besonders aber im Umgang mit Kindern und Jugendlichen, adäquate Bedingungen benötigen, um verlässliche Aussagen liefern zu können.**

Eine Interpretation testdiagnostischer Befunde muss unter Einbeziehung aller Informationen aus Anamnese, Exploration und klinischer Verhaltensbeobachtung erfolgen. Für die Ableitung von Behandlungszielen wiederum ist sowohl die altersentsprechende Einbeziehung der Kinder und Jugendlichen selbst wie die ihrer Angehörigen und die Prüfung der Rahmenbedingungen insgesamt erforderlich.

5 Grundprinzip 5: Therapiemaßnahmen ganzheitlich denken, spezifisch lenken

Eltern, Kinder und Jugendliche sowie Zuweisende verbinden in der Regel mit einer neuropsychologischen Behandlung die Vorstellung von einer Funktionstherapie, die dafür sorgt, dass das Kind „alles wieder lernt". Veränderungen des Verhaltens und Erlebens erscheinen zunächst weniger bedeutsam oder werden fachlich anders eingeordnet.

Entsprechend dem bio-psycho-sozialen Störungsmodell ist immer ein multifaktorielles, ganzheitliches Behandlungskonzept erforderlich. Schwierig bei dessen Gestaltung ist weniger der Inhalt als die Entscheidung, wann und wie sinnvollerweise Schwerpunkte zu setzen sind.

Für die Funktionstherapie gilt, dass sie spezifisch auf eine relevante Funktionskomponente ausgerichtet sein und in einer Intensität durchgeführt werden muss, die die neuronalen Schwellen der (Re-)Organisation überwindet. Auch wenn für diese Intensität keine absoluten Zahlen angegeben werden können, lässt sich aus der Forschung sicher ableiten, dass ein solches Training mehrfach wöchentlich, idealerweise in kleinen täglichen Übungseinheiten, über einen mehrwöchigen Zeitraum durchgeführt werden muss, um überhaupt Effekte erreichen zu können. Daneben sind eine gute Motivation und Mitarbeit der Betroffenen erforderlich. Auch unter diesbezüglich idealen Bedingungen des Kindes bzw. Jugendlichen können Art und Ausmaß der Hirnschädigung dem Erfolg im Wege stehen.

Entsprechend müssen Erfolgswahrscheinlichkeit und Nutzen abgeschätzt werden. Nur im Einzelfall wirkt sich eine verbesserte Funktion unmittelbar erleichternd auf den Alltag aus. Für Heranwachsende kann das Erreichen der für die Fahreignung relevanten Aufmerksamkeitsleistungen ein solch unmittelbarer Nutzen von Funktionstherapie sein.

Während intensiver, meist früher, stationärer Behandlungsphasen können Bedingungen geschaffen werden, die eine sinnvolle Umsetzung funktionstherapeutischer Interventionen ermöglicht. Insbesondere kann eine ausreichende Intensität durch eine gute Kooperation der Therapiedisziplinen erreicht werden. So kann zum Beispiel die Behandlung von Gedächtnisstörungen über den Tag verteilt nicht nur in der Neuropsychologie, sondern auch in der Ergotherapie, der Physiotherapie, der Logopädie und der Pflege aufgegriffen werden, was – unmittelbar nachvollziehbar – wesentlich größere Chancen auf einen nachhaltigen Erfolg hat, als das sogenannte „Gießkannenprinzip", bei dem versucht wird, auf alle festgestellten Defizite mit einer Intervention zu reagieren.

Damit sich verbesserte kognitive Voraussetzungen auf die Bewältigung konkreter Alltagsanforderungen auswirken können, müssen gezielt Transfer- und Generalisierungsprozesse eingeleitet werden.

Bei Behandlungsbeginn ist auf der Basis des neuropsychologischen Profils zunächst zu entscheiden, welche Störung mit Blick auf Funktionszusammenhänge und ihre Alltags-/Teilhabe-Relevanz in den Fokus gerückt werden soll. Wie oben begründet, müssen exekutive Funktionen bereits mitgedacht werden, wenn sie sich als solche noch gar nicht oder nur begrenzt erfassen lassen. Es sei vorsichtshalber angemerkt, dass dieses Mitdenken nicht in Therapie-Einheiten erfolgen soll. Vielmehr gibt es eine Vielzahl von Möglichkeiten, in den Interaktionen mit Kindern und Jugendlichen kontinuierlich exekutive Prozesse anzuregen.

Für das „Wie", die Auswahl der Methoden, sind neben störungsspezifischen und individuellen Aspekten auch das Krankheitsstadium und das Behandlungssetting zu beachten. Stets gilt es, kritisch zu prüfen, was im jeweiligen Kontext mit welchen Mitteln erreicht werden kann, um das individuelle Rehabilitationspotenzial möglichst gut ausschöpfen zu können.

6 Grundprinzip 6: Therapieplanung ist Energie- und Ressourcenmanagement

Mit allen neuropsychologischen Störungsbildern verbindet sich eine Veränderung des individuellen Energiehaushalts.

Unmittelbar entsteht dieser durch Funktionseinbußen und der damit verbundenen kompensatorischen Mehrbelastung erhaltener Funktionen. Mittelbar kommt es zu einem Energieverlust durch emotional-motivationale

Belastungen wie das Erleben von Trauer, Misserfolgen, Scham, dem Verlust von Freunden und von sozialer Anerkennung durch Peers. Verstärkt wird dies oft durch einen Mangel an ausgleichend positiven Erfahrungen, z. B. weil die Therapie zu wenig Raum für Freizeit lässt und die Erfolge – schulisch wie therapeutisch – oft in keinem aufbauenden Verhältnis zu dem mit ihnen verbundenen Aufwand stehen.

Dass Kinder und Jugendliche ihre Belastungen rechtzeitig anzeigen können, ist nicht zu erwarten. Alters- oder auch störungsabhängig noch fehlende Kommunikations- und Reflexionsfähigkeit ist dafür nur ein Aspekt. Ein weiterer ergibt sich aus externen Einflussfaktoren, vor allem der mehr oder weniger bewussten Orientierung an tatsächlichen oder vermuteten Erwartungen von Eltern und therapeutischem Fachpersonal.

Neuropsychologische Interventionen müssen daher so lernökonomisch wie möglich geplant werden, überwiegend direkt an den realen Anforderungen anknüpfen und dort, wo sie vorübergehend eine erhöhte Belastung mit sich bringen (z. B. das Erlernen einer neuen Kompensationsstrategie), für ausgleichende Entlastung sorgen. Alle Einflüsse, insbesondere Eltern, Mitbehandelnde und Schule müssen in dieses Energie- und Ressourcenmanagement einbezogen werden. Durch gute Abstimmung kann erreicht werden, dass ausreichend Energie für bestimmte therapeutische Schritte verfügbar ist, ohne dass die Gesamtbelastung ein kritisches Maß überschreitet.

7 Grundprinzip 7: Teambuilding ist Therapie – Und vice versa

Auch die Kinderneuropsychologie beginnt mit dem Aufbau einer guten Vertrauensbeziehung zu den Kindern und Jugendlichen wie ihren Angehörigen. Dazu gehört, ihr Anliegen so anzunehmen, wie es formuliert wird, und diesem nicht schon am Anfang fachlich begründete Einschränkungen entgegen zu setzen.

> **Das Erkennen des Machbaren – von der Awareness bis zur Akzeptanz – kann auch in der neuropsychologischen Therapie der gemeinsamen Problemlösung nicht voran gestellt werden, es ist ein wesentlicher Teil derselben.**

Vermittelt werden kann und sollte hingegen schon hier, dass eine erfolgreiche kinder- und jugendneuropsychologische Therapie nicht nur eine präzise Analyse der Unfall- oder Krankheitsfolgen voraussetzt, sondern ein möglichst genaues Bild von der Persönlichkeit des Kindes, seinen erhaltenen Kenntnissen und Fähigkeiten, seiner bisherigen Entwicklung, seinen Vorerfahrungen (krankheitsbezogen wie übergreifend), seinen Interessen, Vorlieben und Abneigungen sowie seiner familiären und außerfamiliären (z. B. schulischen) Gesamtsituation. Natürlich kann nicht alles Relevante hierzu bereits am Anfang in Erfahrung gebracht werden. Auch hängt es vom jeweiligen neuropsychologischen Arbeitsfeld bzw. Setting ab, wie umfänglich das Kennenlernen erfolgen kann. Dennoch leistet jeder neuropsychologische Therapeut und jede neuropsychologische Therapeutin mit einer individuellen und persönlichkeitsorientierten Perspektive, die das betroffene Kind bzw. Jugendlichen und nicht die Erkrankung in das Zentrum der Betrachtung stellt, einen Beitrag zum langfristig tragfähigen Verständnis der Arbeits- und Wirkungsweise von neuropsychologischer Therapie.

Anders als in der kinderärztlichen oder chirurgischen Praxis können Behandlungsmaßnahmen nicht verordnet werden. Immer ist es das Kind selbst, das handeln und dafür gewonnen werden muss und das dafür eine konstruktive Mitwirkung seiner Eltern benötigt. Diese Bedingungen herzustellen ist eine Aufgabe kinder- und jugendneuropsychologischer Beziehungsarbeit.

Wie vieles in der Kinder- und Jugendneuropsychologie ist auch die Arbeit bzw. das Teambuilding mit Eltern ein Balance-Akt. Zwei Gedanken sind dabei hilfreich: Anders als in der Erwachsenenbehandlung sind nicht die familiären Bezugspersonen der Kontext. Vielmehr sind die Hirnschädigung und die Behandelnden ungebetene Kontextfaktoren der kindlichen Entwicklung und der elterlichen Bemühungen um diese. Manchmal signalisieren Sätze wie „Ich kenne mein Kind am besten" das Empfinden der Eltern, von ärztlichem oder therapeutischem Fachpersonal aus ihrer Rolle gedrängt zu werden, noch dazu zu einem Zeitpunkt, zu dem es ihnen ein besonderes Bedürfnis ist, eine Art Wiedergutmachung leisten zu können. Häufiger aber manifestiert sich ein Konflikt zwischen der

Expertise der Eltern und der des therapeutischen Fachpersonals viel subtiler. Weder „Eltern im Widerstand" noch „angepasste Eltern" sind hilfreich für die Therapie. Die Dreiecksbeziehung Eltern, Kinder/Jugendliche und therapierende Person ist rechtwinklig, die Verbindung zwischen Eltern und Kind entsprechend kürzer. Schon die Anmutung von Konkurrenz kann die therapeutische Vertrauensbeziehung beschädigen.

Kinder und Jugendliche beschäftigen sich mit ihrem Gesundheitszustand auch unter dem Aspekt, ob dieser sich auf die elterliche Wertschätzung auswirkt, ob sie den Erwartungen ihrer Eltern wieder entsprechen können oder diese enttäuschen. Bestehen auch körperliche Erkrankungsfolgen, wird diesen dabei häufig mehr Bedeutung eingeräumt. Auch hier gilt es, die neuropsychologisch relevanten Themen sehr behutsam und verbindend einfließen zu lassen.

Der zweite hilfreiche Gedanke gilt der „Rückseite" der Eltern: Sie sind nicht nur zentrale Akteure im Helfersystem, sie sind auch Betroffene. Das unmittelbare Leid ihres Kindes, die hohe emotionale wie durch zahlreiche Zusatzaufgaben auch physische Mehrbelastung, die Angst vor der weiteren Perspektive kosten Kraft. Hinzu kommen oft Nerven zehrende Auseinandersetzungen um Versicherungsfragen und das schlechte Gewissen gegenüber Dritten wie dem unvermeidlicherweise weniger beachteten Geschwisterkind oder Helfenden. Durch die Struktur und Arbeitsweise der neuropsychologischen Therapie erhalten Eltern hier nicht selten erstmalig den Raum, dies zu thematisieren und sich mit ihrer gegenläufig auswirkenden Doppelrolle auseinander zu setzen.

Je mehr Eltern ein Verständnis für die neuropsychologischen Störungen und ihre Auswirkungen aufbauen können, um so besser gelingt es ihnen, auf Überprotektion oder eigene Förderaktivitäten zu verzichten und ihren Umgang mit dem Kind im Sinne der Therapie entwicklungsförderlich zu gestalten. Elterngespräche sind somit als Element der Kinder- und Jugendlichentherapie immer gut zu begründen. Die Gesprächssettings können und sollten auf das Alter des Kindes und die jeweilige Zielsetzung abgestimmt sein. Bei Jugendlichen bzw. Kindern, deren altersgerechte Autonomie-Entwicklung gebahnt werden soll,

hat es sich bewährt, die Einbeziehung der Eltern mit ihnen gemeinsam zu gestalten.

Das Teambuilding mit den Eltern ist besonders wichtig, aber nicht das einzige. Mitbehandelnde, Lehrkräfte, Integrationsassistenz etc. agieren auf dem Boden eigener beruflicher Aufträge und Überzeugungen, die die Entwicklung von betroffenen Kindern und Jugendlichen beeinflussen. Auch hier gilt es, ein Zusammenwirken zu ermöglichen, ohne dass sich Beteiligte in ihrer Fachlichkeit bzw. Rolle infrage gestellt fühlen. Strukturierte Möglichkeiten, sich mit anderen Helfenden auszutauschen oder für bestimmte Problemstellungen sogar gemeinsame Konzepte zu entwickeln, sind nur selten verfügbar, selbst in den stationären Einrichtungen muss um diese gerungen werden. Insofern neuropsychologische Störungen „nicht zu sehen sind", ist es bei ihnen schwerer als bei motorischen Erkrankungsfolgen, zu möglichst einheitlichen, also bahnenden Handlungsweisen zu kommen. In diesem Sinne ist es Therapie-Building, wenn es den Therapierenden gelingt, die Gruppe der familiären, schulischen und therapeutischen Bezugspersonen zu motivieren, z. B. zu einem „Team Luca" mit gemeinsamer Informationsbasis und abgestimmten Maßnahmen zu werden.

8   Grundprinzip 8: Nicht weiter planen, als man sehen kann

Wie sich Kinder oder Jugendliche nach einer Hirnschädigung entwickeln werden, kann nur sehr begrenzt vorausgesagt werden. Dennoch wird genau das gefordert. Nicht nur die Kinder und Jugendlichen selbst oder ihre Eltern hoffen auf prognostische Aussagen. Auch Entscheidungen über die weitere Versorgung hängen wesentlich davon ab, wie die weitere Entwicklung von den beteiligten professionellen Stellen eingeschätzt wird. In der neurologischen Behandlungskette sind es zunächst die Kliniken, die gehalten sind, für den Kostenträger Empfehlungen zum weiteren Prozedere zu formulieren. Verbindliche Kriterien für ein Entlassungsmanagement stehen bislang nicht zur Verfügung. Die Balance zwischen der berechtigten Darstellung von Behandlungserfolgen einerseits und der ebenso berechtigten

Beschreibung des fortbestehenden Hilfebedarfs andererseits ist nicht leicht zu finden.

Dass ein Kind im psychometrischen Befund wieder überwiegend statistisch unauffällige Ergebnisse erreicht, darf nicht damit gleich gesetzt werden, dass es im Alltag auf die gewohnte Leistungsfähigkeit zurückgreifen kann. Relative Leistungseinbußen sind nicht messbar, für die Bewältigung der individuellen Anforderungen wie die subjektive Sicherheit aber hochgradig relevant. Zudem kann Testdiagnostik ja nur die funktionellen Voraussetzungen in verschiedenen (nicht: allen) Bereichen abbilden. Für die Beurteilung von Verhaltens- und Teilhabemöglichkeiten müssen mindestens auch Informationen über den Kontext und klinische Verhaltensbeobachtungen zur Verfügung stehen. Hier sind alle Behandelnden gefordert, die Möglichkeiten ihres „Sichtfeldes" kritisch einzuschätzen und entsprechende Vorsicht walten zu lassen.

> **Es sind die Langzeitverläufe von schädelhirnverletzten Kindern und Jugendlichen, die besonders eindrücklich vermitteln, wie ein anhaltendes Arbeiten an der Belastungsgrenze in Kombination mit im Zeitverlauf abnehmender Schonung durch das Umfeld und entwicklungsgemäß steigenden Anforderungen in die Überforderung führt.**

Für die Kinder- und Jugendneuropsychologie heißt das: Übergänge müssen am Ende der Behandlung gesichert werden, um den Rehabilitationserfolg zu konsolidieren. Sich – gegebenenfalls auch erst „bei Bedarf" – therapeutische Hilfestellung zu holen, setzt voraus, dass die Familien die Überforderung schnell genug erkennen, bei aller Belastung schnell genug reagieren und dann ebenso schnell an geeignete Hilfe kommen. Dies vorauszusetzen, ist fahrlässig. Entsprechend sollte eine ausreichend detaillierte Planung der Weiterversorgung, im Idealfall mit Stabübergabe an die nachfolgenden Behandelnden, in der Verantwortung des Kinderneuropsychologen oder der -neuropsychologin liegen.

Ebenso schädlich wie eine Überschätzung der Rehabilitationsergebnisse und eine nicht abgesicherte Überleitung in das ambulante Setting ist das Gegenteil: Die therapeutische Überbehütung. Anpassungen der häuslichen, besonders aber der schulischen Umgebung setzen ebenfalls eine Umfeldanalyse und klinische Verhaltensbeobachtung voraus. Vorbeugend bereits aus dem stationären Setting heraus weitreichende Anpassungen der Beschulung oder gar einen Wechsel der Schule zu veranlassen, kann den Rehabilitations- und Entwicklungsprozess von Kindern oder Jugendlichen ebenfalls zurückwerfen. Fachlich angezeigt wäre eine settingübergreifende konzeptuelle Zusammenarbeit der (Kinder- oder Jugend-)Neuropsychologie, um die Entwicklung nicht durch Unterbrechungen oder widersprüchliche Impulse zu gefährden. Dafür fehlen der Versorgung oft noch geeignete Rahmenbedingungen. Viel gewonnen ist aber schon, wenn niemand in der Behandlungskette den Prozess weiter plant, als er ihn verlässlich absehen kann.

9 Grundprinzip 9: Die Therapie vom „Störungsdienst" zur Entwicklungshilfe ausbauen

Die neuropsychologische Behandlung ist unvermeidlicherweise mit der Konfrontation verbunden, ein Defizit zu haben und trägt damit zu anderen mit der Erkrankung verbundenen Belastungserfahrungen bei. Ausgleichend ist von Beginn an auf die Einbeziehung von individuell bedeutsamen Erfolgserlebnissen (Wirksamkeitserfahrungen) zu achten.

Perspektivisch im Blick zu halten ist, dass der langfristige Verbleib in der Patientenrolle und die krankheitsbedingt oft nachhaltige Veränderung des Elternverhaltens eine altersgerechte Autonomie-Entwicklung behindern. Oft halten die Eltern den Alltag – das sich Zurechtfinden, Verabreden können, im Haushalt helfen, erste Verantwortung für Dinge oder das Haustier übernehmen – für zu banal, glauben, ihr Kind für die Therapie schonen zu müssen. Hier gilt es, in der Elternarbeit Verständnis für die Gesamtentwicklung aufzubauen und mit der Familie entwicklungsförderliche Erfahrungsräume zu schaffen. So können alltagsrelevante Lernschritte – z. B. das selbstständige Bewältigen eines Weges – in der neuropsychologischen Behandlung erarbeitet und dann zunehmend in die Regie der Familie übergeben werden.

Kinder und Jugendliche können die eingangs beschriebene Fähigkeit zu einer gelungenen Regulation von Können, Wollen und Müssen bzw. Dürfen nur durch praktische Erfahrungen entwickeln. Die neuropsychologische Therapie muss sich daher sukzessiv in eine Hilfe zur Selbsthilfe wandeln, die Kinder und Jugendliche zu Experten für ihre Störungen macht.

Eltern bleiben die entscheidenden Entwicklungshelfer und -helferinnen ihrer Kinder, auch wenn sie durch die Hirnschädigung phasenweise auf externe Hilfe angewiesen sind. Neuropsychologische „Hilfe zur Entwicklungshilfe" kann sie darin unterstützen, wieder Vertrauen in ihren elterlichen Einfluss aufzubauen.

10 Grundprinzip 10: Langfristige Nachsorge einplanen. Dass nichts passiert, passiert nicht von allein

Wie dargestellt, ist Gesundheit im Sinne des bio-psycho-sozialen Modells kein Zustand, sondern ein Prozess, bei dem kontinuierlich eine Balance zwischen Anforderungen bzw. Bedürfnissen einerseits, Ressourcen bzw. Fähigkeiten andererseits hergestellt werden muss.

Bereits für die Rehabilitation Erwachsener ergibt sich daraus: Nicht nur das Erreichen einer weitgehend stabilen Gesamtsituation ist ein Behandlungsziel, auch ihre Aufrechterhaltung. Die im Sprachgebrauch von Versicherungen „funktionell folgenlose Ausheilung" einer Hirnschädigung ist die Ausnahme.

> ❯ Entsprechend ist eine neuropsychologische Behandlung nicht kurativ, sondern rehabilitativ, also mit allen Maßnahmen darauf ausgerichtet, dass Betroffene ein Maximum an Selbstbestimmung in der Lebensgestaltung und Partizipation erreichen können.

Menschen mit neuropsychologischen Störungen bleiben störanfällig. Schon die selbstständige Aufrechterhaltung von Kompensationsstrategien nach Abschluss der Behandlung ist schwer, die Anpassung dieser an unvermeidliche Veränderungen – neue kognitive oder auch soziale Anforderungen am Arbeitsplatz, eine zusätzliche private Belastung – gelingt oft nicht ausreichend.

Bei Erwachsenen sind Veränderungen in der Gesamtsituation wahrscheinlich, bei Kindern und Jugendlichen in allen Lebensbereichen „naturgegebener" und notwendiger Bestandteil des Heranwachsens.

Im Sinne des bio-psycho-sozialen Modells „funktionsfähig", also in der Balance zwischen Anforderungen und Kompetenzen bleiben zu können, ist damit eine kontinuierliche Anpassungsleistung. Die damit verbundene zusätzliche Belastung der Kinder und Jugendlichen darf nicht aus den Augen verloren werden. Die klinischen Langzeitbeobachtungen besonders an schädelhirnverletzten Kindern lassen kritische Phasen erkennen. So steigen schulische Anforderungen z. B. nicht stetig, sondern in „Stufen", mit denen sich vor allem Anforderungen an die Exekutivfunktionen verbinden. Anhaltendes Arbeiten an der Belastungsgrenze, dysfunktionale Kompensationsstrategien, kompensatorisches Vernachlässigen anderer Entwicklungsbereiche – all dies gilt es rechtzeitig zu erkennen und von zu erwartenden Entwicklungsvarianzen z. B. durch die Pubertät zu unterscheiden. Gelingt dies nicht, ergibt sich daraus ein hohes Risiko für die langfristige soziale wie berufliche Teilhabe. Dass sich aus gelungenen Schul- und Berufsabschlüssen keine ausreichend sicheren Aussagen über die Gesundheit/Funktionsfähigkeit ableiten lassen, belegen die zahlreichen schädelhirnverletzten Kinder und Jugendlichen, die erst als Erwachsene durch anhaltende berufliche Fehlversuche auffielen – und in der neuropsychologischen Diagnostik typische Muster von Funktionsstörungen aufwiesen.

> ❯ In der Summe bleibt festzuhalten: Ein niederfrequentes neuropsychologisches Entwicklungsmonitoring mit der Möglichkeit, im Bedarfsfall kurzfristig Hilfe bei der Bewältigung größerer Entwicklungsschritte oder anderweitig zusätzlich eingetretener Belastungsmomente zu erhalten, ist bei Kindern und Jugendlichen indiziert.

11 Zusammenfassung

Neuropsychologische Therapie für Kinder und Jugendliche ist individuelle Entwicklungshilfe mit dem langfristigen Ziel, größtmögliche

◻ Tab. 1 Entwicklungsbegleitende klinische Neuropsychologie – Interventionen und Systematik

Anpassung	Strategische Richtung	Aufbau
	Kind	
Aufbau von Erkrankungs-/Störungs- verständnis Ressourcenaktivierung	Kognition	Funktionstherapie – restitutiv – kompensatorisch Neurofeedback
Unterstützung bei der Bewältigung negativer Gefühle (Trauer, Angst, Selbstunsicherheit, Kränkung) Aufbau von Akzeptanz für Erkrankung und Hilfebedarf	Emotion	Gezielte Vermittlung von Wirksamkeits-/ Bewältigungserfahrungen Förderung von Selbstvertrauen und Auto- nomie-Entwicklung
Vermittlung protektiver Kompetenzen (Resilienz) bzgl. Stressbewältigung Selbstfürsorge (Entspannung, positive Aktivitäten) Erwartungs- und Ressourcen- management	Verhalten	Vermittlung metakognitiver Kompetenzen bzgl. störungsspezifischer Steuerung von Anforderungen/Problemstellungen im Alltag
Anpassung von Strukturen und Pro- zessen im Lebensumfeld Schutz vor Überforderung und Frus- tration	Teilhabe	Unterstützung bei Entwicklung und Erprobung individuell erreichbarer Ziele Störungsspezifische Begleitung von Ein- gliederungsprozessen (Schule und andere)
	Umfeld	
Psychoedukation: Störungswissen Beratung zu Anpassung im Umgang mit Defiziten	Kognition	Psychoedukation: Strategiewissen Beratung zu Therapie unterstützendem Verhalten
Hilfestellung bei der Trauerbe- wältigung Aufbau von Akzeptanz für Erkrankungsfolgen	Emotion	Unterstützung beim Aufbau von eigener Sicherheit Vertrauen in das Kind
Beratung/Anleitung zu beschützendem Erziehungsverhalten	Verhalten	Beratung/Anleitung zu unterstützendem Erziehungsverhalten
Fachliche Mitgestaltung von Nach- teilsausgleich Konzeption + Supervision von Assistenzleistungen	Teilhabe	Fachliche Mitgestaltung eines individuellen Anforderungsprofils (Schule und weitere Lebensbereiche)

Selbstständigkeit, Selbstbestimmung und Lebenszufriedenheit zu erreichen.

Dieses Grundprinzip definiert die Rolle der neuropsychologisch Therapierenden als die von Entwicklungshelfenden, die ihr störungsspezifisches wie übergeordnet psychologisch-psychotherapeutisches Wissen dafür einsetzen, die anstehenden Lern- und Entwicklungsprozesse unter Berücksichtigung individueller Defizite und Ressourcen zu begleiten, zu fördern und vor negativen Einflüssen zu schützen. ◻ Tab. 1 bietet einen entsprechend dieser Systematik geordneten Überblick über die zur Verfügung stehenden neuropsychologischen Interventionen.

Immer gilt es, die komplexen Wechselwirkungen auf allen Ebenen des bio-psycho-sozialen Modells im Blick zu behalten und das therapeutische Vorgehen kontinuierlich anzupassen. Das Grundprinzip der Funktionstherapie – theoriegeleitetes, hinsichtlich Wirksamkeitsschwellen ausreichend intensives Einwirken auf ausgewählte kognitive Funktionen – muss mit

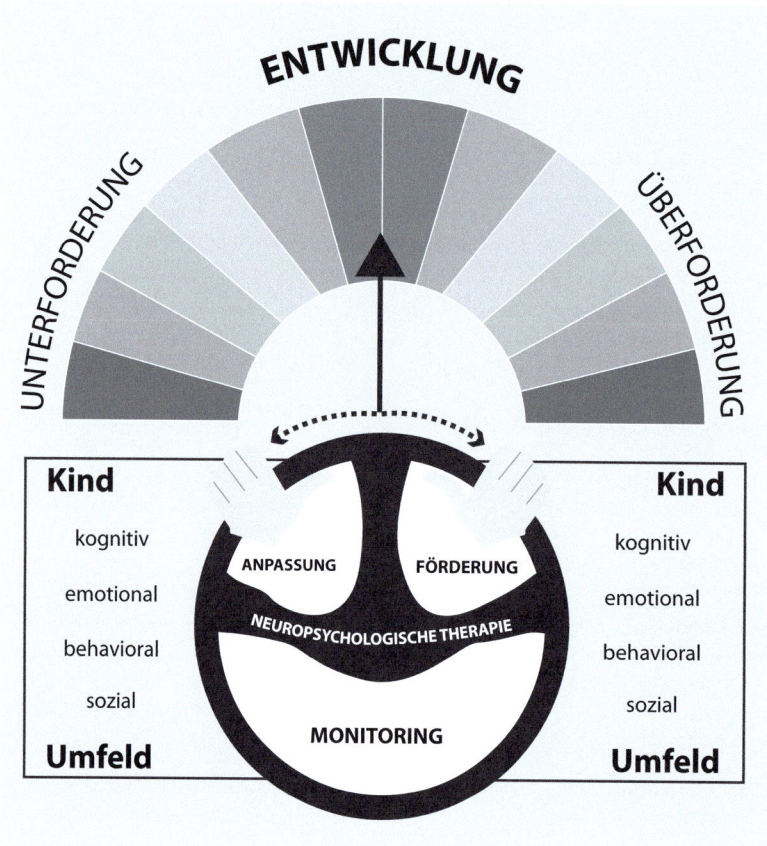

◨ Abb. 1   Modell einer ganzheitlichen entwicklungsbegleitenden neuropsychologischen Therapie

den Prinzipien in eine gute Balance gebracht werden, die der Entwicklung einer autonomen und sich selbst akzeptierenden Persönlichkeit zugrunde liegen.

Kinder- und jugendneuropsychologische Behandlung ist – wie in ◨ Abb. 1 bildlich dargestellt – die störungsspezifische Steuerung von Entwicklungsaufgaben.

Relevanz der neuropsychologischen Diagnostik für die Therapieplanung – Der richtige Startpunkt

Thomas Pletschko und Ulrike Leiss

© Springer-Verlag GmbH Deutschland, ein Teil von Springer Nature 2020
T. Pletschko et al. (Hrsg.), *Neuropsychologische Therapie mit Kindern und Jugendlichen*,
https://doi.org/10.1007/978-3-662-59288-5_3

In diesem Abschnitt sollen Herangehensweisen skizziert werden, die schon während der Diagnostik von Relevanz sind und die sich insbesondere auf die Therapieplanung sowie auf die Behandlung selbst auswirken. Die Prozesshaftigkeit der Diagnostik und Therapie und die sich überschneidenden Elemente sollen verdeutlicht und es soll klar herausgearbeitet werden, dass Diagnostik, Ergebnisbesprechung und Gutachten- bzw. Befunderstellung untrennbar miteinander verbunden sind und am Anfang jedes Therapieprozesses zu stehen haben.

Daraus ergibt sich eine klare Gliederung für diesen Abschnitt: In einem ersten Teil soll herausgearbeitet werden, wo die Aufgaben der Diagnostik für die Therapieplanung liegen, in einem zweiten Teil soll die Vermittlung der Ergebnisse an die Betroffenen im Fokus stehen. Schließlich wird in einem dritten Teil darauf eingegangen, welche Rolle Befunde bzw. Gutachten als schriftliche Dokumentationen des diagnostischen Prozesses spielen und wie sie gestaltet sein müssen, damit eine neuropsychologische Therapieplanung gelingen kann.

1 Wo hört Diagnostik auf, wo beginnt Behandlung?

1.1 Status- oder Prozessdiagnostik?

In vielen Standardwerken (vgl. z. B. Kubinger 2019; Westhoff und Kluck 2014) wird Diagnostik als Prozess beschrieben. Dabei ist grundsätzlich zwischen Status- und Prozessdiagnostik zu unterscheiden. Der wesentliche Unterschied liegt darin, dass sich Statusdiagnostik auf die Feststellung von normkonformem vs. -abweichendem Verhalten zu einem gegebenen Zeitpunkt bezieht, wohingegen die Prozessdiagnostik auf das Abbilden von Veränderungen (zwischen zwei Zeitpunkten) abzielt (vgl. Röhrle et al. 2008). Auch die Statusdiagnostik ist aber als Prozess aufzufassen, der sich von der Klärung der Fragestellung bis zum Maßnahmenvorschlag erstreckt (vgl. Kubinger 2019). Aufgrund der punktuellen Erfassung ist die Aussagekraft einer Statusdiagnostik aber primär auf überdauernde Merkmale beschränkt. Daher wird an statusdiagnostischen Vorgehensweisen oftmals kritisiert, dass sie wenig sparsam sind (sehr viele Merkmale mit einbeziehen müssen) bzw. wenig veränderungsorientiert (Röhrle et al. 2008).

Der Statusdiagnostik kommt dennoch in der Therapieplanung eine wichtige Rolle zu. Sie definiert, welche Anliegen die Betroffenen haben und versucht, durch das systematische Sammeln von Informationen und durch das Beobachten von Regelmäßigkeiten im Verhalten Rückschlüsse auf Verhaltensdispositionen bzw. Eigenschaften zu ziehen. Erst dadurch ist eine Prognose wahrscheinlicher künftiger Verhaltensweisen möglich (vgl. Kubinger 2019). In der neuropsychologischen Praxis bedeutet dies, dass im Rahmen des diagnostischen Prozesses v. a. die Alltagsrelevanz von neurokognitiven Beeinträchtigungen festgestellt wird und gleichzeitig Prognosen abgegeben werden, durch welche Maßnahmen eine Beeinträchtigung im Alltag gelindert werden kann, damit ein bestimmtes Ziel erreicht werden kann.

Die diagnostische Untersuchung sollte daher darauf achten, dass die Informationserhebung wissenschaftlichen Standards genügt (Kubinger 2019; Röhrle et al. 2008):

- Testergebnisse haben zumeist nicht länger als ein Jahr Gültigkeit.
- Die Informationen (= Verhaltensstichproben) sollten stets anhand mehrerer Informationsquellen erhoben werden.
- Eine Verhaltensstichprobe (= Testung) sollte nicht nur an einem einzigen Termin erhoben werden.
- Bei der Interpretation ist das Ergebnis immer auf den Untersuchungszeitpunkt zu relativieren.

Idealerweise wird die statusdiagnostische Erhebung, die der Therapie vorgeschaltet ist, durch eine Prozessdiagnostik, u. U. auch zur Evaluation von Behandlungsmaßnahmen bzw. zur Adaptierung der therapeutischen Strategien ergänzt.

1.2 Ist die Therapieplanung Ziel der Diagnostik oder ein Therapievorschlag Ergebnis der Diagnostik?

Zu unterscheiden ist, ob eine neuropsychologische Diagnostik im Vorfeld einer

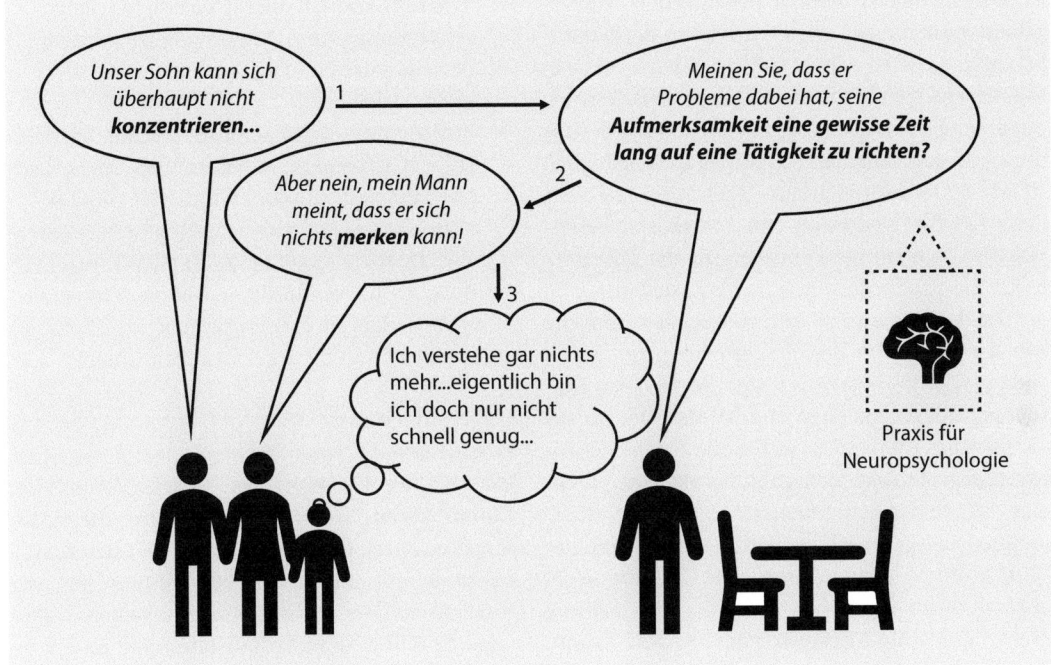

Abb. 1 Familiäre Begriffskonfusion in der Neuropsychologie

geplanten Behandlung stattfindet, oder ob sich die Indikation zur Therapie erst als Empfehlung durch den diagnostischen Prozess ergibt. Im ersten Fall liegt bereits eine konkrete Absicht zur Therapie vor: Die diagnostische Informationssammlung ist schon auf die Therapieplanung ausgerichtet und auch die Betroffenen haben in der Regel bereits eine gewisse Erwartungshaltung. Im zweiten Fall kann das Aussprechen einer Therapieempfehlung eine Überraschung für die Betroffenen sein, was entsprechend in der Ergebnisbesprechung berücksichtigt werden muss (vgl. das ► Kap. 4). Möglicherweise unterscheiden sich diese beiden Arten der Diagnostik auch danach, welche Dimensionen bzw. Eigenschaften oder Funktionen jeweils erhoben werden. Gerade die Abklärung der Therapiemotivation (z. B. bei speziellen Gruppen, vgl. auch das ► Kap. 8) kann im einen Fall schon Teil des diagnostischen Prozesses sein, im anderen Fall wird sie dem Therapieprozess vorangestellt werden müssen.

1.3 Welche Dimensionen muss eine neuropsychologische Diagnostik abbilden?

Dass eine neuropsychologische Diagnostik neurokognitive Funktionen erhebt, muss an dieser Stelle nicht gesondert hervorgehoben werden. In der täglichen Praxis muss jedoch stets entschieden werden, ob je nach Fragestellung spezifische Funktionsbereiche erfasst werden oder ob – gerade im sich entwickelnden Gehirn – lieber eine „breitere" Herangehensweise gewählt wird. Es ist z. B. oft unklar, auf welche neuropsychologischen Domänen sich eine erworbene Hirnschädigung auswirkt oder ob eine Erkrankung außerhalb des zentralen Nervensystems auch Auswirkungen auf die neurokognitiven Leistungen einer Person hat. Hinzu kommt, dass Laien in ihren Schilderungen verschiedene neurokognitive Funktionsbereiche oftmals miteinander vermischen und es Aufgabe der Diagnostizierenden ist, in einer sorgfältigen Exploration Klarheit diesbezüglich zu erlangen (vgl. **Abb. 1**).

Neben dieser defizit-orientierten Herangehensweise müssen aber – das ist in der Neuropsychologie wohl schon seit jeher bekannt – in mindestens gleichem Ausmaß auch die Ressourcen einer Person erfasst werden. Gerade bei Kindern und Jugendlichen scheint es unumgänglich zu wissen, wo die Stärken liegen, um einerseits diese zur Kompensation von Schwächen heranziehen zu können und andererseits die Therapiemotivation zu fördern bzw. sicherzustellen.

Die Auswahl der zu untersuchenden Bereiche hat also einerseits der Fragestellung zu folgen, andererseits muss sie auch den Aspekt der Ressourcen mit einbeziehen und hat darüber hinaus zu gewährleisten, dass am Ende eines neuropsychologisch-diagnostischen Prozesses nicht eine Empfehlung für weitere abklärende Maßnahmen ausgesprochen wird. Nach Kubinger (2019) dürfte der diagnostische Prozess nicht abgeschlossen werden, bevor eine Fragestellung nicht eindeutig beantwortet werden kann. Zusätzliche Informationen sind jedenfalls vor der finalen Empfehlung einer Therapie einzuholen.

Weiter oben wurde bereits die Therapiemotivation angesprochen. Auch hier hat eine Diagnostik bereits vorbereitend für die Behandlung spezifische Komponenten zu berücksichtigen. Neben der eigentlichen Therapiemotivation, d. h. der Bereitschaft, regelmäßig über einen bestimmten Zeitraum an vereinbarten Zielen zu arbeiten, gibt es noch eine Reihe weiterer Facetten, die darunter zu subsumieren sind und die die Wahl der „richtigen" Therapie maßgeblich beeinflussen:

- Alter der Betroffenen: Vorschulkinder und Jugendliche brauchen unterschiedliche Herangehensweisen (vgl. dazu ▶ Kap. 7 und 8).
- Ausmaß der Schwierigkeiten: Reicht eine spielerische Förderung im Alltag aus, ist eine professionelle Übungsbehandlung erforderlich oder bedarf es einer umfassenden Rehabilitationsmaßnahme?
- Auftretensort der Schwierigkeiten (zu Hause vs. Schule): Treten die Schwierigkeiten in der Schule auf, muss die therapeutische Maßnahme u. U. anders aussehen (Einbezug der pädagogischen Fachkräfte).
- Rahmenbedingungen: Wie viel Zeit bleibt neben Schule und Alltag für eine professionelle Therapie? Wie lange ist der Anreiseweg? Wie sehr können Therapieelemente auch selbstständig im Alltag umgesetzt werden bzw. welcher Grad an Strukturierung ist erforderlich?
- Sozio-emotionale Faktoren: Welche Personen (Eltern, pädagogische Fachkräfte, Peers, sonstige Personen aus dem familiären Umfeld) können zur Unterstützung eingesetzt werden? Welche sozialen und emotionalen Konsequenzen hat es für die Betroffenen, wenn sie wissen, dass sie eine entsprechende Therapie zur Bewältigung des Alltags brauchen?

Letztendlich lässt sich die Auswahl der zu erhebenden Faktoren nicht eindeutig festlegen, jedoch könnte man das Gütekriterium der Zumutbarkeit, wie es eigentlich für diagnostische Verfahren definiert ist, auch hier heuristisch anwenden: Zumutbarkeit ist definiert als „das Ausmaß, in dem ein Test bzw. eine neuropsychologische Untersuchung (absolut und relativ zu dem aus der Anwendung der diagnostischen Verfahren resultierenden Nutzen) die getestete Person in zeitlicher, psychischer (insbesondere energetisch-motivationaler und emotionaler) sowie körperlicher Hinsicht beansprucht" (vgl. Kubinger 2019). Es ist weder im Sinne der Betroffenen, alle möglichen Bereiche zu untersuchen, noch, direkt aus der Fragestellung spezifische Behandlungen abzuleiten (etwa ohne eingehende Untersuchung Medikamente zu verabreichen). Vielmehr sollte stets ein Abwägen von Nutzen und Zumutbarkeit erfolgen, um im Einzelfall Entscheidungen zu treffen.

1.4 Welche Personen müssen eingebunden werden?

Gerade bei Kindern und Jugendlichen ist klar, dass die nahen Bezugspersonen, zumeist die Eltern, intensiv in die diagnostische Informationssammlung eingebunden sind. Neben der Selbstwahrnehmung bildet die Fremdwahrnehmung oft eine wichtige Ergänzung. Letztendlich sind verschiedene Perspektiven notwendig, um ein umfassendes Bild zu generieren. Besteht in Kliniken und Reha-Einrichtungen noch ein großer Austausch im multiprofessionellen Team, so ist ein solcher im niedergelassenen Bereich schon schwerer zu bewerkstelligen. Vermeintliche „Hürden" wie

z. B. die Finanzierung von Telefonkontakten oder Helferkonferenzen, die Entbindung von der Verschwiegenheitspflicht etc. führen dazu, dass beispielsweise Kinderbetreuungs-Einrichtungen oder Schulen im Zuge einer diagnostischen Abklärung nicht kontaktiert werden. Ganz abgesehen davon, dass Leitlinien dies für manche spezifischen Störungsbilder eigentlich vorgeben, kann ein Nicht-Einbeziehen auch für die weitere Therapie nachteilige Konsequenzen haben.

> Gerade wenn beispielsweise Schwierigkeiten im schulischen Alltag auftreten, ist es ratsam, schon in der Diagnostik die Sicht der pädagogischen Fachkräfte mit einzubeziehen (sich gegebenenfalls auch deren Belastungen und Sorgen im Umgang mit dem betroffenen Kind anzuhören). Dadurch wird es auch leichter, diese später in der Therapie zur Mitwirkung einzuladen.

1.5 Welche Diagnostik passt zur vorgesehenen Therapie?

Dieser bewusst etwas provokant gewählte Titel des Unterkapitels soll mahnend darauf hinweisen, dass nicht die Therapie bzw. die Behandlungsmethode am Beginn des diagnostischen Prozesses steht bzw. stehen soll. Gerade wenn – aus welchen Gründen auch immer – nur eingeschränkte Therapiemöglichkeiten vorhanden sind, ist es naheliegend, diese auch einzusetzen. Es muss dabei jedoch hinterfragt werden, ob auch eine entsprechende Indikationsstellung gegeben ist und sich diese aus der diagnostischen Abklärung ergeben hat. Die vielerorts übliche Praxis, eine kassenfinanzierte Ergotherapie („Konzentrationstraining") durchzuführen, obwohl eigentlich eine – nicht von den Kassen finanzierte – neuropsychologische Therapie angezeigt wäre, ist strikt abzulehnen.

Auch ein Breitband-Konzentrationstraining ist abzulehnen, wenn bloß spezifische Aspekte der Konzentration betroffen sind. So schreiben manche Programme (z. B. Cogmed, vgl. ▶ Kap. 12) glücklicherweise auch dezidiert vor, dass sie nur dann wirksam sind, wenn die Funktion, die sie trainieren, zuvor sorgfältig erfasst

und nachvollziehbar als beeinträchtigt klassifiziert wurde.

> Der fachliche Austausch zwischen Diagnostizierenden und Therapierenden erscheint essenziell, wenn es um den Transfer der Informationen aus der Begutachtung in die Therapieplanung geht. Dabei muss die Diagnostik derart umfassend sein, dass die Therapierenden nicht „nach-diagnostizieren" müssen oder das Gefühl bekommen „von vorne beginnen" zu müssen. Dieser Austausch kann mündlich, wird aber in den meisten Fällen schriftlich erfolgen. In diesem Fall ist ein sorgfältig erstelltes Gutachten nach allen Regeln der Kunst (vgl. dazu ▶ Abschn. 3 in diesem Kapitel) die Methode der Wahl.

2 Reden ist Silber – Welche Rolle spielt die Ergebnisrückmeldung?

Die Vermittlung von Testergebnissen im Anschluss an eine neuropsychologisch-diagnostische Untersuchung stellt einerseits einen wichtigen Teil des diagnostischen Prozesses dar. Zudem spielt sie in der neuropsychologischen Therapie eine weitaus größere Rolle, als ihr meist zugeschrieben wird, da die Ergebnisrückmeldung selbst schon eine erste, für den weiteren Verlauf der Therapie wesentliche Intervention ist (vgl. auch Postal und Armstrong 2013). Die gelungene Vermittlung von Testergebnissen ist nicht nur Voraussetzung für die erste Therapiemotivation, sondern kann eine wichtige Grundlage dafür sein, Kinder und Jugendliche zu Expertinnen und Experten im Umgang mit ihren neuropsychologischen Beeinträchtigungen zu machen und sie somit in ihren Kompetenzen zu stärken (vgl. auch ▶ Kap. 4).

So wie die Bedeutung der Ergebnisrückmeldung als Intervention oft unterbewertet wird, so werden häufig die Kompetenzen der Diagnostizierenden unterschätzt, die notwendig sind, um die Inhalte erfolgreich zu vermitteln. Zusätzlich zum Wissen über Grundsätze des diagnostischen Prozesses (vgl. ◘ Abb. 2) sowie der neuropsychologischen Therapie (vgl. ▶ Kap. 2) sind zunächst Kenntnisse über psychoedukative Methoden

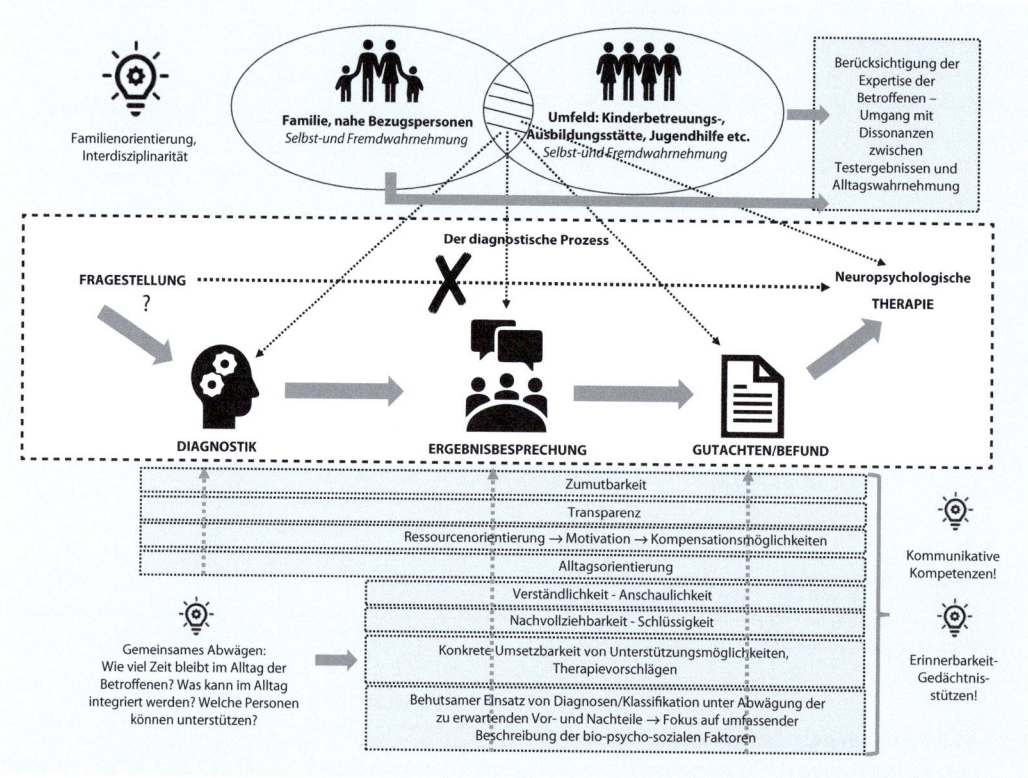

Familienorientierung, Interdisziplinarität

Familie, nahe Bezugspersonen
Selbst- und Fremdwahrnehmung

Umfeld: Kinderbetreuungs-, Ausbildungsstätte, Jugendhilfe etc.
Selbst- und Fremdwahrnehmung

Berücksichtigung der Expertise der Betroffenen – Umgang mit Dissonanzen zwischen Testergebnissen und Alltagswahrnehmung

Der diagnostische Prozess

FRAGESTELLUNG
?

Neuropsychologische
THERAPIE

DIAGNOSTIK   ERGEBNISBESPRECHUNG   GUTACHTEN/BEFUND

Zumutbarkeit

Transparenz

Ressourcenorientierung → Motivation → Kompensationsmöglichkeiten

Alltagsorientierung

Verständlichkeit - Anschaulichkeit

Nachvollziehbarkeit - Schlüssigkeit

Konkrete Umsetzbarkeit von Unterstützungsmöglichkeiten, Therapievorschlägen

Behutsamer Einsatz von Diagnosen/Klassifikation unter Abwägung der zu erwartenden Vor- und Nachteile → Fokus auf umfassender Beschreibung der bio-psycho-sozialen Faktoren

Kommunikative Kompetenzen!

Erinnerbarkeit-Gedächtnis-stützen!

Gemeinsames Abwägen: Wie viel Zeit bleibt im Alltag der Betroffenen? Was kann im Alltag integriert werden? Welche Personen können unterstützen?

◘ Abb. 2   Architektur des diagnostischen Prozesses: Notwendige Kriterien zur Therapievorbereitung

erforderlich. Darüber hinaus sind grundlegende Kompetenzen im Bereich der Gesprächsführung, speziell mit Kindern und Jugendlichen und deren Angehörigen, von großer Bedeutung. Bei der Vermittlung von Testergebnissen handelt es sich in vielen Fällen um schwierige, komplexe Gesprächskonstellationen: Die Rückmeldung wird von den Betroffenen mit Nervosität erwartet; teilweise müssen „schlechte" Nachrichten überbracht werden; oft muss zeitgleich mit Kindern oder Jugendlichen und deren Eltern kommuniziert werden, die nicht nur völlig unterschiedliche sprachliche und kognitive Voraussetzungen mitbringen, um Informationen zu begreifen, sondern den Inhalt der Rückmeldung meist auch gänzlich anders interpretieren und verarbeiten.

In ▶ Kap. 4 dieses Buches wird im Detail auf Grundsätze in der Vermittlung von Testergebnissen als Intervention eingegangen. An dieser Stelle sollen daher nur einige zentrale Elemente der Ergebnisrückmeldung angeschnitten werden. Zuallererst sollte sie, so wie grundsätzlich auch bei Erwachsenen, bei Kindern und Jugend-

lichen selbstverständlich stattfinden (siehe auch Kubinger 2019), anstatt fälschlicherweise davon auszugehen, dass insbesondere junge Kinder die Rückmeldung „sowieso nicht verstehen können". Es liegt an den Diagnostizierenden, die Testergebnisse mit den notwendigen anschaulichen Mitteln, oft in kreativer Art und Weise, altersentsprechend zu vermitteln und sowohl sprachlich, als auch methodisch an den Entwicklungsstand von Kindern/Jugendlichen anzupassen. Darüber hinaus ist eine konkrete und alltagsnahe Ergebnisrückmeldung von großer Wichtigkeit, damit die wesentlichen Aussagen im Gedächtnis bleiben und somit auch umgesetzt werden können. Die Unterstützung durch visuelle Anschauungshilfen ist insbesondere bei Kindern, aber genauso bei deren Angehörigen, sehr zu empfehlen (siehe auch ▶ Kap. 4). Schließlich sind die Einbeziehung relevanter Personen aus Familie, aber auch aus dem weiteren Umfeld (z. B. Kindergarten, Schule, Ausbildungsstätte), ein an die individuellen Bedürfnisse angepasstes Gesprächssetting hinsichtlich der Teilnehmenden sowie angemessene zeitliche und räumliche Rahmenbedingungen entscheidende Faktoren für eine gelungene Vermittlung neuropsychologischer Testergebnisse. Der im Kommunikationstraining viel gebrauchte Ausspruch „Reden ist Silber – Kommunikation ist Gold" findet daher auch hier seine Legitimation.

3 Papier ist geduldig – Was ist der Wert von neuropsychologischen Befunden und Gutachten?

3.1 Basics der Befund- und Gutachtenerstellung – Ein Update

Zunächst soll an dieser Stelle in Erinnerung gerufen werden, dass es sich bei einem Befund um die deskriptive Darstellung von Ergebnissen einer neuropsychologischen Untersuchung handelt. Der Befund beinhaltet in der Regel noch keine Interpretation und auch keine entsprechenden Empfehlungen (vgl. Kubinger 2019).

> **Definition**
>
> Ein psychologisches Gutachten ist eine wissenschaftliche Leistung, die den diagnostischen Prozess, beginnend mit der Klärung der Fragestellung und endend mit dem Festsetzen der Intervention dokumentiert. Demgegenüber wird als Befund die rein deskriptive Darstellung der Ergebnisse einer psychologischen Untersuchung bezeichnet (vgl. Kubinger 2019).

Angesichts dieser Ausgangslage ist es verwunderlich, dass in der neuropsychologischen Praxis oftmals formal gesehen Befunde verfasst werden, die mit einem kurzen Abschnitt bezüglich der Empfehlungen versehen werden – und damit als Hybridmodell zwischen Befund und Gutachten anzusehen sind. Es stellt sich – inhaltlich wie auch rechtlich – die Frage, was es in der täglichen Praxis tatsächlich braucht, v. a. wenn der Untersuchung eine Therapie folgt. Hier lassen sich ein paar allgemeine Prinzipien formulieren:

- Die Ergebnisse der neuropsychologischen Untersuchung sollten für alle potenziellen Lesenden verständlich formuliert sein.

Schriftstücke, die mit Fachvokabular gespickt sind, drücken zwar die Nähe des Faches zur Medizin aus, vermindern aber in empfindlicher Form die Verständlichkeit und Lesbarkeit.

- Ob in einem Befund oder Gutachten, die zahlenmäßigen Ergebnisse sollten in jedem Fall im Dokument selbst oder im Anhang angeführt werden. Dies erhöht zum einen die Transparenz und Nachvollziehbarkeit, zum anderen sind die Ausgangswerte essenziell für die Therapieplanung und in weiterer Folge für die Therapieevaluation. Prozentränge sind hierbei die für Laien verständlichsten Werte.
- Ebenso im Sinne der Transparenz sollten stets alle Informationsquellen (Vorbefunde, Selbst- und Fremdberichte, verwendete Verfahren etc.) angeführt sein, damit in der Therapie darauf Bezug genommen werden kann. War die Schule bereits in den diagnostischen Prozess eingebunden, ist es in der Regel leichter, sie auch in den therapeutischen Prozess einzubeziehen (vgl. weiter oben in diesem Kapitel).
- Die Ergebnisse der neuropsychologischen Untersuchung bilden oftmals die Rechtsgrundlage für die Gewährung von bestimmten Maßnahmen (z. B. „Nachteilsausgleich"). Die Darstellung der Ergebnisse hat daher auf eine Art und Weise zu erfolgen, die logisch und schlüssig zu einer Maßnahme hinführt. Eine Trennung von Ergebnisdarstellung und Interpretation ist daher unerlässlich.
- Eine neuropsychologische Untersuchung sollte zwingend in einer Beantwortung der Fragestellung resultieren. Dabei ist eine Diagnose im Sinne einer Klassifikation (z. B. gemäß ICD) nicht zwingend erforderlich. Gerade bei Kindern und Jugendlichen sollten Diagnosen mit Bedacht vergeben werden. Bereits bestehende Diagnosen dürfen nicht unkritisch übernommen werden, sondern müssen sorgfältig auf deren Aktualität überprüft werden. Allenfalls neu resultierende Diagnosen sollten nur dann im Gutachten angeführt werden, wenn deren Nennung mehr Vor- als Nachteile erwarten lässt (wenn z. B. die Möglichkeit, eine Therapie finanziert zu bekommen die mit einer Klassifikation verbundene Stigmatisierung zumindest aufwiegt). Da die gängigen

Klassifikationssysteme der neuropsychologischen Funktionalität aber bei weitem noch nicht gerecht werden, ist davon auszugehen, dass eine Beschreibung des biopsychosozialen Bedingungsgefüges oftmals die bessere Beantwortung der Fragestellung darstellt als eine bloße Klassifikation.

- In der Regel werden neuropsychologische Untersuchungen in Auftrag gegeben, damit eine weitere Richtung vorgegeben wird. Insofern ist der schriftliche Bericht über die Untersuchung zwingend mit einem Maßnahmenvorschlag verknüpft. Daher kann auch das neuropsychologische Gutachten als bevorzugte Form der Auswertung der Untersuchungsergebnisse angesehen werden.

3.2 Was passiert mit den Empfehlungen?

Die Frage nach dem Wert eines Befundes bzw. Gutachtens bemisst sich unter anderem daran, ob die empfohlenen Maßnahmen auch durchgeführt bzw. umgesetzt werden. Gerade längeren Befunden bzw. Gutachten wird oft vorgeworfen, sie werden ohnehin nicht gelesen und daher auch nicht befolgt. Kürzere Schriftstücke beinhalten wiederum nicht sämtliche entsprechend relevanten Informationen, damit die Empfehlungen überhaupt umgesetzt werden können. Deimann und Kastner-Koller (1992) fanden bereits vor vielen Jahren heraus, dass es auch stark von der Diagnose abhängt, inwieweit die Maßnahmenvorschläge umgesetzt werden. Überdies können nach einigen Monaten nicht mehr als zwei Drittel der wesentlichen Inhalte des Beratungsgesprächs von Eltern korrekt erinnert werden. Pletschko (2007) stellte weiters fest, dass die Umsetzung von Maßnahmen ganz wesentlich mit der Nachvollziehbarkeit von Gutachten sowie mit der kommunikativen Kompetenz der Untersuchenden im Beratungsgespräch einhergeht.

Dies veranlasste die Gruppe um Pletschko et al. (2007) ein sog. „Compliance-Komponenten-Modell" zu entwickeln. Dieses listet verschiedene Faktoren, die einen Einfluss auf die Bereitschaft der Ratsuchenden haben, Maßnahmen umzusetzen. Ausgehend von der Grundannahme, dass jene, die Rat suchen, gleichzeitig eine hohe Expertise für sich selbst

haben, wird hier der Maßnahmenvorschlag als Aushandlungsprozess verstanden. In diesem Aushandlungsprozess müssen Dissonanzen, die zwischen Testergebnissen und dem Bild der Eltern auf ihr Kind entstehen, im Beratungsgespräch aufgegriffen und besprochen werden. Dies stellt dem Modell nach eine wesentliche Grundvoraussetzung für das Umsetzen von Maßnahmen dar. Im neuropsychologischen Kontext können solche Dissonanzen etwa dadurch bedingt sein, dass die Wünsche der Eltern für die Zukunft ihres Kindes etwa nicht mit dem übereinstimmen, was das neuropsychologische Profil zu prognostizieren erlaubt. Oder aber es zeigen sich Diskrepanzen zwischen Testergebnissen und der Partizipation im Alltag (trotz Gedächtnisdefiziten zeigt das Kind gute Noten in der Schule oder trotz guter Gedächtnisleistungen im Test hat das Kind schlechte Noten).

Auf der Grundlage der Dissonanztheorie (Festinger, zitiert nach Pletschko 2007) werden im Compliance-Komponenten-Modell verschiedene Dimensionen angesprochen, die wesentliche Grundhaltungen der Diagnostizierenden festlegen. Diese sind in ◼ Tab. 1 zusammengefasst.

3.3 Abschließende Bewertung

Der Wert von Gutachten bemisst sich also nicht nur an der Qualität des diagnostischen Prozesses, sondern auch an der Art und Weise, wie Empfehlungen ausgesprochen und schriftlich festgehalten werden. Gerade in der Neuropsychologie hat sich als zentrales Element der Begutachtung neben der Nachvollziehbarkeit und Transparenz die Alltagsrelevanz von Maßnahmen etabliert. Neuropsychologische Diagnostik bleibt so nicht auf einer theoretischen Ebene der Beschreibung von Hirnfunktionen, sondern setzt diese in einen unmittelbaren Bezug zum Alltag der betroffenen Personen. Ein Kind mit einem Defizit der Informationsverarbeitungsgeschwindigkeit hat beispielsweise Schwierigkeiten, von der Tafel in einem angemessenen Tempo abzuschreiben. Das eigentliche Problem aus Sicht des Kindes ist nicht das kognitive Tempo, sondern die unvollständige Abschrift. ◼ Abb. 2 fasst die notwendigen Kriterien im diagnostischen Prozess zusammen, die

◘ **Tab. 1** Maßnahmen zur Erhöhung der Wahrscheinlichkeit, dass Maßnahmen umgesetzt werden (adaptiert nach Pletschko et al. 2007)

Phase im diagnostischen Prozess	Maßnahme	Beschreibung
Beginn der Untersuchung	Art der Zuweisung ansprechen	Empfehlen Schule oder Jugendamt eine diagnostische Abklärung, sollten die Chancen einer Diagnostik herausgearbeitet werden
	Widerstände auflösen	Durch psychoedukative Maßnahmen kann der Zweck der Diagnostik näher erläutert werden. Fragen in der Anamnese/Exploration dürfen nicht verschrecken und dadurch weitere Widerstände erzeugen
	Erwartungen und Ängste erfragen	Sind diese von Anfang an bekannt, besteht die Möglichkeit, im Beratungsgespräch darauf einzugehen
Ende der Untersuchung	Dissonanzen zwischen Ergebnis und Selbst- bzw. Fremdbild ansprechen	Es braucht die gemeinsame Erarbeitung von Erklärungsmodellen, die dazu dienen, ein Gefühl für die Notwendigkeit von Maßnahmen zu entwickeln
	Anzahl der Maßnahmen sorgfältig abwägen	Hier gilt die Prämisse: So wenig wie möglich, so viel wie nötig. Studien haben gezeigt, dass einige wenige Maßnahmen eher erinnert und daher auch eher umgesetzt werden. Dabei sollte eine Aufteilung nach Maßnahmen, die das Kind betreffen, und solchen, die das Umfeld betreffen, erfolgen
	Maßnahmen gemeinsam aushandeln	Da Eltern für ihr Kind und Kinder für sich selbst eine hohe Expertise haben, müssen sie in den Entscheidungsprozess eingebunden sein
Nach der Untersuchung	Umsetzbarkeit der Maßnahmen mitdenken	Finanzielle, geografische oder organisatorische Überlegungen sollen in den Aushandlungsprozess einfließen. Wird an andere Stellen weiter verwiesen soll auch über Name, Kosten und Art der Kontaktaufnahme gesprochen werden
	Möglichkeit zu Rückfragen/Adaptierungen geben	Hat ein erster Anlauf in der Umsetzung von Maßnahmen nicht geklappt, kann ein Follow-up Beratungstermin weitere Möglichkeiten erörtern und die Motivation sicherstellen
	Gutachten als Gedächtnisstütze	Sämtliche Maßnahmen sollen im Gutachten angeführt werden. Die Umsetzung soll dabei mitangeführt sein. Dadurch wird das Gutachten zu einem wertvollen Nachschlagewerk

maßgeblich für die Vorbereitung von therapeutischen Maßnahmen sind.

Eine Therapie steht immer erst am Ende eines Prozesses, der mit einer Fragestellung beginnt. Aus der Fragestellung per se kann sich noch keine Behandlungsoption ableiten. Vielmehr muss diese erst – unter Einbeziehung des gesamten Umfelds – erarbeitet werden. Das ist das Ziel des neuropsychologischen Prozesses. Das Umfeld spielt daher sowohl im diagnostischen, wie auch im therapeutischen Setting eine entscheidende Rolle: Entweder beteiligen sich die Akteure in der Weitergabe von Informationen, die dann diagnostisch verwertet werden, oder sie sind direkt durch bestimmte Maßnahmen adressiert und sollen die betroffenen Kinder und Jugendlichen direkt unterstützen oder selbst ihre Haltung entsprechend adaptieren.

Schließlich bemisst sich der Wert der neuropsychologischen Diagnostik an der Ressourcenorientierung. Fokussieren die diagnostischen Maßnahmen ausschließlich auf die Defizite der Betroffenen, werden auch jene Interventionen verpuffen, die sich ausschließlich auf die Behebung dieser Defizite beziehen. Jegliche Veränderungsprozesse erfordern Motivation – eine Dimension, die in fast allen Kapiteln in Teil II dieses Buches erwähnt wird: Keine Funktion kann trainiert werden, wenn die dafür erforderliche Motivation fehlt. Die ständige Beschäftigung mit Defiziten ist per se demotivierend, daher muss die Ressourcendiagnostik ein Gegengewicht bieten. Darüber hinaus stellen die Ressourcen jenen entscheidenden Faktor in der Therapie dar, der das Beheben der Defizite erst möglich macht: Es handelt sich um Kompensationsmöglichkeiten. In einem abschließenden Abschnitt soll daher anhand eines konkreten Falls aufgezeigt werden, wie die genannten Dimensionen zusammenwirken. Dieser Fall ist als neuropsychologischer Bericht, der sich sowohl über den diagnostischen als auch den therapeutischen Prozess erstreckt, im Anhang dieses Buches beigefügt. Es soll ein Plädoyer für die Notwendigkeit ausführlicher Berichterstattung sein (nebenbei ist denkbar, dass – die entsprechende Sorgfalt vorausgesetzt – Textbausteine aus diesem Bericht für eigene Abfassungen als Vorlage dienen können). Im folgenden Abschnitt werden die Eckpunkte dieses Falls grob skizziert.

4 Fallbeispiel – Florentina P

4.1 Fallgeschichte

Beispiel

Florentina wurde im Alter von 14 Jahren im Rahmen einer Verlaufskontrolle ca. 3 Jahre nach Diagnosestellung eines Hirntumors (Pineoblastom) untersucht. Speziell sollte abgeklärt werden, was hinsichtlich der für sie frustrierenden schulischen Situation unternommen werden könne und wie sie mit ihrer subjektiv empfundenen Energielosigkeit umgehen könne.

Florentina war in ihrer Volksschulzeit eine exzellente Schülerin gewesen. Erkrankungsbedingt kam es dann im Gymnasium zu vielen Fehlzeiten. Die Operation, Chemo- und Strahlentherapie (inklusive Bestrahlung der gesamten kraniospinalen Achse) zogen sich über knappe eineinhalb Jahre. Als Florentina in die Schule zurückkehrte, musste sie feststellen, dass sie den Anforderungen des Gymnasiums nicht mehr gewachsen schien. Es folgte ein Wechsel in eine Mittelschule, doch auch hier hatte sie Mühe, alles zu schaffen. Zum Zeitpunkt der Untersuchung fühlte sie sich besonders gefordert und erschöpft. Als Ressourcen zeigten sich ein sehr unterstützendes familiäres System sowie ein offenes Sprechen über ihre Erkrankung. Florentina „liebte" auch die psychologischen Untersuchungen, die sie schon von der Zeit ihres stationären Aufenthalts kannte und die ihr immer eine willkommene Abwechslung waren. Da in der Kinderneuroonkologie zunehmend differenzierte Nachsorgeleitlinien ein regelmäßiges neuropsychologisches Monitoring vorschreiben, wurde Florentina bereits mehrfach untersucht und die Ergebnisse der verschiedenen Testzeitpunkte konnten miteinander verglichen werden.

Die Ergebnisse der neuropsychologischen Untersuchung deuteten auf ein homogenes und im Durchschnittsbereich liegendes allgemeines Begabungsprofil hin. Die Überforderung und Erschöpfung konnte daher nicht auf allgemeine Leistungseinbußen durch die Erkrankung zurückgeführt werden.

Hingegen zeigten sich in einzelnen neurokognitiven Funktionsbereichen eine allgemeine Verlangsamung, Schwierigkeiten im Arbeitsgedächtnis und in der geteilten Aufmerksamkeit sowie insbesondere eine deutlich herabgesetzte Merkleistung, sowohl im verbal-akustischen wie auch im visuell-räumlichen Bereich. Florentinas Schule wurde besonders in Bezug auf die Beurteilung exekutiver Funktionen in den diagnostischen Prozess eingebunden. Auch hier zeigten sich deutliche Schwierigkeiten, insbesondere im Initiieren von Handlungen, was sich darin bemerkbar machte, dass sie deutlich häufiger individuelle Anweisungen im Schulalltag benötigte, um mit den anderen mithalten zu können. Abgesehen davon verfügte Florentina über eine beeindruckend positive Arbeitshaltung und Anstrengungsbereitschaft. Sie hatte auch ein hohes Pflicht- und Ordnungsbewusstsein und eine sehr höfliche und freundliche Art, was die Schule sehr positiv anmerkte. Allerdings brach auch immer wieder eine resignierende Grundstimmung durch, was als ungünstige Emotionsregulationsstrategie bewertet werden musste.

Eine Diagnose im Sinn einer Klassifikation wurde in diesem Fall nicht gestellt. Zwar wären die Diagnosekriterien einer leichten kognitiven Störung (ICD F06.7) sowie einer anhaltenden Belastungsreaktion (gem. Leitlinie zur psychosozialen Versorgung in der pädiatrischen Onkologie und Hämatologie, vgl. ► www.awmf.org) erfüllt gewesen. Aufgrund des wohlwollenden Umfelds und der Möglichkeit, eine neuropsychologische Therapie in der Nachsorge-Ambulanz der behandelnden Klinik durchzuführen, erschien eine Klassifikation jedoch nicht zielführend. Vielmehr schien es wichtig, Florentina und ihre Familie sowie auch die Schule über das Bedingungsgefüge entsprechend zu informieren und weitere Maßnahmen zu planen. Neben der individuellen Therapie war eine wesentliche Säule der Behandlung der Schulkontakt, bei dem abweichende Beurteilungsmaßstäbe ebenso besprochen wurden, wie die Zeit und der Rahmen für Tests und Schularbeiten, Schwerpunktsetzungen in einzelnen Lernfächern und Maßnahmen zur Unterstützung des Gedächtnisses im schulischen Alltag.

4.2 Katamnese und Reflexion

Florentina musste im Laufe ihrer weiteren Schulkarriere und Ausbildung noch etliche Rückschläge hinnehmen. Zwar zeigten sich durch die Interventionen unmittelbare Verbesserungen der Situation, langfristig schlug jedoch das „Growing into deficit"-Phänomen zu, d. h. dass Florentinas Defizite sich in immer mehr Alltagsbereichen bemerkbar machten und ihr schließlich nichts anderes übrig blieb, als ihre Lebensziele entsprechend anzupassen. Dieses Fallbeispiel verdeutlicht die Relevanz präziser diagnostischer Strategien im Prozess der Therapie, da die Therapie auf diese Weise sehr gut an die aktuellen Bedürfnisse angepasst werden kann. Gleichzeitig weist der Fall aber auch darauf hin, dass eine langfristige Begleitung der betroffenen Kinder und Jugendlichen über die verschiedenen Entwicklungsphasen hinweg essenziell ist, denn manche Phänomene tauchen eben erst in gewissen kritischen Zeitabschnitten auf und können oftmals nicht genau prognostiziert werden – ein Indiz, das die Wichtigkeit des „Hand-in-Hand-Gehens" von Diagnostik und Therapie belegt.

Literatur

Deimann P, Kastner-Koller U (1992) Was machen Klienten mit Ratschlägen? Eine Studie zur Compliance in der Erziehungsberatung. Prax der Kinderpsychol Kinderpsychiatr 41:46–52

Kubinger KD (2019) Psychologische Diagnostik, 3., überarbeitete und erweiterte Aufl. Hogrefe, Göttingen

Pletschko T (2007) Theorie und Praxis diagnostischer Entscheidungsprozesse – Die Nachvollziehbarkeit von Testergebnissen bei der psychologischen Begutachtung. VDM, Saarbrücken

Pletschko T, Gebetsberger N, Leiss U, Dietrich S, Wurst E (2007) Entwicklung einer optimalen Strategie zur Verbesserung der Compliance im ambulanten Setting – das Compliance-Komponenten-Modell (CKM). Heilpädagogik 50(1):15–22

Postal K, Armstrong K (2013) Feedback that sticks: the art of communicating neuropsychological assessment results. Oxford University Press, Oxford

Röhrle B, Caspar F, Schlottke PF (2008) Lehrbuch der klinisch-psychologischen Diagnostik. W. Kohlhammer, Stuttgart

Westhoff K, Kluck M-L (2014) Psychologische Gutachten schreiben und beurteilen, 6., vollständig überarbeitete und erweiterte Aufl. Springer, Heidelberg

Die neuropsychologische Ergebnisbesprechung als Intervention – Eine Brücke zwischen Befund und Alltag

Ulrike Leiss

© Springer-Verlag GmbH Deutschland, ein Teil von Springer Nature 2020
T. Pletschko et al. (Hrsg.), *Neuropsychologische Therapie mit Kindern und Jugendlichen*,
https://doi.org/10.1007/978-3-662-59288-5_4

1 Die Rückmeldung der Testergebnisse als Empowerment für Kinder und Jugendliche und Voraussetzung für Therapiemotivation

„… getting tested for learning disabilities made me feel dumb." So lautete die Aussage eines mittlerweile erwachsenen Survivors einer kindlichen Krebserkrankung, der im Rahmen der Studie „Brain tumor survivors speak out" in einer Fokusgruppe über seine Erfahrungen nach einer neuropsychologischen Untersuchung berichtete (Carlson-Green 2009). Diese und ähnliche Erfahrungen machen die Bedeutung eines verantwortungsvollen Umgangs mit den Ergebnissen einer neuropsychologischen Untersuchung mehr als deutlich. Die Vermittlung der Testergebnisse im Anschluss an die neuropsychologisch-diagnostische Untersuchung stellt einerseits einen Teil des diagnostischen Prozesses dar (vgl. ▶ Kap. 3), andererseits spielt sie in der neuropsychologischen Therapie eine weitaus größere Rolle, als ihr meist zugeschrieben wird.

> ❯ *„… feedback, when done correctly, can be an intervention in itself…"* stellten die von K. Postal und Armstrong (2013) in ihrem Buch befragten Neuropsychologen und Neuropsychologinnen fast durchgängig fest und betonten darüber hinaus die Wichtigkeit eines diesbezüglichen Trainings in der Ausbildung.

Gelingt die Vermittlung der Testergebnisse, sind von neuropsychologischen Beeinträchtigungen Betroffene im besten Fall motiviert, sich auf eine neuropsychologische Therapie oder auch andere Interventionen einzulassen; gelingt sie nicht und kann keine erste *Therapiemotivation* erarbeitet werden, bleibt es für die Betroffenen im schlechtesten Fall dabei, noch deutlicher auf die eigenen Schwächen hingewiesen worden zu sein.

Motivation, eine neuropsychologische Therapie zu beginnen, setzt wiederum ein *Verstehen* und zumindest beginnendes *Akzeptieren* der eigenen neuropsychologischen Beeinträchtigungen voraus. Dieser Prozess kann Betroffene, aber auch klinische Neuropsychologen und Neuropsychologinnen sehr fordern, denn neben der erforderlichen Zeit für eine intensive, oftmals

schmerzlichen Auseinandersetzung, ist auch die Übersetzung des neuropsychologischen Fachvokabulars in alltagsrelevante Sprache nicht trivial. Schon für Erwachsene kommt es oft zu einer Begriffskonfusion, da Ausdrücke wie z. B. Konzentration in der Alltagssprache nicht selten anders verstanden werden als in der neuropsychologischen Fachsprache gemeint (vgl. ▶ Kap. 3). Noch wichtiger ist allerdings, dass für die Betroffenen neben sprachlicher Klarheit, die Bedeutung einer speziellen neuropsychologischen Beeinträchtigung für deren individuellen Lebensalltag begreifbar wird. Naheliegend, dass dies bei Kindern und Jugendlichen eine noch größere Herausforderung darstellt, da zusätzlich der kognitive, emotionale und soziale Entwicklungsstand berücksichtigt werden muss.

Im Folgenden sind Möglichkeiten und Grundsätze in der Vermittlung von neuropsychologischen Testergebnissen an Kinder und Jugendliche und deren Angehörigen beschrieben, die allesamt zum Ziel haben, die Betroffenen in ihrer Kompetenz zu stärken und sie handlungsfähig zu machen.

2 Leitsätze in der Vermittlung von neuropsychologischen Testergebnissen

In der Grundlagenforschung zur psychologischen Diagnostik sind viele Fragen zur Optimierung des diagnostischen Prozesses noch offen. Zur Frage etwa, ob eine Vorbesprechung der Testergebnisse mit der untersuchten Person alleine und eine Nachbesprechung mit den übrigen Betroffenen oder eine einzige Besprechung mit allen Betroffenen gleichzeitig effizienter ist bzw. welches Vorgehen eher zumutbar ist, gibt es kaum empirische Befunde (Kubinger 2019). Im folgenden Abschnitt werden daher *Leitsätze* zur Vermittlung neuropsychologischer Testergebnissen an Kinder und Jugendliche und deren Angehörige formuliert. Es wird an dieser Stelle vorrangig *die Art und Weise* der Vermittlung diskutiert, die auch in ◻ Tab. 1 zusammengefasst dargestellt wird. Es geht um die Frage, wie die vermittelten Informationen am besten bei den Kindern und Jugendlichen einerseits, und bei den Angehörigen andererseits „hängen bleiben":

◻ Tab. 1 Leitsätze zur Art und Weise der Vermittlung neuropsychologischer Testergebnisse an Kinder und Jugendliche und deren Angehörige – „Wie bleibt die Rückmeldung am besten hängen"?

	Selbstverständlichkeit der Ergebnisrückmeldung an alle Betroffenen Ausnahmsloses Einbeziehen von Kindern und Jugendlichen zur Stärkung ihrer Kompetenz im Umgang mit ihren Beeinträchtigungen oder Erkrankungen
	Sprachliche, zeitliche und methodische Anpassung an die aktuelle kognitive, emotionale und soziale Entwicklung
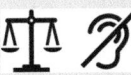	Flexibles, individuelles und behutsames Einschätzen eines sinnvollen Ausmaßes der zu vermittelnden Information, unter Berücksichtigung bisheriger familiärer und kultureller Kommunikationsmuster
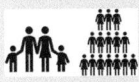	Einbeziehen des familiären und erweiterten Umfeldes (Kindergarten, Schule, Beruf, weiterführende Therapien) → nach Möglichkeit mit aktiver Rolle der Kinder/Jugendlichen
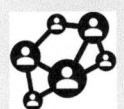	Flexibles, individuelles Gesprächssetting unter Berücksichtigung individueller, altersadäquater Bedürfnisse und bisheriger familiärer Kommunikationsmuster → nach Möglichkeit Kombination der Gespräche mit Kindern/Jugendlichen/Eltern/Umfeld; Transparenz darüber, wann, warum mit wem gesprochen wird
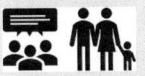	Berücksichtigung allgemeiner Grundsätze der Gesprächsführung mit Kindern und Jugendlichen sowie deren Angehörigen
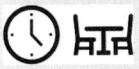	Angemessene räumliche und zeitliche Rahmenbedingungen → nach Möglichkeit sequenzielles Vorgehen
	Alltagsnahe, konkrete Vermittlung der Ergebnisse
	Anschauliche Vermittlung der Ergebnisse mithilfe von Metaphern, Bildern, Verhaltensproben oder anderen Materialien

1. Eine differenzierte Besprechung der Testergebnisse durch die jeweiligen Diagnostizierenden sollte selbstverständlich sein. In seinen allgemeinen Regeln zur Gutachtenerstellung formuliert Kubinger (2019) dazu, dass zu einem sachgemäßen Umgang mit psychologischen Befunden auch das ausführliche Gespräch des Psychologen/der Psychologin mit dem Klienten/der Klientin über die Untersuchungsergebnisse und deren Bedeutung gehöre. Er betont dabei, dass dies insbesondere für Kinder gelte.

2. Die Vermittlung der Ergebnisse an die Kinder und Jugendlichen selbst ist daher zentral.

Dies muss natürlich sprachlich, zeitlich und methodisch angepasst an die jeweilige kognitive, emotionale und soziale Entwicklung erfolgen. Der Einsatz von non-verbalen Methoden ist neben dem Gespräch sehr zu empfehlen.

3. Wie viel Information Kinder bzw. Jugendliche haben wollen und verarbeiten können, sollte jeweils individuell eingeschätzt werden. Die Literatur zur Gesprächsführung mit Kindern und Jugendlichen bezieht sich zu einem großen Teil auf Gespräche über die Diagnose oder Behandlung von chronischen und/oder lebensbedrohlichen

Erkrankungen, kann daher nur als Denkanstoß verstanden werden (siehe z. B. Raz et al. 2016; Weaver et al. 2015). Die empirischen Befunde, dass Kinder und Jugendlichen z. B. im Sinne einer Angstreduzierung von Information profitieren und besonders Jugendliche mehrheitlich den Wunsch äußern, in Gespräche und Behandlungsentscheidungen involviert zu werden, decken sich allerdings mit der klinischen Erfahrung. Die Entscheidung, in welcher Form und in welchem Ausmaß Kinder bzw. Jugendliche in ein Gespräch involviert werden, muss trotzdem von Fall zu Fall sehr behutsam getroffen werden, da manchmal auch ein „zu viel" an Information ängstigen oder Kindern bzw. Jugendlichen zu viel Verantwortung aufbürden kann. Darüber hinaus sollten familiäre oder kulturelle Kommunikationsmuster immer respektiert werden, da sie u. a. das Kommunikationsbedürfnis eines Kindes bis zu diesem Punkt meist sehr geprägt haben. Unerlässlich ist daher vor allem, *dass* Kinder und Jugendliche – in einem individuell angemessenen Ausmaß – in die Kommunikation über die Testergebnisse einbezogen werden, denn nur so können sie selbst kompetent im Umgang mit ihrer Einschränkung werden.

4. In gleichem Maße sollten auch für Angehörige das Ausmaß und der Grad der Differenziertheit der Informationen individuell an die Personen und den jeweiligen Zeitpunkt angepasst werden. Auch bei Erwachsenen sollte stets behutsam eingeschätzt werden, wie viel Information von einer bestimmten Person zu einem bestimmten Zeitpunkt verarbeitet werden kann, insbesondere bei Informationen, die Trauerbewältigung und Akzeptanz erfordern (z. B. bei Spätfolgen der Erkrankung an einem Hirntumor im Kindesalter, die Ausbildungs- oder berufliche Perspektiven deutlich einschränken). Nicht immer ist es sinnvoll und notwendig, alle für den weiteren Prozess notwendigen Informationen in einem einzigen Gespräch zu vermitteln. Vielmehr bietet sich, wenn irgendwie möglich, ein *sequenzielles Vorgehen* an.

5. Im Kindes- und Jugendalter ist es darüber hinaus sehr häufig wichtig, Testergebnisse einer neuropsychologischen Untersuchung auch an Personen aus dem Umfeld zu vermitteln. Pädagoginnen und Pädagogen aus Kindergarten und Schule, Klassenmitglieder, aber auch Mitglieder verwandter Berufsgruppen, die in das Unterstützungssystem von Kindern und Jugendlichen eingebunden sind, können unter anderem eine wichtige Rolle im Alltag der Betroffenen spielen. Deren Verständnis über Art, Ausmaß und Auswirkung bestimmter neuropsychologischer Beeinträchtigungen, über Unterstützungsmöglichkeiten im Alltag, über notwendige Ausnahmeregelungen im Sinne des Ausgleichs eines Nachteils und gleichzeitig über die Wichtigkeit der Balance zwischen Normalität und Ausnahmeregelung ist eine essenzielle Voraussetzung für den Erfolg einer neuropsychologischen Therapie. Die Vermittlung von Untersuchungsergebnissen an Personen außerhalb der Familie bedarf natürlich immer des – nicht nur formalen – Einverständnisses der betroffenen Kinder und Jugendlichen selbst sowie deren Eltern. Im besten Fall kann die Informationsvermittlung an das weitere Umfeld vorbesprochen, wenn nicht sogar gemeinsam vorbereitet werden. Das aktive Einbeziehen der Kinder oder Jugendlichen, z. B. indem sie einen Teil der Präsentation über ihre Erkrankung, ihre Testergebnisse o. ä. übernehmen, stärkt die eigenen Kompetenzen und macht die Kinder und Jugendlichen auch aus Sicht ihres Umfeldes zu Experten und Expertinnen ihrer eigenen Erkrankung oder Beeinträchtigung.

6. Die Berücksichtigung bisheriger familiärer bzw. kultureller Kommunikationsmuster genauso wie bisheriger Erfahrungen mit Erkrankung sollte auch das Gesprächssetting bestimmen. Je nach Fragestellung und Alter der Kinder und Jugendlichen sind unterschiedliche Settings möglich: das Gespräch mit den betroffenen Kindern/Jugendlichen alleine, mit den Eltern/dem Umfeld alleine, mit Kindern/Jugendlichen/Eltern/Umfeld zusammen. Oftmals bewährt sich eine Kombination mehrerer Gesprächs-Settings – wichtig ist nur, dass alle Betroffenen relevante Informationen erhalten und transparent gemacht wird, wann und warum mit wem gesprochen wird. Insbesondere bei

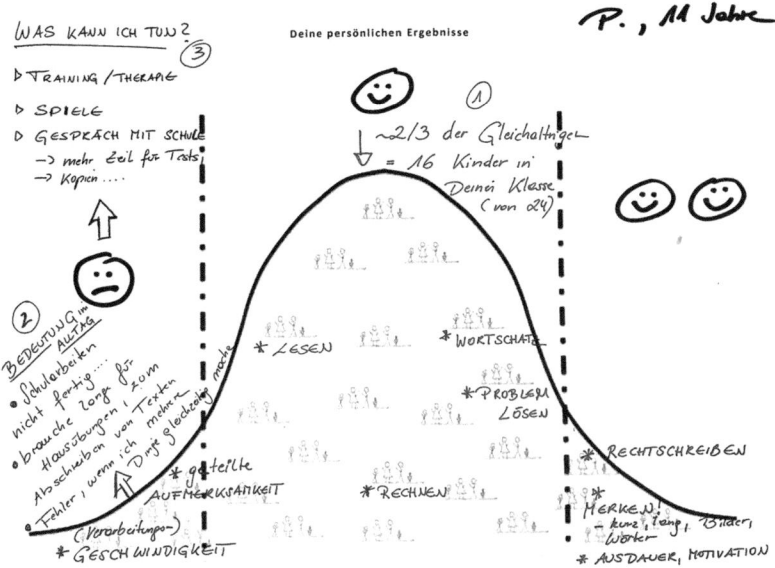

Abb. 1 „Normalverteilungskurve anschaulich erklärt" – Besprechung der Testergebnisse (1), deren Bedeutung im Alltag (2) sowie relevanter Unterstützungsmöglichkeiten mit einem 11-jährigen Mädchen

einem hohen Grad an Belastung bietet es sich an, den jeweiligen „Parteien" (Kinder/Jugendliche/Eltern/Umfeld) auch Raum zu geben, Sorgen und Ängste ausdrücken zu können, ohne das Gefühl zu haben, in der Situation jeweils auf die andere Seite Rücksicht nehmen zu müssen. Generell ist die Herausforderung eines *„komplexen Mehrpersonengesprächs"* nicht zu unterschätzen. Entscheidend ist in jedem Fall, ausreichend Zeit und auch räumlich angemessene Rahmenbedingungen bereit zu stellen.

7. Natürlich sollten neben zeitlich und räumlich adäquaten Voraussetzungen auch andere Prinzipien der Gesprächsführung mit Kindern, Jugendlichen und deren Angehörigen berücksichtigt werden. Nicht in der dritten Person über anwesende Kinder und Jugendliche zu sprechen, das Respektieren und nicht Verharmlosen von Emotionen oder die Wertschätzung der Eltern als Experten und Expertinnen für ihr Kind sind nur einige wenige Grundsätze einer gelungenen Kommunikation (siehe z. B. Damm et al. 2015).

8. Die Vermittlung von Testergebnissen einer neuropsychologischen Untersuchung sollte gegenüber allen Betroffenen nicht nur altersentsprechend, sondern auch

möglichst alltagsnahe erfolgen. Das Wissen um eine Gedächtnisstörung allein ist für die meisten Kinder und Jugendlichen, aber auch für deren Umfeld in erster Linie sehr abstrakt. Erst konkrete Informationen, was Schwierigkeiten in der Merkfähigkeit in ihrem jeweiligen Alltag, für die betroffene Person selbst, aber auch für das Umfeld bedeuten können (z. B. Schwierigkeiten, sich von der Lehrperson mündlich mitgeteilte Hausübungen zu merken oder Verabredungen einzuhalten) und welche konkreten Unterstützungsmöglichkeiten es gibt (z. B. ein Notizbuch oder einen Kalender zu führen) machen diese Informationen begreifbar.

9. Nicht immer ist allerdings die Bedeutung neuropsychologischer, oft sehr komplexer, Konstrukte einfach und anschaulich zu erklären. Allein die Fülle der Testergebnisse nach einer umfassenden neuropsychologischen Untersuchung ist für viele Kinder und Jugendliche, Angehörige, aber z. B. auch Lehrende, nicht einfach zu erfassen bzw. zu verarbeiten. Es hat sich daher bewährt, während der Besprechung die wichtigsten Ergebnisse prägnant und auf die Hauptaussagen konzentriert auf einem Blatt zusammenzufassen. **Abb. 1** zeigt

beispielhaft eine Möglichkeit, Testergebnisse zu besprechen, dabei methodische Prinzipien wie z. B. die Normierung anschaulich zu erklären, ressourcenorientiert vorzugehen, einen Bezug zum Alltag herzustellen und schließlich passende Unterstützungsmöglichkeiten zu besprechen.

Beispiel

◘ Abb. 1 zeigt den Ablauf der Ergebnisbesprechung mit P., einem 11-jährigen Mädchen, das vor fünf Jahren an einem Hirntumor erkrankt ist. Ihre medizinische Behandlung dauerte ca. ein Jahr lang und bestand zunächst aus einem neurochirurgischen Eingriff, in der Folge einer Strahlen- und Chemotherapie gemäß Behandlungsprotokoll. Derzeit befindet sich P. in Remission und kommt regelmäßig zu medizinischen und psychosozialen Nachsorgeuntersuchungen. Das Ergebnis der aktuellen neuropsychologischen Untersuchung ergab eine deutlich reduzierte Verarbeitungsgeschwindigkeit, unter der die Patientin sehr leidet, mit im Vergleich zu ihrer Altersnorm unterdurchschnittlichen Ergebnissen. Ebenso zeigten sich die Ergebnisse der geteilten Aufmerksamkeit unterdurchschnittlich. Bei allen anderen Tests erzielte sie Ergebnisse im Bereich ihrer Altersnorm oder darüber. Die wichtigsten Testergebnisse wurden während des Rückmeldungsgesprächs mit P. gemeinsam in die Kurve eingetragen, um ihr trotz der unterdurchschnittlichen Ergebnisse in manchen Teilbereichen, den Blick auf das Gesamtbild ihrer Leistungen zu ermöglichen. Aufgrund bestehender Schulschwierigkeiten in Folge der Verlangsamung konzentrierte sich P. seit geraumer Zeit derart auf ihre Schwächen, dass sie ihre Stärken ganz aus den Augen verloren hatte. Darüber hinaus konnte konkret mit dem Mädchen besprochen werden, welche Unterstützungsmöglichkeiten für sie infrage kommen, um ihre Situation zu verbessern (neuropsychologische Therapie, Gespräch mit der Schule zur Vereinbarung eines Nachteilsausgleiches u. a.); und auch, wie sie ihre Stärken zur Kompensation einsetzen kann. Die Kurve diente schließlich auch als Gesprächsunterlage für die Vernetzung mit den Lehrenden des Mädchens.

Neben den genannten Möglichkeiten zur visuellen Veranschaulichung von Testergebnissen empfehlen Postal und Armstrong (2013) die Verwendung von Metaphern, um neuropsychologische Beeinträchtigungen, aber auch Krankheitsbilder anschaulich in Alltagssprache zu übersetzen. Im zweiten Teil ihres Buches haben sie unzählige Metaphern von 85 erfahrenen amerikanischen Neuropsychologinnen und Neuropsychologen zusammengesammelt. Eine weitere Variante Angehörigen die Bedeutung einer neuropsychologischen Beeinträchtigung zu veranschaulichen, ist der Einsatz von Verhaltensproben. Das Konstrukt „Exekutive Funktionen" kann z. B. von Eltern besser erfasst werden, wenn sie selbst eine Planungsaufgabe lösen sollen, womöglich ohne Hilfsmittel. Diese Art von „Selbsterfahrung" ermöglicht es Angehörigen oft, im anschließenden Gespräch selbst Beispiele dafür zu finden, wo im Alltag ihres Kindes z. B. Planungsfähigkeiten von Nöten sind bzw. erleichtert ihnen eine neue Perspektive auf die Schwierigkeiten ihres Kindes, die eine zielgerichtete Unterstützung erst möglich macht. Hilfreich für eine möglichst anschauliche Vermittlung von neuropsychologischen Testergebnissen haben sich des Weiteren spezielle Kinderbücher zum Thema Gehirn (z. B. See inside your head, Frith und King 2008), Apps (z. B. Mein Körper – Anatomie für Kinder, ▸ urbnpocktes.com), Filme, Modelle des Gehirns oder Spiele erwiesen.

Inhaltlich gelten bei der Vermittlung von neuropsychologischen Testergebnissen die in ▸ Kap. 2 formulierten Grundprinzipien neuropsychologischer Therapie (vgl. Grundsätze der neuropsychologischen Therapie): insbesondere die ganzheitliche Therapieplanung, die Berücksichtigung entwicklungsabhängiger Aspekte, die Bedeutung von Energie- und Ressourcenmanagement genauso wie Teambuilding, die Begleitung bei der Trauerbewältigung und Akzeptanz von neuropsychologischen Einschränkungen sowie die Sicherstellung einer langfristigen Nachsorge spielen schon in der Vermittlung der Untersuchungsergebnisse eine zentrale Rolle.

Was macht Kommunikation effektiv?

In der Kommunikation über neuropsychologische Untersuchungsergebnisse geht es nicht nur darum, welche, sondern vielmehr, wie Inhalte möglichst effizient vermittelt werden. So werden etwa Gesprächstechniken wie „Motivational Interviewing" als hilfreich für die Rückmeldung neuropsychologischer Testergebnisse empfohlen (Gorske und Smith 2009). Heath und Heath (2008) beschäftigen sich in ihrem Buch damit, warum manche Ideen beim Zuhörer „hängen bleiben" und andere nicht. Sie betonen, dass eine Idee dann hängen bleibt, wenn wie sie verstehen, wir uns an sie erinnern, sie später nacherzählen können und sie glauben. Sie leiten daraus sechs Prinzipien ab: Eine Idee bleibt dann hängen, wenn sie 1) einfach, 2) unerwartet und 3) konkret ist, sie von einer 4) glaubhaften Quelle stammt, 5) Emotionen auslöst und 6) eine Geschichte erzählt.

3 Vorstellen eines konkreten Konzepts zur Vermittlung neuropsychologischer Testergebnisse: „NeuroInfo for Kids"

Um Kindern und Jugendlichen, die an einem Hirntumor erkrankt sind, im Rahmen der Vermittlung von neuropsychologischen Testergebnissen das Verstehen ihrer eigenen Einschränkungen bzw. den Umgang damit zu erleichtern, wurde in der psychosozialen Arbeitsgruppe des Arbeitsbereichs Neuroonkologie der Univ. Klinik für Kinder – und Jugendheilkunde Wien ein standardisiertes Manual *(NeuroInfo for Kids NIK)* konzipiert (siehe ◘ Abb. 2, ▸ Online-Zusatzmaterialien). Es wurde dabei auf Elemente der Psychoedukation zurückgegriffen.

> **Psychoedukation**
>
> Psychoedukation ist die systematische und strukturierte Vermittlung wissenschaftlich fundierter gesundheits- und/oder störungsrelevanter Informationen und Kompetenzen mit psychologischen Methoden (Mühlig und Jacobi 2011).

◘ **Abb. 2** „NeuroInfo for Kids" – ein psychoedukativer Ansatz zur Vermittlung von Testergebnissen

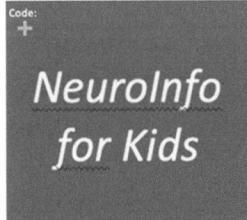
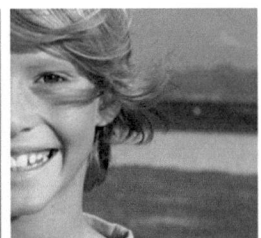
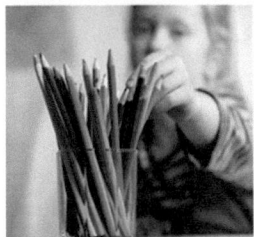
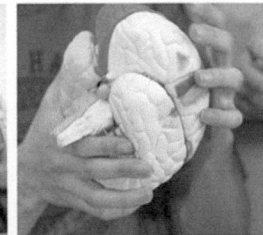
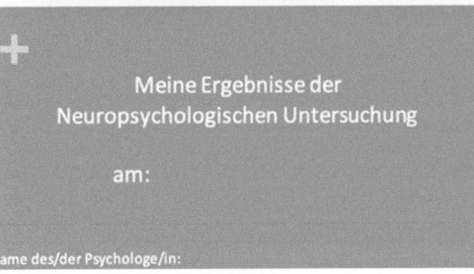

Tab. 2 Inhalte des Manuals „NeuroInfo for Kids" – ein psychoedukativer Ansatz zur Vermittlung von Testergebnissen

Thema	Inhalt	Methodik
Ziel der Untersuchung: *„Aus welchem Grund wurde die Untersuchung durchgeführt?"*	*„Warum wollten wir das wissen? (1)"* **Information:** Möglichkeit der Veränderung neuropsychologischer Funktionen aufgrund der Erkrankung an einem Hirntumor oder der medizinischen Behandlung *„Man kann etwas tun."* **Information:** Wichtigkeit frühzeitiger Erkennung von Schwierigkeiten; Möglichkeit der Therapie/Förderung	Gespräch, Hirnmodell
	„Warum wollten wir das wissen? (2)" **Information:** Wichtigkeit Stärken zu nutzen – Schwächen zu kennen **Reflexion:** eigene Stärken und Schwächen	Gespräch, Geschichte, Arbeitsblatt „Stärken/ Schwächen"
Inhalt der Untersuchung *„Warum haben wir so viele Tests gemacht?"*	*Schaltzentrale Gehirn* **Information:** Was kann unser Gehirn? Wie kann man das messen?	Gespräch, Bildmaterial
Die Ergebnisse	*Was haben wir nach dem Test mit Deinen Antworten gemacht?* **Information:** Auswertungsprinzip, Normalverteilung von Fähigkeiten und Fertigkeiten *Achtung! Nur 1 Ergebnis sagt noch nicht alles über Dich aus…* **Information & Reflexion:** Relativität eines Testergebnisses; Fokussieren auf Stärken; eigene Testergebnisse im Vergleich zur altersentsprechenden Normierungsstichprobe	Arbeitsblatt: gemeinsames Eintragen der Testergebnisse in kindgerechte Normalverteilungskurve
	Was hat das mit meinem Alltag zur tun? Wie hängt das alles zusammen? **Reflexion:** Erarbeiten des Bezugs zum Alltag	Gespräch, Zusammenfassung der Inhalte in einem Brief an z. B. Lehrkraft
	Was kann ich jetzt tun? **Information & Reflexion:** Ressourcenorientierung; Erarbeiten von Unterstützungsmöglichkeiten bei Schwächen	Gespräch, Zusammenfassung in einem Brief an z. B. Lehrkraft
Fragen		Sammeln von Fragen für Follow-Up Termin

Zudem baut NIK auf Antonovskys Salutogenese-Theorie (Antonovsky 1985) auf. Die salutogenetische Theorie postuliert das Kohärenzgefühl (Sense of coherence) als zentrales Element in der Frage, was Menschen gesund hält. Es gilt als „generelle Widerstandsressource", als Gefühl des Vertrauens, dass Herausforderungen im Leben handhabbar, verstehbar und sinnvoll sind und man über die Ressourcen verfügt, sie zu meistern. Im vorliegenden Manual NIK wurde versucht, diese Komponenten des Kohärenzgefühls (Verstehbarkeit, Handhabbarkeit, Bedeutsamkeit/Sinnhaftigkeit) zu adressieren. Dadurch sollte ein bewusst ressourcenorientierter Ansatz verfolgt werden, mit dem Ziel, Schutzfaktoren und gesundheitserhaltende Faktoren zu aktivieren und somit die Bewältigung einer Erkrankung bzw. von Defiziten zu erleichtern. **Tab. 2** stellt Themen, Inhalte und Methodik des Manuals NIK zusammengefasst dar.

Literatur

App „Mein Körper – Anatomie für Kinder": Urbn Pockets; ▶ www.urbnpockets.com

Antonovsky A (1985) The life cycle, mental health and the sense of coherence. Isr J Psychiatry Relat Sci 22(4):273–280

Bemmer A (2013) Psychoedukation in der Vermittlung von neuropsychologischen Testergebnissen – Evaluation eines Modells „NeuroInfo for Kids". Diplomarbeit, Universität Wien

Carlson-Green B (2009) Brain tumor survivors speak out. J Pediatr Oncol Nurs 26(5):266–279. ▶ https://doi.org/10.1177/1043454209343181

Damm L, Leiss U, Habeler W, Habeler U (2015) Ärztliche Gesprächsführung mit Kindern und Jugendlichen. Lit Verlag, Münster

Frith A, King C (2008) See inside your head. Educ Development Corp

Gorske TT, Smith SR (2009) Collaborative therapeutic neuropsychological assessment. Springer, New York

Heath C, Heath D (2008) Made to stick: why some ideas survive and others die (2008 Random House hardcover Aufl.). Random House, New York

Kubinger KD (2019) Psychologische Diagnostik – Theorie und Praxis psychologischen Diagnostizierens, 3., überarbeitete und erweiterte Aufl. Hogrefe, Göttingen

Mühlig S, Jacobi F (2011) Psychoedukation Klinische Psychologie & Psychotherapie, 2. Aufl. Springer, Berlin

Postal K, Armstrong K (2013) Feedback that sticks: the art of communicating neuropsychological assessment results. Oxford University Press, Oxford

Raz H, Tabak N, Kreitler S (2016) Psychosocial Outcomes of Sharing a Diagnosis of Cancer with a Pediatric Patient. Front Pediatr 4:70. ▶ https://doi.org/10.3389/fped.2016.00070

Weaver MS, Baker JN, Gattuso JS, Gibson DV, Sykes AD, Hinds PS (2015) Adolescents' preferences for treatment decisional involvement during their cancer. Cancer 121(24):4416–4424. ▶ https://doi.org/10.1002/cncr.29663

Das Konzept der Teilhabe als Basis der Therapieplanung – Dabei sein ist alles

Thomas Pletschko

© Springer-Verlag GmbH Deutschland, ein Teil von Springer Nature 2020
T. Pletschko et al. (Hrsg.), *Neuropsychologische Therapie mit Kindern und Jugendlichen*,
https://doi.org/10.1007/978-3-662-59288-5_5

1 Teilhabe im Alltag

Die Funktion von neuropsychologischer Diagnostik und Therapie liegt in der Hilfestellung beim Bewältigen von Entwicklungsaufgaben, welche natürlich je nach Alter und individueller Lebenssituation variieren können. Hierbei unterscheidet man normative und nicht-normative Entwicklungsaufgaben (Eschenbeck und Knauf 2018), also solche, die jede Person zu bewältigen hat, und solche, die unter spezifischen individuellen Umständen (wie z. B. bei einer neurologischen oder chronischen Erkrankung) bewältigt werden müssen.

Das Anbieten von Hilfestellungen hat daher zum Ziel, dass Menschen, Kinder bzw. Jugendliche im Besonderen, ihren Alltag gut meistern können – sei es den „typischen" oder eben den „individuellen" Alltag. Die Internationale Klassifikation der Funktionsfähigkeit, Behinderung und Gesundheit (ICF, World Health Organization (WHO) 2001) hat dafür das Konzept der Teilhabe (synonym „Partizipation") eingeführt.

> **Definition**
>
> Teilhabe ist das Einbezogensein einer Person in eine Lebenssituation oder einen Lebensbereich (WHO 2005).

Eine Beeinträchtigung in der Partizipation ist demnach ein Problem, das ein Mensch, insbesondere ein Kind, im Hinblick auf das Einbezogensein in das gesellschaftliche Leben erleben kann. Dieses Einbezogensein ist bei Kindern und Jugendlichen mehr vom jeweiligen (sozialen) Umfeld abhängig als bei Erwachsenen. Während bei Erwachsenen das subjektive Erleben des Nicht-Einbezogenseins auf Erfahrungen der Teilhabe beruht, ist bei Kindern und Jugendlichen oftmals noch kein Verständnis dafür vorhanden, was Einbezogensein bedeutet, da – insbesondere im Falle von frühen Erkrankungen – die Erfahrung der Teilhabe subjektiv noch nicht erlebt werden konnte. In der Therapieplanung ist daher besonderes Augenmerk darauf zu legen, welche subjektiven Erwartungen an Teilhabe bei den jeweiligen Kindern und Jugendlichen bestehen und welche Vorstellungen darüber auch im Umfeld existieren.

Die WHO hat in der Einführung der ICF (2001) versucht, die verschiedenen Ebenen zu berücksichtigen, die letztlich in Bezug auf Partizipation eine Rolle spielen (vgl. ◘ Abb. 1).

Dieses Modell sei anhand des folgenden Beispiels verdeutlicht: Mit dem Begriff „Gesundheitsproblem" ist eine Erkrankung, z. B. eine Schädigung des Zentralnervensystems wie bei einem Hirntumor, gemeint. Diese Erkrankung führt etwa zu einer Beeinträchtigung jener Körperstruktur (Hippocampus), die für die Körperfunktion Gedächtnis (mit-)verantwortlich ist. Aufgrund dessen, dass dieses Kind ein nicht vollständig funktionierendes Gedächtnis besitzt,

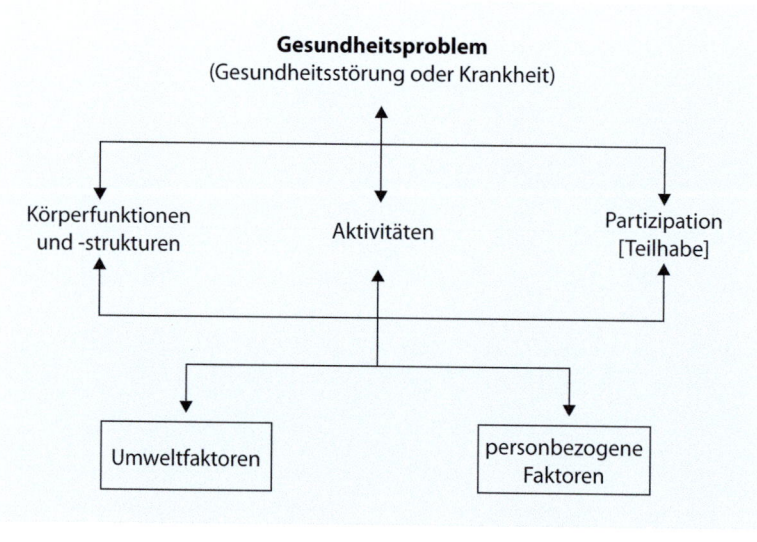

◘ **Abb. 1**   Wechselwirkungen zwischen den Komponenten der ICF (vgl. WHO 2005)

kann es unter Umständen einen Text nicht auswendig lernen und daher auch bei einer Schultheater-Aufführung nicht mitmachen. Sofern das Kind aus seiner subjektiven Sicht mitmachen möchte, stellt also die Erkrankung und die damit verbundene Struktur-/Funktionsschädigung eine Einschränkung in der Teilhabe dar. Nun mag das Kind aber möglicherweise auf ein besonders wohlwollendes Umfeld treffen, etwa eine Lehrerin, die dem Kind erlaubt, den Text bei der Schulaufführung abzulesen. Dies kann als förderlicher Umweltfaktor in der ICF-Terminologie mitkodiert werden. Möglicherweise steht aber die Persönlichkeit des Kindes, im Sinne eines „ich möchte keine Sonderbehandlung" der Teilhabe als personbezogener Barrierefaktor im Weg.

Die ICF, insbesondere die spezifische Version für Kinder und Jugendliche (ICF-CY, WHO 2017) ist also in der neuropsychologischen Diagnostik eine sehr brauchbare Grundlage, beruhend auf einem biopsychosozialen Verständnis von Teilhabemöglichkeiten. In der Diagnostik können so Beeinträchtigungen in der Partizipation sichtbar gemacht werden. Darauf aufbauend schließt sich unmittelbar die Therapieplanung an, wobei aus dem Modell klar ersichtlich ist, dass in der Therapie stets personbezogene und umweltbezogene Aspekte gleichermaßen adressiert werden müssen, wenn eine Hilfestellung beim Bewältigen von Entwicklungsaufgaben möglich werden soll.

2 Instrumente zur Erfassung von Teilhabe

Die ICF-CY per se stellt kein diagnostisches Instrument dar, sondern liefert uns nur die Grundlage bzw. den Rahmen für eine entsprechende fundierte Diagnostik. Die diagnostischen Instrumente sind vielfach dieselben, die auch bislang in der Praxis, insbesondere in der neuropsychologischen Diagnostik, bekannt waren. So etwa liefert ein Gedächtnistest spezifische Informationen zur ICF-Kategorie „b144 Funktionen des Gedächtnisses". Im Gegensatz zur Internationalen Statistischen Klassifikation der Krankheiten und verwandter Gesundheitsprobleme (ICD, WHO 2019), wo spezifische Funktionsbeeinträchtigungen einzelner neurokognitiver Domänen nahezu nicht kodiert werden können, liefert die ICF-CY eine für die Neuropsychologie brauchbare Beschreibung spezifischer Domänen, die – am Beispiel des Gedächtnisses – noch weiter verzweigt sein können: b1440 Kurzzeitgedächtnis, b1441 Langzeitgedächtnis, b1442 Abrufen und Verarbeiten von Gedächtnisinhalten usw.

Neben dieser „klassischen" Herangehensweise haben sich aber auch international Verfahren etabliert, die bereits auf Basis der ICF entwickelt wurden (für eine Übersicht vgl. Chien et al. 2014). Dabei scheint die Methodik allerdings noch nicht gänzlich ausgereift bzw. existieren noch relativ unterschiedliche Definitionen dessen, was Partizipation ausmacht (vgl. Gebhard und Fink 2015). Dennoch schaffen es einige Verfahren bereits, Partizipation in Zusammenhang mit förderlichen oder hinderlichen Umweltfaktoren zu setzen (vgl. z. B. der sog. „PEM-CY", Coster et al. 2012). Weiters wurden Instrumente entwickelt, die auch der Dokumentation des Outcomes von Kindern bzw. Jugendlichen mit bestimmten Krankheitsbildern dienen (vgl. z. B. Darcy et al. 2015).

Für den Bereich der deutschsprachigen Neuropsychologie bei Kindern und Jugendlichen wurde speziell ein Verfahren entwickelt, das die Teilhabe am schulischen und außerschulischen Alltag abdeckt: die Participation Scales 24/7 (PS 24/7, Pletschko et al. in prep.). „24/7" steht dabei für die 24-stündige Teilhabe pro Tag, an 7 Tagen pro Woche. Die Items dieses Verfahrens lassen sich direkt den ICF-Kategorien zuordnen und – wie bei klassischen psychologisch-diagnostischen Verfahren – ermöglicht ein Normvergleich die individuelle Beurteilung einer Beeinträchtigung in der Teilhabe. Dabei wird jedoch gänzlich auf einen defizitorientierten Ansatz in der Itemformulierung verzichtet, indem nicht nach Problemen, sondern ressourcenorientiert nach den Möglichkeiten im Alltag gefragt wird. Die Skalen im Kontext schulischer Alltag umfassen:

- auf der Ebene der Körperfunktionen: Funktionen von Temperament und Persönlichkeit, Funktionen der psychischen Energie und des Antriebs, Funktionen der Aufmerksamkeit, Funktionen des Gedächtnisses, psychomotorische Funktionen, emotionale Funktionen, Funktionen der Wahrnehmung, Funktionen des Denkens, höhere kognitive Funktionen, kognitiv-sprachliche Funktionen, das Rechnen betreffende Funktionen;

- auf der Ebene der Aktivitäten und Partizipation: Bewusste sinnliche Wahrnehmung, elementares Lernen, Wissensanwendung, allgemeine Aufgaben und Anforderungen, Kommunizieren als Sender/Empfänger, Gegenstände tragen und handhaben, Gehen und Sich-Fortbewegen, Selbstversorgung, allgemeine und besondere interpersonelle Interaktionen;
- auf der Ebene der Umweltfaktoren: Unterstützung und Beziehungen (durch Peers, durch Autoritätspersonen).

Darüber hinaus erfasst eine weitere PS 24/7-Version, die sich auf den außerschulischen Alltag bezieht, die Bereiche Alltagsroutine, Aufgaben und Fertigkeiten, Fortbewegung, soziale Kompetenzen, Kommunikation und Freizeit. Das Verfahren fungiert damit als gute Grundlage für die Abstimmung der neuropsychologischen Therapie auf Maßnahmen, die der Erhöhung von Teilhabe im Alltag dienen.

Um Teilhabemöglichkeiten zuverlässig diagnostizieren zu können, braucht es manchmal auch diagnostische Verfahren, die mehr am Alltag und an der individuellen Lebenswelt der Betroffenen orientiert sind, als es bei herkömmlichen Tests der Fall ist. Hier eignen sich insbesondere Verhaltensproben, wie sie z. B. für den Bereich der Problemlösefähigkeiten (ICF CY d175 Probleme lösen) existieren (in der klassischen neuropsychologischen Terminologie meint man hier auch oft Planungsfähigkeiten oder exekutive Funktionen). Derartige alltagsnahe diagnostische Instrumente bilden sehr gut ab, wie sich eine vorhandene Funktionseinschränkung im Alltag zeigt. Exkurs 1 erklärt eine solche Plan-a-day-Aufgabe, das Fallbeispiel Jakob, 15 Jahre, zeigt anhand dieser Aufgabe, wie Diagnostik und Förderplanung Hand in Hand gehen können.

Beispiel Jakob, 15 Jahre

Beim 15-jährigen Jakob wurde im Alter von 8 Jahren ein niedriggradiger Hirntumor (pilozytisches Astrozytom im Cerebellum) diagnostiziert. Zudem leidet er unter der genetischen Erkrankung Neurofibromatose Typ 1, die mit verschiedenen neurokognitiven Beeinträchtigungen einhergeht. Jakob besuchte zum Zeitpunkt der neuropsychologischen Untersuchung das erste Jahr einer Hotelfachschule mit angeschlossenem Internat. Vorstellungsgrund waren leistungsbezogene Schwierigkeiten und zwischenmenschliche Konflikte. Eine konkrete Situation schilderte Jakob sehr eindringlich: Im Kochunterricht habe ein Mitschüler eine Schere benötigt, woraufhin Jakob quer durch das Schulgebäude in sein Zimmer gelaufen sei, um diese zu holen. Als er fünf Minuten später wieder zurückkam, erhielt er von seinem Lehrer eine Standpauke, warum er denn den Unterricht verlassen habe. Jakobs Herangehensweise schien menschlich zwar richtig, jedoch verdeutlichte sie Jakobs Schwierigkeiten, sein Verhalten in einen größeren Kontext einzubetten (möglicherweise hätte ein Messer auch geholfen, solches wäre in der Küche sicherlich verfügbar gewesen).

Auf Basis einer ICF-orientierten Diagnostik zeigten sich im Bereich der Körperfunktionen kaum Einschränkungen. Seine globalen mentalen Funktionen, insbesondere seine allgemeinen intellektuellen Fähigkeiten, schienen völlig intakt. Im Bereich der spezifischen mentalen Funktionen zeigte sich lediglich das Organisieren und Planen (b1641) herabgesetzt. Auf der Ebene der Aktivitäten und Teilhabe hatte diese Einschränkung jedoch massive Auswirkungen, insbesondere in den Bereichen „Probleme lösen" (d175), „Mehrfachaufgaben übernehmen" (d220) sowie „die tägliche Routine durchführen" (d230). In der oberhalb beschriebenen Plan-a-day-Aufgabe zeigte sich schließlich, dass Jakob vorwiegend versuchte, „im Kopf" zu planen. Selbst als ihm die Hilfsmittel gezeigt wurden, beachtete er diese nicht, sondern machte sich weiter seine Gedanken, ohne einen Stift in die Hand zu nehmen. Konsequenterweise gelang es Jakob nicht, einen kohärenten Plan zu entwerfen, es passierten ihm viele Fehler und er hatte auch keine Chance, seine Vorgehensweise zu überprüfen, denn dies hätte eines Monitoring-Prozesses bedurft, den er wahrscheinlich erneut ohne Hilfsmittel begonnen hätte. Die Überzeugung, gedanklich zu planen, ohne Stift und Papier zu verwenden, stellte sich als personbezogener Barrierefaktor heraus.

Auf Basis dieser erhobenen Informationen konnte unmittelbar daran gearbeitet werden, Jakobs Bereitschaft, schriftlich zu planen, zu erhöhen. Es war ihm selbst ein großes Anliegen, derartige Situationen, wie oberhalb beschrieben, zu vermeiden. Die Konflikte, in die er immer wieder geriet, obwohl er es gut meinte, waren für ihn sehr belastend und die

Einschränkung seiner Teilhabe daher sehr massiv. Es brauchte dennoch viele Anläufe, um den Jugendlichen davon zu überzeugen, dass To-Do Listen am Handy für ihn hilfreicher sind als im Kopf. Darüber hinaus wurde in der Therapie daran gearbeitet, nach einem „Stop-Think-Plan-Schema" ganzheitlichere Sichtweisen auf Problemlösungen zu erzeugen.

Plan-a-day-Aufgabe

Bei dieser von Pletschko und Leiss (bisher unveröffentlicht) entwickelten Verhaltensprobe handelt es sich um ein Instrument zur Erfassung von Planungs-, Organisations- und Problemlöseprozessen im Alltag. Konkret soll ein Nachmittag geplant werden, an dem viele Aufgaben zu erledigen sind. Dabei werden der Testperson relativ unstrukturiert verschiedene Informationen, vom Post-it der Mama bis zum Hausaufgabenheft, vorgelegt. Die knappe Instruktion sieht lediglich den Hinweis auf die Erstellung eines Terminplans unter Berücksichtigung von Wegzeiten vor, welche gesondert dargestellt werden. Die Schwierigkeit dieser Aufgabe besteht zunächst darin, sich in einer Fülle von Informationen zu orientieren. Es werden zu Beginn bewusst keine Hilfsmittel zur Verfügung gestellt. Erst wenn die Testperson danach fragt, oder wenn erkennbar ist, dass der Planungsprozess – nach einer Überblicksphase – begonnen hat, wird eine Kiste mit Material (Uhr mit verstellbaren Zeigern, Papier, Stifte, Textmarker, Post-its etc.) zur Verfügung gestellt. Die Auswertung kann simultan oder zeitversetzt nach Videoaufzeichnung erfolgen. Für die Protokollierung stehen detaillierte Beobachtungsbögen zur Verfügung. Die Aufgabe kann ab 11 Jahren eingesetzt werden. Es gibt nur eine mögliche Lösung. Im Rahmen einer Diplomarbeit (Denk 2011) wurde die Güte dieser Verhaltensprobe überprüft. Material, Beobachtungs- und Auswertungsbogen sind diesem Buch als ▶ Online-Zusatzmaterial beigefügt.

---

3 Einsatz der ICF-CY in der Therapieplanung und Rehabilitation

Aus den bisherigen Ausführungen ist bereits ersichtlich, dass Interventionen direkt aus einer teilhabeorientierten Diagnostik abgeleitet werden können. Mit der Einführung der ICF bzw. der ICF-CY wurde jedoch gleichzeitig ein großes Regelwerk veröffentlicht, wie diese Kodiersysteme zu handhaben sind. Diese bieten noch weit mehr Möglichkeiten, Teilhabe differenziert zu betrachten. In den meisten Zentren, in denen die ICF bereits Einzug gehalten hat, wird jedoch primär das Gedankengut, die Idee der ICF verwendet: Teilhabeorientiertes Denken führt bereits vielfach zu einer anderen, offeneren, das Umfeld mehr miteinbeziehenden Herangehensweise an neuropsychologische Therapie bzw. Rehabilitation im Allgemeinen. An dieser Stelle muss aber einschränkend erwähnt werden, dass mit der Einführung der ICF noch gar nicht klar war, in welchen Bereichen sie tatsächlich von Nutzen sein kann. Rasch folgte Kritik (die sich zum Teil – berechtigterweise – bis heute hält). Diese bezieht sich insbesondere darauf, dass das Regelwerk der ICF sehr komplex und die Kodierung sehr zeitaufwendig ist (vgl. Schuntermann 2009). Rund 2500 Kategorien werden in der ICF gelistet. Daher ist es schier unmöglich, pro Person eine Kodierliste über alle Kategorien zu erstellen. Darüber hinaus erfordert die Einarbeitung viel Zeit, weshalb eine Anwendung im Reha-Bereich einer Anwendung in der Akutklinik vorzuziehen ist. Schließlich ist noch die bereits erwähnte Problematik vorhanden, dass das Kodiersystem per se kein diagnostisches Instrument darstellt und daher auch diagnostisch keine Zeitersparnis gegeben scheint. Der Wert der ICF bemisst sich also wohl nicht an der Praktikabilität der Umsetzung, sondern vielmehr daran, dass eben das teilhabeorientierte Denken zunehmend mehr einen Gegenpol zum lange vorherrschenden defizitorientierten Denken bildet. Hat man die Teilhabemöglichkeiten und -wünsche einer Person erst erfasst, ist die Festlegung von Therapiezielen ein relativ logischer und einfacher Schritt, wie auch das oben genannte Fallbeispiel verdeutlicht.

Um die ICF praktikabler zu machen, gab es eine Reihe von Weiterentwicklungen. Relativ rasch zeigte sich, dass Kinder und Jugendliche nicht einfach nur „kleine Erwachsene" sind, sondern dass eigene Kategorien die Entwicklung bestimmter Fähigkeiten beschreiben müssen. Auch Teilhabe bei Kindern ist anders zu verstehen als bei Erwachsenen. Auf dieser Basis entstand die Kinder- und Jugendlichenversion der ICF, die ICF-CY (WHO 2017). Um die Komplexität zu reduzieren, wurden in weiterer Folge sog. „Core-Sets" entwickelt. In einem aufwendigen und mehrstufigen Prozess einigten sich jene mit der höchsten Expertise in Bezug auf bestimmte Erkrankungsbilder auf Sets von Funktionen, die jeweils relevant erscheinen. Relevanter für den Kinder- und Jugendbereich war aber die Einführung von „Developmental Code-Sets", die jene Kategorien zusammenfassen, die für ein bestimmtes Entwicklungsalter wichtig und typisch sind (vgl. Kraus de Camargo und Simon 2013).

Schließlich ist auch der sog. „ICF-qualifier" zu erwähnen. Diese Beurteilungsmerkmale dienen dazu, den Zustand der funktionalen Gesundheit zu quantifizieren und damit das Ausmaß eines Problems oder einer Einschränkung der Teilhabe anzugeben (vgl. Schuntermann 2009). Gerade in der Therapieplanung und Rehabilitation ist es unerlässlich, diese Maßzahl zu verwenden. Damit kann aber nicht nur der Schweregrad einer Funktionsbeeinträchtigung zu einem gewissen Zeitpunkt eingeschätzt werden, der Qualifier kann auch dafür verwendet werden, mögliche Zielzustände zu definieren: z. B. sollte sich der Qualifier xxx.4 (Problem voll ausgeprägt) nach Durchführung einer bestimmten Intervention auf xxx.2 (Problem mäßig ausgeprägt) verringern. Darüber hinaus können diese Beurteilungsmerkmale auch für Veränderungsmessungen herangezogen werden. Einschränkend muss jedoch stets erwähnt werden, dass die Einstufung jeweils auf Basis herkömmlicher diagnostischer Verfahren erfolgen muss und der Qualifier also nur eine beschreibende Kennzahl eines mittels anderer Methoden erhobenen Ergebnisses darstellt.

> **Praxistipp**
>
> Eine Internetrecherche zum Thema ICF lohnt sich, denn es gibt viele verschiedene Möglichkeiten, sich selbst maßgeschneiderte ICF-Checklisten zusammenzustellen oder hilfreiche Video-Tutorials anzusehen.

4 Förderplanung und Teilhabe in Kindergarten und Schule

Die ICF (-CY) vertritt das Konzept der sog. „funktionalen Gesundheit". ICF-Neulinge stoßen sich oftmals an dem Wort „funktional", suggeriert es doch, ein Kind müsse im schulischen Alltag „funktionieren". Das Gegenteil ist aber gemeint, denn eine Person ist funktional gesund, wenn:

- Ihre körperlichen (einschließlich ihrer mentalen) Funktionen denen eines gesunden Menschen entsprechen,
- sie all das tun kann, was einem Menschen ohne Gesundheitsproblem möglich ist und
- sie ihr Dasein in allen Lebensbereichen, die ihr wichtig sind, in der Weise und dem Umfang entfalten kann, wie es einem Menschen ohne Beeinträchtigung möglich ist (vgl. Schuntermann 2009).

Diese Definition beinhaltet einen ganz wesentlichen Einschubsatz: „…, die ihr wichtig sind". Diese Subjektivität in Bezug auf Teilhabe ist aber im Fall von Kindern und Jugendlichen schwieriger umzusetzen, denn woher weiß ein Kind um die Wichtigkeit von Lebensbereichen Bescheid? Hier kann möglicherweise folgendes Zitat helfen: „Das Wichtigste in der Hilfeprozessplanung ist der Aushandlungsprozess, die Gestaltung von Raum und Begegnung für individuelle und gemeinsame Sinnproduktion. Hilfeprozessplanung bedeutet dabei nicht das Abspulen und Abchecken von ICF-CY-Scores, sondern das Initiieren von Suchprozessen zur Entwicklung individueller und kollektiver Ressourcen." (Armbruster zit. in Kraus de Camargo und Simon 2013, S. 23). Hier wird ersichtlich, wie wichtig Multiprofessionalität im Kontext der Förderung von Kindern und Jugendlichen ist. Dabei ist das Kind, das die höchste Expertise für sich selbst hat, stets miteinzubeziehen, ebenso wie die Eltern, die eine hohe Expertise in Bezug auf den Alltag ihres Kindes haben.

In den Bildungssystemen der deutschsprachigen Länder gibt es verschiedene – mehr oder weniger sinnvolle – Herangehensweisen an individuelle Förderung und an das Einbeziehen in die Erstellung von Förderplänen. In Österreich ist in diesem Kontext das sog. KEL-Gespräch (Kind-Erziehungsberechtigte-Lehrende-Gespräch, vgl. Das österreichische Schulportal) zu nennen. Die

Idee, dass sich die beteiligten Personen in einem Zeitrahmen von 15–20 min über Stärken und Schwächen der Kinder austauschen, erscheint zwar sinnvoll, die Umsetzung (KEL-Gespräche ersetzen z. T. bloß Elternsprechtage, eine eindeutige Trennung von Beurteilungsgesprächen erscheint noch nicht flächendeckend umgesetzt) ist jedoch im Sinne einer echten interdisziplinären Förderplanung noch verbesserungswürdig. Wesentlich differenzierter geht das Schweizer „Schulische Standortgespräch" (SSG, vgl. Kanton Zürich Bildungsdirektion 2019) vor. Dieses bezieht die Perspektive aller erforderlichen Hilfskräfte, d. h. u. U. auch externer Fachkräfte, mit ein. Die Konzeptionierung dieses SSG beruht auf Prinzipien der ICF. Eines der wesentlichsten Merkmale ist die Vorbereitung auf das Gespräch. Alle beteiligten Personen erhalten vorab ein Formular, das im Wesentlichen die relevanten Funktions- und Teilhabebereiche der ICF beinhaltet. Erst nach individueller Vorbereitung (auch die Eltern erhalten ein solches Formular) erfolgt das SSG. In regelmäßigen Abständen können weitere SSGs geführt werden, um das Erreichen von Förderzielen zu überprüfen oder gegebenenfalls diese neu zu justieren.

> **Praxistipp**
>
> Analog zum Schulischen Standortgespräch (SSG) sind auch Helferkonferenzen zu sehen. Diese werden jedoch viel zu selten in die Wege geleitet und die Vorbereitung darauf ist oft unzureichend. Vorbereitungsformulare wie beim SSG können hier sehr hilfreich sein. Zudem schlägt die Schweizer Arbeitsgruppe rund um das SSG klare Regeln vor, z. B. auch in Bezug auf die Moderation und Protokollierung, die einer individuellen Förderplanung sehr dienlich sind.

Schließlich sei auf eine Besonderheit aus Deutschland hingewiesen, den sog. „Nachteilsausgleich". Dieser leitet sich aus dem Grundgesetz der Bundesrepublik Deutschland (Artikel 3 Absatz 3 Satz 2), der UN-Behindertenrechtskonvention (vgl. Artikel 24, Absatz 2, Buchstabe e der Behindertenrechtskonvention der Vereinten Nationen) und der Sozialgesetzgebung (§ 126 Absatz 1 SGB IX) ab und findet auf schulischer Ebene im Schulgesetz und in den Ausbildungs- und Prüfungsordnungen seinen Niederschlag (vgl. Ministerium für Schule und Bildung des Landes Nordrhein-Westfalen 2017). Er besagt, dass erkrankungsbedingte Nachteile, etwa eine verlangsamte Geschwindigkeit der Informationsverarbeitung, durch spezifische Maßnahmen im Unterricht, z. B. eine Zeitverlängerung bei Tests, ausgeglichen werden können. Somit geht es beim Nachteilsausgleich nicht um eine Bevorzugung durch geringere Leistungsanforderungen, denn die fachlichen Anforderungen der jeweiligen Schule müssen – gegebenenfalls eben mit Hilfen – erfüllt werden (vgl. Leiss et al. 2016). Daher findet der Nachteilsausgleich auch im Zeugnis keine Erwähnung, jedoch ist oftmals ein formales Ansuchen unter Hinzuziehung etwaiger neuropsychologischer Gutachten erforderlich. Bezogen auf die Terminologie der ICF stellt der Nachteilsausgleich einen wesentlichen Förderfaktor auf der Ebene der Umweltfaktoren dar bzw. ist umgekehrt das Nichtgewähren eines Nachteilsausgleichs bei vorhandener Einschränkung als Barrierefaktor anzusehen, der die Teilhabe der Kinder und Jugendlichen am schulischen Alltag massiv einschränken kann. Hier ist es verwunderlich, dass trotz dieser logischen Erkenntnis die Handhabung des Nachteilsausgleichs – zumindest in Österreich – Ländersache ist. Hier sei auf eine juristische Auskunft (Kumptner 2016) verwiesen, die zwar von der Abteilung Recht des Stadtschulrats für Wien in Auftrag gegeben wurde, die jedoch aufgrund des Inhalts als allgemeingültig angesehen werden kann: in der Stellungnahme heißt es, dass der Nachteilsausgleich als Begrifflichkeit zwar im österreichischen Gesetzestext nicht vorkomme, dass er allerdings aus Art. 24 UN-Konvention über die Rechte von Menschen mit Behinderungen abgeleitet werden könne. Darüber hinaus werden auch eine Reihe von Bundesgesetzen benannt (für Österreich: § 18 Abs. 6 Schulunterrichtsgesetz, § 2 Abs. 4 Leistungsbeurteilungsverordnung). Der Nachteilsausgleich ist also nicht etwa als bildungspolitisches Instrument, sondern vielmehr als Grundrecht von Menschen mit Behinderungen anzusehen. Praktisch bleibt also „nur" noch das Problem der Definition von Behinderung. Hier heißt es in der zitierten juristischen Stellungnahme, dass Art und Umfang von Nachteilsausgleichen stets so auszurichten sind, dass die in der Behinderung begründete Benachteiligung ausgeglichen und dem Grundsatz der Chancengleichheit entsprochen wird.

Praxistipp

In Bezug auf die Gewährung eines Nachteilsausgleichs empfiehlt sich jedenfalls eine auf Basis einer ausführlichen neuropsychologischen Diagnostik erfolgte Förderplanung, in der die jeweiligen Maßnahmen ausreichend und schlüssig begründet werden und ein eindeutiger Bezug zu einer entsprechenden Erkrankung hergestellt wird. Gegebenenfalls sind die Kontaktaufnahme mit den zuständigen Schulbehörden und der Verweis auf die internationale und nationale Rechtslage unerlässlich.

---

5 Schlussbemerkungen

Therapie- bzw. Förderplanung auf Basis des Teilhabe-Konzepts setzt ein grundlegend anderes Verständnis von Gesundheit voraus, als es die ICD- oder auch DSM-Terminologie bisher praktizierte. Dies wird insbesondere deutlich, wenn wir bedenken, dass

- eine Person, deren funktionale Gesundheit beeinträchtigt ist, nicht im engeren Sinne krank sein muss (und einer medizinischen Versorgung bedarf),
- eine funktionale Problematik eine Eigendynamik entwickeln kann, die für die Person erheblich schwerwiegender ist, als die zugrundeliegende Krankheit,
- auch bei vollständigem Ausheilen einer Erkrankung die Person nicht notwendigerweise auch funktional gesund ist (vgl. Schuntermann 2009).

Teilhabeorientierte Therapieplanung setzt daher am Alltag an, dort, wo Kinder bzw. Jugendliche Einschränkungen in ihrer Partizipation erleben oder solche von nahen Angehörigen (Eltern) berichtet werden. Sie erfordert dringend den Einbezug des Umfelds (Aufbau bzw. Erhalt von Förderfaktoren, Abbau bzw. Vermeidung von Barrierefaktoren), sollte aber gleichermaßen auch an persönlichen Einstellungen und Motiven

arbeiten. Körperfunktionen sind überdies in ihrem Wechselspiel mit Teilhabemöglichkeiten zu betrachten. Eine fundierte ICF-orientierte Diagnostik, auf Basis herkömmlicher Verfahren und/oder ICF-spezifischer Instrumente, ist unumgänglich für eine sorgfältige Beschreibung des Teilhabeprofils einer Person. Je näher diese Diagnostik am Alltag ansetzt, desto besser kann eine entsprechende Therapieplanung gelingen.

Literatur

Chien CW, Rodger S, Copley J, Skorka K (2014) Comparative content review of children's participation measures using the international classification of functioning, disability and health – children and youth. Arch Phys Med Rehabil 95(1):141–152

Coster W, Law M, Bedell G, Khetani M, Cousins M, Teplicky R (2012) Development of the participation and environment measure for children and youth: conceptual basis. Disabil Rehabil 34:238–246

Darcy L, Enskär K, Granlund M, Simeonsson RJ, Peterson C, Björk M (2015) Health and functioning in the everyday lives of young children with cancer: documenting with the International Classification of Functioning, Disability and Health – Children and Youth (ICF-CY). Child Care Health Dev 41(3):475–482

Das österreichische Schulportal – Kind-Erziehungsberechtigte-Lehrende-Gespräche ▶ https://www.schule.at/portale/volksschule/detail/kel-gespraeche-1.html. Zugegriffen: 14. März 2019

Denk C (2011) Die Erfassung der Planungs- und Organisationsfähigkeit von Kindern und Jugendlichen – ein Exkurs in eine alltagsnahe Operationalisierung von Exekutiven Funktionen. Diplomarbeit, Universität Wien

Eschenbeck H, Knauf R-K (2018) Entwicklungsaufgaben und ihre Bewältigung. In: Lohaus A (Hrsg) Entwicklungspsychologie des Jugendalters. Springer, Berlin, S 23–50

Gebhard B, Fink A (2015) Measuring participation-discussion of the theoretical foundations of current assessment instruments. Klin Padiatr 227(5):251–258

Kraus de Camargo O, Simon L (2013) Die ICF-CY in der Praxis. Huber, Bern

Kanton Zürich Bildungsdirektion (2019) Schulische Standortgespräche. ▶ https://vsa.zh.ch/ssg. Zugegriffen: 14. März 2019

Kumptner K (2016) Mitteilung vom Stadtschulrat für Wien erging am 11.04.2016 an alle allgemeinbildenden Pflichtschulen in Wien

Leiss U, Schröder H, Lüttich P (2016) F-I-T für die Schule: Broschüre für Lehrerinnen und Lehrer. Deutsche Kinderkrebsstiftung

Ministerium für Schule und Bildung des Landes Nordrhein-Westfalen (2017) ▶ https://www.schulministerium.nrw.de/docs/bp/Lehrer/Recht_Beratung_Service/Service/Ratgeber/Nachteilsausgleiche/2-Arbeitshilfe_Sek_I.pdf. Zugegriffen: 14. März 2019

Pletschko T, Schwarzinger A, Weiler L, Leiss U (in prep.) Partizipations-Skalen 24/7. PT, Mattersburg

Schuntermann MF (2009) Einführung in die ICF: Grundkurs, Übungen, offene Fragen. Ecomed MEDIZIN, Heidelberg

World Health Organization (2001) International classification of functioning, disability and health: ICF. WHO, Geneva

World Health Organization (2005) ICF: Internationale Klassifikation der Funktionsfähigkeit, Behinderung und Gesundheit. MMI, Neu-Isenburg

World Health Organization (2017) ICF-CY: Internationale Klassifikation der Funktionsfähigkeit, Behinderung und Gesundheit bei Kindern und Jugendlichen. Hogrefe, Göttingen

World Health Organization (2019) Classification of Diseases (ICD). ▶ https://www.who.int/classifications/icd/en/

Einsatz digitaler Medien und Technologien in der neuropsychologischen Therapie mit Kindern und Jugendlichen

Katharina Pal-Handl

© Springer-Verlag GmbH Deutschland, ein Teil von Springer Nature 2020
T. Pletschko et al. (Hrsg.), *Neuropsychologische Therapie mit Kindern und Jugendlichen,*
https://doi.org/10.1007/978-3-662-59288-5_6

1   Einleitung

2019 – etwa vierzig Jahre, nachdem Computer für den privaten Gebrauch entwickelt wurden – stellt sich nicht mehr die Frage, *ob* digitale Medien und Technologien den Alltag, das Arbeits- und Freizeitverhalten und die Gehirntätigkeit verändern, sondern *wie* diese auch angemessen, sinnvoll und hilfreich in eine neuropsychologische Therapie für Kinder und Jugendliche integriert werden können. In diesem Beitrag wird der Einsatz digitaler Medien und Technologien unter mehreren Aspekten beleuchtet: in der Diagnostik, weil darauf Therapie beruht; des digitalen Spiels als Medium zum Zwecke des Lernens; es werden Vorteile und Grenzen aufgezeigt; es wird ein Überblick über elektronische Hilfsmittel und digitale kognitive Trainingsprogramme, Applikationen und neue Technologien gegeben, und schließlich ein Leitfaden zur Auswahl und Anwendung zur Verfügung gestellt.

Viele Diskussionen in der Öffentlichkeit, die den allgemeinen Gebrauch von digitalen Medien und Technologien zum Inhalt haben, werden kontrovers geführt und bewegen sich zwischen den Polen „neuro-alarmism" und „neuro-enthusianism" (Choudhury und McKinney 2013). Oftmals werden die gleichen, zum Teil auf neurowissenschaftlichen Befunden beruhenden Argumente für und gegen den Mediengebrauch von Kindern und Jugendlichen verwendet. Weniger thematisiert wird allerdings, dass in der Neuropsychologie selbst die Integration von digitalen Medien und Technologien nicht in dem Maß stattgefunden hat wie in anderen Gesundheitsbereichen, beispielsweise der Medizin. Miller und Barr (2017) sprechen sogar von einer *Technologie-Krise in der Neuropsychologie* und warnen, dass eine weitere Verzögerung der Anpassung an das digitale Zeitalter dazu führt, dass die Neuropsychologie sowohl in den Augen der Bevölkerung an Ansehen verliert und für angrenzende wissenschaftlichen Disziplinen ihre Integrität verliert. Sie weisen auf das Potenzial hin, das eine Integration digitaler Medien und Technologien hat, und stellen fest, dass die Entwicklung solcher Bestrebungen die Rolle der Neuropsychologie an der Spitze der kognitiven und behavioralen Wissenschaften bestärken kann. Abgesehen davon ist es notwendig, Kindern und Jugendlichen in ihrer Lebenswelt, in der digitale Medien und Technologien längst fixe Bestandteile sind, zu begegnen und therapeutische Interventionen anzubieten, die dieser Lebenswelt auch entsprechen.

2   Einsatz digitaler Medien und Technologien in der neuropsychologischen Diagnostik

Neuropsychologische Therapien basieren auf einer umfassenden Diagnostik (vgl. ▶ Kap. 3), daher ist es wichtig, auch einen kurzen Blick auf den Einsatz digitaler Medien und Technologien im diagnostischen Bereich zu werfen.

Nur wenige Testverfahren wurden ausschließlich für die Erfassung von Zusammenhängen zwischen Gehirn und Verhalten *(brain-behavior-relationship)* entwickelt. Einige Verfahren, die heute verwendet werden, wurden überhaupt für andere Zwecke entwickelt und lediglich angepasst. Obwohl in anderen gesundheits- und neurowissenschaftlichen Bereichen signifikante technische Fortschritte gemacht wurden, sind neuropsychologische Verfahren zum Großteil noch Paper-Pencil-Verfahren. Einige Verlage von Testverfahren haben zumindest kleine Anstrengungen unternommen, diese digital aufzubereiten. Dennoch werden nach wie vor Verfahren verkauft, welche dieselben Stimuli und Materialien verwenden, die in nichtklinischen Settings vor mehr als 100 Jahren entwickelt wurden (z. B. WAIS-IV, Wechsler 2008, modernisierte Versionen derselben Bilder und Materialien, die zwischen 1880 und dem Ersten Weltkrieg entwickelt wurden; Boake 2002). Als in den 1980er-Jahren Computer den Massenmarkt eroberten, blieb der erwartete Paradigmenwechsel allerdings aus. Statt sich auf die Vorteile von Computerverfahren zu fokussieren, stand die Sorge im Vordergrund, dass psychologisches Fachpersonal und auch zu behandelnde Personen nicht mit der neuen Technologie vertraut seien und dass die Rolle des psychologischen Fachpersonals geschwächt werde, die in Evaluation und Interpretation von Verfahren ausgebildet waren (Cernich et al. 2007). Die Chance, neue Testverfahren zu entwickeln, welche nicht nur auf den beachtlichen wissenschaftlichen Erkenntnissen der kognitiven Neurowissenschaften der letzten Jahrzehnte beruhen, sondern auch technisch auf dem neuesten Stand sind, wurde nicht ergriffen. So konzentrierten sich die Testverlage auf die Entwicklung von elektronischen Auswertungsprogrammen analoger Testverfahren oder investierten in die Entwicklung der Technologie (Miller und Barr 2017). Umfragen bei praktisch tätigen Neuropsychologinnen und Neuropsychologen bezüglich des Einsatzes von computerbasierten Testverfahren ergaben, dass die meisten Paper-Pencil-Verfahren einsetzten. Zehn Jahre später wurde die Befragung wiederholt, und es zeigte sich, dass dieselben Testverfahren ohne sichtbare Veränderung in der klinischen Vorgangsweise eingesetzt wurden (Rabin et al. 2016). In einer weiteren Studie zeigten Rabin et al. (2014), dass 45 % der gleichen Studienteilnehmenden in ihrer Praxis noch niemals Computer-Testverfahren und nur 18 % computerisierte Methoden häufig verwendeten. Eine Erklärung dafür sehen die Verfassenden der Studie im finanziellen Aufwand, dem Mangel an Normen und Bedenken über den Testnutzen und dessen Validität. Evident ist, dass die große Mehrheit der Psychologinnen und Psychologen analoge Testverfahren verwendet, die auf theoretischen Konzepten und Stimuli beruhen, die vor über 100 Jahren entwickelt wurden.

> **Die neuropsychologische Therapieplanung erfolgt derzeit auf Basis einer Diagnostik, die nicht dem aktuellen Stand der Wissenschaft und Technik entspricht. Vor diesem Hintergrund müssen der Einsatz digitaler Medien und Technologien in der Therapie wie auch die vorliegenden kontroversen Wirksamkeitsstudien, insbesondere zur Neuroplastizität und Transfereffekten, wahrgenommen und diskutiert werden.**

3 Vorteile und Grenzen des Einsatzes von digitalen Medien und Technologien in der Therapie

Die übergeordneten Ziele einer interdisziplinär angelegten und aus vielen Elementen bestehenden neuropsychologischen Therapie sind stets die Förderung zur Selbstbestimmung und gleichberechtigten Teilhabe am Leben in der Gesellschaft sowie die Verbesserung des Gesundheitszustands. Aus neuropsychologischer Sicht zählt hierzu die (Wieder-)Herstellung kognitiver, emotionaler und sozialer Funktionen unter Berücksichtigung des Entwicklungsaspekts, um eine möglichst gesunde Weiterentwicklung des Kindes oder Jugendlichen zu ermöglichen. Digitale Medien und Technologien können als Unterstützung dienen, diese Ziele zu erreichen, z. B. durch eine Verbesserung beeinträchtigter kognitiver Funktionen, um den Lebensalltag zu bewältigen. Aus der Praxis sind die in ▶ Tab. 1 aufgeführten Möglichkeiten und Grenzen ableitbar.

Eine unbedingte Voraussetzung für den therapeutischen Einsatz ist ein reflektierter und geübter Umgang mit digitalen Medien und Technologien nicht nur aufseiten des Kindes und Jugendlichen, sondern auch aufseiten der Person, welche die Therapie durchführt. Ist bei einem Kind oder Jugendlichen keine ausreichende Medienkompetenz gegeben, so muss diese entweder als Teil der Psychoedukation etabliert werden, oder es ist von einem Einsatz abzuraten, wenn z. B. Zweifel besteht, dass das Kind oder Jugendliche sich an therapeutische Vereinbarungen halten kann.

Medienkompetenz

Aktuelle Zahlen zur Mediennutzung von Kindern und Jugendlichen zeigen deutlich, dass digitale Medien und Technologien fester Bestandteil ihrer Lebenswelt sind (vgl. Feierabend et al. 2015, 2016, 2017a, 2017b). Damit ist ein allgemeines Anliegen die Vermittlung von Medienkompetenz, worunter die technische Befähigung verstanden wird, mit verschiedenen Geräten sowie Mediennutzungsformen umgehen zu können (Eichenberg und Auersperg 2018). Die Autorinnen nennen unterschiedliche Ansätze zur Vermittlung dieser Fähigkeiten und bieten eine Auswahl an Tools, um Medienkompetenz altersgerecht innerhalb familiärer Strukturen sowie im pädagogischen Bereich vermitteln zu können. Ziel ist, einen verantwortungsvollen, kritischen und kreativen Umgang mit Medien zu gewährleisten. Im Rahmen von Therapien muss sichergestellt werden, dass Kinder/Jugendliche über hinreichend Medienkompetenz verfügen, um den Einsatz digitaler Medien in der Therapie sicher und zielführend zu gestalten. Gegebenenfalls muss die Medienkompetenz vermittelt werden.

◻ **Tab. 1**   Möglichkeiten und Grenzen digitaler Medien und Technologien in Hinblick auf den therapeutischen Einsatz

Möglichkeiten	Grenzen
Allgemein: – Unabhängigkeit von Ort und Zeit und Personen – niederschwelliger Zugang – meist kostengünstig – schnelle Weiterentwicklung der Medien, Integration neuer Lehr- und Lernmethoden – … Aus therapeutischer Sicht: – Gewährleistung einer kontinuierlichen Betreuung – effiziente Kommunikation – erleichterte Datenerfassung – Anpassung an individuelle Bedürfnisse (z. B. Schwierigkeitsgrad, Sprach-/Bildausgabe, Art des Feedbacks) – Anpassung von Trainingsinhalten, Frequenz und Dauer – Training kann motivierender, abwechslungsreicher gestaltet werden (z. B. Training kognitiver Funktionen und sozialer Kompetenzen) – … Aus Sicht der Kinder und Jugendlichen: – hohe Akzeptanz – Stärkung der Selbstwirksamkeit und Autonomie – Informationen sind schneller und leichter verfügbar (z. B. psychosoziale Hilfestellungen) – …	Allgemein: – Datenmissbrauch – Datenschutz – ethische, (berufs-)rechtliche Probleme – unreflektierter Umgang mit Medien (fehlende Medienkompetenz) – hohe Kosten spezieller Technologien (z. B. Augensteuerungsgeräte) – … Aus therapeutischer Sicht: – Vorbehalte bezüglich des Einsatzes digitaler Medien und Technologien – wenig Erfahrung und Ausbildung in der Anwendung – fehlende Standards bei der Durchführung – fehlende Daten zur Wirksamkeit – Kosten für Hardware, Software wie auch Aus- und Fortbildung – technische Probleme – Gefahr der Manualisierung („one size fits all") – … Aus Sicht der Kinder und Jugendlichen: – Risiken wie exzessive, dysfunktionale, selbstschädigende und deviante Nutzungsweisen (für einen Überblick siehe Eichenberg und Auersperg 2018) – …

4   Spielen – Das „verordnete" Spiel

Genauso wie spielen und Spiele wichtige Funktionen in der gesamten Entwicklung des Menschen innehaben, so selbstverständlich wird das Spiel als Medium in der Therapie mit Kindern und Jugendlichen eingesetzt. Dies aus unterschiedlichen Gründen, sei es als vermittelndes Element, als Lernmöglichkeit, Motivationsfaktor oder um eine tragfähige therapeutische Beziehung zu Kindern und Jugendlichen aufzubauen. Allerdings ist festzuhalten, dass Spiel, ebenso wenig wie Lernen, immer Spaß machen *muss*. Spielen ist eine ernste Angelegenheit, die Spaß und Freude machen *kann*.

Was Spiel *ist,* ist schwer definierbar. In der allgemeinen Auffassung ist es eine Aktivität, die intrinsisch motiviert ist, an der aktiv teilgenommen wird und die zu Entdeckungen und/oder Erkenntnissen führt. Spielen und Lernen sind wichtige soziale Aktivitäten und regen Denk- und Sprachentwicklung an (Pellis et al. 2010). Spiel formt das Gehirn und hat sowohl direkte

als auch indirekte Effekte auf die Struktur und die Funktionalität des Gehirns (Yogman et al. 2014). Einige relevante Aspekte werden im Folgenden kurz beleuchtet.

4.1   Digitales Spiel und Gehirnentwicklung

„Contemporary children's time and minds are immersed in a world of electronic media that surely having a sustained impact on their thinking and on their development." (Anderson und Kirkorian 2015, S. 986).

Im deutschen Sprachraum hat Hüther (2011) mit seiner bekannten Aussage, dass das Gehirn nicht so wird, wie man es benutzt, sondern so wird, wie und wofür man es mit Begeisterung benutzt, gleich drei wichtige Erkenntnisse der Neurowissenschaften prägnant formuliert: erstens, das Gehirn ist formbar in Struktur und Organisation; zweitens, je öfter und intensiver etwas gedacht oder gemacht wird, desto ausgeprägter und tiefer sind neuronalen Verknüpfungen; und drittens, Emotionen spielen dabei eine wichtige Rolle.

Die Frage „Was formt unser Gehirn?" ist im Grunde eine abgewandelte Frage von „Was macht uns zu dem was wir sind?". Diese Frage war und ist zentral in der Jahrhunderte alten Debatte über den Zusammenhang zwischen Natur und Umwelt *(nature – nurture)*, d. h. dem Ausmaß, in dem Kognition, Emotion und Verhalten von Genen und Umwelteinflüssen bestimmt bzw. beeinflusst werden. Der Begriff „Umwelt" wird heute wesentlich breiter verstanden und umfasst biologische, psychologische und soziale Faktoren (bio-psycho-soziales Modell). Die kognitiven Entwicklungswissenschaften beschäftigen sich mit der Interaktion zwischen Gehirn und Verhalten *(brain-behavior-relationship)* und suchen Erklärungen für normale und pathologische Entwicklungsverläufe. Eine Analogie, die oft verwendet wird, um die Gehirnentwicklung in der Adoleszenz darzustellen, ist die eines verwilderten Busches, der zugeschnitten werden muss. Diese Analogie stellt bildhaft die Sensitivität des Gehirns auf Umwelteinflüsse dar, gleichzeitig wird auf die Notwendigkeit entwicklungsentsprechender Neuformung oder -gestaltung aufgrund von Erfahrungen hingewiesen. Die meisten der bisher durchgeführten Studien untersuchen allerdings nicht primär den Zusammenhang zwischen dem Gebrauch von digitalen Medien, Gehirnentwicklung und kognitiver Verarbeitung (Choudhury und McKinney 2013), und die vorhandenen neurowissenschaftlichen Befunde stellen noch kein zusammenhängendes Forschungsgebiet dar (Anderson und Kirkorian 2015). Zudem wird der Fokus oft auf kognitive Defizite gelegt, wie z. B. beeinträchtigte Aufmerksamkeitsfunktionen, und nicht auf positive Veränderungen, die durch Mediennutzung entstehen (könnten).

> Small und Vorgan (2009) nehmen an, dass sich im Gehirn der Zukunft Aufmerksamkeitsfunktionen entsprechend den Anforderungen der Umwelt – in diesem Fall Nutzungsverhalten von digitalen Medien – in dem Maß entwickelt haben, dass das Gehirn technikerfahren und multitasking-fähig sein wird.

Die Befundlage zu Fernsehverhalten und kognitiver Entwicklung ist gut erforscht. Obwohl viele Behauptungen vorliegen, dass sich Fernsehkonsum nachteilig auf die Entwicklung von Aufmerksamkeitsfaktoren auswirkt, ist die Evidenz dafür gering (Anderson und Kirkorian 2015). Hinsichtlich kumulativer Effekte von digitalen Medien auf Kinder in Bezug auf Aufmerksamkeit, räumliches Vorstellungsvermögen, mentale Verarbeitung, Vorstellungsfähigkeit, Kreativität, Sprachverständnis und andere kognitive Funktionen sind lt. den Autorinnen in Studien zwar Zusammenhänge zu finden, die jedoch keine evidenzbasierte Aussage zulassen, dass der Gebrauch von Medien direkt schädlich oder förderlich sei.

4.2 Spielen, um neue Fähigkeiten und Wissen zu erwerben

Spiel gibt Gelegenheit, jene Fähigkeiten auszuprobieren und zu verfeinern, die gebraucht werden, um in der komplexen Welt leben zu können (Toub et al. 2016). Einige Studien weisen darauf hin, dass die neue Informationswirtschaft mehr Innovation und weniger Imitation, mehr Kreativität und weniger Anpassung verlangt (Golinkoff und Hirsh-Pasek 2016). Um den Anforderungen der heutigen Welt gerecht zu werden, müssen daher auch Lehrmethoden wie Auswendiglernen oder Memorieren zugunsten von Innovation, Anwendung und Transfer (Beispiele dafür sind: e-learning, blended learning, game-based-learning etc.) verabschiedet werden. Insgesamt deutet die Forschung zum Lernverhalten von Kindern darauf hin, dass Lernen dann erfolgreich ist, wenn Kindern Handlungsfreiheit (Kontrolle über ihre eigenen Aktionen) gegeben wird (Hirsh-Pasek et al. 2015).

Es gibt wesentlich mehr Literatur über den Wissens- und Fähigkeitserwerb als über Transfereffekte von Lernen. So können Vorschulkinder akademisches Wissen und Problemlösestrategien aus einem professionell produzierten edukativen Fernsehprogramm erwerben. Die Wahrscheinlichkeit eines Transfers erhöht sich mit dem Alter, der Wiederholung des Programms und der Ähnlichkeit von Situationen (Fisch et al. 2005). Im Bildungsbereich wurden unterschiedliche Modelle diesbezüglich formuliert, beispielsweise die *Cognitive Theory of Learning with Media* (Moreno 2006). Im Rahmen dieses Modells werden Fragen untersucht wie beispielsweise:

Welche Rolle spielt die Kontrolle, die ein Kind über die Lernerfahrung hat, wie wirkt sich die Adaption des Spielschwierigkeitsgrads auf die Entwicklung und Leistung aus?

Wissenserwerb und -transfer hängt bei direktem und indirektem Medienkontakt von den gleichen Faktoren ab wie in medienfreien Umgebungen: Relevant sind u. a. Vorwissen, Interessen, das Entwicklungsniveau. Daraus ist zu schließen, dass *was* und *wie* gelernt wird, von Inhalten, der Produktionstechnik und -gestaltung, bis hin zu der Art und dem Ausmaß, indem andere Menschen involviert sind, abhängt. Allerdings gilt dies auch umgekehrt: Medien beeinflussen Interessen und Wissen. Dabei ist kritisch anzumerken, dass Medieninhalte nicht unbedingt bildend oder fördernd sind, sondern meist auch einen Anteil an Fiktion und Phantasie beinhalten. Wenn Kinder kognitive und sozial erwünschte Fertigkeiten erwerben, dann können sie genauso irrelevante erwerben.

Erfolgreiche Förderprogramme für Vorschulkinder sind solche, die spielerisches Lernen beinhalten, an denen Kinder aktiv teilnehmen/-haben und dabei sinnstiftende Entdeckungen machen (Hirsh-Pasek et al. 2009). Aufgrund des häufigen Gebrauchs von Spielen für Bildungszwecke, z. B. Förderprogramme für Kleinkinder, in denen oft die Zeit für spielerisches Lernen zugunsten didaktischer Elemente reduziert wurde, sah sich die American Academy of Pediatrics (2013, 2016) aufgerufen, eine Empfehlung herauszugeben, um der Ärzteschaft, den Eltern und dem pädagogischen Fachpersonal die Wichtigkeit von „balanced curriculums" (spielerisches Lernen vs. angeleitetes Lernen) für die gesunde Entwicklung von Kindern zu vermitteln, ja sogar zu verordnen. In diesem Zusammenhang ist zu erwähnen, dass Umfragen unter Eltern zeigten, dass viele digitale Medien und Technologien als bestes Mittel ansehen, um ihre Kinder beim Lernen zu unterstützen (Radesky et al. 2016).

4.3 Spiel erfordert Zeit

Kinder scheinen grundsätzlich weniger Gelegenheit und Zeit zum freien, unstrukturierten Spiel zu haben als früher. Dies ist jedoch nicht ausschließlich auf digitale Medien zurückzuführen, sondern auch auf gesellschaftliche Veränderungen. Eine amerikanische Studie belegt, dass von 1981 bis 1997 die Spielzeit von Kindern um etwa 25 % abnahm; Drei- bis Elfjährige verloren 12 Stunden Spielzeit pro Woche. Weiters wurde aufgezeigt, dass aufgrund des zunehmenden akademischen Drucks 30 % aller Kindergartenkinder überhaupt keine Pausen haben (Murray und Ramstetter 2013; Hofferth und Sandberg 2011).

> Das Ausmaß des Medienkonsums ist von vielen Faktoren abhängig, u. a. von soziodemografischen wie Alter, Status, Ethnie, Familiengröße (Lee und Vandewater 2009). Die meisten dieser Faktoren stehen auch mit Schulleistungen und Bildungsniveau in Zusammenhang. Werden Medien verwendet, dann bleibt weniger Zeit für etwas anderes. Studien, welche die Einführung des Fernsehers untersuchten, zeigten, dass die Zeit, die Kinder mit Fernsehen verbrachten, die Zeit reduzierten, die sie mit anderen Medien (z. B. lesen von Comic-Heften, Radio hören) verbrachten. Im Unterschied dazu hat die Zeit, die Kinder mit interaktiven Medien verbringen, nicht die Zeit reduziert, in der sie fernsehen – stattdessen nutzen sie mehrere Medien gleichzeitig.

Zum simultanen Verwenden unterschiedlicher Medien („multi-media-tasking") haben beispielsweise Rideout et al. (2010) festgestellt, dass Jugendliche zwischen 8 und 18 Jahren ungefähr 7,5 Stunden täglich Medien konsumieren, davon etwa 29 % der Zeit multi-tasken, also gleichzeitig mehrere Medien verwenden (z. B. Musik hören, während im Internet gesurft wird; ein Video schauen, während ein Handyspiel gespielt wird). Auch jüngere Kinder sind schon beim multi-media-tasking dabei: 23 % der Fünf- bis Achtjährigen verwenden mehr als ein Medium gleichzeitig (Rideout 2011). Bezüglich aktueller Daten zum Mediengebrauch sei auf die Studien von Feierabend et al. (2015, 2016, 2017a, 2017b) hingewiesen, die in Deutschland durchgeführt wurden.

4.4 Spielen ist interaktiv

❯ Eine wichtige Rolle spielt die Art und
Weise, wie Spielende oder Lernende
Feedback erhalten. Bei digitalen Spielen
gibt es neben verbalen (z. B. Gut gemacht!)
oder nonverbalen (z. B. erhobener
Daumen) Antworten auch oftmals ein
Belohnungssystem, z. B. Punktesammeln,
Freischaltung weiterer Level oder neuer
Spiele. Feedback kann verschiedene Effekte
auf die Leistung und Motivation haben,
je nachdem wie es gegeben wird, wie die
Person es interpretiert und in welcher
Verbindung das Verhalten zum Feedback
steht (Burgers et al. 2015). Feedback kann
vergleichen, bewerten oder eine Leistung
beschreiben.

Die umfassendste Theorie zur intrinsischen
Motivation ist die *Self-Determination-Theory*
(Selbstbestimmungstheorie), eine sowohl pro-
zess- als auch inhaltsorientierte Motivations-
theorie von Deci und Ryan (2008). Nach dieser
Theorie hängt die Motivation für ein bestimmtes
Verhalten immer davon ab, inwieweit die drei
psychologischen Grundbedürfnisse nach Kompetenz, nach sozialer Eingebundenheit und
Autonomie befriedigt werden können. Diese
Theorie postuliert, dass Individuen motiviert
sind, Aktivitäten zu verfolgen, die ein gewisses
Vergnügen und Befriedigung mit sich bringen,
auch wenn keine äußerlichen Gewinne wie Geld
vorgesehen sind. Das Bedürfnis nach Autonomie
beinhaltet die Wahlmöglichkeit, eine Aktivität auszuüben oder eben nicht. Das Bedürfnis
nach Kompetenz ist definiert als ein angeborener
Wunsch, sich selbstwirksam in der Interaktion
mit der Umwelt zu erleben. Menschen neigen
dazu, ihre Umgebung zu explorieren und zu
manipulieren sowie aktiv jede Herausforderung
zu suchen, um diese Fähigkeiten zu erweitern
(Deci und Ryan 2000). Bei Kindern und Jugendlichen, die sich in neuropsychologischer Therapie befinden, sind sowohl Autonomie als auch
Kompetenz aufgrund einer Erkrankung eingeschränkt. Umso wichtiger ist es, ihnen einen
Raum zu eröffnen, in dem sie diese Bedürfnisse
ausleben können.

Zusammenfassend sollten in der neuropsychologischen Therapie digitale Medien in
Form von Spielen gezielt zur Verbesserung eines

identifizierten kognitiven Defizits „verordnet"
werden, und es muss grundsätzlich bei Kindern
und Jugendlichen auf eine Ausgewogenheit von
Freizeit und Therapie/Lernen geachtet werden,
damit alle wichtigen Lebens- und Therapieelemente ihren Platz finden. Nicht jede Aktivität
kann zielgerichtet und strukturiert sein. Sie sollte
jedoch motiviert, begeistert durchgeführt werden
und bestenfalls auch Bedürfnisse wie Autonomie
und Kompetenz befriedigen, die für viele Entwicklungsbereiche wichtig sind.

5 Auswahl geeigneter digitaler Medien und Technologien für die Therapie

Die Rehabilitation von angeborenen und
erworbenen Hirnschädigungen ist immer ein
multidisziplinärer Ansatz, um den vielfältigen
Bedürfnissen von Menschen mit kognitiven,
emotionalen, psychosozialen und verhaltensbezogenen Beeinträchtigungen gerecht zu werden. Insbesondere für Kinder und Jugendliche
gilt, dass neuropsychologische Therapie über
ein reines Funktionstraining hinausgehen muss,
weil meist durch die Hirnschädigung emotionale, psychosoziale und Verhaltensprobleme
vorhanden sind (vgl. ▶ Kap. 2). Zu beachten sind
dabei u. a. der Entwicklungsstand ebenso wie die
Entwicklungschancen und -risiken, die familiäre und ggf. schulische/berufliche Situation, die
Bewältigung des Alltags *(daily functioning)* und
die bestmögliche Lebensqualität.

Beim Einsatz von digitalen Medien und
Technologien in der neuropsychologischen
Therapie ist einiges zu beachten. Nicht nur die
Auswahl kann ob der vielen Möglichkeiten,
die letztendlich auch von der Verfügbarkeit
abhängen, eine Herausforderung darstellen,
sondern es ist auch Qualität von Trainingsprogrammen oder Applikationen (Apps)
wesentlich und ein geplantes, strukturiertes therapeutisches Vorgehen. Zudem müssen individuelle Bedürfnisse und Möglichkeiten der
Kinder und Jugendlichen berücksichtigt werden
wie z. B. motorische oder sensorische Beeinträchtigungen, denen mit speziellen Hilfsmitteln begegnet werden kann. Die Auswahl von
geeigneten digitalen Medien und Technologien
setzt nicht nur Wissen über neuropsychologische
Funktionen, sondern immer auch Wissen über

Möglichkeiten und Grenzen sowie Erfahrung mit digitalen Medien und Technologien voraus.

5.1 Überblick über elektronische Hilfsmittel („electronic devices")

- **Computertypen**

Standgeräte bzw. Desktopcomputer, Laptops, Spielkonsolen, Tablets, Smartphones, iWatch, Neurofeedback-Geräte etc.

- **Peripheriegeräte**

Tastatur, Computer-Mäuse, Joysticks, Sondertasten (z. B. besonders groß), Virtual-Reality-Brillen, Smartpen, Laserpointer, Kopfhörer, Mikrofone, Lautsprecher, Bildschirme, die mit Berührung, Sprach-, Augen- oder Lippensteuerung bedient werden können, etc.

Hilfreich bei der Auswahl können spezielle Beratungseinrichtungen wie z. B. die LIFEtool-Beratungsstellen in Österreich (Wien) sein.

5.2 Überblick über digitale kognitive Trainingsprogramme, Applikationen und neue Technologien

Trainingsprogramme und Apps unterscheiden sich nicht nur hinsichtlich ihres Inhalts (z. B. Arbeitsgedächtnistraining, angeleitete Entspannungsübungen), sondern auch, ob und wie sie adaptiert werden können, Feedback bieten und eine Datenerfassung erlauben.

Zu den deutschsprachigen Trainingsprogrammen, die eine wissenschaftliche Fundierung aufweisen und in unterschiedlichem Ausmaß evidenzbasiert sind (siehe Links zu wissenschaftlichen Studien) zählen beispielsweise:

- Brain Train (Brain Train, Inc.): ► https://www.braintrain.com/cognitive-training-research/
- Cogmed (Pearson Education, Inc.): ► https://www.cogmed.com/published-research
- CogniFit (CogniFit, Inc.): ► https://www.cognifit.com/de/neurowissenschaft
- Cogniplus (Schuhfried GmbH): ► https://www.schuhfried.at/service/wissenschaft/schuhfried-science-portal/studien/

- Lumosity (Lumos Labs, Inc.): ► https://www.lumosity.com/en/science
- NeuroNation (Synaptikon GmbH): ► https://sp.neuronation.com/de/science/
- RehaCom (HASOMED Gmbh): ► https://www.rehacom.de/fileadmin/user_upload/RehaCom/Mediathek/Broschueren_Flyer/RehaCom_Studien_2018-08_Web.pdf

Zu erwähnen ist die **internationale Norm ISO 9999** „Hilfsmittel für Menschen mit Behinderungen – Klassifikation und Terminologie" (ÖNORM EN ISO 9999, DIN EN ISO 9999), welche seit 2003 Bestandteil der Familie der Internationalen Klassifikationen der Weltgesundheitsorganisation (WHO-FIC) ist. Im Internet-Portal REHADAT-Hilfsmittel (o. J.) können kognitive Trainingsprogramme entlang der ISO 9999-Kategorien gefunden werden (Unterkategorien von 05 12 03 Hilfsmittel für das Gedächtnistraining bis 05 12 24 Hilfsmittel für das Verstehen von Ursache und Wirkung).

Weiters gibt es Trainingsprogramme und Apps, die speziell für bestimmte Beeinträchtigungen, Erkrankungen oder Störungen entwickelt wurden, und Trainingsprogramme oder Apps, die für den Massenmarkt entwickelt wurden. Apps im Sinne von *serious games* (digitale Spiele, die therapeutische und spielerische Elemente enthalten) eignen sich dann für den Einsatz in der Therapie, wenn sie bewusst und sorgfältig ausgewählt werden. In den folgenden Kapiteln zu den kognitiven Funktionen werden oftmals spezielle Empfehlungen zu Trainingsprogrammen und Apps abgegeben.

Kritisch anzumerken ist, dass die meisten kommerziell erwerbbaren Apps für die Allgemeinbevölkerung und nicht für Menschen mit neuropsychologischen Beeinträchtigungen oder psychischen Störungen entwickelt wurden und werden. Zudem ist darauf hinzuweisen, dass fernöstliche und europäische Konzepte sehr unterschiedlich sind. Beispielsweise teilen Tang und Posner (2009) Aufmerksamkeitstrainings in zwei Varianten ein: jene, die auf Methoden der asiatischen Tradition (z. B. Mindfulness) zurückgreifen, und jene, die Methoden der europäischen und US-amerikanischen Tradition (wie z. B. Brain-Trainings) einsetzen. Bei ersteren wird versucht, einen Zustand zu erreichen (aufmerksam sein), und die Selbstregulation trainiert; bei zweiteren ist das Ziel, spezifische Gehirnprozesse zu trainieren, die in Bezug zu kognitiven Aufgaben stehen, daher wird auf Wiederholungen von Aufgaben fokussiert.

> **Praxistipp**
>
> Die Fakultät für Rehabilitationswissenschaften an der Technischen Universität Dortmund entwickelte einen App-Qualitätskriterienkatalog, in dem Benutzbarkeit, Sicherheit, Datenschutz, Zuverlässigkeit, Barrierefreiheit, Effizienz und Transparenz von Apps präzise dargestellt werden (Reh@pp-Quality 2016a). Der Katalog soll als Informationsquelle dienen und nimmt u. a. Bezug auf die ISO 9999. Auf Basis des App-Qualitätskriterienkatalogs wurde nicht nur ein Guide zur App-Qualität (Reh@pp-Quality 2016b), sondern auch eine Checkliste für Entwickler von Apps erstellt (Reh@pp-Quality 2016c).

Weitere vielversprechende Technologien, die zukünftig an Wichtigkeit gewinnen und eine Rolle in der neuropsychologischen Therapie spielen werden, sind **Virtuelle Realitäten** (VR), **Neurofeedback** (NFB) und **Roboter**, **Agenten** sowie **Avatare**.

Beispiele für die Anwendung von VR in der Neuropsychologie sind Simulationen von realen Umwelten wie z. B. virtuelle Klassenzimmer, in denen Aufgaben zum Training von Konzentration, Aufmerksamkeit und/oder Gedächtnis bearbeitet werden und damit zu einem besseren Transfer des Gelernten in den Alltag führen (Untermöhlen et al. 2018), oder visuelle Repräsentationen einer Schmerzerfahrung, die zu einer verbesserten Wahrnehmung führen. Dies könnte auch helfen, den Sinn für Kontrolle zu internalisieren und Schmerzerfahrung zu modifizieren (Parsons und Trost 2014). Weitere Anwendungsmöglichkeiten sind Management von Verhaltensproblemen und Social-Skills-Trainings.

Beispiele für die Anwendung von NFB sind Stress- sowie Schmerzmanagement und Entspannungsverfahren, insbesondere im Fall von ADHS, die oftmals komorbid mit kognitiven Beeinträchtigungen auftritt. Beispiele für die Anwendung von Robotern und Agenten sind deren Einsatz als virtuelle Coaches oder zur Förderung sozialer Kompetenzen bei Kindern mit Autismus-Spektrum-Störungen (Nuñez et al. 2018).

5.3 „Was bringt's?" Ein Blick in die Wirksamkeitsforschung

Diese kurze Frage wurde bereits 2003 von Sohlberg et al. verworfen, da sie die Komplexität von neurowissenschaftlichen Wirksamkeitsstudien keinesfalls erfassen könne. Für Therapien im Kindes- und Jugendalter, in dem das Ziel beispielsweise eine Intervention zur Verbesserung adaptiver Fertigkeiten ist, brauche es, wie Fennell (2011) feststellte, die Entwicklung von Modellen, die Folgendes definieren: krankheitsspezifisch funktionelle Lebensfertigkeiten (*life-skills*), funktionelle soziale Fähigkeiten und Fähigkeiten, um sich in die Gesellschaft zu integrieren. Diese Modelle müssten daher spezifische Interventionsbedürfnisse unterscheiden, etwa zwischen jenen für ein Kind mit ADHS und jenen für ein Kind, dessen Aufmerksamkeitsprobleme die Folge einer Strahlen- und/oder Chemotherapie sind. Zudem bestehen bei Kindern und Jugendlichen mit Hirnläsionen häufig Defizite in mehreren Bereichen wie den exekutiven Funktionen, der Aufmerksamkeit, der kognitiven Flexibilität und des Arbeitsgedächtnisses. Ähnlich wie bei Aufmerksamkeitsfunktionen, bei denen kognitive Flexibilität und Arbeitsgedächtnis grundlegende exekutive Funktionen darstellen, um zielgerichtetes Verhalten durchzuführen (Powell und Voeller 2004). Diese Fähigkeiten sind weiters wichtig für eine Reihe von neuropsychologischen, Entwicklungs- und medizinischen Zuständen und tendieren dazu, diffuse Effekte auf das Verhalten und die Lebensqualität zu bewirken – sie sind aber auch jene, die am schwierigsten zu erfassen und zu behandeln sind (Lewvin und Hanten 2005). Abgesehen von fehlenden theoretischen Modellen sind bekannte Probleme bei Studien im Bereich der Neuropsychologie bzw. deren Vergleichbarkeit, dass Studienteilnehmende heterogene Krankheits- und Störungsbilder aufweisen; demografische, medizinische, psychologische Variablen nicht oder nicht ausreichend detailliert erfasst wurden und deren Auswirkung auf die Interventionseffektivität fraglich ist; oder dass Stichproben zu klein und Kontrollgruppen fehlend oder unzureichend vorhanden sind. Ungelöste Fragen bei der Interpretation betreffen häufig die unklaren Zusammenhänge zwischen kognitiven Testergebnissen und Daten des Neuroimaging, die Beziehung zwischen Gehirnaktivität und Veränderungen von Testergebnissen, die Veränderungen im neurobiologischen Status, die strukturelle Veränderungen bedingen könnten, aber nicht von einer funktionellen Magnetresonanztomographie erfasst werden, bis zur Frage nach der Stabilität der gefundenen Ergebnissen.

6 Leitfaden für den Einsatz digitaler Medien und Technologien in der neuropsychologischen Therapie

In der Praxis hat sich bewährt, folgende Überlegungen und Entscheidungen bei der Planung und der Umsetzung in der Therapie zu beachten, wenn digitale Medien und Technologien eingesetzt werden (◘ Tab. 2):

7 Ausblick und Einladung

Digitale Medien und Technologien können als eines von vielen Elementen in einem multimodalen und interdisziplinären Behandlungsplan eingesetzt werden. In der neuropsychologischen Therapie mit Kindern und Jugendlichen sind sie ein wichtiger Bestandteil, da sie bereits in die Lebens- und Erfahrungswelt der Kinder und Jugendlichen integriert sind, und sich dadurch besonders eignen, für therapeutische Zwecke genutzt zu werden. Dennoch sind derzeit viele wichtige Fragen zum Einsatz in der Therapie unbeantwortet, wie auch jene nach ethischen Grundsätzen und Datenmanagement und -sicherung. Die Etablierung von evidenzbasierten Standards ist allgemein essenziell für den wissenschaftlichen genauso wie für den anwendungsbezogenen Fortschritt.

Die Arbeit mit Kindern und Jugendlichen ist stets auch eine Einladung, deren Welt zu entdecken, in diesem Fall eine Einladung in eine bunte, kreative, virtuelle, gleichzeitig reale Welt. Eine Welt, die für Erwachsene auch immer ein

◘ Tab. 2	Leitfaden für den Einsatz digitaler Medien und Technologien in der neuropsychologischen Therapie
Vor dem Einsatz	→ Identifikation der kognitiven Funktion(en), die trainiert werden soll(en): auf Basis einer aktuellen neuropsychologischen Diagnostik und unter Beachtung des zu erwartenden Krankheits- und Entwicklungsverlaufs sowie komorbider Erkrankungen oder Störungen
	→ Integration in den Behandlungsplan: digitale Medien und Technologien sollten sinnvoll in Kombination bzw. parallel zu anderen Methoden wie z. B. Strategietraining, soziales Kompetenztraining, Entspannungstechniken eingesetzt werden; weiters ist die Interdisziplinarität der Therapien (Medikation, funktionelle Therapien) zu berücksichtigen und ggf. ist über den Einsatz digitaler Medien und Technologien aufzuklären
	→ Anpassung an das Setting: stationär, ambulant, home-training
	→ Check vorhandener Geräte, ggf. Organisation von Leihgeräten und Peripheriegeräten
	→ Auswahl eines Trainingsprogramms bzw. einer App: unter Beachtung von Qualitätsmerkmalen, Evidenz und Möglichkeit adaptiver Einstellungen, insbesondere Anpassung des Schwierigkeitsgrads und des Feedbacks
	→ Anpassung an Alter, Entwicklungs- und Bildungsstand, Interessen der Kinder und Jugendlichen, ebenso Ressourcen und Stärken berücksichtigen
	→ Check der Fertigkeiten, Erfahrung und Medienkompetenz im Umgang mit Technologien der Kinder/Jugendlichen wie auch der Eltern bzw. Bezugspersonen

(Fortsetzung)

◘ **Tab. 2** (Fortsetzung)

Umsetzung des Trainings	→ Psychoedukation der Kinder und Jugendlichen: Erklärungen zu was mit welchem Ziel geübt wird, Beschreibung und Erklärung der kognitiven Funktionen (z. B. Aufbau, Entwicklung), ggf. Elternberatung
	→ Medienkompetenz ggf. etablieren
	→ Definition von Zielen, die mit dem Training erreicht werden sollen (Nah- und Fernziele)
	→ Trainingsplan erstellen: – Frequenz: wie oft soll das Training durchgeführt werden – z. B. täglich, 5 Tage/Woche – Dauer: wie lange soll eine Trainingseinheit dauern – z. B. 20/40 Minuten – Intensität: wie viele Aufgaben/Spiele und Durchgänge sollen von einer Aufgabe/einem Spiel durchgeführt werden – Begleitung und Kontrolle: wer achtet darauf, dass der Trainingsplan eingehalten wird (z. B. begleitetes Training durch Eltern etc.); Kinder und Jugendliche brauchen Anleitung und Struktur, insbesondere wenn exekutive Funktionen beeinträchtigt sind – Evaluation (Speicherung von Ergebnissen im Programm/in der App; Protokollbögen) – Gestaltung der Interaktion Kind-Medium-Therapeut/in (z. B. in regelmäßigen Abständen Rückmeldungen und Besprechung in Face-to-face-Kontakten oder elektronisch), um auch persönliche Erfahrungen mit dem Medium zu besprechen und/oder das Training anzupassen
	→ Trainingsprogramm einführen: das Programm/die App vorstellen und gemeinsam spielen, ggf. Probleme identifizieren (wird die Aufgabe/das Spiel verstanden – Kinder neigen dazu etwas „wegzuklicken", wenn es nicht sofort gelingt) und die erforderlichen Adaptierungen (Schwierigkeitsgrad, Feedback usw.) vornehmen
	→ Regelmäßige Evaluation: sowohl quantitativ (manche Programme speichern Daten und liefern Profile) als auch qualitativ (z. B. Erfolgserlebnisse, Fortschritte, Motivation und Compliance, Transfereffekte und Nebeneffekte wie z. B. Verhaltensveränderungen erfassen); diagnostische Verlaufsuntersuchungen in Hinblick auf die persönlichen Ziele und Erwartungen der Kinder/Jugendlichen, der Eltern, anderer Bezugspersonen

bisschen fremd bleiben wird, jedoch besucht werden sollte. Im ersten Schritt muss der eigene Wissens-, Erfahrungs- und Fähigkeitszuwachs erfolgen, im zweiten Schritt ist das Potenzial zu nutzen, das durch die mehr oder weniger unbegrenzt vorhandenen Möglichkeiten bewusst, sinnvoll und hilfreich in eine Therapie integriert werden kann.

Literatur

American Academy of Pediatrics (2013) Policy statement: children, adolescents, and the media. Pediatrics 132(5):958–961

American Academy of Pediatrics (2016) Policy statement: media and young minds. Pediatrics 138(5):89–92

Anderson DR, Kirkorian HL (2015) Media and cognitive development. Child Psychol Dev Sci 4:949–994

Boake C (2002) From the Binet-Simon to the Wechsler-Bellevue: tracing the history of intelligence testing. J Clin Exp Neuropsychol 24:383–405

Burgers C, Eden A, Engelenburg MD, Buningh S (2015) How feedback boosts motivation and play in a brain-training game. Comput Hum Behav 48:94–103

Cernich AN, Brennana DM, Barker LM, Bleiberg J (2007) Sources of error in computerized neuropsychological assessment. Arch Clin Neuropsychol Rev 22:39–48

Choudhury S, McKinney KA (2013) Digital media, the developing brain and the interpretive plasticity of neuroplasticity. Transcult Psychiatry 50(2):192–215

Deci E, Ryan R (2000) The „what" and „why" of goal pursuits: human needs and the self-determination of behavior. Psychol Inq 11(4):227–268

Deci E, Ryan R (2008) Self-Determination theory: a macrotheory of human motivation, development, and health. Can Psychol 49:182–185

Eichenberg C, Auersperg F (2018) Chancen und Risiken digitaler Medien für Kinder und Jugendliche. Ein Ratgeber für Eltern und Pädagogen. Hogrefe, Göttingen

Feierabend S, Plankenhorn T, Rathgeb T (2015) miniKIM 2014. Kleinkinder und Medien. Basisuntersuchung zum Medienumgang 2- bis 5-Jähriger in Deutschland. Medienpädagogischer Forschungsverbund Südwest, Stuttgart

Feierabend S, Plankenhorn T, Rathgeb T (2016) JIM-Studie 2016. Jugend, Information, (Multi-) Media. Basisuntersuchung zum Medienumgang 12- bis 19-Jähriger in Deutschland. Medienpädagogischer Forschungsverbund Südwest, Stuttgart

Feierabend S, Plankenhorn T, Rathgeb T (2017a) KIM-Studie 2016. Kindheit, Internet, Medien. Basisuntersuchung zum Medienumgang 6- bis 13-Jähriger in Deutschland. Medienpädagogischer Forschungsverbund Südwest, Stuttgart

Feierabend S, Plankenhorn T, Rathgeb T (2017b) FIM-Studie 2016. Familie, Interaktion, Medien. Untersuchung zur Kommunikation und Mediennutzung in Familien. Medienpädagogischer Forschungsverbund Südwest, Stuttgart

Fennell EB (2011) Reflections on present and future interventions for neurodevelopmental disorders. In: Hunter SJ, Donders J (Hrsg) Pediatric Neuropsychological Intervention. Cambridge University Press, New York, S 477–483

Fisch SM, Kirkorian HL, Anderson DR (2005) Transfer of learning in informal education: the case of television. In: Mestre JP (Hrsg) Transfer of learning from a modern multidisciplinary perspective. Information Age Publishing, Greenwich, S 371–393

Golinkoff R, Hirsh-Pasek K (2016) Becoming brilliant: what science tells us about raising successful children. APA Press, Washington

Hirsh-Pasek K, Golinkoff RM, Berk L, Singer DG (2009) A mandate for playful learning in preschool. Oxford University Press, New York

Hirsh-Pasek K, Zosh JM, Golinkoff RM, Gray JH, Robb MB, Kaufman J (2015) Putting education in "educational" apps: lessons from the science of learning. Psychol Sci Public Interest 16(1):3–34

Hofferth SL, Sandberg JF (2011) Changes in American children's time, 1981–1997. Adv Life Course Res 6:193–229

Hüther G (2011) Dünger fürs Hirn. ▶ https://www.welt.de/print/wams/vermischtes/article13313628/Duenger-fuers-Hirn.html. Zugegriffen: 20. Apr. 2019

Lee S, Vandewater EA (2009) Predicting children's media use in the USA: differences in cross-sectional and longitudinal analysis. Br J Dev Psychol 27:123–143

Lewvin HS, Hanten G (2005) Executive functions after traumatic brain injury in children. Pediatr Neurol 33:79–93

Miller JB, Barr WB (2017) The technology crisis in neuropsychology. Arch Clin Neuropsychol 32:541–554

Moreno R (2006) Learning in high-tech and multimedia environments. Curr Dir Psychol Sci 15:63–67

Murray R, Ramstetter C, Council on School Health, American Academy of Pediatrics (2013) The crucial role of recess in school. Pediatrics 131(1):183–188

Nuñez TR, Rosenthal-von der Pütten AM (2018) Roboter und Agenten in der psychologischen Intervention. In: Kothgassner OD, Felnhofer A (Hrsg) Klinische Cyberpsychologie und Cybertherapie. facultas Universitätsverlag, Wien, S 78–85

Parsons TD, Trost Z (2014) Virtual reality graded exposure therapy as treatment for pain-related fear and disability in chronic pain. In: Ma M (Hrsg) Virtual and augmented reality in healthcare. Springer, Berlin, S 523–546

Pellis SM, Pellis VC, Bell HC (2010) The function of play in the development of the social brain. Am J Play 2(3):278–296

Powell KB, Voeller KK (2004) Prefrontal executive function syndromes in children. J Child Neurol 19:785–797

Rabin LA, Spadaccini AT, Brodale DL, Grant KS, Elbulok-Charcape MM, Barr WB (2014) Utilization rates of computerized tests and test batteries among clinical neuropsychologists in the United States and Canada. Prof Psychol: Res Pract 45(5):368–377

Rabin LA, Paolillo E, Barr WB (2016) Stability in Test-Usage Practices of Clinical Neuropsychologists in the United States and Canada Over a 10-Year Period: A Follow-Up Survey of INS and NAN Members. Arch Clin Neuropsychol 31(3):206–230

Radesky JS, Eisenberg S, Kistin CJ et al (2016) Overstimulated consumers or next-generation learners? Parent tensions about child mobile technology use. Ann Fam Med 14(6):503–508

Reh@pp-Quality (2016a) APP-QKK. App-Qualitätskriterienkatalog. ▶ http://www.rehatechnologie.fk13.tu-dortmund.de/rehapp/Medienpool/Dateien-zum-Download/App-QKK.pdf. Zugegriffen: 20. Apr. 2019

Reh@pp-Quality (2016b) DIEBE-Guide. ▶ http://www.rehatechnologie.fk13.tu-dortmund.de/rehapp/Medienpool/Dateien-zum-Download/DIEBE-Guide.pdf. Zugegriffen: 20. Apr. 2019

Reh@pp-Quality (2016c) CHECK-Liste. ▶ http://www.rehatechnologie.fk13.tu-dortmund.de/rehapp/Medienpool/Dateien-zum-Download/Check-Liste.pdf. Zugegriffen: 20. Apr. 2019

REHADAT-Hilfsmittel – Institut der deutschen Wirtschaft Köln e.V. (o. J.) Suche über Hilfsmittelgruppen nach DIN ISO 9999, 05 Hilfsmittel für Bildung und Training von Fähigkeiten / Fertigkeiten. ▶ https://www.rehadat-hilfsmittel.de/de/suche/index.html?connectdb=tecisolevel2&infobox=/infobox1.html&serviceCounter=1&aktIso=05. Zugegriffen: 20. Apr. 2019

Rideout VJ (2011) Zero to eight: Children's media use in America. A Common Sense Media Research Study. ▶ https://www.commonsensemedia.org/file/zerotoeightfinal2011pdf-0/download. Zugegriffen: 20. Apr. 2019

Rideout VJ, Foehr UG, Roberts DF (2010) Generation M^2: Media in the lives of 8- to 18-years-olds. H.J. Kaiser Family Foundation, Menlo Park

Small G, Vorgan G (2009) iBrain: Wie die neuen Medienwelt das Gehirn und die Seele unserer Kinder verändert. Kreuz Verlag, Freiburg im Breisgau

Sohlberg MM, Avery J, Kennedy M, Ylvisaker M, Coelho C, Turkstra L, Yorkston K (2003) Practice guidelines for direct attention training. J Med Speech-Language Pathol 11(3):xix-xxxix

Tang Y, Posner MI (2009) Attention training and attention state training. Trends Cognitive Sci 13:222–227

Toub TS, Rajan V, Golinkoff R, Hirsh-Pasek K (2016) Playful learning: a solution to the play versus learning dichotomy. In: Berch D, Geary D (Hrsg) Evolutionary perspectives on education and child development. Springer, New York, S 117–145

Untermöhlen SA, Felnhofer A, Goreis A, Poustka L, Kothgassner O (2018) Neue Medien in der Versorgung von Kindern und Jugendlichen. In: Kothgassner OD, Felnhofer A (Hrsg) Klinische Cyperpsychologie und Cybertherapie. facultas Universitätsverlag, Wien, S 86–110

Yogman M, Garner A, Hutchinson J, Hirsh-Pasek K, Michnick Golinkoff R (2014) The Power of Play: a Pediatric Role in Enhancing Development in Young Children. Committee on psychosocial aspects of child and family health, Council on communication and media. ▶ https://pediatrics.aappublications.org/content/142/3/e20182058. Zugegriffen: 20. Apr. 2019

Neuropsychologische Therapie mit Kindergartenkindern

Hannelore Koch

© Springer-Verlag GmbH Deutschland, ein Teil von Springer Nature 2020
T. Pletschko et al. (Hrsg.), *Neuropsychologische Therapie mit Kindern und Jugendlichen*,
https://doi.org/10.1007/978-3-662-59288-5_7

Das Kapitel umreißt die neuropsychologische Behandlung bei drei- bis sechsjährigen Kindern. Aufgrund des Alters und der damit einhergehenden entwicklungsbedingten Besonderheiten müssen wesentliche didaktische Prinzipien unbedingt Berücksichtigung finden und die kindzentrierte Behandlung durch elternzentrierte und kindergartenzentrierte Interventionen ergänzt werden.

Die Ziele der Behandlung beziehen sich auf Förderung, Kompensation sowie Adaption der Umweltbedingungen. Dabei müssen lern- und entwicklungspsychologische Grundprinzipien zur Anwendung kommen. Angeführt werden exemplarisch einige Förderprogramme, die sich für diese Altersgruppe eignen.

1 Multimodaler Behandlungsansatz

Die neuropsychologische Behandlung im Kindergartenalter erfordert noch dringender als bei anderen Altersgruppen ein multimodales Vorgehen.

Generell lassen sich bei der psychologischen Behandlung drei Ebenen voneinander abgrenzen. Diese umfassen neben dem Training mit dem Kind auch familienzentrierte und institutionszentrierte (in der Regel der Kindergarten) Interventionen. In der Fachliteratur wird diese Methodik auch als *Multimodale Therapie* beschrieben. Je jünger die Kinder umso wichtiger ist es, dass die unterschiedlichen Interventionsbemühungen kombiniert und sinnvoll verzahnt werden. Nur so kann eine bestmögliche Effektivität, aber auch Effizienz der Therapiebemühungen gewährleistet werden. Aufgrund der entwicklungsbedingten geringeren Autonomie von Vorschulkindern sowie der Abhängigkeit von den Tätigkeiten und Beziehungsmustern des unmittelbaren Umfelds, kommt gerade in dieser Altersgruppe den familien- und kindergartenzentrierten Interventionen eine bedeutsame Rolle zu. Die Eltern und pädagogischen Fachkräfte in den Kinderbetreuungseinrichtungen haben als zentrale InteraktionspartnerInnen eine große Einflussnahme auf die Entwicklung der Kinder (Koch und Obergfell 2017).

> ❯ Die Multimodale Therapie setzt an mehreren Ebenen an, um eine höchstmögliche Effizienz und Effektivität zu gewährleisten. Sie entspricht am ehesten dem natürlichen Lernprozess und ermöglicht einen Transfer von gelernten Inhalten auf alltagsrelevante Lebensbereiche.

Die Forderung nach einer multimodalen Herangehensweise ergibt sich aber auch als logische Schlussfolgerung aus den multikausalen Erklärungskonzepten für psychische Störungen des Kindes- und Jugendalters (vgl. Döpfner et al. 2019; Petermann 2002).

2 Orientierung an den alterstypischen Entwicklungsaufgaben

Wesentlich bei der Planung von Interventionszielen ist die Beachtung der Theorien zur Bewältigung von Entwicklungsaufgaben und den damit einhergehenden geforderten Anpassungsleistungen durch das Kind. Durch Umweltanforderungen, die an ein Kind gestellt werden, sowie deren erfolgreiche Bewältigung kann das Kind wesentliche neue Kompetenzen und weitere entwicklungsrelevante Fähigkeiten entwickeln. Dies erfordert jedoch Adaptionen vonseiten des Kindes.

Während manche Entwicklungsaufgaben biologisch determiniert sind (Entwicklung von motorischen Fertigkeiten, wie z. B. Laufen lernen), resultieren andere Herausforderungen aus den sozial-kulturellen Bedingungen (z. B. Eingewöhnung in den Kindergarten). Insbesondere im Bereich der Neuropsychologie ergeben sich weitere Anforderungen, die sich auf den Umgang mit kognitiven Lerneinbußen infolge organischer Erkrankungen sowie deren medizinische Behandlungsformen beziehen. Diese erfordern neben den typischen Entwicklungsaufgaben von den Betroffenen weitere Bewältigungsmechanismen. Die erfolgreiche Erfüllung von Entwicklungsaufgaben ist wesentlich für eine weitere positive Entwicklung und stellt eine Voraussetzung für die Bewältigung von späteren Entwicklungsaufgaben dar. Verfügt ein Kind nicht über die entsprechenden Kompetenzen

(z. B. mangelnde Lernvoraussetzungen für den Spracherwerb) und kann diese über einen längeren Zeitraum nicht entwickeln, entsteht eine Fehlanpassung, die infolge auch zu sekundären Folgen (z. B. Schwierigkeiten beim Kontaktaufbau mit Gleichaltrigen, internalisierte bzw. externalisierte Verhaltensauffälligkeiten) führen kann (Petermann und Resch 2008). Dies bringt die Forderung mit sich, möglichst rasch und gezielt passende Maßnahmen zu initiieren. Dabei beruft sich die Neuropsychologie auf gut belegte Entwicklungs- und Erklärungsmodelle neurokognitiver Beeinträchtigungen und der daraus resultierenden psychischen Sekundärsymptomatik. Liegen kognitive Beeinträchtigungen vor, sind Entwicklungsdefizite dann zu erwarten, wenn es dem Kind nicht mehr gelingt seine alterstypischen Entwicklungsaufgaben erfolgreich zu bewältigen und mit den Anforderungen der Umwelt zurecht zu kommen. Können Anpassungsleitungen durch den spontanen bzw. entwicklungsbedingten Erwerb neuer Kompetenzen nicht mehr erfolgen, kommt es zu Fehlanpassungen und zu einem längerfristigen Ungleichgewicht, was für das Kind, aber auch die Gesellschaft auf lange Sicht negative Konsequenzen mit sich bringt. Ziel der neuropsychologischen Behandlung ist es, diese Entwicklungsprozesse durch geeignete konkrete Interventionen wieder in Gang zu bringen und auch Begleitsymptome zu vermeiden bzw. zu vermindern.

All dies bedarf einer ausführlichen Diagnostik, die das Ziel hat, neben den entwicklungsbezogenen Aspekten auch die Fehlanpassung zwischen den kindlichen Merkmalen und den Anforderungen durch die Umwelt zu verstehen. Dabei liegt der Fokus sowohl auf den hemmenden als auch auf den fördernden Einflussfaktoren der Entwicklung, den sogenannten Risikofaktoren sowie den Schutz- und Kompensationsfaktoren (Lohaus und Glüer 2014; Petermann und Resch 2008).

3 Kompetenzerweiterung, Kompensation und Adaption der Umwelt

Das grundsätzliche Ziel der neuropsychologischen Behandlung im Kindergartenalter ist es, die Kinder bei der erfolgreichen Bewältigung ihrer Entwicklungsaufgaben zu unterstützen. Dies kann durch unterschiedliche Vorgehensweisen geschehen. So können Fähigkeiten direkt trainiert und verbessert werden, was einer *funktionellen* Behandlung *entspricht. Dieses Vorgehen wird auch als restitutiver Ansatz beschrieben, bei dem ein hochfrequentes, intensives Üben zu einer Verbesserung im Trainingsbereich führen soll. Ein Prinzip, das in der psychologischen Behandlung bei dieser Altersgruppe seit Jahren praktiziert wird, jedoch zu Frustration und mangelnder Compliance führen kann, wenn das Kind weiterhin mit ungünstigen Umweltbedingungen bzw. zu hohen Anforderungen konfrontiert wird. Das liegt vor allem dann vor, wenn sich die Fähigkeiten zwar verbessern, die Anforderungen jedoch weiterhin in einem für das Kind nicht bewältigbarem Ausmaß vorhanden sind. Oftmals bedarf es daher auch einer Adaption der Umweltbedingungen,* wodurch ermöglich wird, dass das Kind wieder angemessene Entwicklungsanreize erfährt und eine Weiterentwicklung stattfinden kann. Wenn Funktionseinschränkungen sich nicht oder nur schwer verbessern lassen, wird auf den *kompensatorischen Ansatz* zurückgegriffen. Die Leistung des Kindes wird durch die Anwendung von Strategien verbessert, ohne den Funktionsbereich an sich zu fördern. Auch hier ist, wenn möglich, eine Kombination der verschiedenen Ansätze am zielführendsten (Frommelt und Lösslein 2010; Koch und Obergfell 2017). In ◻ Abb. 1 sind beispielhaft einzelne Behandlungsbausteine getrennt nach Förderkomponenten und Ansatz im Rahmen einer Behandlung bei einem fünfjährigen Buben mit Aufmerksamkeitsdefiziten und oppositionellem, aggressivem Verhalten aufgezeigt.

> **Praxistipp**
>
> Im Rahmen der Behandlung ist es daher wesentlich, einerseits in Form von kindzentrierten Interventionen die Fähigkeiten des Kindes zu fördern. Andererseits ist es aber auch sehr wichtig, die Umgebungsfaktoren des Kindes, wenn möglich so zu adaptieren, dass Bewältigungsmechanismen wieder aktiviert werden können und ein konstantes Ungleichgewicht abgewehrt wird. Dies kann vor allem durch familien- und institutionszentrierte Interventionen geschehen.

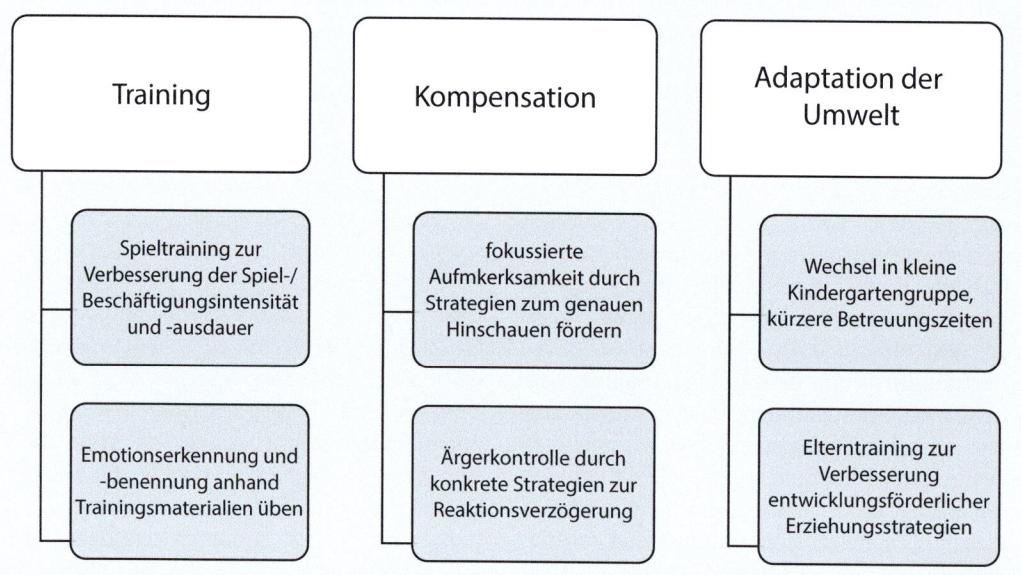

◘ Abb. 1 Behandlungsbausteine bei einem 5-jährigem Buben mit Aufmerksamkeitsproblemen und oppositionellem, aggressivem Verhalten

4 Grundprinzipien der funktionalen Behandlung im Kindergartenalter

In der neuropsychologischen Behandlung von Kindern und Jugendlichen kann mittlerweile auf einige evaluierte Programme zurückgegriffen werden. Viele Behandlungsprogramme des Kindes- und Jugendalters beinhalten jedoch vor allem kognitive Interventionsformen, wie die Identifikation, Analyse und Veränderung von dysfunktionalen Kognitionen sowie die Vermittlung von Selbstinstruktions- bzw. Selbstmanagementstrategien. Diese Methoden greifen aufgrund der geringen Selbstreflexions- und Selbststeuerungsfähigkeit sowie der noch nicht ausreichend entwickelten metakognitiven Strategien bei Kindergartenkindern sehr selten. Sie eignen sich in erster Linie für Kinder ab dem Schulalter (Koch und Obergfell 2017). Bei Kindern bis zum Schuleintritt ist noch nicht zu erwarten, dass sie über ein Problembewusstsein verfügen und demnach ist die Änderungsbereitschaft oder ein leistungsmotiviertes Verhalten in der Regel in sehr niedrigem Ausmaß vorhanden. Es bedarf einer hohen Steuerung der Motivation, Konzentration und Ausdauer. Dies erfordert vom Neuropsychologen/von der Neuropsychologin, Zeit in einen intensiven Kontakt- und Beziehungsaufbau zu investieren sowie fortwährend eine freundliche, positive Haltung gegenüber dem Kind einzunehmen und es in seinen Bemühungen und Anstrengungen zu bestärken. Die individuellen Bedürfnisse nach Spielpausen und Unterbrechungen sowie das Arbeitstempo erfordern ein flexibles Vorgehen. Das Trainingsmaterial muss ansprechend und sehr spielerisch gestaltet sein. Oftmals muss es, angelehnt an die aktuellen Interessensbereiche der Kinder, angepasst werden.

Das neuropsychologische Training bei drei- bis sechsjährigen Kindern muss die Grundprinzipien der Heil- und Sonderpädagogik und integrierten lerntheoretischen Erkenntnissen beinhalten:

Demnach sind Fördermaßnahmen nur dann effektiv, wenn sie direkt am Fähigkeitsniveau der Kinder ansetzen. Nicht die Altersnorm ist als Referenzpunkt für die Auswahl des Trainingsmaterials heranzuziehen, sondern vielmehr der Entwicklungsstand im betreffenden Funktionsbereich, basierend auf einer ausführlichen Diagnostik und Leistungsstandanalyse. Durch das Setzen realistischer Ziele sind eine Über- oder Unterforderung zu vermeiden und ist ein Training an der sogenannten Null-Fehler-Grenze zu ermöglichen. Das Gesamtprogramm soll so angelegt werden, dass die Schwierigkeit gleichmäßig und kontinuierlich zunimmt. Es empfiehlt sich, mit jenen Bereichen zu beginnen, die einen ersten Erfolg versprechen. Gerade bei Verwendung des restitutiven Trainingsansatzes ist eine Verbesserung nur dann gegeben, wenn die Übungen der Trainingsprogramme adaptiv gestaltet sind. Das bedeutet, der Schwierigkeitsgrad der Übungen muss fortlaufend dem Leistungsniveau des Kindes angepasst werden. Dabei sind die aus der Entwicklungs- und Lernpsychologie bekannten Entwicklungsstufen zu berücksichtigen und als Orientierungswerte heranzuziehen. Aufgaben und Übungen werden in kleine Schritte bzw. kleine sinnvolle Einheiten aufgeteilt. Jede einzelne Stufe muss leicht zu bewältigen sein und das Kind muss fortlaufend Erfolgserlebnisse registrieren können. In nahezu allen Programmen werden mehrere Sinnesmodalitäten angesprochen (z. B. auditiv, visuell und taktil), um eine vertiefende Verarbeitung und einen differenzierteren Strukturaufbau von Wissen anzustreben. Durch die häufige Wiederholung und Verbalisierung von positiven Handlungsplanungsschritten werden Lösungsstrategien erworben, verinnerlicht und automatisiert. Ein Transfer in den Alltag wird durch Integration der wesentlichen Bezugspersonen und durch die Verwendung von alltagsrelevanten Materialien ermöglicht. Weiter müssen eine unmittelbare und möglichst positive Erfolgsrückmeldung bzw. eine handlungsleitende Korrektur erfolgen. Viele gute Programme verwenden für die handlungsleitende Korrektur sogenannte Identifikationsfiguren, die gemeinsam mit dem Kind korrigiert und zurechtgewiesen werden. Erfolge müssen für die Kinder erfassbar gemacht werden. Es eignen sich Spielmaterialien zur Selbstkontrolle und Selbstkorrektur, Medien mit unmittelbarer Erfolgsrückmeldung und ansprechende Belohnungssysteme (vgl. Betz und Breuninger 1998; von Suchodoletz 2007).

> **Wesentliche Prinzipien bei der Behandlung von Kindergartenkindern**
> — **Spiel als dominante Lernform**
> — **Förderung durch anregende Spielmaterialen und geeignetes Interaktionsverhalten**
> — **Stufenweiser Aufbau der Lernschritte**
> — **Vom Leichten zum Schweren/vom Anschaulichen zum Komplexen**
> — **Unmittelbare Erfolgsrückmeldung/ Ermöglichen von Erfolgserlebnissen**
> — **Regelmäßige Wiederholungen**

Diese Prinzipien können durch folgende entwicklungspsychologische Erkenntnisse ergänzt werden und sollten entsprechend Anwendung finden.

Das Spiel gilt als die dominante Lernform, zentrale Quelle sowie Voraussetzung für die kindliche Entwicklung. Im Schulalter hat das Spiel gegenüber anderen Lernformen einen wesentlich geringeren oder untergeordneteren Stellenwert, für das Kindergartenkind sind Spielprozesse jedoch die charakteristische Form der Auseinandersetzung mit der Umwelt. Die Anstrengungsbereitschaft des Kindes ist dann am größten, wenn eine intrinsische Motivation vorliegt. Der Lerngewinn entsteht durch die vielseitige, langfristige und intensive Beschäftigung mit Themen, die der Lebensumwelt und den Interessen des Kindes entsprechen (Mogel 2008; Oerter und Montada 2008; Weltzien 2017). Spiel generell bietet die Möglichkeit der Förderung auf der Zone nächster Entwicklung nach Wygotsky (1980, zit. nach Oerter und Montada 2008). Darunter versteht er die Distanz zwischen dem aktuellen Entwicklungsniveau, definiert durch die Leistungen selbstständigen Problemlösens, und dem potenziellen Niveau, das unter der Anleitung kompetenter Partnerinnen und Partner erreicht werden kann. Spiel erzeugt nach Meinung Wygotskys eine besondere Form der Zone nächster Entwicklung, in der sich das Kind auf ein höheres Entwicklungsniveau begibt.

Für die neuropsychologische Behandlung bei so jungen Kindern ergibt sich die Forderung, von einem belehrenden Trainingscharakter abzusehen. Vielmehr sollte dem Kind die Möglichkeit gegeben werden, durch das Anbieten anregenden Spielmaterials die Eigeninitiative zu wecken. Das Spielgeschehen soll begleitet und beobachtet werden. Der Neuropsychologe/die Neuropsychologin ist immer greifbar, gibt Impulse und initiiert neue Herausforderungen. Initiativen, Problemstellungen, Fehlversuche und Erfolge werden verbalisiert, Emotionsregulation und Impulskontrolle werden einfühlsam begleitet. Es werden Dialoge über Ideen, Vorhaben und Theorien geführt. Die Lernprozesse werden durch die Begleitung reflektiert und führen so zu einer Rekonstruktion von Erfahrungswissen (Weltzien 2017).

Die Förderschwerpunkte werden durch die Auswahl geeigneter Spielmaterialien gesetzt und die Lernziele durch adäquate Interaktion und Kommunikation bzw. Anleitung erreicht.

Exkurs

Als sehr geeignetes Behandlungskonzept kann das Spieltraining aus dem *Therapieprogramm für Kinder mit hyperkinetischem und oppositionellem Problemverhalten* (THOP; Döpfner et al. 2019) genannt werden. Das Training hat es sich zum Ziel gesetzt, die Spiel- und Beschäftigungsintensität sowie -ausdauer bei Kindergartenkindern mit Aufmerksamkeitsproblemen zu erhöhen. Dazu werden unterschiedlich stark strukturierte und in unterschiedlichem Grade fremdbestimmte Spiele und Beschäftigungen mit dem Kind durchgeführt und dabei verschiedene verhaltenstherapeutische Techniken angewendet. Allmählich werden dann auch bedeutsame Bezugspersonen in das Spieltraining integriert und dazu angeleitet, dieses zuhause fortzuführen. Dies soll einen Transfer in den Alltag sowie eine verbesserte Generalisierung der erzielten Verhaltensänderung gewährleisten. Das Prinzip *Spiel als dominante Lernform* kommt hier besonders zutrage. Zudem werden Spielhandlungen verbalisiert und die Handlungsplanung bewusst gemacht. Die videogestützte Entwicklungsförderung nach Marte-Meo verzichtet generell auf Demonstrationen durch

die Fachkraft. Zielpersonen sind hier die Eltern und ErzieherInnen als wesentliche Interaktionspersonen der kindlichen Entwicklung. In Form von Videoaufnahmen von Alltagssituationen werden die kindlichen Entwicklungsbedürfnisse aufgezeigt und die Bezugspersonen dahin gehend informiert, wie diese durch ihr tägliches Interaktionsverhalten unterstützen und fördern können (Bünder et al. 2009). Das *Heidelberger Elterntraining zur frühen Sprachförderung* (Buschmann 2017) und das *Heidelberger Elterntraining zur Kommunikations- und Sprachanbahnung bei Kindern mit globalen Entwicklungsstörungen* (Buschmann und Jooss 2012) zielen darauf ab, sprachförderliches Verhalten in alltäglichen Situationen bei den wesentlichen Bezugspersonen zu erhöhen. Ziel ist es, dabei die Sprachentwicklung der Kinder zu fördern, indem die Erziehungskompetenz der Eltern gestärkt wird, um eine sprachförderliche Umgebung im Familienalltag zu begünstigen. Die Eltern werden angeleitet, konkrete sprachförderliche Strategien zu verwenden, und sprachhemmendes, negatives Verhalten zu minimieren. Zudem wird das Anschauen von Bilderbüchern als tägliches Ritual etabliert.

Als Beispiel für ein kindzentriertes Entwicklungsförderprogramm ist das *MARKO-T* (Gerlach et al. 2013) zu nennen. Dabei handelt es sich um ein Interventionsprogramm für die Vermittlung von Mathematik- und Rechenkonzepten bei fünf- bis achtjährigen Kindern. Es beinhaltet ein strukturiertes Einzeltraining, dessen Bausteine abgestimmt auf die Diagnostikergebnisse mittels entsprechendem Test durchgeführt werden. Es wird somit am konkreten Leistungsniveau des Kindes angesetzt und der Schwierigkeitsgrad sukzessive angehoben. Auch *Denkspiele mit Elfe und Mathis*, ein computerbasiertes Trainingsprogramm zur Förderung des induktiven Denkens, ist ein effektives Training, das einzeln oder in der Kleingruppe bei fünf- bis zehnjährigen Kindern Anwendung finden kann (Lenhard et al. 2012). Der stufenweiser Aufbau der Lernschritte, das Prinzip „vom Leichten zum Schweren bzw. vom Anschaulichen zum Komplexen" sowie die unmittelbare Erfolgsrückmeldung und die regelmäßige Wiederholungen von ähnlichen Lerninhalten werden sehr schlüssig umgesetzt.

---

5 Empfehlenswerte Therapieprogramme

Leider liegt für das Kindergartenalter nur eine geringe Anzahl an Trainingsprogrammen vor. Funktionsbereiche, für die Behandlungsmanuale zu finden sind, betreffen die sozial-emotionale Entwicklung (z. B. aggressives Verhalten,

Rückzug, Ängste), die Sprache, die Aufmerksamkeit, schulische Vorläuferfertigkeiten, die visuelle Informationsverarbeitung, die kognitive Entwicklung und psychosomatische Beschwerden.

Die in der ❏ Tab. 1 angeführten Programme können zur Gänze oder in Teilen im Rahmen einer neuropsychologischen Behandlung Anwendung finden. Es wird empfohlen, immer

◘ **Tab. 1** Entwicklungsförderprogramme, deren Wirksamkeit empirisch überprüft wurde bzw. die auf Förderkomponenten basieren, deren Wirksamkeit erwiesen ist. (Tabelle übernommen, adaptiert und ergänzt aus Kastner-Koller und Deimann 2014 und Koch und Obergfell 2017)

Titel des Programms	Förderkomponenten	Interventionsdurchführung	Alters-bereich	Dauer/Intensität	Evaluation	Besonderheiten
Sozial-emotionale Entwicklung						
Dina Dinosauria School/The incredible years (Webster-Stratton und Reid 2005)	Perspektivenübernahme Empathie, Soziale Interaktion, (Problemlösen, Freundschaft)	KindergartenpädagogInnen	4–8 Jahre	Kindergarten: 66 Einheiten, 2–3x wöchentlich Therapie: 22 Sitzungen 2x wöchentlich, Kleingruppe	Umfangreiche Evaluationsstudien (vgl. www.incredibleyears.com)	Videovignetten, begleitendes Elternprogramm, auf Englisch
EMK-Förderprogramm. Emotionale Kompetenzen im Vorschulalter fördern (Petermann und Gust 2016)	Emotionen erkennen und benennen, Emotionen mimisch ausdrücken, Ursachen von Emotionen verstehen, mit Emotionen umgehen, prosoziales Verhalten und Empathie zeigen, Selbstregulation	KindergartenpädagogInnen	3–6 Jahre	42 Spiele für Klein- oder Gesamtgruppe à 5 bis 30 min	–	Sammlung von Materialien für pädagogische Fachkräfte, flexibler Einsatz in Kleingruppen oder Kindergartengruppen
Faustlos Kindergarten. Ein Curriculum zur Förderung sozial-emotionaler Kompetenzen und zur Gewaltprävention (Cierpka und Schick 2014)	Empathie, Impulskontrolle, Umgang mit Ärger und Wut	KindergartenpädagogInnen	4–6 Jahre	14 Wochen bei zwei Lektionen pro Woche	Schick und Cierpka (2003, 2006, 2010)	Materialien für Eltern, Schulung erforderlich

(Fortsetzung)

□ Tab. 1 (Fortsetzung)

Titel des Programms	Förderkomponenten	Interventionsdurchführung	Alters-bereich	Dauer/Intensität	Evaluation	Besonderheiten
Ich kann Probleme lösen (IKPL, Beelmann et al. 2004) IKPL – Interkulturell (Beelmann et al. 2006)	Förderung sozial-kognitiver Fähigkeiten: Identifizieren von Gefühlen, Verständnis für soziale Probleme, Generieren von Lösungen, Verständnis von Ursache-Wirkungs-Zusammenhängen	Psychologische Fachkraft mit Kind	4–7 Jahre	15 Sitzungen à 45 bis 60 min	Beelmann, (2003, 2004); Lösel et al. (2005, 2006); Runkel, (2009); Lösel et al. (2013)	Notwendigkeit einer Fortbildung als Trainerln, begleitendes Elterntraining vorhanden, vereinfachte Version für Kinder mit Deutsch als Zweitsprache
Kompetenztraining für Eltern sozial auffälliger Kinder (KES; Lauth und Heubeck 2006)	Verbesserung der Eltern-Kind-Beziehung, Steigerung der elterlichen Erziehungskompetenz, Besprechung alltäglicher Problemsituationen, Verminderung des familiären Stress	Psychologische Fachkraft mit Eltern	5–11 Jahre	6 Sitzungen à 180 min	Lauth et al. (2007, 2009)	Gruppentraining
Lubo aus dem All!-Vorschulalter (Hillenbrand et al. 2016)	Emotionen, Emotionsregulation, sozialkognitive Informationsverarbeitung, Transfer in den Alltag	KindergartenpädagogInnen	3–6 Jahre	34 Einheiten à 45 min 4 Monate	Schell (2011); Schell et al. (2015)	Gruppentraining
Mutig werden mit Til Tiger: Ein Trainingsprogramm für sozial unsichere Kinder (Ahrens-Eipper et al. 2010)	Vermeidungstendenzen abbauen, Selbstbewusstsein und Handlungsstrategien aufbauen	Psychologische Fachkraft mit Kind	5–10 Jahre	Zwei Einzelstunden und neun Gruppenstunden	Ahrens-Eipper et al. (2010)	Als Einzel- und Gruppentraining möglich

(Fortsetzung)

◻ **Tab. 1** (Fortsetzung)

Titel des Programms	Förderkomponenten	Interventionsdurchführung	Alters-bereich	Dauer/Intensität	Evaluation	Besonderheiten
Papilio: Ein Programm für Kindertagesstätten zur Prävention von Verhaltensproblemen und zur Förderung sozial-emotionaler Kompetenz Ein Beitrag zur Sucht- und Gewaltprävention (Mayer et al. 2016)	Emotionsregulierung (Selbstwahrnehmung, Gefühle erkennen) Soziale Interaktion (Erlernen sozialer Regeln)	KindergartenpädagogInnen	3–7 Jahre	In den Kindergartenalltag integriert	Scheithauer et al. (2016); Crayen et al. (2011)	Fortbildung durch Papilio-TrainerInnen vor Ort
The Preschool PATHS Curriculum (Domitrovich et al. 2004)	Emotionsregulierung, emotionales Verständnis, Selbstwertgefühl, Soziale Interaktion (Freundschaft, Problemlösen)	KindergartenpädagogInnen	3–6 Jahre	30 Lektionen, je 20 bis 30 Minuten, 1 Jahr lang	Domitrovich et al. (2007)	Gruppentraining, auf Englisch
Präventions-programm für Expansives Problemverhalten (PEP; Plück et al. 2006)	Stärkung der Erziehenden selbst, der positiven Eltern/Erzieher-Kind-Interaktion sowie der konstruktiven Eltern-Erzieher-Interaktion	Psychologische Fachkraft mit Eltern und/oder KindergartenpädagogInnen	3–6 Jahre	10 Sitzungen mit 4 zusätzlichen optionalen Sitzungen	Plück et al. (2015); Hanisch et al. (2014)	Gruppentraining für Eltern und ErzieherInnen
TAFF - Trennungs-angst-programm für Familien (Schneider 2004)	Psychoedukation, Entwicklung von Gedanken zur Angstbewältigung, Bearbeiten dysfunktionaler Gedanken, Vorbereitung auf die Konfrontation, Konfrontation in vivo, Verbesserung elterlicher Erziehungskompetenz, Rückfallprophylaxe	Psychologische Fachkraft mit Kind und Eltern	5–13 Jahre	16 Sitzungen (4 x Kinder, 4 x Eltern, 8 x gemeinsam)	Schneider et al. (2011)	Verhaltenstherapeutisches Programm, Einbezug der Eltern und Kindern

(Fortsetzung)

Tab. 1 (Fortsetzung)

Titel des Programms	Förderkomponenten	Interventionsdurchführung	Alters-bereich	Dauer/Intensität	Evaluation	Besonderheiten
THOP – Therapieprogramm für Kinder mit hyperkinetischem und oppositionellem Problemverhalten (Döpfner et al. 2019)	Etablierung von klaren Regeln und Grenzen, Aufbau von Token-Systemen, Spieltraining zur Aufmerksamkeitsförderung	Psychologische Fachkraft mit Kind, Eltern, KindergartenpädagogInnen	3–12 Jahre	Flexible Therapiebausteine	Berk et al. (2008); Döpfner et al. (2004); Dreisörner (2006); Lauth et al. (2005)	Einzeltraining. Zusätzlich zum Therapieprogramm ist ein Elternprogramm erhältlich (Manual für Gruppenleiter sowie Arbeitsbuch für Eltern)
Verhaltenstraining im Kindergarten (Koglin und Petermann 2013)	Kinder lernen im Spiel, Gefühle bei sich und bei anderen zu entdecken und Konflikte im Alltag besser zu bewältigen	KindergartenpädagogInnen	3–6 Jahre	25 Einheiten	Wadepohl et al. (2011)	Präventionsprogramm, Gruppentraining
Aufmerksamkeit/Konzentration						
Konzentrationstrainingsprogramm für Kinder KTP (Ettrich 2004)	Vermittlung eines reflexiven Arbeitsstils, Verbesserung der Selbststeuerung, Vermeidung von Fehlern, Verbesserung der Ausdauer und verbesserte Verfügbarkeit über persönliche Ressourcen	Psychologische Fachkraft mit Kind	5–6 Jahre	20 Sitzungen à 35 bis 45 min	Bergmann (1996); Forker-Tutschkus (1996); Mayer (1996)	Gruppentraining mit 3 bis 5 Kindern. Auch als Einzeltraining möglich
Marburger Konzentrationstraining für Kindergarten, Vorschule und Eingangsstufe (MKT; Krowatschek et al. 2018)	Konzentration, Schulvorbereitung, selbstständiges Arbeiten, Merk- und Wahrnehmungsförderung	Psychologische Fachkraft mit Kind	5–7 Jahre	6 Wochen mit wöchentlichen Trainingseinheiten à 75 min, 4 Elternabende	Claes (1996); Krowatschek (1996)	Einzel- oder Gruppentraining

(Fortsetzung)

◻ Tab. 1 (Fortsetzung)

Titel des Programms	Förderkomponenten	Interventionsdurchführung	Alters-bereich	Dauer/Intensität	Evaluation	Besonderheiten
Multimodale Aufmerksamkeits- und Gedächtnistrainings für Kinder von 4 bis 10 Jahren (Muth-Seidel 2012)	6 unterschiedliche Trainingsprogramme zur Förderung des Gedächtnisses, der Aufmerksamkeit und mathematischer Vorläuferfertigkeiten	Psychologische Fachkraft mit Kind	4–10 Jahre	6 unterschiedliche Trainingsprogramme mit unterschiedlicher Dauer	Einzelne Trainingsprogramme evaluiert	Interdisziplinärer Ansatz (ergotherapeutisch, lerntherapeutisch und neuropsychologisch)
OptiMind. Das ADS Therapieprogramm für Kinder (Aust-Claus und Hammer 2010)	Training emotional-sozialer Kompetenzen, Aufmerksamkeits- und Wahrnehmungstraining, Spielphase zum Automatisieren des Gelernten	Psychologische Fachkraft mit Kind	5–8 Jahre	3 Module mit jeweils 6 Einheiten	–	Einzel- oder Gruppentraining
THOP – Therapieprogramm für Kinder mit hyperkinetischem und oppositionellem Problemverhalten (Döpfner et al. 2019)	Etablierung von klaren Regeln und Grenzen, Aufbau von Token-Systemen, Spieltraining zur Aufmerksamkeitsförderung	Psychologische Fachkraft mit Kind, Eltern, KindergartenpädagogInnen	3–12 Jahre	Flexible Therapiebausteine	Berk et al. (2008); Döpfner et al. (2004); Dreisörner (2006); Lauth et al. (2005)	Einzeltraining. Zusätzlich zum Therapieprogramm ist ein Elternprogramm erhältlich (Manual für Gruppenleiter sowie Arbeitsbuch für Eltern)
Visuelle Wahrnehmung						
Adlerauge Anyel – Neuropsychologisches Trainingsprogramm zur Förderung der visuellen Wahrnehmung bei Kindern von 5–9 Jahren (Lichtenauer und Reif 2018)	Visuelle Wahrnehmung, fokussierte visuelle Aufmerksamkeit	Psychologische Fachkraft mit Kind	5–9 Jahre	10 Einheiten	Engelskirchen und Schatz (2016)	Material für Elternarbeit, Als Einzeltraining konzipiert, Adaptionen für ein Kleingruppentraining möglich

(Fortsetzung)

◘ Tab. 1 (Fortsetzung)

Titel des Programms	Förderkomponenten	Interventionsdurchführung	Alters-bereich	Dauer/Intensität	Evaluation	Besonderheiten
Sprache						
Gezielte Förderung lautsprachlicher Kompetenzen (Schmidt 2012)	Korrekte Artikulation, Differenzierter Wortschatz, Komplexe Sätze	Psychologische Fachkraft mit Kind	4–8 Jahre	Übungen mit unterschiedlicher Dauer	–	Als Einzel- und Gruppentraining möglich
Heidelberger Elterntraining zur frühen Sprachförderung (HET; Buschmann 2017)	Optimales sprachliches Umfeld schaffen, Möglichkeiten zu sprachförderlichen Interaktion und Kommunikation im Alltag erkennen und nutzen, gemeinsames Buchanschauen gezielt und sprachförderlicher gestalten	Psychologische Fachkraft mit Eltern	2 Jahre	7 Sitzungen à 135 min + 1 Nachschulung 180 min	Buschmann et al. (2009); Buschmann und Ritter (2013)	Gruppentraining
Heidelberger Elterntraining zur Kommunikations- und Sprachanbahnung bei Kindern mit globaler Entwicklungsstörung (HET-GES; Buschmann und Jooss 2012)	Förderung allgemein kommunikativer Fähigkeiten, Einsatz von kommunikationsunterstützenden Gebärden, Kennen lernen allgemeiner Sprachfördermöglichkeiten sowie gezielter Sprachlehrstrategien, Einsatz von Bilderbüchern, Bedeutung des gemeinsamen Spiels, Optimierung des Sprachangebots in alltäglichen Situationen, Bedeutung von Sprach- und Bewegungsspielen	Psychologische Fachkraft mit Eltern von Kindern mit globalen Entwicklungsstörungen mit eingeschränkten sprachlichen Fähigkeiten	2–4 Jahre	8 Sitzungen + 1 Nachschulung à 135 min in der Gruppe, 1 Individualtermin à 45 min	Evaluation im Manual angeführt	Gruppentraining
Kinderkurse Deutsch - KIKUS (Guadatiello 2003)	Wortschatz, grammatikalische Strukturen, sprachliche Handlungsmuster (Erzählen, Fragen, Beschreiben)	Psychologische Fachkraft mit Kind, Eltern, KindergartenpädagogInnen	3–10 Jahre	28 Sitzungen à 60 min einmal pro Woche	Groth et al. (2017)	Gruppentraining. Bezieht alle betroffene in Behandlung ein

(Fortsetzung)

▫ Tab. 1 (Fortsetzung)

Titel des Programms	Förderkomponenten	Interventionsdurchführung	Alters-bereich	Dauer/Intensität	Evaluation	Besonderheiten
Kon-Lab Programm (Penner 2005)	Lexikalisches, grammatisches und semantisches Wissen bei Kindern mit nicht deutscher Erstsprache	Psychologische Fachkraft mit Kind	3–8 Jahre	32 Bausteine à 5–10 min drei- bis fünfmal wöchentlich		Einzeltraining und Gruppentraining möglich, cross-mediale Materialien
PLAN Patholinguistische Therapie bei Sprachentwicklungsstörungen(Siegmüller und Kauschke 2013)	Phonetik/Phonologie, Lexikon/Semantik und Syntax/Morphologie	Psychologische Fachkraft mit Kind	2–10 Jahre	Flexible Therapiebausteine	Einzelfallstudien, Studien ohne Kontrollgruppe (Siegmüller et al. 2010)	Entwicklungsproximaler Ansatz
Wir verstehen uns gut - Spielerisch Deutsch lernen (Schlösser 2007)	Sprachproduktion bei nicht deutscher Erstsprache, Wortschatz und Ausdrucksvermögen	Psychologische Fachkraft mit Kind; Kindergartenpädagoginnen	5–6 Jahre	9 Bausteine innerhalb eines Jahres ein- bis zweimal wöchentlich	–	Gruppentraining
Schulische Vorläuferfertigkeiten						
Elternbasierte Sprachförderung im Vorschulalter. Das Lobo-Programm (Petermann et al. 2010)	Erlernen der Lautstruktur, Reimen, Wörter in Silben teilen und Laute zu Wörtern zusammenzusetzen	Psychologische Fachkraft mit Eltern	5–6 Jahre	5 Einheiten	Evaluation im Manual angeführt	Prävention von Lese- und Rechtschreibschwierigkeiten. Gruppentraining
Förderprogramm zur Entwicklung des Zahlbegriffs (FEZ; Peuker und Weißhaupt 2008)	Quantitative Zahlvorstellungen- und Teil-Ganzes-Konzepte	Psychologische Fachkraft mit Kind	Kinder im letzten Kindergartenjahr	10 Wochen; Sitzungen zweimal wöchentlich à 45 min	(nicht publiziert)	Prävention von Rechenschwierigkeiten. Gruppentraining

(Fortsetzung)

◻ Tab. 1 (Fortsetzung)

Titel des Programms	Förderkomponenten	Interventionsdurchführung	Alters-bereich	Dauer/Intensität	Evaluation	Besonderheiten
Förderung der phonologischen Bewusstheit und sprachlicher Kompetenzen. Das Lobo-Kindergartenprogramm (Fröhlich et al. 2010)	Erlernen der Lautstruktur, Reimen, Wörter in Silben teilen und Laute zu Wörtern zusammenzusetzen	KindergartenpädagogInnen	2,5–6 Jahre	24 halbstündige Trainingseinheiten	Fröhlich et al. (2011); Rißling et al. (2011)	Prävention von Lese- und Rechtschreib-schwierigkeiten. Gruppentraining
Hören, lauschen, lernen (Küspert und Schneider 2018)	Unterstützung beim Erwerb der deutschen Sprache, des Schriftspracherwerbs, grammatikalischer Strukturen sowie des bewussten Einsatzes von sprachlichen Regeln	Psychologische Fachkraft mit Kind, KindergartenpädagogInnen	Kinder im letzten Kindergartenjahr; 1. und 2. Grundschuljahr	Täglich 10 bis 20 min während 20 Wochen	Schneider et al. (1994, 1997, 2000)	Prävention von Lese- und Rechtschreib-schwierigkeiten. Gruppentraining
Mathematik- und Rechenkonzepte im Vor- und Grundschulalter- Training (MARKO-T; Gerlach et al. 2013)	Vermittlung arithmetischer Konzepte, Verbesserung metakognitiver Reflexions- und Kontrollfertigkeiten	Psychologische Fachkraft mit Kind	5–8 Jahre	57 Einheiten mit fünf Bausteinen à 45 min	Evaluation im Manual angeführt	Einzeltraining
Mengen, zählen, Zahlen (MZZ; Krajewski et al. 2013)	Förderung des Zählens, Mengenverständnisses, Anzahlkonzepts und von Ordinalität und Arithmetik	Psychologische Fachkraft mit Kind, KindergartenpädagogInnen	Kinder im letzten Kindergartenjahr	Gruppensitzungen während 8 Wochen dreimal wöchentlich (30 min)	Krajewski et al. (2008)	Gruppentraining

(Fortsetzung)

◘ **Tab. 1** (Fortsetzung)

Titel des Programms	Förderkomponenten	Interventionsdurchführung	Alters-bereich	Dauer/Intensität	Evaluation	Besonderheiten
Induktives Denken						
Denkspielen mit Elfe und Mathis - Förderung des logischen Denkvermögens für das Vor- und Grundschulalter (Lenhard et al. 2012)	Förderung der Fähigkeit, Regelhaftigkeiten zu erkennen (induktives Denken)	Psychologische Fachkraft mit Kind	5–10 Jahre	Ca. 10 –20 Sitzungen à 20 bis 40 min	Lenhard und Lenhard (2011)	Einzeltraining oder Kleingruppe (2–5 Kinder). Computerbasiertes Programm, sehr motivierende Benutzeroberfläche
Psychosomatische Beschwerden						
Schlafstörungen im Kindes- und Jugendalter - Ein Therapiemanual für die Praxis (Fricke und Lehmkuhl 2006)	Programm zur Verbesserung des Schlafverhaltens	Psychologische Fachkraft mit Kind und Eltern	4–13 Jahre	7 Sitzungen	Evaluation im Manual angeführt	Einzeltraining und Gruppentraining möglich
Therapie der Adipositas im Vorschulalter. Das Schulungsprogramm OBELDICKS Mini (Reinehr 2010)	Kinder- und Elternschulung zum Thema Essverhalten, Psychoedukation, Individuelle Ernährungsberatung, Bewegungstherapie	Psychologische Fachkraft mit Kind und Eltern	4–7 Jahre	Kinderkurs 9 Einheiten, Elternkurs 15 Einheiten, Einzelberatung 6 Familiengespräche, Bewegungstherapie für Kinder 50 Einheiten	Kleber et al. (2009)	Gruppentraining kombiniert mit Einzelberatung. Elemente aus der Ernährungs-, Essverhaltens- und Bewegungstherapie. Interdisziplinäres Training.

erst nach einer entsprechenden, ausführlichen psychologischen und medizinischen Diagnostik auf bereits evaluierte Programme zurückzugreifen bzw. auf Methoden, deren Wirksamkeit in Evaluationsstudien nachgewiesen wurde. Zudem ist es oft sinnvoll, mehrere Methoden zur Umsetzung der Behandlungsziele zu kombinieren. In der Tab. 1 sind exemplarisch nach Funktionsbereichen sortiert unterschiedliche Behandlungsprogramme aufgelistet. Die Tabelle erhebt dabei keinen Anspruch auf Vollständigkeit. Zusätzlich sind die Tabelle und ein dazugehöriges Literaturverzeichnis der verwendeten Quellen im Online-Zusatzmaterial angehängt.

Literatur

Ahrens-Eipper S, Leplow B, Nelius K (2010) Mutig werden mit Til Tiger: Ein Trainingsprogramm für sozial unsichere Kinder. Hogrefe, Göttingen

Aust-Claus E, Hammer PM (2010) OptiMind. Das ADS Therapieprogramm für Kinder. OptiMind, Wiesbaden

Beelmann A (2003) Wirksamkeit eines sozialen Problemlösetrainings bei entwicklungsverzögerten Vorschulkindern. Z Pädago Psychol 17:27–41

Beelmann A (2004) Förderung sozialer Kompetenzen im Kindergarten: Evaluation eines sozialen Problemlösetrainings zur universellen Prävention dissozialer Verhaltensprobleme. Kindh Entwickl 13:113–121

Beelmann A, Jaursch S, Lösel F (2004) Ich kann Probleme lösen. Soziales Trainingspro-gramm für Vorschulkinder. Universität Erlangen-Nürnberg, Institut für Psychologie

Beelmann A, Jaursch S, Lösel F, Bittner S, Runkel D (2006) Ich kann Probleme lösen – Interkulturell. Soziales Trainingsprogramm für Vorschulkinder. Universität Erlangen-Nürnberg, Institut für Psychologie

Bergmann G (1996) Veränderungswerte kognitiver Parameter bei Vorschulkindern in Abhängigkeit vom Einsatz eines Konzentrations-Trainings-Programms. Dissertation, Universität Leipzig

Berk E, Plück J, Döpfner M (2008) Zufriedenheit der Eltern mit Elterngruppen auf der Grundlage des Therapieprogramms THOP in der klinischen Routineversorgung von Kindern mit ADHS-Symptomatik. Verhaltenstherapie mit Kindern & Jugendlichen. Z Psychoso Prax 4:99–108

Betz D, Breuninger H (1998) Teufelskreis Lernstörungen. Theoretische Grundlegung und Standardprogramm. Beltz, Weinheim

Bünder P, Sirringhaus-Bünder A, Helfer A (2009) Lehrbuch der Marte-Meo-Methode. Entwicklungsförderung mit Videounterstützung. Vandenhoeck & Ruprecht, Göttingen

Buschmann A (2017) Heidelberger Elterntraining zur frühen Sprachförderung. Trainermanual. Elsevier, München

Buschmann A, Jooss B (2012) Heidelberger Elterntraining zur Kommunikations- und Sprachanbahnung bei Kindern mit globalen Entwicklungsstörungen. Trainermanual. Elsevier, München

Buschmann A, Jooss B, Pietz J (2009) Frühe Sprachförderung bei Late Talkers-Effektivität einer strukturierten Elternanleitung. Kinderärz Prax 80:404–414

Buschmann A, Ritter E (2013) „Heidelberger Elterntraining zur frühen Sprachförderung" in der Praxis. Wie zufrieden sind die Eltern? Spr Stim · Gehör 37:24–29

Cierpka M, Schick A (2014) Faustlos – Kindergarten. Ein Curriculum zur Förderung sozial-emotionaler Kompetenzen und zur Gewaltprävention. Hogrefe, Göttingen

Claes M (1996) Auswirkungen des Marburger Konzentrationstrainings auf das Verhalten von Mutter und Kind.Unveröff. Diplomarbeit, Philipps- Universität, Marburg

Crayen C, Geiser C, Scheithauer H, Eid M (2011) Evaluating interventions with multimethod data: a structural equation modeling approach. Struct Eqn Model Multi J 18:497–524

Domitrovich C, Greenberg M, Kusché C, Cortes R (2004) PATHS promoting alternative thinking strategies preschool. Channing Bete Company, South Deerfield

Domitrovich C, Cortes R, Greenberg M (2007) Improving young children's social and emotional competence: a randomized trial of the preschool "PATHS" curriculum. J Prim Prevent 28:67–91

Döpfner M, Breuer D, Schürmann S, Wolff Metternich T, Rademacher C, Lehmkuhl G (2004) Effectiveness of an adaptive multimodal treatment in children with attention deficit hyperactivity disorder – global outcome. Eur Child Adolesc Psychiatry 13:117–129

Döpfner M, Schürmann S, Frölich J (2019) Therapieprogramm für Kinder mit hyperkinetischem und oppositionellem Problemverhalten. Beltz, Weinheim

Dreisörner T (2006) Wirksamkeit verhaltenstherapeutischer Gruppenprogramme bei Kindern mit Aufmerksamkeitsdefizit-/Hyperaktivitättsstörungen (ADHS). Kindh Entwickl 15:255–266

Engelskirchen M, Schatz J (2016) Schau genau! – Eine randomisiert kontrollierte Pilotstudie über die präventive Effektivität des neuropsychologischen Trainingsprogramms. Ergoscience 1:12–20

Ettrich C (2004) Konzentrationstrainings-Programm für Kinder. I: Vorschulalter. Vandenhoeck & Ruprecht, Göttingen

Forker-Tutschkus A (1996) Konzentrationstrainingsprogramm in Verbindung mit progressiver Muskelrelaxation – Eine empirische Studie an Vorschulkindern. Dissertation, Universität Leipzig

Fricke L, Lehmkuhl G (2006) Schlafstörungen im Kindes- und Jugendalter. Ein Therapiemanual für die Praxis. Hogrefe, Göttingen

Fröhlich LP, Metz D, Petermann F (2009) Kindergartenbasierte Förderung der phonologischen Bewusstheit „Lobo vom Globo". Kindh Entwickl 18:204–212

Fröhlich LP, Metz D, Petermann F (2010) Förderung der phonologischen Bewusstheit und sprachlicher Kompetenzen: das Lobo-Kindergartenprogramm. Hogrefe, Göttingen

Fröhlich LP, Petermann F, Metz D (2011) Förderung der phonologischen Bewusstheit am Übergang vom Kindergarten zur Grundschule mit den „Lobo-Programmen". Z Pädago 57:744–759

Frommelt P, Lösslein H (2010) NeuroRehabilitation. Ein Praxisbuch für interdisziplinäre Teams. Springer, Heidelberg

Gerlach M, Fitz A, Leutner D (2013) MARKO-T. Mathematik- und Rechenkonzepte im Vor- und Grundschulalter – Training. Hogrefe, Göttingen

Groth K, Egert F, Sachse S (2017) Wirksamkeit eines additiven Sprachförderkonzepts für mehrsprachige Kinder. Frühe Bild 6:74–82

Guadatiello A (2003) KIKUS – Sprachförderung Deutsch für Kinder im Vor- und Grundschulalter. Verlag Zentrum für kindliche Mehrsprachigkeit, München

Hanisch C, Hautmann C, Plück J, Eichelberger I, Döpfner M (2014) The prevention program for externalizing problem behavior (PEP) improves child behavior by reducing negative parenting: Analysis of mediating processes in a randomized controlled trial. J Child Psychol Psychiatry 55:473–484

Hillenbrand C, Hennemann T, Heckler-Schell A (2016) Lubo aus dem All!- Vorschulalter. Programm zur Förderung sozial-emotionaler Kompetenzen. Reinhardt, München

Kastner-Koller U, Deimann P (2014) Förderung des Entwicklungsstandes von 3-6jährigen in Kinderbetreuungseinrichtungen. Unveröffentlichtes Manuskript. BM für Europa, Integration und Äußeres, Wien

Kleber M, Schaefer A, Winkel K, Hoffmann D, Wunsch R, Kersting M, Reinehr T (2009) Lifestyle intervention "Obeldicks Mini" for obese children aged 4 to 7 years. Klin Pädiat 221:290–294

Koch H, Obergfell N (2017) Psychologische Behandlung und Entwicklungsförderung im Kindergartenalter. Psychol Österreich 2 + 3:154–163

Koglin U, Petermann F (2013) Verhaltenstraining im Kindergarten: Ein Programm zur Förderung. Hogrefe, Göttingen

Krajewski K, Nieding G, Schneider W (2007) Mengen, zählen, Zahlen. Die Welt der Mathematik verstehen (MZZ). Cornelsen, Berlin

Krajewski K, Nieding G, Schneider W (2008) Kurz- und langfristige Effekte mathematischer Frühförderung im Kindergarten durch das Programm „Mengen, zählen, Zahlen". Z Entwicklungspsychol Pädago Psychol 40:135–146

Krowatschek G (1996) Evaluation des Marburger Konzentrationstrainings und des Marburger Verhaltenstrainings für überaktive Kinder unter besonderer Berücksichtigung des Einflusses der Elternarbeit. Unveröff. Diplomarbeit, Philipps-Universität, Marburg

Krowatschek D, Albrecht S, Krowatschek G (2019) Marburger Konzentrationstraining (MKT) für Kindergarten, Vorschule und Eingangsstufe. Borgmann, Dortmund

Küspert P, Schneider W (2018) Hören, lauschen, lernen. Sprachspiele für Kinder im Vorschulalter. Würzburger Trainingsprogramm zur Vorbereitung auf den Erwerb der Schriftsprache. Hogrefe, Göttingen

Lauth G, Heubeck B (2006) Kompetenztraining für Eltern sozial auffälliger Kinder (KES). Hogrefe, Göttingen

Lauth GW, Kausch TW, Schlottke PF (2005) Effekte von eltern- und kindzentrierten Interventionen bei Hyperkinetischen Störungen. Z Klinische Psychol Psychother 34:248–257

Lauth G, Grimm K, Otte T (2007) Verhaltensübungen im Elterntraining. Z Klinische Psychol Psychother 36:26–35

Lauth G, Otte T, Heubeck B (2009) Effectiveness of a competence training programme for parents of socially disruptive children. Emot Behav Diffic 14:117–126

Lenhard A, Lenhard W (2011) Computerbasierte Intelligenzförderung mit den „Denkspielen mit Elfe und Mathis". Vorstellung und Evaluation eines Computerprogramms für Vor- und Grundschüler. Empir Sonderpädag 3:105–120

Lenhard A, Lenhard W, Klauer J (2012) Denkspiele mit Elfe und Mathis. Förderung des logischen Denkvermögens für das Vor- und Grundschulalter. Hogrefe, Göttingen

Lichtenauer N, Reif M (2018) Adlerauge Anyel: Neuropsychologisches Trainingsprogramm zur Förderung der visuellen Wahrnehmung bei Kindern von 5–9 Jahren. Schulz-Kirchner, Idstein

Lohaus A, Glüer M (2014) Entwicklungsförderung im Kindesalter. Grundlagen, Diagnostik und Intervention. Hogrefe, Göttingen

Lösel F, Beelmann A, Jaursch S, Koglin U, Stemmler M (2005) Entwicklung und Prävention früher Probleme des Sozialverhaltens: Die Erlangen-Nürnberger Studie. In: Cierpka M (Hrsg) Möglichkeiten der Gewaltprävention. Vandenhoek & Ruprecht, Göttingen

Lösel F, Beelmann A, Stemmler M, Jaursch S (2006) Prävention von Problemen des Sozialverhaltens im Vorschulalter: Evaluation des Eltern- und Kindertrainings EFFEKT. Z Klinische Psychol Psychother 35: 127–139

Lösel F, Stemmler M, Bender D (2013) Long-term evaluation of a bimodal universal prevention program: Effects from kindergarten to adolescence. J Exp Criminol 9:429–449

Mayer K (1996) Untersuchungen zu einem Konzentrations-Trainings-Programm im Vorschulalter. Dissertation, Universität Leipzig

Mayer H, Heim P, Peter C, Scheithauer H (2016) Papilio: Theorie und Grundlagen. Ein Programm für Kindertagesstätten zur Prävention von Verhaltensproblemen und zur Förderung sozial-emotionaler Kompetenz. Ein Beitrag zur Sucht- und Gewaltprävention. Papilio, Augsburg

Mogel H (2008) Psychologie des Kinderspiels. Von den frühesten Spielen bis zum Computerspiel. Springer, Heidelberg

Muth-Seidel D (2012) Multimodale Aufmerksamkeits- und Gedächtnistrainings für Kinder von 4 bis 10 Jahren. Borgmann Media, Dortmund

Oerter R, Montada L (2008) Spiel und kindliche Entwicklung. In: Oerter R, Montada L (Hrsg) Entwicklungspsychologie. Belz, Weinheim, S 236–249

Penner Z (2005) Auf dem Weg zur Sprachkompetenz: Neue Perspektiven der sprachlichen Frühförderung von Migrantenkindern. Ein Arbeitsbuch. Kon-Lab, Frauenfeld

Petermann F (2002) Grundbegriffe und Trends der Klinischen Kinderpsychologie und Kinderpsychotherapie. In: Petermann F (Hrsg) Lehrbuch der Klinischen Kinderpsychologie und -psychotherapie. Hogrefe, Göttingen, S 9–26

Petermann F, Fröhlich LP, Metz D, Koglin U (2010) Elternbasierte Sprachförderung im Vorschulalter. Das Lobo-Programm. Hogrefe, Göttingen

Petermann F, Gust N (2016) Emotionale Kompetenzen im Vorschulalter fördern. Hogrefe, Göttingen

Petermann F, Resch F (2008) Entwicklungspsychopathologie. In: Petermann F (Hrsg) Lehrbuch der Klinischen Kinderpsychologie. Hogrefe, Göttingen, S 49–64

Peucker S, Weißhaupt S (2008) FEZ – Förderprogramm zu Entwicklung des Zahlkonzepts. Programmmanual. Pädagogische Hochschule, Freiburg

Plück J, Eichelberger I, Hautmann C, Hanisch C, Jänen N, Döpfner M (2015) Effectiveness of a teacher-based indicated prevention program for preschool children with externalizing problem behavior. Prev Sci 16:233–241

Plück J, Wieczorrek E, Metternich TW, Döpfner M (2006) Präventionsprogramm für Expansives Problemverhalten (PEP): Ein Manual für Eltern-und Erziehergruppen. Hogrefe, Göttingen

Reinehr T (2010) Therapie der Adipositas im Vorschulalter. Das Schulungsprogramm OBELDICKS Mini. Hogrefe, Göttingen

Rißling JK, Metz D, Melzer J, Petermann F (2011) Langzeiteffekte einer kindergartenbasierten Förderung der phonologischen Bewusstheit. Kindh Entwickl 20:229–235

Runkel D (2009) EFFEKT-Interkulturell: Implementierung und Evaluation eines präventiven Kinder- und Elterntrainings an Grundschulen mit einem hohen Anteil von Schülern mit Migrationshintergrund. Dissertation, Erlangen: FAU

Scheithauer H, Bondü R, Hess M, Mayer H (2016) Förderung sozial-emotionaler Kompetenzen im Vorschulalter: Ergebnisse der Augsburger Längsschnittstudie zur Evaluation des primärpräventiven Programms Papilio® (ALEPP). In: Malti T, Perren S (Hrsg) Soziale Kompetenz bei Kindern und Jugendlichen – Entwicklungsprozesse und Fördermöglichkeiten. Kohlhammer, Stuttgart, S 155–176

Schell A (2011) Die Förderung emotionaler und sozialer Kompetenzen bei Kindern im Vorschulalter : „Lubo aus dem All!" Entwicklung, Implementierung und Evaluation eines Trainingsprogramms zur Prävention von Gefühls- und Verhaltensstörungen. Klinkhardt, Bad Heilbrunn

Schell A, Albers L, Kries R, Hillenbrand C, Hennemann T (2015) Prävention von Verhaltensstörungen durch Förderung sozial-emotionaler Kompetenzen im Vorschulalter. Deutsch Ärztebl 112:647–654

Schick A, Cierpka M (2003) Faustlos: Evaluation of a curriculum to enhance social-emotional competence and prevent aggression in elementary schools. Kindh Entwickl 12:100–110

Schick A, Cierpka M (2006) Faustlos: Evaluation of a curriculum to prevent violence in elementary schools. Appl Prev Psychol 11:254–255

Schick A, Cierpka M (2010) Förderung sozial-emotionaler Kompetenzen mit Faustlos: Konzeption und Evaluation der Faustlos-Curricula. Bild Erzieh 63:277–292

Schlösser E (2007) Wir verstehen uns gut. Spielerisch Deutsch lernen. Methoden und Bausteine zur Sprachförderung für deutsche und zugewanderte Kinder als Integrationsbeitrag in Kindergarten und Grundschule. Ökotopia, Münster

Schmidt M (2012) Gezielte Förderung lautsprachlicher Kompetenzen. Verlag modernes lernen, Dortmund

Schneider S (2004) Trennungsangstprogramm für Familien (TAFF). Unpubliziertes Manual an der Universität Basel

Schneider S, Blatter-Meunier J, Herren C, Adornetto C, In-Albon T, Lavallee K (2011) Disorder-specific cognitive-behavioral therapy for separation anxiety disorder in young children: a randomized waiting-list-controlled trial. Psychother Psychosom 80:206–215

Schneider W, Visé M, Reimers P, Blaesser B (1994) Auswirkungen eines Trainings der phonologischen Bewußtheit auf den Schriftspracherwerb in der Schule. Z Pädago Psychol 8:177–188

Schneider W, Küspert P, Roth E, Visé M, Marx H (1997) Short- and long-term effects of training phonological awareness in kindergarten: evidence from two German studies. J Exp Child Psychol 66:311–340

Schneider W, Roth E, Ennemoser M (2000) Training phonological skills and letter knowledge in children at risk for dyslexia: a comparison of three kindergarten intervention programs. J Educ Psychol 92:284–295

Siegmüller J, Kauschke C (2013) Patholinguistische Therapie bei Sprachentwicklungsstörungen. Elsevier, München

Siegmüller J, Schröders C, Sandhop U, Otto M, Herzog-Meinecke C (2010) Wie effektiv ist die Inputspezifizierung? Studie zum Erwerbsverhalten bei Late Talkern und Kindern mit kombinierten umschriebenen Entwicklungsstörungen und Late Talker-Sprachprofil in der inputorientierten Wortschatztherapie. Forum Logop 24:16–23

von Suchdoletz W (2007) Welche Behandlung ist bei der Legasthenie wirksam? Monatsschr Kinderheilkd 4:351–356

Wadepohl H, Koglin U, Vonderlin E, Petermann F (2011) Förderung sozial-emotionaler Kompetenz im Kindergarten: Evaluation eines präventiven Verhaltenstrainings. Kindh Entwickl 20:219–228

Webster-Stratton C, Reid J (2017) The incredible years parents, teachers and children training series: a multifaceted treatment approach for young children with conduct problems in evidence-based psychotherapies for children and adolescents. In: Kazdin AE, Weisz JR. New York, Guildford Publications

Weltzien D (Hrsg) (2017) Kindergarten heute. Wissen kompakt. Das Spiel des Kindes. Herder, Freiburg

Neuropsychologische Therapie mit Jugendlichen

Karen Lidzba, Barbara Kohler, Kathrin Zimmermann und Andrea Furch

© Springer-Verlag GmbH Deutschland, ein Teil von Springer Nature 2020
T. Pletschko et al. (Hrsg.), *Neuropsychologische Therapie mit Kindern und Jugendlichen*,
https://doi.org/10.1007/978-3-662-59288-5_8

1 Das Jugendalter als eine besondere psychosoziale Lebensphase

Das Jugendalter stellt eine sehr besondere Lebensphase dar, die durch biologische, psychische und soziale Veränderungen geprägt ist und die eine Reihe an Entwicklungsaufgaben stellt. Eine besondere Herausforderung ergibt sich aus der Tatsache, dass diese Phase nicht nur vom Jugendlichen selbst Anpassung und Lernprozesse fordert, sondern dass auch die Personen im sozialen Umfeld sich in Haltung und Erwartungen anpassen und neue Aufgaben in Bezug auf sich selbst und den Jugendlichen definieren müssen.

Die Autonomie-Entwicklung startet mit Beginn der motorischen Unabhängigkeit des Kleinkindes und erreicht einen ersten Höhepunkt mit einer ausgeprägten Trotzphase im dritten Lebensjahr. Im angelsächsischen Sprachraum wird von den „terrible twos" gesprochen, was die Phase sowohl zeitlich als auch in ihrer Intensität für alle Beteiligten recht treffend bezeichnet. Das Kleinkind beginnt sich selbst als Individuum wahrzunehmen, stellt fest, dass es eine eigene Wahrnehmung und einen eigenen Willen hat und dass diese durchaus von den Vorstellungen der Erwachsenen, welche bisher als absolute Autorität akzeptiert waren, abweichen können. Solange das Kleinkind noch nicht zu rationalen Überlegungen oder verbaler Argumentation in der Lage ist, sind heftige und für Außenstehende nicht unbedingt nachvollziehbare Reaktionen vorprogrammiert. Ist die Trotzphase überstanden, erwartet die Eltern in der Regel eine einigermaßen ruhige Phase mit einem Gegenüber, welches mehr oder weniger vernünftig argumentieren kann und auch zunehmend lernt, seine Autonomie-Bestrebungen sozial verträglich und weniger unfallträchtig auszuleben. Sie dürfen nun erleben, wie das kleine Menschlein zu einer Persönlichkeit heranwächst, welche eigene Entscheidungen trifft und lernt, die Konsequenzen dieser Entscheidungen abzuwägen und zu tragen. Für viele Jahre bleiben jedoch die Eltern die wichtigsten Bezugspersonen und der Referenzrahmen für Wertvorstellungen, Regeln und Prinzipien.

Mit Eintritt in die Pubertät erwartet Eltern eine neue, stürmische Phase. Nach Eriksson stehen Jugendliche vor der Entwicklungsaufgabe der Identitätsfindung und der Definition von Lebenszielen und -aufgaben (Erikson 1980). Für die Eltern ist häufig schwer zu akzeptieren, dass damit eine Loslösung und Abgrenzung von den Eltern als Referenzgröße einhergeht. Das Selbstkonzept von Jugendlichen ist meist weitaus definierter, kohärenter und abstrakter als das von Kindern und sie sind besser in der Lage, Widersprüche zu erkennen. In der späten Kindheit wird der Freundes- und Bekanntenkreis stetig erweitert, und Jugendliche verbringen viel mehr Zeit mit Gleichaltrigen und familienexternen Erwachsenen als mit ihrer Kernfamilie (Larson et al. 1996). Jugendliche erwerben zunehmend Vertrauen in ihre eigene Urteilsfähigkeit. Sie müssen und wollen weitreichende Entscheidungen treffen (Schulkarriere, Ausbildung, Berufswahl). Mit diesen Entscheidungen sind viele Jugendliche zwar noch überfordert, aber der Rat der Eltern wird in dieser Phase nicht immer gewünscht oder wahrgenommen. Das ist für Eltern nur schwer zu ertragen, da sie selbstverständlich weiterhin das Beste für ihr Kind wollen. Der Übertritt von der asymmetrischen Eltern-Kind-Beziehung hin zu einer symmetrischen Beziehung gleichberechtigter Erwachsener ist häufig von intensiven Eltern-Kind-Konflikten und gelegentlich auch von Fehlentscheidungen auf beiden Seiten geprägt (Laursen et al. 1998).

2 Die Hirnentwicklung im Jugendalter – Grundlage für Fortschritte und Herausforderungen

Zwar erreicht das Gehirn im Alter von 12 bis 15 Jahren seine maximale Größe, es entwickelt sich im Jugendalter jedoch deutlich weiter: Vom Parietallappen ausgehend reift der Kortex in frontaler Richtung aus, wobei der hintere *Gyrus temporalis superior* und der *dorsolaterale präfrontale Kortex* erst in der dritten Lebensdekade „erwachsen" werden. Die Funktionen dieser Regionen, Integrationsprozesse und die kognitive Kontrolle, kommen entsprechend erst im jungen Erwachsenenalter voll zum Ausdruck (Anderson 2002; Gogtay et al. 2004). Die weiße Substanz nimmt bis weit ins Erwachsenenalter linear zu, vermutlich aufgrund einer zunehmenden Myelinisierung (Courchesne et al. 2000). Die

Entwicklung der wichtigsten Assoziations-fasern (v. a. der *superiore longitudinale Fasciculus*) findet während der Adoleszenz statt. Die „Schaltstationen" in der Tiefe des Gehirns, d. h. Thalamus und Basalganglien, sowie die „Kontrollzentrale" im *Gyrus cinguli,* erlangen erst im jungen Erwachsenenalter ihre volle Reife (Lebel et al. 2012). Somit haben Jugendliche im Vergleich zu Kindern eigentlich ein deutlich besseres Inventar zur Verfügung, wenn auch noch nicht die volle Ausstattung eines Erwachsenen. Eine Herausforderung, welche das Verhalten Jugendlicher an deren Umgebung stellt, ist ihr häufig sehr wechselhaftes Verhalten und die Vermutung, dass der oder die Jugendliche „sicher könnte, wenn er oder sie nur wollte". Tatsächlich zeigt ein sehr interessantes Bildgebungsexperiment, dass Jugendliche für die Ausführung einer Aufgabe, bei der Antisakkaden weg von einem salienten Reiz initiiert werden müssen, zwar ein sehr effizientes neurofunktionelles Netzwerk nutzen konnten, dies jedoch im Vergleich zu Kindern und zu Erwachsenen nur dann taten, wenn sie dafür extrinsisch (also mit einem Geldgewinn für jeden korrekten Durchgang) motiviert wurden. In der neutralen Bedingung konnte die Gruppe der Jugendlichen weniger auf die notwendigen Steuerregionen in den Basalganglien zugreifen und fiel dadurch in ihrer Performanz auf das Kinder-Niveau ab (Padmanabhan et al. 2011). Gerade die Verhaltensinhibition ist eine Fähigkeit, die, wenn sie nicht ausreichend ausgeprägt ist, im sozialen Kontext immer wieder zu Konfliktpotenzial führt. Bei manchen Jugendlichen zeigt sich dabei ein eindrücklicher Unterschied zwischen ihrem Verhalten mit Gleichaltrigen (hohe Motivation) und mit Eltern oder Lehrpersonen (niedrige Motivation).

3 Jugendliche mit Hirnverletzungen und Hirnfunktionsstörungen

Jugendliche, für die ein neuropsychologisches Training notwendig wird, haben entweder eine angeborene Hirnschädigung oder Hirnfunktionsstörung, oder sie wurden gerade in dieser schwierigen Phase durch Krankheit oder Unfall aus ihrer normalen Persönlichkeitsentwicklung herausgerissen. Beide Situationen sind für das soziale Umfeld, insbesondere die Eltern, schwierig.

a) Jugendliche mit Entwicklungsstörungen: Meist haben die Eltern schon sehr früh viel investiert. Sie haben ihr Kind gefördert und für seine Integration gekämpft. Die Organisation von Therapiemaßnahmen wurde zur Selbstverständlichkeit. Mehr als bei einem gesunden Kind wird der Familienalltag und die Interaktion auf das Kind ausgerichtet. Die Schwierigkeiten und Defizite des Kindes wurden von Personen aus dem medizinischen und schulischen Umfeld (auch von Neuropsychologinnen und Neuropsychologen) regelmäßig thematisiert. So kommen Eltern – begründet oder unbegründet – leicht zu dem Schluss, dass ihr Kind gerade bei wichtigen Entscheidungen ihre Hilfe braucht. In der Adoleszenz müssen jedoch viele Entscheidungen getroffen werden, welche langfristig nur tragen, sofern es wirklich die eigenen Entscheidungen sind. Ein herausragendes Beispiel dafür ist die Berufswahl. Je nach Ausmaß der Einschränkung kann es sehr schwierig sein, die eigenen Neigungen und Wünsche mit realistisch erreichbaren Zielen zu vereinbaren. Jugendliche brauchen dafür Hilfe, jedoch müssen sie dabei ernst genommen werden. Wo immer möglich, sollten für die Bearbeitung dieses Themas professionelle Job-Coaches einbezogen werden, oder wenigstens erwachsene Bezugspersonen, welche nicht zur Kernfamilie gehören. Für die Kinder selbst wird der zunehmend stärkere Vergleich mit Gleichaltrigen immer wieder zu Frust führen, sodass im ungünstigsten Fall der Aufbau einer tragenden Peergroup erschwert wird und sie wohl oder übel mehr als andere Gleichaltrige auf ihre Kernfamilie angewiesen sind. Beide Entwicklungen, von Eltern- und von Kind-Seite, bergen Fallstricke für die Autonomie-Entwicklung der Jugendlichen.

b) Jugendliche mit akuten neurologischen Erkrankungen: Eine schwere Erkrankung des Kindes löst wohl bei allen Eltern heftigste Sorgen aus. Die Eltern wollen alles tun, damit ihr Kind wieder gesund wird, oder zumindest wieder so gut wie möglich in den Alltag zurück kehren kann. Jugendliche reagieren sehr unterschiedlich auf diese Bestrebungen: Die einen genießen die Fürsorge und nutzen diese erlaubte Regression zur psychischen und körperlichen Erholung. In der Regel kann die Persönlichkeitsentwicklung nach der Erholungsphase normal wiederaufgenommen werden. Andere wehren die Fürsorge ihrer Eltern vehement ab, was bei diesen zu tiefer Verletzung führen kann. Hier brauchen vor allem die Eltern eine gute psychotherapeutische Begleitung und Psychoedukation, damit keine Narben in der Eltern-Kind-Beziehung zurückbleiben. Wieder andere Jugendliche, und diese sieht man in der Neurorehabilitation nicht selten, wollen auf keinen Fall undankbar erscheinen und stellen daher ihre eigene Autonomie-Entwicklung, und damit eigene Bedürfnisse und Wünsche, zurück. In diesen Fällen ist eine systemische Arbeit mit allen Beteiligten unabdingbar, um psychische Sekundärerkrankungen zu verhindern.

4 Neuropsychologische Therapie: Was ist bei Jugendlichen speziell?

4.1 Therapiemotivation

> ❯ Bei Jugendlichen muss ausreichend Zeit in die Ausbildung einer intrinsischen Therapiemotivation investiert werden.

Bei Erwachsenen kann in den meisten Fällen von ausreichender Motivation ausgegangen werden, wenn sie sich zu einer neuropsychologischen Therapie entscheiden und nicht an einer Anosognosie (= krankhafte fehlende Krankheitseinsicht) leiden. Kinder auf der anderen Seite lassen sich zu Therapien in der Regel leicht extern motivieren – sofern sie spüren, dass Eltern und andere Bezugspersonen hinter der Maßnahme stehen, die Beziehung zur Therapeutin oder zum Therapeuten gut ist, und die Therapiebedingungen ansprechend gestaltet werden, werden sie mitmachen.

Jugendliche dagegen müssen eine Krankheitseinsicht gewinnen, und sie müssen verstehen und akzeptieren, dass die therapeutische Maßnahme nützt. Der Beginn eines Trainings macht ohne die Eigenmotivation des/der Jugendlichen keinen Sinn, selbst wenn die Maßnahme absolut indiziert ist und die Eltern unbedingt eine Therapie für ihr Kind möchten. Somit muss in einem oder mehreren Erstgesprächen mit dem Teenager ein Störungsbewusstsein entwickelt und damit eine Therapiemotivation geschaffen werden. Neuropsychologische Testergebnisse müssen anschaulich und verständlich dargestellt und vor allem ihre Relevanz für den Alltag muss erklärt werden. Der oder die Jugendliche sollte mit guten Argumenten überzeugt werden, dass das geplante Training notwendig ist und tatsächlich Erfolg verspricht.

4.2 Zieldefinition

Eine gute Zieldefinition ist eine hervorragende Grundlage für die Therapiemotivation. Umso wichtiger ist eine gute Zieldefinition gerade für Jugendliche. Der klinische Alltag zeigt jedoch, dass viele Jugendliche noch nicht in der Lage sind, selbstständig konkrete Ziele zu definieren. Es braucht hier also genügend Zeit und Anleitung, um den Jugendlichen zu einer konkreten Zieldefinition zu führen. Therapeutische Techniken („Stell Dir vor, es sind 2 Monate vergangen. Woran erkennst Du, dass das Training funktioniert hat?") können hier wertvolle Dienste leisten. Ebenso ist der Einsatz des S.M.A.R.T.-Prinzips (Spezifisch – Messbar – Attraktiv – Realistisch – Terminiert) hilfreich, um wirklich überprüfbare und fassbare Ziele zu entwickeln. Erst, wenn es dem jungen Menschen selbst trotz dieser Hilfestellungen nicht gelingt, konkrete Ziele zu definieren, sollten Ziele durch den Therapeuten oder die Therapeutin vorgeschlagen werden. Extern vorgegebene Zieldefinitionen durch die Eltern oder die Schule sind im Jugendalter heikel und sollten vermieden werden.

> **Praxistipp**
>
> Jugendliche können sehr gut mit dem S.M.A.R.T.-Prinzip (Doran 1981) arbeiten, welches eigentlich aus dem Projektmanagement kommt: Ziele sind nur dann *smart*, also schlau, wenn sie folgende 5 Kriterien erfüllen:
>
> S. – spezifisch (specific) - Definiere Deine Ziele so eindeutig und klar, wie möglich.
> M. – messbar (measurable) - Wie kann man die Erreichung Deiner Ziele erkennen oder messen?

A. – attraktiv/erreichbar (achievable) - Nur Ziele, die Du wirklich erreichen willst, sind sinnvoll.

R. – realistisch (reasonable) - Wähle Ziele, die Du auch wirklich erreichen kannst.

T. – terminiert (time-bound) - Setze eine „Deadline", zu der Du überprüfen möchtest, ob das Ziel erreicht wurde.

4.3 Methoden und Therapiematerial

Grundsätzlich sind kognitiv-behaviorale Ansätze für Jugendliche vielversprechend, da sie besser als Kinder in der Lage sind, ihre Situation zu reflektieren und kognitive Strategien einzusetzen. Trainings mit Jugendlichen sollten immer einen großen Teil altersangepasster Psychoedukation enthalten, um dem Patienten Einsicht in die Wirkmechanismen des Trainings zu erlauben. Idealerweise werden Strategien gemeinsam mit den Jugendlichen erarbeitet. Selbstmanagement-Techniken und Wenn-dann-Pläne können bei der Umsetzung der Strategien helfen. Das Therapiematerial sollte möglichst zur Lebenswelt der jungen Menschen passen – Kindermaterial mit lustigen Geschichten wird möglicherweise ebenso wenig motivieren, wie Materialien für ältere Menschen. Grundsätzlich sollte aber immer zunächst eine Auswahl an Strategien vorgestellt werden und der oder die Jugendliche sucht sich selbst passende Techniken aus. Wichtig ist es, in kleinen Übungen bereits Erfolgserlebnisse zu vermitteln: Erlebt der Patient, dass eine Strategie tatsächlich funktioniert, steigert dies wieder die Therapiemotivation. Wie bei Kindern auch kann für Übungsmaterialien in den „Spieleschrank" gegriffen werden. Es gibt inzwischen eine große Auswahl an Spielen, die auch Jugendliche herausfordern. Dies können klassische Strategie-, Karten- und Brettspiele sein (für eine Auswahl siehe die „Spiele zur Förderung der Hirnfunktionen", herausgegeben vom Inselspital Bern; ▶ www.kinderkliniken.insel.ch/de/kinderkliniken/kinderheilkunde/neuropaediatrie/neuro-angebot0/spiellliste/), aber selbstverständlich auch PC- und Konsolenspiele.

Für die Übertragung von Therapieerfolgen in den Alltag sind Hausaufgaben ein bewährtes Mittel. Bei Jugendlichen stellt dieser Teil der Therapie jedoch immer eine große Herausforderung dar, und häufig endet es damit, dass keine Hausaufgaben mehr gestellt werden. Der Einfluss der Eltern auf die Erledigung von Hausaufgaben ist bei Jugendlichen in aller Regel sehr gering. Es kann jedoch hilfreich sein, vertraute Erwachsene einzubeziehen, welche nicht zur Kernfamilie gehören – (Paten-)Onkel und Tanten, Nachbarn, vielleicht aber auch beste Freunde oder den/die Partner/in. Die Einbeziehung elektronischer Medien kann die Motivation zur Bearbeitung von Hausaufgaben ebenfalls erhöhen. Eine Erinnerung per SMS oder Messenger kann hilfreich sein, oder der Austausch der Aufgaben auf elektronischem Weg (E-Mail oder Messenger). Für die Entwicklung zukünftiger Therapiemanuale wird der Einbau von Apps im Sinne elektronischer Aufgabenmodule, angepasst an die individuellen Bedürfnisse des Patienten, sinnvoll sein. Das Handy ist für viele Jugendliche in Alltagssituationen leichter und niederschwelliger verfügbar als Papier und Stift. Die Bearbeitung von Hausaufgaben per Smartphone erleichtert damit möglicherweise einen guten Transfer in den Alltag und die Lebensumwelt des Jugendlichen.

4.4 Übertrag in Schule und Ausbildung

Der Übertrag in Schule und Ausbildung beginnt schon bei der Zielformulierung, die unbedingt Komponenten enthalten sollte, die für Schule oder Lehrstelle relevant sind. Im Therapieverlauf sollten die eingeübten Strategien und Techniken immer auch an konkreten Beispielen aus Schule oder Lehre angewendet werden. So kann der junge Mensch erleben, dass die Techniken funktionieren und ihm tatsächlich im Alltag einen Vorteil bringen. Sofern die Klassenlehrperson oder der/die Ausbilder/in in die Therapie einbezogen wird, kann diese Person über die erlernten Strategien informiert werden. Dies ist wichtig, damit der oder die Jugendliche nicht aus Unwissen einer Lehrperson heraus durch die Anwendung von therapeutischen Strategien einen Nachteil erfährt. Sofern der oder die Jugendliche dies wünscht, kann die Lehrperson auch die Anwendung bestimmter Strategien für bestimmte Aufgaben anregen. Dies sollte aber nie gegen den Willen des Schülers oder der Schülerin und auch nie vor der Klasse geschehen, um eine negative Hervorhebung zu vermeiden.

4.5 Einbeziehung von Eltern und Lehrpersonen

> Auftraggeber und „Verhandlungspartner" ist der oder die Jugendliche, nicht die Eltern!

Im Umgang mit Jugendlichen gibt es eine goldene Regel, welche sich gerade Fachpersonen aus dem Kinderbereich immer wieder bewusst machen müssen: Auftraggeber und primäre Ansprechperson ist der oder die Jugendliche selber. Der junge Mensch entscheidet im Gespräch mit dem Therapeuten, wer über das Training informiert und wer in das Training mit einbezogen werden soll. Viele Jugendliche, gerade wenn sie sich durch eine schwere Erkrankung in einer Ausnahmesituation befinden, sind froh, wenn die Eltern als „Case-Manager" fungieren. Allerdings muss zu Beginn des Trainings mit allen Beteiligten eine klare Aufgabenverteilung besprochen und schriftlich fixiert werden:

- Wer wird über das Training informiert?
- Wer wird am Training beteiligt?
- Welche Aufgaben übernimmt der Patient oder die Patientin selbstständig? (z. B. Terminorganisation, Erledigung der Hausaufgaben)
- Welche Aufgaben übernimmt die Mutter, der Vater, andere Erwachsene? (z. B. Erinnerung an Termine, an Hausaufgaben, Taxi-Dienst)

Diese Aufgabenverteilung wird zu Beginn des Trainings von allen unterzeichnet und im Verlauf regelmäßig überprüft und besprochen. So können neue Bedürfnisse geäußert (z. B. „Ich möchte nicht, dass meine Mutter mich jeden Abend fragt, welche Strategien ich heute angewendet habe") und Aufgaben angepasst werden (z. B. Erledigung der Hausaufgaben nicht mehr mit dem Onkel gemeinsam, sondern nur noch Information über die Aufgaben).

Im Umgang mit Lehrkräften muss wie bei den Eltern auch eine besondere Sensibilität walten. Die Jugendlichen entscheiden selbst, ob und welche Lehrpersonen über das Training informiert werden sollen. Es sollte im therapeutischen Gespräch geklärt werden, ob die Situation eher für oder gegen eine Information und/oder Einbeziehung von Lehrpersonen spricht. Im günstigsten Fall kann, bei einer guten Beziehung zwischen Lehrperson und Schüler/in, dadurch der Transfer in den Schul- oder Ausbildungsalltag deutlich verbessert werden.

4.6 Die Peer-Group

Für Jugendliche sind die Gleichaltrigen eine wichtige Bezugsgröße. Jugendliche verbringen mehr Zeit mit Gleichaltrigen als mit ihrer Kernfamilie. Somit spielt sich ihr Alltag vor allem mit den Peers ab. In der Schule wie in der Freizeit vergleichen sich Jugendliche untereinander, und die Meinung der Gleichaltrigen zählt in der Regel mehr als die von Eltern oder Lehrpersonen. Folgende Aspekte sind daher in Bezug auf die Gleichaltrigen relevant:

- Ein wichtiger Therapieinhalt kann sein, überhaupt einen Freundes- und Bekanntenkreis aufzubauen und/oder zu halten. In der Kommunikation von neuropsychologischen Einschränkungen ihren Peers gegenüber brauchen Teenager oft Hilfe. In der Adoleszenz wird häufig der Wunsch nach Individualität und Anders-Sein wach. Dies kann den Jugendlichen als Brücke dienen.
- Auch die Notwendigkeit einer Therapie kann Jugendlichen ihren Peers gegenüber peinlich sein. Wie der junge Mensch das Training seinen Peers gegenüber kommuniziert, ist für Therapeut oder Therapeutin wichtig zu wissen.
- Der Wunsch, (wieder) mit den Gleichaltrigen mithalten zu können, kann ein großer Motivator für die neuropsychologische Therapie sein.
- Bei der Zieldefinition sollten nach Möglichkeit auch konkrete Ziele formuliert werden, welche Freunde und Bekannte betreffen (z. B. „Ich möchte meine Verabredungen nicht mehr vergessen").
- Im günstigsten Fall kann aus der Gruppe der Gleichaltrigen ein Coach/Buddy rekrutiert werden, der den Jugendlichen/die Jugendliche bei seinem Training unterstützt.

Ein Fallbeispiel mit Fallstricken

Der 14jährige F leidet seit dem Alter von 12 Jahren an einer fokalen Epilepsie (Z. n.

rezidivierenden Fieberkrämpfen seit dem Alter von 9 Monaten; behandelt mit Lamotrigin). Die Epilepsie geht mit schweren Aufmerksamkeits- und Gedächtnisproblemen einher, die sich klinisch und testpsychologisch manifestieren. Medikamentöse Behandlung der Aufmerksamkeitsproblematik (Medikinet). Trotz schulischer Unterstützungsmaßnahmen in einer Privatschule große Lernprobleme.

Ambulante neuropsychologisch-ergotherapeutische Intervention: Gedächtnisstrategietraining mit Psychoedukation und Erarbeitung von Gedächtnisstrategien in der Neuropsychologie, praktische Alltagsanwendung in der Ergotherapie. Vom Kostenträger wurden 6 Doppelsitzungen bewilligt.

Aufnahme der Therapie, da sich die *Eltern* zunehmend Sorgen machen. Zunächst geringe Therapiemotivation bei F. Die Erarbeitung von SMART-Zielen gestaltete sich im Rahmen der ersten Sitzung zunächst als fast unmöglich. Daher wurden zunächst verschiedene Gedächtnisstrategien vorgestellt und ausprobiert. Sobald F eine konkrete Strategie *erfolgreich anwenden* konnte, war er hoch erfreut und motiviert. Nun konnte F einzelne SMART-Ziele entwickeln, welche sich auf nahe und konkrete Aufgaben bezogen. Z. B.:

S - In der nächsten Klassenarbeit in Geschichte geht es um den 30-jährigen Krieg. Auf diese Arbeit werde ich mich mit der Visualisierungsstrategie besser vorbereiten als bisher.
M - Ich werde mindestens eine befriedigende Note erhalten.
A - Ich brauche diese Note unbedingt, um meinen Schnitt zu heben.
R - Es geht darum, sich die Abläufe des 30-jährigen Krieges zu merken. Mit der Visualisierungsstrategie kann ich das schaffen. Eigentlich ist die Geschichte nämlich spannend!
T - Ich werde bis zur Klassenarbeit in 4 Wochen mindestens einmal wöchentlich mithilfe der Visualisierungsstrategie lernen.

F konnte mithilfe der Therapeutin selbst rasch einschätzen, welche der möglichen Gedächtnisstrategien für ihn hilfreich sein könnten. Er wählte die Kategorisierung, die Visualisierung und das Geschichten spinnen. Bei der Visualisierungsstrategie stellte er Bezüge zu *Videospielen* her,

in die er sich sehr gut vertiefen konnte. Mit Unterstützung der Ergotherapeutin konnte er Anwendungsmöglichkeiten im Alltag entwickeln und einüben – es gelang ihm jedoch bis zum Therapieabschluss nicht, die Strategien *im Alltag* selbstständig und konsequent einzusetzen.

Neuropsychologische Testuntersuchung 8 Wochen nach Therapieende: Schulisch weiterhin schwierig, jedoch in der Testsituation beeindruckende Verbesserungen in der verbalen und figuralen Lern- und Merkfähigkeit sowie im Arbeitsgedächtnis. F gab an, im Alltag nicht genügend an den Einsatz der Strategien zu denken, war aber über die guten Testergebnisse sehr erfreut. F erklärte sich daraufhin bereit, ein Gespräch mit den beiden Haupt-Lehrpersonen zu suchen, in welchem er diesen (mit Informationsmaterial von uns) seine Strategien erklärte und mit ihnen besprach, dass sie ihn bei der Auswahl und Anwendung passender Strategien für bestimmte Aufgaben unterstützen. Verschiedene Vorschläge, Gleichaltrige einzubeziehen (z. B. Lern-Tandem; Weitervermittlung erfolgreicher Strategien an Freunde; Erinnerung an den Einsatz von Strategien durch Klassenkameraden) lehnte F ab. Er begründete dies mit dem Argument, dass er niemanden kennen würde, der freiwillig für die Schule arbeiten würde. Tatsächlich war die Klasse, die F besuchte, auf einem eher schwachen Leistungsniveau. F gelang es im Rahmen des Trainings nicht, Alltagsziele außerhalb der Schule zu bestimmen, wodurch der Einbezug von Peers in diesem Kontext schwierig war. Die Definition von Zielen ausserhalb der Schulsituation wurde für eine Booster-Sitzung 6 Monate nach Therapieabschluss geplant.

Literatur

Anderson PJ (2002) Assessment and development of executive function (EF) during childhood. Child Neuropsychol 8:71–82

Courchesne E, Chisum HJ, Townsend J et al (2000) Normal brain development and aging: quantitative analysis at in vivo MR imaging in healthy volunteers. Radiology 216:672–682

Doran GT (1981) There's a S.M.A.R.T. way to write management's goals and objectives. Manag Rev 70:35–36

Erikson E (1980) Identity and the life cycle: a reissue. Norton, New York

Gogtay N, Giedd JN, Lusk L et al (2004) Dynamic mapping of human cortical development during childhood through early adulthood. Proc Natl Acad Sci U S A 101:8174–8179

Larson RW, Richards MH, Moneta G, Holmbeck GC (1996) Changes in adolescents' daily interactions with their families from ages 10 to 18: disengagement and transformation. Dev Psychol 32:744–754

Laursen B, Coy KC, Collins WA (1998) Reconsidering changes in parent-child conflict across adolescence: a meta-analysis. Child Dev 69:817–832

Lebel C, Gee M, Camicioli R, Wieler M, Martin W, Beaulieu C (2012) Diffusion tensor imaging of white matter tract evolution over the lifespan. Neuroimage 60:340–352

Padmanabhan A, Geier CF, Ordaz SJ, Teslovich T, Luna B (2011) Developmental changes in brain function underlying the influence of reward processing on inhibitory control. Dev Cogn Neurosci 1:517–529

Exkurs: Psychopharmakologie in der Neuropsychologie – Zielsymptomorientierung als Handlungsstrategie

Claudia M. Klier

© Springer-Verlag GmbH Deutschland, ein Teil von Springer Nature 2020
T. Pletschko et al. (Hrsg.), *Neuropsychologische Therapie mit Kindern und Jugendlichen*,
https://doi.org/10.1007/978-3-662-59288-5_9

Das Kapitel soll Aufschluss geben zum Einsatz von Medikamenten in der neuropsychologischen Behandlung von Kindern und Jugendlichen. Die psychopharmakologische Behandlung wird bei Kindern und Jugendlichen nach wie vor von Eltern, pädagogischem Personal und auch den psychosozialen Behandlungsteams und von medizinischer Seite kontroversiell diskutiert.

Allerdings muss schon zu Beginn gesagt werden, dass es für unsere jungen Betroffenen häufig zu wenig Daten zu Wirkung, Nebenwirkungen und Wechselwirkungen gibt, auch Daten zur Langzeitbehandlung fehlen. In der Pädiatrie ist ein Großteil der Medikamente off-label, das heißt sie werden außerhalb der von den Arzneimittelbehörden bewilligten Indikation oder Altersstufe angewandt. Auch in der Kinder- und Jugendpsychiatrie ist dies in einem überwiegenden Ausmaß der Fall.

2010 hat die EU mit dem PERS-Projekt ▶ www.pers-project.com für eine einzelne Substanz (Risperidon) eine Initiative gestartet, um diese besser bei Kindern zu untersuchen und hier mit öffentlichem Geld Daten zu Wirksamkeit und Sicherheit zu erheben (Glennon et al. 2014) ▶ https://cordis.europa.eu/project/rcn/95491/reporting/en [final Report]). Die Forschungsgruppe versucht laufend Sicherheitsdaten bezüglich Risperidon weiter zu generieren. Für körperlich kranke Kinder kommt noch hinzu, dass diese grundsätzlich aus Medikamentenstudien ausgeschlossen bleiben.

Dies zeigt, wie groß die Schwierigkeiten auf dem Weg zu einer rationalen und fundierten Entscheidung für oder gegen ein psychopharmakologisches Vorgehen sind (Ray et al. 2019).

1   Wann ist der Einsatz von Psychopharmaka bei neuropsychologischen Fragestellungen gerechtfertigt und wer besitzt die dafür erforderliche Expertise?

Die Psychologie wird an eine Medikation denken, wenn der Erfolg der nichtmedikamentösen Behandlung ausbleibt, weil zum Beispiel wegen einer Depression ein kognitives Training nicht den Effekt bringt oder bei einem Aufmerksamkeitstraining die stark ausgeprägte Hyperaktivität dieses verunmöglicht.

Dann ist es ratsam, die Kinder- und Jugendpsychiatrie zuzuziehen, welche schließlich die Indikation für eine Medikation stellen kann.

1.1   Kriterien für eine zusätzliche Medikation

1. Die Diagnose rechtfertigt eine medikamentöse Behandlung.
2. Die Symptomatik ist unter psychologischer Behandlung nicht oder nicht ausreichend verbessert.
3. Der Leidensdruck oder die Dysfunktionalität der Betroffenen ist hoch.

1.2   Wer ist die Fachkraft für eine medikamentöse Einstellung?

In erster Linie wird es die Kinder- und Jugendpsychiatrie sein, welche hier ihre Expertise einbringen wird. Weiters sind Fachkräfte der Neuropädiatrie oder Pädiatrie mit Zusatzausbildung eine geeignete Fachrichtung, um neuropsychologische Symptome medikamentös zu behandeln. Wichtig ist die Kommunikation der verschiedenen Fachbereiche und die Vernetzung der therapeutischen Dienste sowohl in der Einschätzung der Schwierigkeiten des Kindes in verschiedenen Settings wie auch für die Rückmeldung in Bezug auf die Wirksamkeit.

> **Praxistipp**
>
> Eine realistische Einschätzung der Möglichkeiten und Grenzen einer Medikation soll von Beginn an den Eltern und dem Kind vermittelt werden.

Es zeigt sich oft ein Überschätzen in der möglichen Wirkung sowie in den Nebenwirkungen.

1.3 Psychopharmakologische Behandlung – Wann ist diese nicht indiziert?

Diese Frage sollte immer mitgedacht werden und ergibt sich aus der Indikation für die Behandlung, die gegeben sein muss. Wichtig ist es, Faktoren im Umfeld des Kindes zu erheben, die zu einer Dysfunktionalität und zu Symptomen, wie beispielsweise Impulsivität, führen können. Dabei wird, neben dem Erlernen einer besseren Impulskontrolle und Emotionsregulation, versucht, primär das häusliche Umfeld positiv zu beeinflussen und die Interaktion mit dem Kind zu verbessern. Darüber hinaus sollen inadäquate Erziehungsmethoden zur Diskussion gestellt und potenzieller Missbrauch vorgebeugt werden, bevor eine Medikation für das, im Kontext durchaus sinnvolle, „Symptom" des Kindes angedacht wird.

> Obwohl die Daten zu den verschiedenen Substanzen oft unzureichend sind, gibt es für die Praxis eine wichtige Handlungsstrategie: Wenn die Symptome zu ausgeprägt sind, sodass keine psychologische Behandlung möglich ist oder die Dysfunktionalität und der Leidensdruck sehr groß sind, sollte der Kontakt zur ärztlichen Fachkraft hergestellt werden, welche dann die Indikation für die medikamentöse Behandlung stellen kann.

2 Welches Pharmakon kann bei welchem Symptomkomplex eingesetzt werden?

Üblicherweise werden Psychopharmaka nach Störungsbildern, die sie behandeln, benannt. Als Beispiel gelten hier Antidepressiva, die für die Behandlung von Depressionen eingesetzt werden. Die Forschung hat jedoch gezeigt, dass die Neurotransmittersysteme störungsübergreifend betroffen sind. Daher werden zum Beispiel Antidepressiva, die den Serotonin- und/ oder Noradrenalinhaushalt regulieren auch bei Angststörungen, Schmerzstörungen, starken Negativsymptomen, abklingender Psychose oder Aufmerksamkeitsstörungen eingesetzt.

◻ Tab. 1 gibt einen Überblick über die Einsatzgebiete der verschiedenen Pharmaka nach Symptomkomplexen, wobei dieser Zielsymptomansatz erstmals von Shaw und DeMaso (2010) beschrieben wurde.

3 Die Kategorisierung der Psychopharmaka nach Substanzklassen

Diese Einteilung macht Sinn, wenn man Wirkungsweise, Wechselwirkungen, Nebenwirkungen und medizinische Vorsichtsmaßnahmen für eine Substanzklasse kennen möchte:

- Antidepressiva zur Behandlung von Depression und Angst sowie schwereren Schlafstörungen und Schmerzsymptomen
- Antipsychotika für die Behandlung von psychotischen Symptomen, Agitiertheit, Delir und Impulskontrollstörungen sowie bei Autismus und therapierefraktären Depressionen
- Stimmungsstabilisatoren für bipolare Erkrankungen
- Sedativa werden bei Angst, Unruhe, Delir und in Verbindung mit den 3 vorhergenannten Substanzklassen verwendet.
- Für die Behandlung der Aufmerksamkeits-/ Hyperaktivitätsstörung stehen inzwischen 3 verschiedene Substanzklassen zur Verfügung, die sehr unterschiedlich sind: Atomoxetin (Noradrenalin-Wiederaufnahmehemmer), retardierte Amphetamine und Methylphenidat (Stimulantien) sowie Guanfacin (Alpha2-Rezeptoragonist)

Eine schnelle Information über alle relevanten Informationen zu den jeweiligen Substanzen gibt eine App, die man gratis über den iOS App Store oder Google Play Store bekommt: **NbN c&a** (Neuroscience based Nomenclature child and adolescent), welche 2013 vom European College of Neuropsychopharmacology

◻ Tab. 1   Auswahl von Psychopharmaka nach Zielsymptomen

Akute Agitation	Antipsychotika
	Benzodiazepine
	Diphenhydramin
	Clonidin
Angst	Benzodiazepine
	Antidepressiva
	Gabapentin
	Clonidin
Depression	Selektiver Serotonin-Wiederaufnahmehemmer
	Selektiver Noradrenalin-Wiederaufnahmehemmer
Aufmerksamkeitsdefizit/Hyperaktivität	Methylphenidat
	Dexamphetamin
	Guanfacin
	Atomoxetin
Schlaf	Melatonin
	Diphenhydramin
	Trazodon
	Mirtazapin
Schmerz	Trizyklika
	Gabapentin
Psychose	Neuroleptika
	Benzodiazepine
Delir	Neuroleptika
	Benzodiazepine

(ECNP) entwickelt wurde (Caraci et al. 2017). Diese Informationen erleichtern den Einsatz der Substanzen im Einklang mit der Wirkweise auf Transmitterebene, und nicht nach der Nomenklatur.

Auch wenn die Forschung zum Teil nicht genügend Daten liefert, hat die Task Force für die Informationen in der App folgende Grundsätze verfolgt:

1. Die Notwendigkeit zu behandeln
2. Aktualisierter Einblick in die Neurowissenschaft
3. Abstimmung zwischen den Mitgliedern der Task-Force
4. Die Annahme, dass die Entwicklung der Organsysteme bei Kindern bei Verwendung und Dosierung miteinbezogen werden muss

> **Praxistipp**
>
> Die Erweiterung des Verständnisses der Psychopharmakologie führt zum Einsatz der Substanzen nach ihrem Wirkprinzip auf Transmitterebene. Dies hat häufig Verwirrung zur Konsequenz, da sich die Nomenklatur nicht mit dem Einsatzgebiet des Pharmakons deckt, indem zum Beispiel ein Antidepressivum zur Angstbehandlung eingesetzt wird. Diesem Umstand wird eine neue App gerecht, die schnell alle relevanten Daten einer Substanz für den Einsatz bei Kindern und Jugendlichen in Bezug auf ein bestimmtes Zielsymptom zur Verfügung stellt: NbN c&a (Neuroscience based Nomenclature child and adolescent).

4 Einfluss von Psychopharmaka auf kognitive Funktionen

Psychopharmaka können einzelne kognitive Funktionen positiv oder negativ beeinflussen. Eine antidepressive Therapie kann daher kognitive Funktionen, wie das Gedächtnis, exekutive Funktionen, Aufmerksamkeit, Konzentration und Verarbeitungsgeschwindigkeit bei einer Depression zusätzlich zu einem kognitiven Training und zu Psychotherapie verbessern.

Welche Hürden können jedoch durch eine Psychopharmaka-Anwendung in der neuropsychologischen Therapie erwartet werden? Infolge einer neuroleptischen Medikation können Einschränkungen im Bereich der Aufmerksamkeit und exekutiven Funktionen bestehen (Hwang et al. 2012). Auf der anderen Seite verbessert kognitives Training zusätzlich zur neuroleptischen Medikation die Aufmerksamkeit und erzielt ein höheres Funktionsniveau bei erwachsenen Patienten mit einer Schizophrenie (Mueller et al. 2017).

Dass die Aufmerksamkeits- und Verhaltensauffälligkeiten auch bei Entwicklungsstörungen und neurologischen Erkrankungen, und nicht nur bei der idiopathischen Diagnose ADHS, behandlungsbedürftig sind, hat klinisch Praktizierende schon längst dazu veranlasst, diese mit Methylphenidat oder Clonidin bzw. retardiertem Guanfacin zu behandeln. Allerdings gibt es dazu bisher noch so gut wie keine Studien. Dieses Vorgehen wird aktuell von einer Arbeitsgruppe zum Krankheitsbild der Neurofibromatose Typ 1 untersucht (Pride et al. 2018). Die sekundäre Aufmerksamkeitsstörung bei der Zerebralparese kann gut mit Methylphenidat behandelt werden (Gross-Tsur et al. 2002). Ob Methylphenidat auch bei jenen Fällen erfolgreich ist, bei denen keine formale Diagnose einer ADHS vorliegt, wurde bisher nicht untersucht. Im klinischen Alltag kann dieses Vorgehen jedoch zielführend sein, dies gilt auch für fokale Schädigungen des Gehirns (z. B. Hirntumor, zerebraler Infarkt, SHT) oder Störungen mit einer globalen Erniedrigung der Sauerstoffsättigung (z. B. konnatale zyanotische Herzvitien, extreme Frühgeburt).

5 Allgemeines zum Einsatz von Psychopharmaka in der Behandlung von Kindern und Jugendlichen

5.1 Wie erklärt man Kindern und Jugendlichen die Notwendigkeit einer medikamentösen Behandlung?

In jedem Fall sollten Kinder und Jugendliche in altersgemäßer Weise über die Wirkung, mögliche Nebenwirkungen und die voraussichtliche Dauer der medikamentösen Behandlung aufgeklärt werden. Dabei sollen Kinder schon sehr früh in diesen Entscheidungsprozess einbezogen werden. Es ist wichtig, dass das Medikament als Unterstützung bezeichnet wird und dass die Einnahme des Medikaments nicht bedeutet, dass das Kind krank ist. Sobald eine ausreichende Wirksamkeit eingetreten ist, soll über die Dauer der Erhaltungstherapie, aber auch über den Zeitplan für eine Beendigung gesprochen werden.

Ein Thema bei der Abschätzung des Ansprechens ist, dass Kinder sich häufig nicht dysfunktional erleben und daher bei Befragungen keine Veränderung der Symptome angeben. Daher können individuelle Zielsymptome festgelegt werden, damit das Kind die Veränderung leichter bemerken kann.

Bezüglich der Medikation im Bereich der Aufmerksamkeits-/Hyperaktivitätsstörung gibt es Info-Materialien für Kinder und Jugendliche, allerdings werden diese zurzeit nur von der Industrie gesponsert. Aus diesem Grund besteht die Notwendigkeit, von der Industrie unabhängige Materialien zu erstellen.

5.2 Kontrolluntersuchungen

Sehr wichtig ist eine individuelle Dosisanpassung (go low, go slow!) und regelmäßige Kontrolluntersuchungen mit Elektrokardiogramm (EKG), Gewichtskontrollen, Blutdruck, Puls und Laborkontrollen sowie zu Beginn einer Elektroenzephalogramm-Untersuchung (EEG). Eine Monotherapie ist in jedem Fall vorzuziehen, denn beim Mischen von mehreren Substanzen erhöht sich das Risiko für Nebenwirkungen. Die Indikation sollte regelmäßig überprüft werden, denn das Ziel ist häufig, die Medikation nur vorübergehend einzusetzen, damit die psychologischen und therapeutischen Interventionen greifen können. Zur Ermittlung der individuell optimalen Dosis empfiehlt sich das therapeutische Drug Monitoring (TDM) mit dem Pharmakablutspiegel.

> **Praxistipp**
>
> Kinder sollen altersadäquat in die Entscheidung einbezogen und das Medikament in seiner Wirkungsweise kindgerecht erklärt werden. Individuelle Zielsymptome können festgelegt werden, damit das Kind leichter die Veränderung bemerken kann.

5.3 Einsatz von Psychopharmaka im „Off-label-Bereich"

Da die Behandlung im Kindes- und Jugendalter häufig im „Off-label-Bereich" (außerhalb der Zulassung) angewandt wird, wird folgendes Vorgehen empfohlen: Steht unter mehreren Therapiealternativen ein zugelassenes Arzneimittel zur Verfügung, ist dieses das Mittel der Wahl, wenn keine medizinischen Gründe, wie zum Beispiel vorhersehbare Unverträglichkeiten, bekannte unzumutbare Nebenwirkungen oder Spätfolgen bzw. sonstige Risiken dagegen sprechen. Dabei ist darauf hinzuweisen, dass im „off-label-use" die Rechtfertigung der Anwendung durch Quellen legitimiert werden muss und in Fachkreisen Konsens über die Indikation der zulassungsüberschreitenden Anwendung herrschen sollte.

Im Falle des „off-label-use" von Medikamenten besteht zudem eine erhöhte Aufklärungspflicht. Diese umfasst: die Information über den Einsatz außerhalb der Zulassung, die Information über zugelassene Alternativen und deren Vor- und Nachteile, die Information über Wirksamkeit, Nebenwirkungen und Risiken des Medikamentes im „off-label-use" sowie die Information über eingeschränkte Haftung des Herstellers. Die Zustimmung von Betroffenen und/oder Erziehungsberechtigten sollte unbedingt schriftlich erfolgen, empfehlenswert ist ein Aufklärungsformular.

Ein Vorgehen, das sich bei einem Mangel an Daten als machbar gezeigt hat, ist die Anwendung von Medikamenten unter engmaschiger klinischer Kontrolle – sowohl die Wirkung als auch potenzielle Nebenwirkungen betreffend.

Literatur

Caraci F, Enna SJ, Zohar J, Racagni G, Zalsman G, van den Brink W, Kasper S, Koob GF, Pariante CM, Piazza PV, Yamada K, Spedding M, Drago F (2017) A new nomenclature for classifying psychotropic drugs. Br J Clin Pharmacol 83(8):1614–1616. ▶ https://doi.org/10.1111/bcp.13302

Glennon J, Purper-Ouakil D, Bakker M, Zuddas A, Hoekstra P, Schulze U, Castro-Fornieles J, Santosh PJ, Arango C, Kölch M, Coghill D, Flamarique I, Penzol MJ, Wan M, Murray M, Wong IC, Danckaerts M, Bonnot O, Falissard B, Masi G, Fegert JM, Vicari S, Carucci S, Dittmann RW, Buitelaar JK, PERS Consortium (2014) Paediatric European Risperidone Studies (PERS): context, rationale, objectives, strategy, and challenges. ECAP 23(12):1149–1160. ▶ https://doi.org/10.1007/S00787-013-0498-3

Gross-Tsur V, Shalev RS, Badihi N, Manor O (2002) Efficacy of methylphenidate in patients with cerebral palsy and Attention-Deficit Hyperactivity Disorder (ADHD). J Child Neurol 17(12):863–866

Hwang SS, Kim Y, Yun DY, Kim YS, Jung HY (2012) Exploration of the associations between neurocognitive function and neuroleptics side effects. J Psychiatr Res 46(7):913–919. ▶ https://doi.org/10.1016/j.jpsychires.2012.04.005

Mueller DR, Khalesi Z, Benzing V, Castiglione CI, Roder V (2017) Does Integrated Neurocognitive Therapy (INT) reduce severe negative symptoms in schizophrenia outpatients? Schizophr Res 188:92–97. ▶ https://doi.org/10.1016/j.schres.2017.01.037

Pride NA, Barton B, Hutchins P, Coghill DR, Korgaonkar MS, Hearps SJC, Rouel M, Malarbi S, North KN, Payne JM (2018) Effects of methylphenidate on cognition and behaviour in children with neurofibromatosis type 1: a study protocol for a randomised placebo-controlled crossover trial. BMJ Open 8(8):e021800. ▶ https://doi.org/10.1136/bmjopen-2018-021800

Ray WA, Stein CM, Murray KT, Fuchs DC, Patrick SW, Daugherty J, Hall K, Cooper WO (2019) Association of antipsychotic treatment with risk of unexpected death among children and youths. JAMA Psychiatry 76(2):162–171. ▶ https://doi.org/10.1001/jamapsychiatry.2018.3421

Shaw RJ, DeMaso D (2010) Textbook of pediatric psychosomatic medicine. American Psychiatric Publishing, Inc., Arlington VA

Funktionsspezifi-scher Teil

Inhaltsverzeichnis

Aufmerksamkeit – Attention please!

Liesa J. Weiler-Wichtl

© Springer-Verlag GmbH Deutschland, ein Teil von Springer Nature 2020
T. Pletschko et al. (Hrsg.), *Neuropsychologische Therapie mit Kindern und Jugendlichen*,
https://doi.org/10.1007/978-3-662-59288-5_10

1 Hintergrund

1.1 Neuropsychologischer Hintergrund – „Jeder weiß was Aufmerksamkeit ist – William James"

> **Definition**
>
> „Im Allgemeinen lässt sich Aufmerksamkeit unabhängig von allen Modellvorstellungen als Mechanismus begreifen, der die überaus große Menge an Umwelteindrücken aufnimmt, verarbeitet und sortiert. Möglicherweise begrenzte kognitive Fähigkeiten sollten aufgrund der Fähigkeit der Aufmerksamkeit so genutzt werden, dass sie den relevanten Anteil der Umweltreize gezielt verarbeiten können. Dabei erscheint es, dass der Mechanismus abhängig von Situation und Aufgabenstellung unterschiedlich fungiert." (Heubrock und Petermann 2005)

Aufmerksamkeit spielt im Alltag rund um die Uhr eine bedeutende Rolle. Allein schon beim Frühstück wird unsere Aufmerksamkeit zu Höchstleistungen aufgefordert (vgl. ◨ Abb. 1).

Sie trägt per Definition dazu bei, überhaupt erst Informationen aus der Umwelt gezielt aufnehmen und verarbeitet zu können. Neben der hohen Beanspruchung im Alltag hat Aufmerksamkeit natürlich ebenso eine wesentliche Funktion u. a. beim Lernen und dem Wissenserwerb (Daseking und Petermann 2007). Aufmerksamkeit ist demnach von einer hohen Komplexität geprägt, wodurch sich zahlreiche Aufmerksamkeitsmodelle in der Literatur wiederfinden. Sie alle haben gemeinsam, Aufmerksamkeit durch differenzierte Komponenten zu beschreiben, variieren allerdings hinsichtlich der Anzahl konkreter Komponenten und der theoretischen Herleitung (vgl. u. a. Mirsky et al. 1991; Posner und Boies 1971; Posner und Petersen 1990; Schmidt-Atzert et al. 2008; Sturm 2005; van Zomeren und Brouwer 1994). Die folgende Taxonomie ist ein Versuch, sämtliche Modelle zu integrieren, und berücksichtigt zusätzlich den Entwicklungsaspekt (Weiler und Leiss 2013; ◨ Abb. 2).

Neurobiologisch kann Aufmerksamkeit als Netzwerk erklärt werden und verdeutlicht damit die Komplexität der Funktion (Habekost und Starrfelt 2009; Kopp und Wessel 2008; Posner und Petersen 1990). Aufmerksamkeitsstörungen werden meist mit reduziertem zerebralen Volumen, v. a. in den mit Aufmerksamkeit assoziierten Arealen (u. a. Corpus callosum, präfrontaler Kortex, …) und/oder verminderter Menge der grauen und weißen Substanz assoziiert (Carmona et al. 2009; Kayl et al. 2000; Reddick et al. 2005;

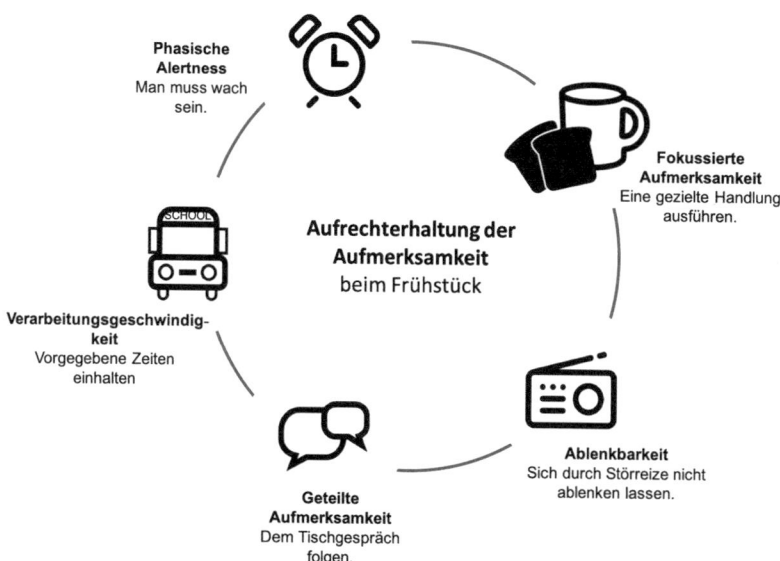

◨ **Abb. 1** Beispielhafte Darstellung der Aufmerksamkeitsleistung während einer Alltagshandlung. (Quelle: Icons © Syncfusion Inc. Metro Studio 2001–2019)

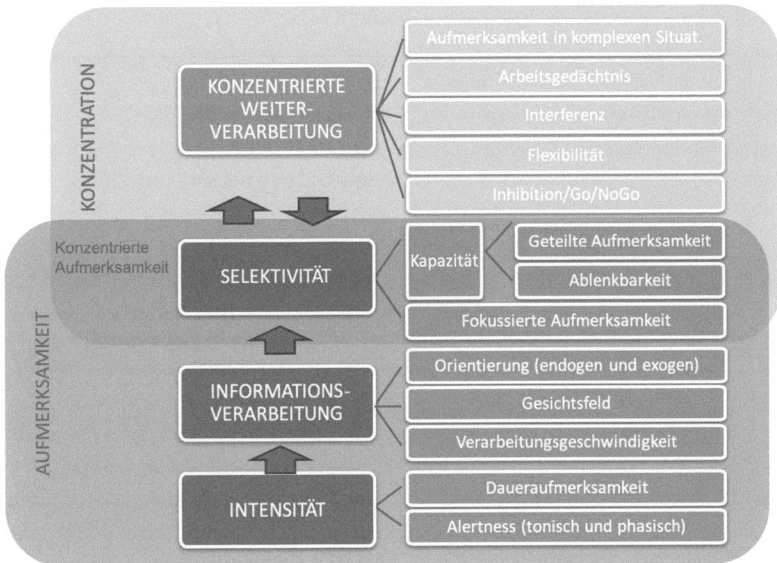

◘ Abb. 2 Taxonomie der Aufmerksamkeit inkl. Abgrenzung zur Konzentration

Seidman et al. 2005). Neben der Neuroanatomie kommt auch neurochemischen Prozessen eine besondere Bedeutung für Funktionen der Aufmerksamkeit zu, wie z. B. eine reduzierte Dopaminmenge und verminderte Rückresorption in die Präsynapse bei Kindern mit ADHS (Swanson et al. 2007; Wu et al. 2012). Diese hohe Komplexität mag durchaus die vielfältigen und häufigen Störungen beschreiben. Eine Störung der Aufmerksamkeit führt dabei zu einer Minderung der allgemeinen Leistungsfähigkeit im Alltag bzw. wirkt sich auf komplexe neuropsychologische Funktionen (Kurzzeitgedächtnis, Entwicklung des Wortschatzes, Arbeitsgedächtnis etc.) aus (Majerus et al. 2009; McAuley und White 2011; Zimmermann und Fimm 2012).

Dabei muss grundlegend zwischen Aufmerksamkeit als neuropsychologischem Prozess und ADHS nach ICD 10/DSM-IV als kategorialer Störung unter Berücksichtigung einer Mindestanzahl an Symptomen unterschieden werden (Dunn und Kronenberger 2005). Störungen der neuropsychologischen Aufmerksamkeitsfunktion konnten sowohl bei ADHS/ADS, aber auch als Folge bzw. Begleitsymptom von hirnorganischen Erkrankungen (z. B. Hirntumor, Neurofibromatose Typ 1, Schlaganfall, Schädel-Hirn Trauma), Teilleistungsstörungen (Lese- und Rechtschreib- bzw. Rechenstörungen), Frühgeburt oder Traumatisierungen festgestellt werden (Anderson et al. 2011; Drechsler et al. 2005; Eikelmann et al. 2008; Hernandez et al. 2003; Kratz et al. 2011; Lehtonen et al. 2013; Schwenck und Schneider 2003; Steinlin et al. 2003; Weber und Reynolds 2004). Störungen der Aufmerksamkeit sind vielfältig in ihrem Erscheinungsbild (u. a. erhöhte Ablenkbarkeit, Verlangsamung, verringerte Daueraufmerksamkeit, …) und es lassen sich demnach auch keine allgemeingültigen neuropsychologischen Profile ableiten. Zusätzlich kann eine unspezifische Therapie der Aufmerksamkeit zu Verschlechterung der Funktion (z. B. weitere Reduktion der Aufmerksamkeitskapazität) führen (Sturm 2005). Die beschriebene Komplexität der Aufmerksamkeit bringt mit sich, dass auch die Therapie einen vielfältigen individuellen Zugang fordert. Maßgeblich für die konkrete Behandlungsplanung ist also eine differenzierte neuropsychologische Diagnostik (vgl. ◘ Tab. 1) gemeinsam mit einer ausführlichen Befundbesprechung.

> **Eine förderorientierte Diagnostik ist die Voraussetzung und damit der erste Schritt einer wirksamen und zielgenauen Behandlung. Auf diese Weise sollen unnötige Frustration und potenzielle Verschlechterungen durch Falschbehandlungen vermieden werden.**

◻ Tab. 1 Überblick Elemente neuropsychologischer Diagnostik als Basis und Evaluierung der Behandlung von Aufmerksamkeitsstörungen

Beurteilungsebene	Wichtig!	Verfahren
Verhaltensbeobachtung[a]	– Unterstützung einer korrekten Interpretation von Testergebnissen – Zur laufenden Evaluierung des Trainingserfolges – Ableitung entsprechender Strategien – Insbesondere bei jüngeren Kindern	Visus – Starrt auf die Aufgabe – Quiet inattention (herum sehen im Raum) – Unstrukturiertes Absuchen – Neglekt Arbeitstempo/Geschwindigkeit – Verlangsamung – Unkontrolliertes rasches Tempo – Impulsiv Anstrengungsbereitschaft/Belastbarkeit – Ständiges Erinnern – Vergessen der Aufgabenstellung – Verhandeln – Ermüdung – Unruhig/zappelig – Sprechen – Jammern – Lautes Mitdenken – Active inattention (Testabbruch) Ablenkbarkeit – Ablenkbar während Testbearbeitung – Ablenkbar zwischen Testbearbeitung
Psychometrische Verfahren[b]	– Reiz-Reaktionsaufgaben in unterschiedlichen Modalitäten – Möglichst geringer Konfundierung durch andere Funktionen (z. B. Lesen, Rechnen, Motorik, …) – Computergestützte Verfahren sind Methode der Wahl (kontrollierbare Reizvorgabe, Millisekunden-genaue Messung der Reaktionszeiten, Möglichkeit zur Erfassung von Entscheidungs- und Bewegungszeiten sowie hohe Variabilität an Vorgabemöglichkeiten)	– Testbatterie zur Aufmerksamkeitsprüfung (TAP und KiTAP; Zimmermann und Fimm 2012; Zimmermann et al. 2003) – Test of everyday Attention (TEA-Ch; Jäger et al. 2007) – Wahrnahmungs und Aufmerksamkeitstest von Schuhfried – Konzentrations-Handlungsverfahren für Vorschulkinder (KHV-VK; Ettrich und Ettrich 2006) – Symbolsuche aus Wechsler Intelligence Scale (WISC-V; Wechsler 2007)
Selbst- und Fremdeinschätzung[c]	– Unterstützt bei Einschätzung der klinischen Bedeutsamkeit – Achtung! Welche Aspekte der Aufmerksamkeit werden adressiert?	– Anamnese und Exploration – Strength and Difficulties Questionnaire (SDQ; Goodman 1997) – Child Behavior Checklist (CBCL; Döpfner et al. 2014) – Conners 3 (Conners 2008)

[a](Bodenburg 2001; Büttner und Schmidt-Atzert 2004; Döpfner und Petermann 2012; Giordano et al. 2014; Heubrock und Petermann 2001; Lösslein und Deike-Beth 2000; Ruff et al. 1998; Sturm 2005; Wilhelm und Roschmann 2007)

[b](Bodenburg 2001; Konrad und Günther 2009; Ottensmeier et al. 2006; Sturm 2004; Volz Sidiropoulou et al. 2007)

[c](Konrad und Günther 2009; Wilhelm und Roschmann 2007)

1.2 Neuropsychologische Therapieansätze – „Aufmerksam auf die Aufmerksamkeit!"

Für die Therapie von Aufmerksamkeitsstörungen werden für Kinder und Jugendliche vorrangig verhaltenstherapeutische Methoden beschrieben. Diese blicken auf eine langjährige Tradition zurück und werden durch ausreichende Wirkungsnachweise bestärkt (u. a. Jacobs und Petermann 2008): „Attentioner" (Jacobs et al. 2008), „Marburger Konzentrationstraining – MKT" (Krowatschek et al. 2004), Spieltrainings wie das „Therapieprogramm für Kinder mit hyperkinetischem und oppositionellem Problemverhalten – THOP" (Döpfner et al. 2007) und Selbstinstruktionstrainings wie das „Training mit aufmerksamkeitsgestörten Kindern" (Lauth und Schlottke 2002). Eine genaue Betrachtung dieser Programme lässt jedoch erkennen, dass sich diese in erster Linie mit Elternarbeit oder Behandlung der daraus resultierenden bzw. begleitenden Verhaltensauffälligkeiten (u. a. Impulsivität) auseinandersetzen und vorwiegend an Kinder mit ADHS adressiert sind. Im Sinne kompensatorischer Maßnahmen (u. a. Psychoedukation, meta-kognitive Problemlösetechniken) können einzelne Elemente aus diesen Programmen allerdings eine wertvolle Ergänzung in der neuropsychologischen Therapie darstellen.

Während die neuropsychologische Behandlung von Aufmerksamkeitsstörungen im Sinne der Restitution bei Erwachsenen etabliert und eine hohe Evidenz aufweist (Sturm 2005), steckt die Evidenzforschung für das Kindes- und Jugendalter noch in den Kinderschuhen. Der noch geringe Evidenzgrad mag aufgrund der heterogenen Studien (Unterschiede der Aufmerksamkeitskonzepte und der diagnostischen Verfahren zur Einteilung, Unterschiede in der Stichprobenzusammensetzung sowie wenig vergleichbare oder standardisierte Trainingsverfahren) erklärbar sein. So sind Schlussfolgerungen in Bezug auf Wirkung und Nachhaltigkeit dessen nur schwer möglich

(Amonn et al. 2013). Dennoch finden sich in einschlägigen Studien entsprechende Wirkungsnachweise. Der Erfolg der Behandlung hängt dabei von einer Förderung differenzierter Aufmerksamkeitsfunktionen, einer hohen und regelmäßigen Intensität der Behandlung, Anleitung und Begleitung sowie einem Einsatz unterschiedlicher Methoden ab (Thorell et al. 2009; Tucha et al. 2011; van't Hooft et al. 2003). Ebenso konnte auch eine Generalisierung der Effekte einer gezielten Behandlung der Aufmerksamkeit auf andere Bereiche, wie z. B. die Lese- und Rechtschreibleistung, verdeutlicht werden (Petermann 2003; Tucha et al. 2011; van't Hooft et al., 2003). Die Ergebnisse veranschaulichen die Grundprinzipien der Behandlung von Aufmerksamkeitsstörungen: Gebot der Spezifität (Kernpunkt der Störung ist die zu trainierende Funktion) bzw. vom Einfachen (Training und Üben getrennter einzelner basaler Funktionen) zum Komplexen (kombinierte Funktionen mit zunehmenden Schwierigkeitsgrad) (Kulke 2007; Sturm 2005).

Dementsprechend lassen sich auch die unterschiedlichen Behandlungsmethoden durch „Papier-Bleistift" und „computergestützter Therapie" hierzu einordnen. Insbesondere bei sehr schwerwiegenden Aufmerksamkeitsstörungen bieten sich zu Beginn Materialien mit „Papier-Bleistift" an. Sie haben den Vorteil einer hohen Reizarmut und erlauben damit eine gezielte Fokussierung. Auf Basis dessen können bereits entsprechende Strategien (vgl. Fördermöglichkeiten im Alltag) individuell angewendet werden.

Die computergestützte Therapie baut auf die Erkenntnisse der neuropsychologischen Diagnostik auf und bietet alltagsnäher umfassende Möglichkeiten an, um der Komplexität der Aufmerksamkeitsfunktion gerecht zu werden. Computergestützte Trainingsprogramme erlauben eine vielfältige Gestaltungsmöglichkeit, Reaktionszeitmessungen und v. a. die simultane Präsentation unterschiedlicher Reizqualitäten sowie diverse Einstellungsmodalitäten (wie z. B. die Anpassung des Schwierigkeitsgrades, Übungsdauer, Aufgabenanzahl, verschiedene Übungsvarianten, Sprachausgabe, Hilfetexte…) (Schadt 2005). Unter gezielter und fachgerechter Anwendung, eingebettet in ein neuropsychologisches Therapiesetting (▶ Kap. 2), kann so eine individualisierte Therapie ermöglicht werden, die motiviert mitzumachen. Vor allem da Motivation – als nahe und oft vermischte Funktion der Aufmerksamkeit – in der Behandlung eine zentrale Bedeutung spielt (◧ Tab. 2).

> **Praxistipp**
>
> Aufmerksamkeit ist ein mannigfaltig genutzter Begriff, sodass allein die Verwendung des Begriffes noch nicht genau Aufschluss darüber gibt, in welcher Form Aufmerksamkeit im neuropsychologischen Sinne trainiert wird. Die Auswahl von Trainingsverfahren setzt ein entsprechendes Wissen über die Beschaffenheit der differenzierten Funktionen und die damit verbundenen Aufgabenstellungen voraus. Die Aufgabenqualität gibt Aufschluss über die zu trainierende Komponente, z. B. kann Alertness durch Aufgaben, die eine rasche Reaktionsgeschwindigkeit trainiert werden; selektive Aufmerksamkeit durch Aufgaben, die ein genaues Schauen bzw. den Einsatz von Suchstrategien erfordern; oder Ablenkbarkeit durch Aufgaben, die eine Verhaltensinhibition beinhalten. Auf Basis dieser Herangehensweise können demnach Programme herangezogen werden, die nicht per se definieren Aufmerksamkeit zu trainieren (z. B. Training für Lese- und Rechtschreibung Klex Version 11 (Frerichs 2009):

Reaktionsgeschwindigkeit (Wortregen), fokussierte Aufmerksamkeit (Krokodil am Nil) und Verhaltenskontrolle in ablenkenden Bedingungen (Snake)). Dadurch ergibt sich rasch eine annehmbare Anzahl an Therapieelementen, die individuell aus den unterschiedlichsten existierenden Programmen zusammengestellt und je nach Fragestellung an die Bedürfnisse des Kindes/Jugendlichen angepasst werden können.

Die Behandlung soll demnach mit ausreichender Abwechslung aufgebaut werden, im Schwierigkeitsgrad weder über- noch unterfordern, altersentsprechend gestaltet und durch einen spielerischen Zugang nicht nur Anstrengung, sondern auch Freude bereiten und damit motivationsfördernd sein. Unterstützende Maßnahmen (u. a. Neurofeedback, Ergotherapie, medikamentöse Behandlung) sollen individuell Berücksichtigung finden. Unabhängig vom gewählten Schwerpunkt und Methode bedarf es stets einer aktiven Begleitung durch die/den klinische(n) PsychologIn. Dies ermöglicht eine kontinuierliche Observanz (vgl. Verhaltensbeobachtung), laufende Evaluierung des Therapieerfolges und damit auch rasche und individuelle Adaptierung. Daher bietet sich zumindest zu Beginn ein „Eins-zu-Eins"-Setting an. Im fortgeschrittenen Therapieverlauf können auch Gruppeninterventionen geplant werden, da diese wiederum mehr Möglichkeiten für die Therapie komplexer Aufmerksamkeitsfunktion wie z. B. der Ablenkbarkeit und geteilten Aufmerksamkeit in alltagsnahen Situationen zulassen.

◻ Tab. 2 Überblick Programme zur Behandlung der Aufmerksamkeitsfunktion

Behandlungsprogramm (Autor und Erscheinungsjahr)		Kurzbeschreibung	Vorteile	Nachteile
Freshminder 2 und 3 (Schadt 2005)	PC	Computergestütztes Training diverser Funktionen der Aufmerksamkeit für alle Altersstufen	– Homeedition und Therapeutin-nenversion – Individuelle Anwendung – Konkrete Funktionen	– Keine Normen – Für sehr junge Kinder wenig ansprechend – Aufmerksamkeitsfunktionen werden gemischt mit anderen neuropsychologischen Funktionen dargeboten
Zappelix Zaubert (Bonney)	PC	4 verschiedene Levels werden Go/Nogo-Aufgaben zum Training unterschiedlicher Aufmerksamkeitskomponenten für das Einzeltraining angeboten.	– TherapeutInnen und Homeedition – Für jüngere Kinder, zum Einstieg – Ansprechende Gestaltung	– Keine konkrete Definition der trainierten Funktionen innerhlab der Levels – Keine Leistungssteigerung möglich
Cogniplus (Sturm 2009)	PC	6 Aufgaben zu Alertness, fokussierte, selektive, geteilte, visuell-räumlich Aufmerksamkeit und Vigilanz	– Differenzierte und reine Aufmerksamkeitskomponenten – Schwierigkeitsstufen	– Keine konkreten Altersangaben, eher ab dem Jugendalter geeignet
Trainingsflug 1&2: neuropsychologisches Programm für Konzentrationsstörungen (Hemschemeier 2001–2018)	PC	Geteilte Aufmerksamkeit mit unterschiedlichen Schwierigkeitsstufen	– Komplexe Aufgaben für die geteilte Aufmerksamkeit	– Graphische Aufbereitung – Wenig strukturiert
Lumosity (Berkowitz 2007)	PC	4 Aufgaben zur selektiven und geteilten Aufmerksamkeit	– Handhabbarkeit – App-Option für das tägliche trainieren – Normen	– Keine Übersetzung – Nur zwei Aspekte der Aufmerksamkeit
Helping kids and teens with ADHD – A Workbook for Classroom Support and Managing Transition (Steer und Horstmann 2009)	PP	Förderung von Strategien im Umgang mit Aufmerksamkeitsproblemen im Alltag und Selbstständigkeit: u. a. Organisation, Selbstwert, Aufmerksamkeit und Konzentration etc.	– Konkrete Strategien mit praktischen Hilfen und Anleitungen	– Keine Übersetzung
Opti-Mind-Training – Aufmerksamkeits- und Wahrnehmungsprogramme für Kinder (Aust-Claus und Hammer 2010)	PP	Trainingsprogramm zur Förderung von Konzentration und Motivation bei ADS	– Modulhaft – Praktische Übungsblätter – Spielphasen zum Automatisieren des Gelernten	
Therapie der Aufmerksamkeit im Therapiemanual für die neuropsychologische Rehabilitation (Kulke 2007)	PP	Ein Kapitel zu Aufmerksamkeit; vorwiegend Aufgaben zu Aufmerksamkeitsflüssigkeit, Verarbeitungsgeschwindigkeit und fokussierte Aufmerksamkeit	– Evidenzbasiertes Material	– Für Erwachsene entwickelt
Serie der Konzentrationstrainingsprogramme für Kinder (Ettrich 2007)	PP	Aufgaben zur Konzentration und fokussierten Aufmerksamkeit	– Praktisches Material – Differenziert für diverse Altersstufen	– Nur ein Aspekt der Aufmerksamkeit

Computergestütztes Aufmerksamkeitstraining mit Fresh Minder 2 & 3 – Gewusst wie!

Das Trainingsprogramm für ein breites Spektrum kognitiver Funktionen wird als motivierendes und abwechslungsreiches Hirnleistungstraining vorgestellt. Das Programm adressiert uneingeschränkt alle Altersgruppen und kann für sämtliche Aufmerksamkeitsstörungen angewendet werden. Für jede Aufgabe werden konkrete Hinweise gegeben, welche Funktionen trainiert werden. Dies ermöglicht eine gezielte Auswahl auf Basis der neuropsychologischen Diagnostik. Als Basisfunktion und damit Bestandteil jeder Handlung wird Aufmerksamkeit in den meisten Modulen „mittrainiert". Im Rahmen des Aufmerksamkeitstrainings ist jedoch Vorsicht geboten. So bieten sich diese Aufgaben eher im fortgeschrittenen Therapieverlauf an (Stichwort: Generalisierung und Transfer in den Alltag), wenn spezifische Basisfunktionen bereits eine Konsolidierung erfahren konnten. Allerdings werden auch Aufgaben zu differenzierten Aufmerksamkeitsfunktionen angeboten und umfassen sämtliche Vorteile von computergestützten

Trainingsprogrammen (▶ Kap. 6. Bei der Auswahl bzw. Durchführung ist zu empfehlen mit möglichst einfachen Aufgaben zu beginnen, welche in ihrer Komplexität und damit auch Schwierigkeitsgrad gesteigert werden können. Die Aufgabenmodule umfassen sowohl spezifische Aufmerksamkeitsfunktionen (z. B. geteilte Aufmerksamkeit, Reaktionsgeschwindigkeit, selektive Aufmerksamkeit). Allerdings finden sich in den komplexen Aufgaben auch andere neuropsychologische Funktionen wieder, die gleichzeitig zur Lösung der Aufgabe notwendig werden (z. B. Visuomotorik, räumliches Vorstellungsvermögen, kognitive Flexibilität). Die individuellen Einstellungen erlauben weitgehend einen Behandlungsaufbau hinsichtlich der Grundprinzipien Spezifität und Komplexität. Eine begleitende Verhaltensbeobachtung während der Durchführung und eine anschließende Reflexion ermöglichen das parallele Erarbeiten konkreter kompensatorischer Strategien. Aufgrund dessen ist die aktive Anwesenheit einer/s klinische(n) Psychologen/in unbedingt erforderlich.

Das computergestützte Trainingsprogramm unterstützt diesen Prozess durch ein Statistik-Modul, welches eine detaillierte Auswertung zu erbrachten Leistungen (differenzierten Fehlerauswertung) und eine individuelle Beurteilung des Trainingserfolges anbietet. Weiters kann die Homeedition ergänzend zum regelmäßigen Trainieren und damit zur Unterstützung des Trainingserfolges maßgeblich beitragen. In die Entwicklung des Programmes wurden Experten und Expertinnen aus der klinischen Praxis und Wissenschaft unter Berücksichtigung der Neuropsychologie miteinbezogen. Allerdings gibt es bis dato keine nennenswerten Wirkungsnachweise, ebenso werden Normen vermisst, die eine Einschätzung der Leistung unterstützen würden. Die klinische Erfahrung spricht jedoch für eine hohe Akzeptanz bei den Kindern und Jugendlichen, eine hohe Anwenderfreundlichkeit und dass das Programm maßgeblich zur Verbesserung von Aufmerksamkeitsfunktionen beitragen kann.

2 Fördermöglichkeiten im Alltag

Bereits in der Behandlung sollen u. a. computergestützte Programme oder Gruppensettings dazu beitragen, möglichst alltagsnahe Situation zu simulieren. Um einen Therapieerfolg sicherzustellen, müssen kompensatorische Maßnahmen, die direkt anhand konkreter Alltagssituationen festgemacht werden, regelmäßiger Bestandteil der Behandlung sein.

Aufmerksamkeitsstörungen schränken eine gezielte Aufnahme von Informationen aus der Umwelt ein. Aus diesem Grund ist es von besonderer Bedeutung, im (Kindergarten- bzw. Schul-)Alltag auf klare Regeln und Strukturen zu achten, die eine Orientierung ermöglichen. Folgende Maßnahmen können dabei unterstützen:

■ **Raumgestaltung und Arbeitsplatz**

Generell soll darauf geachtet werden, dass für bestimmte Alltagshandlungen Routinen und Regelmäßigkeiten gegeben sind. Ein ständiger Wechsel bedeutet eine Neuorientierung und erschwert damit eine Fokussierung der Aufmerksamkeit, daher soll auf einen fixen Platz am Familienesstisch, Arbeitsplatz zu Hause, aber auch in der Schule geachtet werden. Die Umgebung soll möglichst ablenkungsarm gestaltet sein, wenn Aufgaben zu erledigen sind, die eine hohe Aufmerksamkeit erfordern

(u. a. kein Handy bei Hausaufgaben, reduzierte Wanddekoration, keine Musik, …). Am Arbeitsplatz selbst sollen jeweils nur die Materialien vorhanden sein, welche tatsächlich notwendig sind.

- ### Klare Vorgaben
Mangelnde Aufrechterhaltung der Aufmerksamkeit (v. a. bei Freiarbeiten) führt dazu, dass Ziele oder Aufgaben nur schwer selbstständig erreicht werden. Werden Aufgaben und Ziele definiert, sollen diese überschaubar und angemessen sein (weder unter- noch überschätzen) und auch tatsächlich umgesetzt werden. Unterstützende Maßnahmen zur „externen Steuerung" sind u. a. verbale, auditive oder visuelle Erinnerungen zur Aufrechterhaltung der Aufmerksamkeit (z. B. Signalkarten, Klingel, …), regelmäßige Kontrollen, nonverbale verhaltensformende Korrekturen sowie Strukturierung von Arbeitsaufträgen. Eine Veranschaulichung geplanter Vorhaben (z. B. durch To-do-Listen, Hausaufgabenhefte) bringt zusätzliche Klarheit, ermöglicht zudem einen selbstständigen Überblick erbrachter Leistungen und fördert so die Leistungsmotivation.

Ebenso können klare Zeitvorgaben definiert werden. Diese können anfangs kürzer ausfallen, in Folge kann/soll die Dauer zunehmend gesteigert werden. Sichtbare (Stopp-)Uhr oder Wecker können helfen, ein Zeitgefühl zu entwickeln.

- ### Positive Verstärkung
Kinder mit Aufmerksamkeitsproblemen erfahren meist weniger positive und natürliche Verstärkung als andere Kinder, welche Aufgaben selbstständig lösen können und dadurch Wertschätzung erleben. Eine altersentsprechende Leistungsfähigkeit kann in Folge leicht verdeckt bleiben. Die **unmittelbare** Belohnung ermöglicht aus eigenen positiven Erfahrungen zu lernen und damit Leistungsmotivation zur Aufrechterhaltung von Handlungen zu entwickeln und Selbstwirksamkeit zu erleben.

Eine Unterstützung können Belohnungspläne darstellen, um gemeisterte Leistungen sichtbar zu machen. Und natürlich sollen – gerade bei entsprechend umfassender Förderung – Entspannung und Freizeit ausreichend berücksichtigt werden und im Alltag Platz finden.

- ### Hinweise zur Aufgabengestaltung
Initiationsprozesse für neue Handlungen nehmen meist viel Zeit und Anstrengung in Anspruch. Daher soll auf geringe Wechsel zwischen Aufgaben/Anforderung geachtet und eine Aufgabe nach der anderen erledigt werden. Pausen zwischen unterschiedlichen bzw. sehr ähnlichen Aufgaben unterstützen dabei.

Zudem soll auf klare Strukturierung von Textaufgaben und Lesetexten geachtet werden um den Prozess „Wesentliches von Unwesentlichen unterscheiden" zu unterstützen. Hilfsmittel sind u. a. Abstrahieren durch das Hervorheben wesentlicher Informationen (Textmarker, Unterstreichen), schriftlich oder mündlich zusammenfassen.

Spielerische Förderung – Das richtige Spiel wie ausgewählt und eingesetzt?!

Unter Berücksichtigung einer genauen Definition differenzierter Aufmerksamkeitskomponenten und deren Qualitäten umfassen zahlreiche Spiele diese Funktionen. Auf diese Weise werden sie zu einem notwendigen Baustein in der Behandlung von Aufmerksamkeitsstörungen: Auf motivierende Art und Weise können die trainierten Elemente durch den gezielten Einsatz von Spielen nochmal vertieft werden. Der multimodale Zugang soll damit eine Konsolidierung und Automatisierung der Aufmerksamkeitsfunktionen ermöglichen. Spiele können dabei vom Kind frei gewählt werden und sollen demnach leicht verfügbar sein. Gleichzeitig kann alleine das Setting beim Spielen bereits eine Förderung der Aufmerksamkeit darstellen: Durch fremdgewählte Spiele ist eine Auseinandersetzung mit Regeln, Durchhaltevermögen und Frustrationstoleranz notwendig. Begonnene Spiele sollen unbedingt zu Ende gespielt werden. Spielzeiten können demnach zu Beginn kürzer ausfallen und immer ein wenig verlängert werden, um einen stetigen Anstieg in der Aufrechterhaltung der Aufmerksamkeit zu ermöglichen. Gesellschaftsspiele erlauben per se das „in-vivo"-Üben von Fokussierung der Aufmerksamkeit in ablenkenden Bedingungen und die Verteilung der Aufmerksamkeit auf mehrere Informationen gleichermaßen (u. a. geteilte Aufmerksamkeit auf Gespräche und das Spiel). Im Folgenden findet sich eine Auswahl möglicher Spiele (◘ Tab. 3):

◘ Tab. 3 Spiele zur Förderung der Aufmerksamkeit

Spiele	Multimedia	Sonstige
– Schnipp Schnapp (Piatnik) – Ratz Fatz – Aufgepasst und zugefasst! (Haba) – HALLI GALLI (Amigo) – Vario (Piatnik) – Easy Tipp (Jakobs) – Speed (Adlung Spiele) – Kakerlakensalat (Schmidt Spiele) – Simon Challenge oder Bop it! (Hasbro) – Ligretto (Schmidt Spiele)	– Apps (z. B. Fruit Ninja, Swipe The Arrows, Don't touch the White Tile im Appstore) – Nintendo (z. B. ausgewählte Spiele in Big Brain Acadamy)	– Wimmelbücher, Suchbilder – Ich sehe was, was du nicht siehst – Koordinationsspiele

3 Darstellung eines konkreten Behandlungskonzeptes – „Attention please!"

Im Folgenden wird das Programm „Attention Please!" (nicht veröffentlicht) vorgestellt. Zehn Behandlungseinheiten sind als ▶ Online-Zusatzmaterial verfügbar. Das Programm umfasst die Grundprinzipien der Behandlung von Aufmerksamkeitsstörungen, beinhaltet wiederkehrende Strukturen/Orientierungshilfen und setzt sich aus entsprechenden Therapiebausteinen zusammen, die sich beliebig und individuell erweitern lassen (◘ Abb. 3).

▪ Start: Warm-up und Reflexion

Schon der gegliederte Ablauf des Programmes bietet Hilfestellungen (Lernen am Modell) zu Orientierung, Strukturierung von Abläufen und Förderung der Aufrechterhaltung der Aufmerksamkeit und Motivation durch kurze, abwechselnde Aufgaben über einen bestimmten Zeitraum (der Therapieeinheit) hinweg. Der **Beginn jeder Einheit** umfasst einen zusammenfassenden wiederholenden Teil aus der vorangegangen Einheit bzw. einer Besprechung der „Hausaufgaben" (Gewährleistung des Transfers in den Alltag). So werden gelernte Strategien immer wieder in Erinnerung gerufen, um diese zu festigen. Weiters werden die jeweiligen Ziele für die folgende Einheit definiert. Dieser Baustein soll zur Förderung der Selbstwirksamkeit und Reflexionsfähigkeit beitragen. Dazu können u. a. konkrete Materialien aus den Programmen „Helping kids and teens with ADHD in School" (z. B. „Drei Wünsche" oder „Heldenfrage") (Steer und Horstmann 2009) oder aber auch das SELBST (z. B. „Motivatonskiller identifizieren") (Walter et al. 2007) eingesetzt werden.

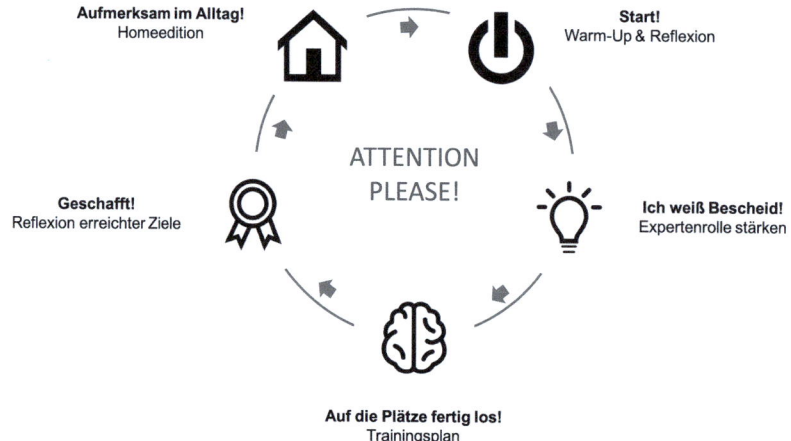

◘ Abb. 3 Ablauf des Behandlungsprogrammes „Attention Please!" zur Förderung der Aufmerksamkeit. (Quelle: Icons © Syncfusion Inc. Metro Studio 2001–2019)

- **Ich weiß Bescheid! Expertenrolle stärken**

Psychoedukation ist regelmäßiger Bestandteil. Schwerpunkte sind die veranschaulichte Darstellung neurobiologischer Grundlagen über die Funktionsfähigkeit der Aufmerksamkeit. Auf Basis dessen können Funktion, Hindernisse und Störfaktoren in der Therapie veranschaulicht werden: wie funktioniert Aufmerksamkeit?, Welche Mechanismen stören Aufmerksamkeit?, Wie kann die Therapie gezielt unterstützen? Gemeinsam werden Metaphern erarbeitet, die diese Prozesse nochmal verdeutlichen und damit die Handlungskontrolle deutlich verbessern können (z. B. Vergleich der Gehirnleistung mit dem Arbeitsspeicher eines Computers). Konkrete Beschreibung finden sich u. a. im „Das ADS-Therapieprogramm für Kinder" (Aust-Claus und Hammer 2010).

- **Auf die Plätzte fertig los! – Trainingsplan**

Für die funktionelle Trainingsphase zur unmittelbaren Förderung der Aufmerksamkeitsfunktionen werden je nach Aufgabenmodus und Komplexität drei bis fünf Aufgaben ausgewählt – eine Mischung aus Papier-Bleistift und computergestützten Verfahren wird unbedingt empfohlen. Dazu bieten sich sämtliche Methoden wie in Punkt 1.2. beschrieben an. Zusätzlich ist im Einsatz von ergänzenden Hilfsmitteln der Kreativität keine Grenze gesetzt (z. B. Musik laufen lassen für das Training der Ablenkbarkeit oder aber Erkennen von Störreizen, Wecker zur Veranschaulichung für Bearbeitungszeiten). Im Sinne der Spezifität kann für jede Einheit ein Schwerpunkt definiert werden, welcher sich an der differenzierten Aufmerksamkeitskomponente orientiert. Ein Vorschlag dazu findet sich im ▶ Online-Zusatzmaterial. Bei der Durchführung bietet sich an, die Aufgabe ohne Erklärung ausprobieren zu lassen. Im Anschluss wird gemeinsam reflektiert (z. B. Wurde die Aufgabe genau gelesen? Wurden Hilfsmittel verwendet? Wie lange wird die Bearbeitungsdauer eingeschätzt?) und folglich Meta-Strategien für die Durchführung erarbeitet: „Wer schnell ans Ziel will, muss langsam machen!" (Sich die Zeit nehmen, Aufgabenstellung genau durchzulesen. Bei Unsicherheiten nachfragen), „Erst die Arbeit, …!" (Fokussierung der Aufmerksamkeit und Umgang mit z. B. auftauchenden störenden Gedanken, indem diese kurz notiert werden und damit für später verfügbar machen) bzw. „Schritt für Schritt!" (komplexe umfassende Aufgaben in kleinere bewältigbare Einheiten aufteilen). Erledigte Aufgaben und Strategien werden im begleitenden Trainingsheft vermerkt.

- **Geschafft! Reflexion erreichter Ziele**

Zum Abschluss jeder Einheit finden eine Reflexion und eine Besprechung der „Hausübung" für die kommende Woche statt. Das Abschlussritual beinhaltet ein Spiel, welches sich das Kind/ der/die Jugendliche aus den vorhandenen Spielen (vgl. Spiele) auswählt.

- **Aufmerksam im Alltag! – Homeedition**

Die Hausaufgaben orientieren sich an den trainierten Inhalten der Face-to-Face-Einheit und sollen daher individuell ausgewählt werden. Hier ist der Einbezug der Eltern oder unmittelbaren Bezugspersonen wesentlich. Erinnerungen im Alltag unterstützen bei der Handlungsinitiierung und bieten die notwendige „Außensteuerung". Hier bietet sich der Einsatz von Vereinbarungen an (Vorlagen für Verträge finden sich in diversen Therapieprogrammen). Hausaufgaben sollen dennoch weitgehend selbständig durchgeführt und der Trainingserfolg soll direkt in einem dafür vorgesehenen „Beobachtungsplan" notiert werden.

Beispiel

Beim 13-jährigen Max werden seit Eintritt in die Sekundarstufe zunehmende Schwierigkeiten im Schulalltag beschrieben. Dies schlägt sich in einer geringen Aufmerksamkeit (reduzierte Aufrechterhaltung, unachtsamer und verlangsamter Arbeitsstil, geringe Fokussierung der Aufmerksamkeit bei Aufgaben mit hoher Reizintensität), wenig Motivation für schulische Aufgaben und einem unstrukturierten Organisationsstil nieder. Schulische Aufgaben bringen ihn rasch an seine Leistungsgrenze, allerdings scheinen der hohe Lernaufwand und die ungenügenden Schulleistungen nicht seiner tatsächlichen Leistungsfähigkeit zu entsprechen. Die Situation wird von der gesamten Familie als Belastung erlebt, Max reagiert mit geringer Frustrationstoleranz, Rückzug und Selbstwertverlust („Nichts gelingt mir!"). Bekannt ist eine Frühgeburt (28. SSW), die frühkindliche Entwicklung verlief unauffällig. In der Erhebung eines differenzierten neuropsychologischen Profils wurde bei Max ein heterogenes Leistungsprofil bei altersentsprechenden intellektuellen Fähigkeiten und Fertigkeiten festgestellt. Die Schwierigkeiten in der Aufmerksamkeit machen ein klinisch relevantes Defizit deutlich, welches einer Aufmerksamkeitsstörung ohne Hyperaktivität entspricht (lt. ICD-10: F 98.8). Gemeinsam mit den Eltern und Max wurden die Ergebnisse der neuropsychologischen Diagnostik ausführlich besprochen. Anhand der durchgeführten Aufgaben und mit Bezug zu beschriebenen Schwierigkeiten im Alltag wurde anschaulich erläutert, wie diese zustande kommen. Aufgrund der inzwischen bereits sehr hohen Belastung und dem damit verbundene Leidensdruck wurde in der Besprechung bewusst viel Zeit eingeräumt, um individuelle Stärken darzustellen. Eine regelmäßige neuropsychologische Behandlung zur Förderung der Aufmerksamkeit soll Defizite reduzieren und zusätzlich sollen entsprechende Strategien erarbeitet werden, um einen Umgang im Alltag zu finden. Max wurde dabei ganz klar in seiner Expertenrolle für sich als seine Person gestärkt: Das Wissen über seine Fähigkeiten, Stärken und Schwächen ermöglicht ihm die Zunahme der Handlungskontrolle. Den Eltern wurden zusätzlich Informationsmaterialien zum Thema Aufmerksamkeitsstörung mitgegeben (Bsp. Informationsblätter aus dem Themenblock 2 des THOP – Förderung positiver Eltern-Kind-Interaktionen und Eltern-Kind-Beziehung). In einem Zielfindungsprozess wurden gemeinsam langfristige (Schule soll wieder Spaß machen, Noten sollen besser werden, …) und kurzfristige Ziele (schneller werden bei schulischen Aufgaben, mehr Zeit für Hobbies, …) definiert. In einem ersten Schritt wurden zehn Einheiten im Rahmen des Programmes „Attention please!" pro Woche durchgeführt. Nach einer abschließenden Evaluierung wurde erste Fortschritte festgehalten. Insbesondere war eine deutliche Zunahme im psychischen Wohlbefinden (vermehrter Sozialkontakt und Freizeitaktivitäten) und Selbstsicherheit im Umgang mit schulischen Aufgaben bemerkbar. Es wurden weitere Termine vereinbart, um die geplanten Ziele, insbesondere der Umgang im Alltag, weiter zu verfolgen und seine Expertenrolle weiter zu stärken.

Literatur

Amonn F, Frölich J, Döpfner M (2013) Die Wirksamkeit neuropsychologischer Trainingsverfahren bei Kindern und Jugendlichen mit Aufmerksamkeitsdefizit-Hyperaktivitätsstörung (ADHS). Z Kinder Jugendpsychiatr Psychother 41(3):199–215. ▶ https://doi.org/10.1024/1422-4917/a000233

Anderson PJ, De Luca CR, Hutchinson E, Spencer-Smith MM, Roberts G, Doyle LW (2011) Attention problems in a representative sample of extremely preterm/extremely low birth weight children. Dev Neuropsychol 36(1):57–73

Aust-Claus E, Hammer P-M (2010) Das ADS-Therapieprogramm für Kinder – Training für Konzentration, Kommunikation und Selbstbewußtsein, Bd 2. OptiMind media, Wiesbaden

Berkowitz, S. (2007). Lumosity: Lumosity. ▶ https://www.lumosity.com/en/brain-games/

Bodenburg S (2001) Einführung in die Klinische Neuropsychologie; Introduction in clinical neuropsychology. Huber, Bern

Büttner G, Schmidt-Atzert L (Hrsg) (2004) Diagnostik von Konzentration und Aufmerksamkeit. Diagnosis of concentration and attention. Hogrefe, Göttingen

Carmona S, Proal E, Hoekzema EA, Gispert JD, Picado M, Moreno I, Vilarroya O (2009) Ventro-striatal reductions underpin symptoms of hyperactivity and impulsivity in attention-deficit/hyperactivity disorder. Biol Psychiatry 66(10):972–977

Conners CK (2008) Conners, 3. Aufl. Multi-Health Systems, Toronto (Conners 3)

Daseking M, Petermann F (2007) Schlaganfaelle im Kindes- und Jugendalter. Neuropsychologische Aspekte. Strokes in children and adolescents. Neuropsychological aspects. Neuropsychological aspects. Kindh Entwickl 16(1):27–39

Döpfner M, Petermann F (2012) Diagnostik psychischer Störungen im Kindes- und Jugendalter, Bd 3. Hogrefe, Bern

Döpfner M, Plück J, Kinnen C (2014) CBCL/6-18R – Deutsche Schulalter-Formen der Child Behavior Checklist (A. T.M., Trans.). Hogrefe, Göttingen

Döpfner M, Schürmann S, Frölich J (2007) Therapieprogramm für Kinder mit hyperkinetischem und oppositionellem Problemverhalten – THOP. Weinheim, Basel

Drechsler R, Brandeis D, Foldenyi M, Imhof K, Steinhausen HC (2005) The course of neuropsychological functions in children with attention deficit hyperactivity disorder from late childhood to early adolescence. J Child Psychol Psychiatry 46(8):824–836. doi:JCPP384 [pii] ▶ https://doi.org/10.1111/j.1469-7610.2004.00384.x

Dunn DW, Kronenberger WG (2005) Childhood epilepsy, attention problems, and ADHD: review and practical considerations. Semin Pediatr Neurol 12(4):222–228. ▶ https://doi.org/10.1016/j.spen.2005.12.004

Eikelmann A, Petermann F, Daseking M (2008) Aufmerksamkeitsstörungen nach Schlaganfällen im

Kindesalter. Attention deficit disorders after stroke in childhood. Z Kinder Jugendpsychiatr Psychother 36(6):419–426

Ettrich C (2007) Konzentrationstrainings-Programme für Kinder. Vandehoeck & Ruprecht, Göttingen

Ettrich KU, Ettrich C (2006) KHV-VK – Konzentrations-Handlungsverfahren für Vorschulkinder. Hogrefe, Göttingen

Frerichs J (2009) KLEX Version 11, Hilfe bei Lese- und Rechtschreibschwäche: Tintenklex Legasthenie Software

Giordano V, Leiss U, Brandstetter S, Hayde M, Klebermaß-Schrehof K, Fuiko R, Weiler L (2014) Is early detection of attention problems in preterm children possible? The value of neuropsychological assessment at the preschool age. Arch Dis Child 99(Suppl 2). ► https://doi.org/10.13140/2.1.2541.9529

Goodman R (1997) The strengths and difficulties questionnaire: a research note. J Child Psychol Psychiatry 38:581–586

Habekost T, Starrfelt R (2009) Visual attention capacity: a review of TVA-based patient studies. Scand J Psychol 50(1):23–32. doi:SJOP681 [pii] ► https://doi.org/10.1111/j.1467-9450.2008.00681.x

Hemschemeier C (2001–2018) Trainingsflug 1& 2: Psychologische Praxis Hamburg Alstertal

Hernandez M-T, Sauerwein HC, Jambaqué I, de Guise E, Lussier F, Lortie A, Lassonde M (2003) Attention, memory, and behavioral adjustment in children with frontal lobe epilepsy. Epilepsy Behav 4(5):522–536. ► https://doi.org/10.1016/j.yebeh.2003.07.014

Heubrock D, Petermann F (2001) Aufmerksamkeitsdiagnostik, Bd 2. Hogrefe, Göttingen

Heubrock D, Petermann F (2005) Neuropsychologische Störungen beim Apert- und beim Crouzon-Syndrom. Monatsschr Kinderheilkd 153:55–62

Jacobs C, Petermann F (2008) Attention therapy for children – long-term affects of the ATTENTIONER. Z Kinder Jugendpsychiatr Psychother 36(6):411–417. ► https://doi.org/10.1024/1422-4917.36.6.411

Jacobs C, Heubrock D, Muth D, Petermann F (2008) Training für Kinder mit Aufmerksamkeitsstörungen – Attentioner. Hogrefe, Göttingen

Jäger R, Horn R, Manly T, Robertson IH, Anderson V (2007) TEA-CH – Test of Everyday Attention for Children. Pearson, Hallbergmoos

Kayl AE, Moore BD 3rd, Slopis JM, Jackson EF, Leeds NE (2000) Quantitative morphology of the corpus callosum in children with neurofibromatosis and attention-deficit hyperactivity disorder. J Child Neurol 15(2):90–96

Konrad K, Günther T (2009) Neuropsychologie des Kindes- und Jugendalters. In: Sturm W, Herrmann M, Münte TF (Hrsg) Lehrbuch der klinischen Neuropsychologie, Bd 2. Spektrum, Heidelberg, S 769–788

Kopp B, Wessel K (2008) Neuropsychologie der Aufmerksamkeit. Aktuel Neurol 35:16–27

Kratz O, Studer P, Malcherek S, Erbe K, Moll GH, Heinrich H (2011) Attentional processes in children with ADHD: an event-related potential study using the attention network test. Int J Psychophysiol 81(2):82–90. ► https://doi.org/10.1016/j.ijpsycho.2011.05.008

Krowatschek D, Albrecht S, Krowatschek G (2004) Marburger Konzentrationstraining (MKT) für Kindergarten- und Vorschulkinder. Borgman, Dortmund

Kulke H (2007) Therapie der Aufmerksamkeit. In: Finauer G (Hrsg) Therapiemanuale für die neuropsychologische Rehabilitation. Springer, Berlin

Lauth GW, Schlottke PF (2002) Training mit aufmerksamkeitsgestörten Kindern, Bd 5. Beltz, Weinheim

Lehtonen A, Howie E, Trump D, Huson SM (2013) Behaviour in children with neurofibromatosis type 1: cognition, executive function, attention, emotion, and social competence. Dev Med Child Neurol 55(2):111–125

Lösslein H, Deike-Beth C (2000) Hirnfunktionsstörungen bei Kindern und Jugendlichen: neuropsychologische Untersuchungen für die Praxis. Deutscher Ärzte-Verlag, Köln

Majerus S, Heiligenstein L, Gautherot N, Poncelet M, Van der Linden M (2009) Impact of auditory selective attention on verbal short-term memory and vocabulary development. J Exp Child Psychol 103(1):66–86

McAuley T, White DA (2011) A latent variables examination of processing speed, response inhibition, and working memory during typical development. J Exp Child Psychol 108(3):453–468. ► https://doi.org/10.1016/j.jecp.2010.08.009

Mirsky AF, Anthony BJ, Duncan CC, Ahearn MB, Kellam SG (1991) Analysis of the elements of attention: a neuropsychological approach. Neuropsychol Rev 2(2):109–145

Ottensmeier H, Galley N, Rutkowski S, Kuehl J (2006) Kurzgefasste Intelligenzdiagnostik bei Hirntumoren. Kindh Entwickl 15(2):100–106

Petermann F (2003) Legasthenie und Rechenstörung – Einführung in den Themenschwerpunkt. Kindh Entwickl 12(4):193–196

Posner MI, Boies SJ (1971) Components of attention. Psychol Rev 78(5):391–408

Posner MI, Petersen SE (1990) The attention system of the human brain. Annu Rev Neurosci 13:25–42. ► https://doi.org/10.1146/annurev.ne.13.030190.000325

Posner MI, Reddick WE, Glass JO, Palmer SL, Wu S, Gajjar A, Langston JW, Mulhern RK (2005) Atypical white matter volume development in children following craniospinal irradiation. Neuro Oncol 7(1):12–19. ► https://doi.org/10.1215/S1152851704000079

Ruff HA, Capozzoli M, Weissberg R (1998) Age, individuality, and context as factors in sustained visual attention during the preschool years. Dev Psychol 34(3):454–464

Schadt C (2005) Fresh Minder 2: das frische Computerprogramm für geistige Fitness in jedem Alter; Training für Gedächtnis und Konzentration 2 & 3: Fresh Minder-Vertrieb

Schmidt-Atzert L, Krumm S, Bühner M (2008) Aufmerksamkeitsdiagnostik – Ableitung eines Strukturmodells und systematische Einordnung von Tests. Z Neuropsychol 19(2):59–99

Schwenck C, Schneider W (2003) Einflussfaktoren für den Zusammenhang von Rechen- und Schriftsprachleistungen im frühen Grundschulalter. Kindh Entwickl 12(4):212–221

Seidman LJ, Valera EM, Makris N (2005) Structural brain imaging of attention-deficit/hyperactivity disorder. Biol Psychiatry 57(11):1263–1272

Steer J, Horstmann K (2009) Helping kids and teens with ADHD in school – a workbook for classroom support and managing transition. MPG Books Group, Cornwall

Steinlin M, Imfeld S, Zulauf P, Boltshauser E, Lovblad KO, Ridolfi Luthy A, Kaufmann F (2003) Neuropsychological long-term sequelae after posterior fossa tumour resection during childhood. Brain 126(9):1998–2008. ▶ https://doi.org/10.1093/brain/awg195 awg195 [pii]

Sturm W (2004) Aufmerksamkeitsstörungen. Thieme, Stuttgart

Sturm W (2005) Aufmerksamkeitsstörungen. Hogrefe, Göttingen

Sturm W (2007) CogniPlus, Alertness. Trainingsmanual Alert. Schuhfried, Mödling

Swanson JM, Kinsbourne M, Nigg J, Lanphear B, Stefanatos GA, Volkow N, Wadhwa PD (2007) Etiologic subtypes of attention-deficit/hyperactivity disorder: brain imaging, molecular genetic and environmental factors and the dopamine hypothesis. Neuropsychol Rev 17(1):39–59

Thorell LB, Lindqvist S, Bergman Nutley S, Bohlin G, Klingberg T (2009) Training and transfer effects of executive functions in preschool children. Dev Sci 12(1):106–113. ▶ https://doi.org/10.1111/j.1467-7687.2008.00745.x

Tucha O, Tucha L, Kaumann G, Konig S, Lange KM, Stasik D, Lange KW (2011) Training of attention functions in children with attention deficit hyperactivity disorder. Atten Defic Hyperact Disord 3(3):271–283

van Zomeren AH, Brouwer A (1994) Clinical Neuropsychology of attention. Oxford University Press, New York

van't Hooft I, Andersson K, Sejersen T, Bartfai A, von Wendt L (2003) Attention and memory training in children with acquired brain injuries. Acta Paediatr 92(8):935–940

Volz Sidiropoulou E, Böcker M, Niemann H, Privou C, Zimmermann P, Gauggel S (2007) Skala zur Erfassung von Aufmerksamkeitsdefiziten (SEA). Erste psychometrische Evaluation mit einer Rasch-Analyse. Z Neuropsychol 18(4):299–309

Walter D, Rademacher C, Schürmann S, Döpfner M (2007) SELBST – Therapieprogramm für Jugendliche mit Selbstwert-, Leistungs- und Beziehungsstörungen, Göttingen

Weber DA, Reynolds CR (2004) Clinical perspectives on neurobiological effects of psychological trauma. Neuropsychol Rev 14(2):115–129

Wechsler D (2007) WISC-V, Wechsler Intelligence Scale for Children – Fifth Edition (F. Petermann, Trans.). Hogrefe, Hamburg

Weiler LJ, Leiss U (2013) Attention please! Warum wir aufmerksam auf die Aufmerksamkeit sind. Paediatr Paedolog 48:29–33. ▶ https://doi.org/10.1007/s00608-013-0080-8

Wilhelm H, Roschmann R (2007) Neuropsychologische Gutachten. Ein Leitfaden für Psychologen, Ärzte, Juristen und Studierende. Kohlhammer, Stuttgart

Wu J, Xiao H, Sun H, Zou L, Zhu LQ (2012) Role of dopamine receptors in ADHD: a systematic meta-analysis. Mol Neurobiol 45(3):605–620

Zimmermann P, Fimm B (2012) TAP 2.3 – Testbattery for Attentional Performance. Psytest, Herzogenrath

Zimmermann P, Gondan M, Fimm B (2003) KITAP – Testbatterie zur Aufmerksamkeitsprüfung für Kinder. Psytest, Herzogenrath

Weiterführende Literatur

Bonney, M. Dr. Bonneys Zappelix Zaubert: Multi Media Manufaktur. ▶ https://www.carl-auer.de/fileadmin/carl-auer/materialien/flyer/4260215850050.pdf

Gedächtnis – Schatzkarte zum Gedächtnispalast

Anja C. Lepach-Engelhardt

© Springer-Verlag GmbH Deutschland, ein Teil von Springer Nature 2020
T. Pletschko et al. (Hrsg.), *Neuropsychologische Therapie mit Kindern und Jugendlichen*,
https://doi.org/10.1007/978-3-662-59288-5_11

1 Neuropsychologischer Hintergrund und bisherige Evidenz

Unter einer Gedächtnisstörung versteht man allgemein alle Einbußen des Lernens, Behaltens und des Abrufs gelernter Informationen. Für das Erwachsenenalter ist die Bedeutsamkeit von Gedächtnisstörungen unstrittig, für den Kinder- und Jugendbereich liegen ebenfalls Befunde vor, die kindliche Gedächtnisstörungen sehr heterogener Ursachen aufzeigen (Lepach et al. 2011).

Die Störungen können in Folge prä-, peri- oder postnataler Komplikationen oder Erkrankungen auftreten, komorbid oder eine Unfallfolge sein. Erworbene Hirnschädigungen, Hypoxien und Epilepsien sind häufige Ursachen (Babikian und Asarnow 2009; Jocic-Jakubi und Jovic 2006; Lepach und Petermann 2007; Nolan et al. 2004), auch Substanzkonsum bei Jugendlichen wird in diesem Kontext diskutiert (Squeglia et al. 2009). Klinisch können sie in isoliert auftretende globale oder spezifische Gedächtnisstörungen und solche, die zusammen mit anderen kognitiven Beeinträchtigungen auftreten (z. B. mit Aufmerksamkeitsstörungen) unterteilt werden. Globale Amnesien sind im Kindesalter seltener als Störungen einzelner Gedächtnisprozesse und -strukturen. Gedächtnisstörungen werden insgesamt vor allem für das explizite Gedächtnis auffällig (episodisches und semantisches Gedächtnis) und können modalitäts-, material- oder prozessspezifisch sein. Auf der Prozessebene kann in Störungen bei der Aufnahme, der Einspeicherung und Verfestigung (Konsolidierung) der Informationen und solchen, die den gezielten und korrekten Abruf gelernter Information betreffen, differenziert werden. Probleme beim Neuerwerb und Abruf von Informationen beeinträchtigen das Lerntempo und den schulischen Erfolg, die Auswirkungen von Gedächtnisstörungen beeinträchtigen darüber hinaus aber auch die Bewältigung von alltäglichen Aufgaben oder zukunftsbezogenen Planungen (Majerus und van der Linden 2013).

1.1 Diagnostik von Gedächtnisstörungen

Inwieweit vorliegende Beeinträchtigungen der Gedächtnisleistungen bei Kindern auch diagnostisch erfasst werden können, ist unter anderem von der Vorgehensweise bei der Untersuchung abhängig. Heubrock et al. (2001) konnten anhand von Auswertungen zu einer ambulanten neuropsychologischen Stichprobe aufzeigen, dass Störungen vor allem dann auffällig wurden, wenn eine größere Informationsmenge aktiv reproduziert werden sollte und wenn der Informationsabruf auch verzögert erfolgte. Weniger beeinträchtigt zeigten sich der unmittelbare Abruf und das Wiedererkennen wenig umfangreicher Informationen.

Solche Befunde unterstützen die Forderung nach diagnostischen Vorgehensweisen, die neben unmittelbaren Merkleistungen auch Lernverläufe durch wiederholende Einpräge- und Abrufphasen abbilden sowie einen Abruf nach Verzögerung beinhalten.

> ❯ In der Diagnostik sollten neben unmittelbaren Merkleistungen auch Lernverläufe durch wiederholende Einpräge- und Abrufphasen sowie ein Abruf nach zeitlicher Verzögerung erfasst werden.

Wichtig ist dabei auch zu beurteilen, inwieweit das Lernen eines neuen Materials früher Gespeichertes stören kann (retroaktive Interferenz) beziehungsweise ob gelerntes Material die anschließende Aufnahme anderer Information stört (proaktive Interferenz).

Die Interpretationen dieser Informationen ermöglichen neben der unmittelbaren Kapazität auch Differenzierungen von Störungscharakteristiken. Beispielsweise weisen entweder inkonsistente Lernverläufe und Interferenzanfälligkeit oder auch Ermüdungserscheinungen auf beeinträchtigte Aufmerksamkeitsfunktionen und in Folge beeinträchtigte Merk- und Lernleistungen hin. Ein stagnierender Lernverlauf mit kaum Zuwachs über die Lerndurchgänge spricht dafür, dass wiederholendes Üben allein keine ausreichende Übungstechnik ist. Wiederum andere Lernverläufe zeigen beispielsweise unauffällige unmittelbare Merkleistungen, aber keine Konsolidierung der Information über die Zeit. Für jeden dieser Verläufe lassen sich Empfehlungen für Merk- und Lernstrategien ableiten. Für Kinder und Jugendliche im Schulalter einsetzbare Verfahren sind beispielsweise der Verbale Lern- und Merkfähigkeitstest (VLMT; Helmstädter et al. 2001) und der Phonematische Gedächtnistest (PHOG; Gruner et al. 2013) für auditive Gedächtnisleistungen, das Diagnosticum für Cerebralschädigung–II (DCS-II; Weidlich et al. 2011) für visuell-figurale Leistungen, die Arbeitsgedächtnistestbatterie für Kinder von 5 bis 12 Jahren (AGTB 5–12, Hasselhorn et al. 2012) und der BASIC-Merk- und Lernfähigkeitstest (BASIC-MLT; Lepach und Petermann 2008) als komplexe modalitätsübergreifende Testbatterie.

Die Merk- und Lernfähigkeit sollte auch in Relation zur Intelligenz und zur Aufmerksamkeit sowie weiterer differenzialdiagnostischer Faktoren betrachtet werden. Eine differenzierte Diagnostik, wie sie beispielsweise Boyd (2013) vorschlägt, schafft eine gute Basis für das therapeutische Vorgehen.

1.2 Training bei Gedächtnisstörungen

Das Training von Gedächtnisstörungen setzt auch bei Kindern und Jugendlichen im Wesentlichen auf zwei Säulen: das Einüben von Strategien und Techniken zur effektiveren Informationsverarbeitung (Mnemotechniken, häufig auch als Mnemotechniken oder Gedächtnisstrategien bezeichnet) und die Kompensation durch Hilfsmittel (u. a. Planer, Checklisten, Apps mit Erinnerungsfunktionen) sowie durch Anpassung der Alltagsstrukturierung und ihrer Rahmenbedingungen (z. B. Aufbereitung von Materialien, Schaffen von Routinen oder Ausschalten von Störquellen) auch unter Einbezug von Angehörigen, Erziehenden und Betreuenden.

Übende Funktionstrainings werden häufig in computergestützter Form angeboten. Die Wirksamkeit solcher Trainings konnte bisher für Kinder und Jugendliche nur in wenigen Studien aufgezeigt werden (z. B. Eve et al. 2016; Phillips et al. 2016), wobei gefundene Leistungsverbesserungen als nah an den geübten Aufgaben mit wenig Transfer auf andere Bereiche bewertet werden (Rossignoli-Palomeque et al. 2018) und eine Kombination von übenden (computergestützten) und metakognitiven, strategievermittelnden Interventionen als überlegen betrachtet wird (Resch et al. 2018). Hier ist anzunehmen, dass mit fortschreitender Digitalisierung auch im therapeutischen Bereich noch vielfältige Möglichkeiten bestehen, die insbesondere auch im Jugend- und Erwachsenenalter vielversprechend erscheinen. Deren Evidenzbasierung steht aktuell jedoch noch in den Anfängen. Zum Einsatz von Medien und

Techniken sei an dieser Stelle auch auf ▶ Kap. 5 in diesem Buch verwiesen.

Im Bereich der Strategievermittlung bei Kindern, der hier im Folgenden besondere Berücksichtigung finden soll, werden Wiederholen, kategoriales Organisieren und Elaboration als besonders wichtige Gedächtnisstrategien angesehen. Bei der Elaboration (vertiefte Bearbeitung) geht es beispielsweise darum, bildhafte oder sprachliche Assoziationen mit der Information zu verknüpfen. Bei Kindern ist wichtig zu berücksichtigen, dass die bewusste und dem Lernmaterial angemessene Anwendung solcher Strategien entwicklungsabhängig unterschiedlich wahrscheinlich ist und häufig gezielt vermittelt und angeleitet werden muss (Schneider 2015).

> ❯ Strategievermittlung muss altersentsprechend und passend zum Lernmaterial und zu den Ressourcen des Kindes eingeübt werden.

Bis Zehnjährige zeigen beispielsweise größere Zusammenhänge visueller Leistungen und Gedächtnisleistungen und eine Bevorzugung visuell-basierter Merkstrategien (Lepach et al. 2008). Der zunehmende Gebrauch von Gedächtnisstrategien führt dazu, dass einzelne Gedächtnisinhalte vollständiger, das heißt unter Berücksichtigung möglichst vieler wichtiger Stimulusmerkmale, eingespeichert werden können, was den späteren Abruf erleichtert (Hünnerkopf et al. 2006). Besonders Kinder mit fehlenden oder ineffizienten Strategien profitieren davon, wenn ihnen solche beigebracht werden. Brehmer et al. (2007) konnten aufzeigen, dass Kinder von Gedächtnisstrategien sogar mehr profitieren als Erwachsene. Dennoch ist der Einsatz solcher Techniken zunächst auch mühsam und erfordert Zeit und Aufmerksamkeitskapazität. Entscheidend für den Nutzen gewählter Strategien ist daher auch die richtige Passung zum Aufgabentyp und -schwierigkeitsgrad. Außerhalb des Trainings werden Strategien im Alltag wahrscheinlicher dann eingesetzt, wenn den Kindern bewusst wird, wann ihnen einen bestimmte Strategie am besten beim Behalten hilft.

Lern- und Gedächtnistipps, die auf den oben genannten Mnemotechniken basieren, finden sich in diversen Büchern und Internetmedien. Dabei werde Mnemotechniken insbesondere im nicht-klinischen Kontext zur Leistungssteigerung (z. B. Prüfungsvorbereitung) eingesetzt.

Neben Materialien von Schulbuchverlagen zur Unterrichtsaufbereitung gibt es vor allem Praxis-Ratgeber, in denen man z. B. Tipps von Gedächtnisweltmeistern und -weltmeisterinnen erhält, oder Hinweise pädagogischer Berater und Beraterinnen sowie Institutionen, die sich primär an Fachunkundige und interessierte Personen zur Selbstanwendung richten. In manualisierter Form gibt es im deutschsprachigen Raum im Wesentlichen zwei neurowissenschaftlich fundierte und evaluierte Trainingsprogramme für Kinder mit Gedächtnisstörungen: Das sechs Lektionen enthaltende Programm „Memo, der vergessliche Elefant. Mit Gedächtnistraining spielerisch zum Lernerfolg" von Everts und Ritter (2017, Erstauflage 2013) und das deutlich früher erschienene, 10 Basis-Einheiten beinhaltende „Gedächtnistraining für Kinder: Das neuropsychologische Einzeltraining REMINDER" von Lepach und Petermann (2010, Erstauflage 2003). Beide sind für Kinder ab 7 Jahren entwickelt. In beiden Programmen werden Memotechniken als sogenannte Tricks vermittelt und in eine Rahmenhandlung eingebunden, bei der tierische Protagonisten mit Hilfe weiterer tierischer Freunde Herausforderungen bewältigen und dabei spielerische Strategien erlernen. Beide Trainings setzen auf die Einübung der Tricks und geben Hilfestellungen zu Kompensation und Alltagstransfer. Die Trainings weisen einige konzeptionelle Ähnlichkeiten auf und sind jeweils eingebunden an den Forschungsinstituten der Autorinnen und Autoren entwickelt worden (Lepach und Petermann 2009, 2010).

Das REMINDER-Training

Das REMINDER-Training (Lepach und Petermann 2010) ist ein Einzeltraining für Kinder in den Altersgruppen von sieben bis 12 Jahren. Es vermittelt in flexiblen Schwierigkeitsgraden Übungen und Strategien, um Anforderungen an Merk- und Lernleistungen besser zu bewältigen. Das Programm umfasst 10 wöchentliche Basiseinheiten mit jeweils 60 min Dauer, in denen jeweils bis zu fünf Aufgaben und mindestens fünf weitere Einheiten zum Verfestigen im Alltagstransfer vorgegeben werden. Außerdem stehen Aufgaben für Zuhause (Einkaufen bei Trödelheimer) zur Verfügung und beratende Elterngespräche werden trainingsbegleitend durchgeführt. Bei der Entwicklung des Programms wurden theoretische Erkenntnisse zu Gedächtnisstörungen bei Kindern berücksichtigt. Zu den Prinzipien des Trainings gehören das Erlernen und die Anleitung zur Nutzung von kindgerecht aufbereiteten Memorierungstechniken (u. a. kategoriales Organisieren, Visualisieren, selektive Aufmerksamkeit) und das Training von Basisfunktionen der Merkfähigkeit, wie die Aufmerksamkeit und die multimodale Wahrnehmungsverarbeitung. Das Training dient der Kompensation bzw. Verminderung der Störung und zielt auf eine erfolgreiche Umsetzung der erlernten Strategien in Schule und Alltag ab. Unterstützend wird ein motivationsförderndes Token-System eingesetzt. Die kindgerechten Leitfiguren (hier Fuchs, Gans, Wolf) und eine Rahmenhandlung, die diese Figuren in gemeinsamer Mission vereint, ziehen sich wie ein „roter Faden" durch das Programm. Die motivationsfördernde spielerische Umsetzung erleichtert dem Kind den Zugang zu den Materialien und vermittelt Spaß am Lernen. Das Manual beschreibt jede Aufgabe detailliert. Ziele der Übung, das benötigte Material (z. B. Arbeitsblätter von der CD) sowie die ungefähre Durchführungsdauer sind der Anleitung und den Instruktionen zu den Aufgaben beigefügt. Das ermöglicht dem Anwender und der Anwenderin, bei Bedarf eine Vorauswahl von Übungen zu treffen. Auf diese Weise ist es auch möglich, einzelne Übungen aus dem Training innerhalb von Therapieeinheiten mit anderen Interventionsmethoden zu kombinieren. Es ist demnach sowohl eine hoch standardisierte als auch eine sehr flexible und individualisierte Anwendung von Elementen des Trainings realisierbar. Rückmeldungen von anwendenden Personen und Erkenntnisse aus jahrelanger Anwendung des Programms sind neben der vorliegenden Evaluation ein guter Hinweis auf die Praxistauglichkeit des Programms.

2 Fördermöglichkeiten im Alltag

Die oben beschriebenen Trainings sollen eine verbesserte Funktionsfähigkeit fördern, die dazu beitragen kann, zukünftig besser mit Herausforderungen an Gedächtnisleistungen zurechtzukommen. Dabei muss jedoch auch berücksichtigt werden, dass zum Teil bereits über längere Zeiträume entstandene Lernrückstände und sonstige Folgen der Symptomatik damit nicht aufgehoben sind. Dies erfordert häufig weitere lerntherapeutische Interventionen oder Nachhilfe. Funktionsverbesserung liefert demnach eine wichtige Basis, auf der das Kind in Alltag und Schule weiter aufbauen kann. Dies unterstreicht die Bedeutung des Alltagstransfers schon während des Trainings und insbesondere zur Stabilisierung nach Beendigung.

Im Alltag gelten Schulnoten als ein Maßstab für Merk- und Lernleistungen des Kindes. Schulnoten drücken aber nicht nur anteilig aktuelles Wissen aus, sondern spiegeln unter anderem auch die entstandenen Lernrückstände, das ggf. dadurch oder auch sonst beeinträchtige Arbeitsverhalten, die Selbstwirksamkeitserwartung des Kindes in Prüfungssituationen und nicht zuletzt die von Vorerfahrungen geprägte Erwartung der Lehrperson zu den Kompetenzen des Kindes wider. In der Elternberatung ist es daher wichtig, dafür zu sensibilisieren, dass zumindest eine unmittelbar erwartete Verbesserung der Schulnoten kein gut geeignetes Erfolgskriterium ist.

Aufbauend auf ein fundiertes Training durch geschulte Therapierende, können Eltern ihren Kindern Anregungen zur Förderung geben. Aufgrund der Problematik des Kindes haben sich häufig im Umfeld schon viele Verhaltensweisen (z. B. ständiges Erinnern, Aufgaben übernehmen, Anforderungen meiden) etabliert, die eine passive und unselbstständige Haltung des Kindes zur Folge haben können. Ganz ohne Hilfestellung wird es allerdings auch meist nicht funktionieren. Diese sollten allerdings nicht zur Vermeidung von Anforderungen, sondern zur Stärkung der Autonomieentwicklung und damit auch der erlebbaren Selbstwirksamkeit des Kindes eingesetzt werden.

So ist es beispielsweise hilfreich, wenn häufig benötigte Alltags- oder Schulutensilien einen festen Platz haben. Schubladen oder Schränke können zur besseren Orientierung mit Aufklebern oder Zetteln versehen werden. Kinder können angeleitet werden, sich Notizen zu machen, Stundenpläne und Checklisten zu nutzen. Dabei gelten handschriftliche oder selbst mit Symbolen bemalte Notizen als besonders effektiv; aber auch der Einsatz von Mobiltelefonen und Apps für die Verwaltung von Terminen und Aufgaben ist erleichternd. Der Handel hält außerdem eine Vielzahl an geeigneten Spielen bereit, die Merk- und Gedächtnisleistungen ansprechen.

Das gemeinsame Einüben von Liedtexten oder kleinen Theaterstücken und das Einbeziehen in alltägliche Routinen haben übenden Charakter und ermöglichen den Einsatz von im Training gelernten Strategien. Um das Wissen zu den Strategien immer mal wieder zu aktivieren, können auch Situationen geschaffen werden, wo gemeinsam mit dem „Kind als Experten/Expertin" für Gedächtnistipps beratschlagt wird, wie man sich wohl etwas Bestimmtes besonders gut merken kann.

Je nach Alter des Kindes, dem Störungsschwerpunkt und -ausmaß und nicht zuletzt in Abhängigkeit von den Ressourcen der Eltern und des sonstigen Umfeldes, sollte demnach ein angepasstes Vorgehen empfohlen werden. Dabei sollte der Blick auch auf die Ressourcen und Fortschritte des Kindes gelenkt werden.

3 Darstellung eines konkreten Behandlungskonzepts

Im Folgenden soll das exemplarische Vorgehen bei einem Jungen im Alter von 10 Jahren (siehe Fallbeispiel) geschildert werden. Der Fall Timo (hier Zustand nach „später" Frühgeburt und perinataler Asphyxie) bei dem bestehende Gedächtnisstörungen aufgrund insgesamt eher diskreter Entwicklungsauffälligkeiten erst im Laufe der Grundschulzeit massiver auffällig wurden, steht dabei stellvertretend für eine nicht unbedeutend große Anzahl von Fällen, die in ambulanten neuropsychologischen Settings vorstellig werden. Anders als bei Störungen, die im unmittelbaren zeitlichen Zusammenhang mit erworbenen Hirnschädigungen stehen, spiegelt sich die Symptomatik hierbei durch zunächst eher unspezifische Hinweise aus der Entwicklung wider. Dies erhöht die Gefahr von Fehldiagnosen und Folgestörungen und stellt deswegen ein Gebiet, für das sensibilisiert werden sollte.

Fallbeispiel Timo

Timo war 10 Jahre und 4 Monate (10; 4 J.) als er zur neuropsychologischen Diagnostik vorgestellt wurde. Vorstellungsgrund war eine Schulleistungsproblematik. Timo wurde als „späte" Frühgeburt (36+5 SSW) spontan per Vakuumextraktion entbunden. Bereits in der 26. SSW waren vorzeitige Wehen aufgetreten. Unter der Geburt war es bei zweifacher Nabelschnurumschlingung zu einem Abfall der kindlichen Herztöne und Asphyxie gekommen (2,990 g, 49 cm, Kopfumfang 35 cm, APGAR-Werte 5/8/10). Da Timos Geburt nur knapp das Kriterium einer Frühgeburt erfüllte, er körperlich gut entwickelt war und sich von der Asphyxie schnell erholte, gab es keine auffällige Prognose.

Timo entwickelte sich zunächst unauffällig. Im Kindergarten fiel auf, dass der Sprachschatz einfach blieb und es z. B. bei der Benennung von Farben und Formen zu Verwechslungen kam. Logopädischer und ohrenärztlicher Befund blieben unauffällig. In der Grundschule zeigte sich Timo schnell erschöpft, klagte morgens häufig über Bauchschmerzen und äußerte, nicht zur Schule gehen zu wollen. Das Erlernen von Alphabet und Einmaleins dauerte, war erschwert und seine Rechtschreibleistungen blieben schwach. Mit zunehmender Frustration reagierte er, als seine zwei Jahre jüngere Schwester ihn diesbezüglich überholte. Die zweite Klasse wurde wiederholt, aktuell besuchte er die dritte Klasse.

Timos Mutter übernahm es, sämtliche Sachen zurechtzulegen und ihm auch in die Schule hinterher zu fahren, wenn er etwas vergessen hatte. Die Lehrerin riet ihr, Timo zu mehr Selbstständigkeit zu erziehen. Timo beteiligte sich wenig und begann im Unterricht zu stören. Sein Verhalten wurde von den Lehrern und Lehrerinnen als unmotiviert und provokativ empfunden. Die Hausarbeiten machte er widerwillig und nur mit Unterstützung der Eltern. Hierbei kam es oft zu Streitigkeiten. Mit Besorgnis beobachteten seine Eltern, dass Timo sich immer stärker zurückzog und auch an vorher gern ausgeübten Aktivitäten, wie dem Fußballspielen, wenig Interesse zeigte.

Die hier stark verkürzt dargestellten Befunde ergaben insgesamt durchschnittliche Intelligenzleistungen (WISC-IV, Petermann und Petermann 2011) mit individuellen Schwächen im Wortschatztest, im Allgemeinwissen und im Zahlennachsprechen. Hinweise auf eine Aufmerksamkeitsstörung fanden sich nicht. Im Bereich der Gedächtnisleistungen (BASIC-MLT, Lepach und Petermann 2008) zeigte sich eine beeinträchtigte Gesamtleistung mit Störungsschwerpunkt im auditiven Bereich. Im Bereich schulischer Fertigkeiten zeigten sich unterdurchschnittliche Rechtschreibleistungen (Weingartener Grundwortschatzrechtschreib-Test 3+, Birkel 2007), die aber nicht die Kriterien einer Lese-Rechtschreibstörung erfüllten. Außerdem wurde eine ausgeprägte Schulunlust (Angstfragebogen für Schüler, AFS, Wieczerkowski et al. 2016) und Hinweise auf Rückzugstendenzen und Interessenverlust als subklinische depressive Symptomatik (Depressionsinventar für Kinder und Jugendliche, DIKJ, Stiensmeier-Pelster et al. 2014) deutlich. Aufgrund der Befunde ist von einer Gedächtnisstörung auszugehen, die in Folge zu Lernschwierigkeiten und sekundär bereits zu einer beginnenden emotionalen und verhaltensbezogenen Problematik mit Vermeidung geführt hat. Es wurde ein Gedächtnistraining mit Verlaufskontrolle empfohlen.

Gedächtnistraining mit Timo

Nachdem festgestellt werden konnte, dass Timo (siehe Fallbeispiel) eine Gedächtnisstörung hat, erfolgte zunächst ein Befund- und Beratungsgespräch, in dem den Eltern erläutert wurde, dass Timo nicht wie von den Lehrkräften angenommen unmotiviert sei, sondern aufgrund seiner Gedächtnisstörung schulische und weitere Probleme zeige. Timos Eltern waren überrascht, dass bereits Kinder Gedächtnisstörungen zeigen können und baten um ein gemeinsames Beratungsgespräch mit der Schule. Timo selbst zeigte sich zurückhaltend, aber auch erleichtert, als er erfuhr, dass es Möglichkeiten gibt, mit ihm gemeinsam Strategien zu erarbeiten und er nicht, wie er von sich selbst überzeugt war, „egal was ich tu, zu dumm zum Lernen" sei.

Das Training für Kinder mit Gedächtnisstörungen REMINDER (Lepach und Petermann 2010, siehe Exkurs: Das REMINDER-Training) erfolgte im Rahmen einer ambulanten neuropsychologischen Einzeltherapie mit einer Stunde wöchentlich. Im Folgenden soll das Vorgehen während der Sitzungen exemplarisch dargestellt werden, für eine ausführliche Darstellung des Trainings sei auf das Manual verwiesen. Eingebunden in vielfältige Aufgaben, werden kindgerecht aufbereitete Mnemotechniken eingeübt. Diese heißen „Tricky-Tipps" nach einer der Hauptidentifikationsfiguren des Programms, dem schlauen Fuchs Tricky, der sich trotz Gedächtnisproblemen gut zu helfen weiß und zusammen mit Freunden fleißig viele Tricks sammelt. Eine allgemeine Übersicht der verwendeten Mnemotechniken ist ◘ Tab. 1 zu entnehmen (diese steht auch als ▶ Online-Zusatzmaterial zur Verfügung).

In der ersten Stunde wurde Timo zunächst mit den Identifikationsfiguren des Programms vertraut gemacht, bevor mit den ersten Übungseinheiten begonnen wurde. Der grobe Ablauf der gesamten ersten Trainingseinheit ist in ◘ Tab. 2 zu sehen.

◘ **Tab. 1** Gedächtnisstrategien in einem kindgerechten Training (Lepach und Petermann 2010)

Tricky-Tipps	Trick-Symbol	Gedächtnisstrategien	Beispiel
Spürnasen-Detektiv-Trick		Detailanalyse, Fokussierung	„Versuche, dich auf das was du siehst oder hörst, wirklich zu konzentrieren"
Sinn-Trick		Multimodales Erfassen	„Wenn du dir das Wort „Ketchup" merken sollst, überlege, wie er aussieht, schmeckt, riecht, …"
Geheimschrift-Trick		Symbolisches Kodieren	„Übersetze Wörter in Zeichnungen"
Fantasie-Trick		Imagination, Visualisierung	„Versuche, die Sachen, die du dir merken willst, in deiner Fantasie bildlich vorzustellen, als wäre es ein tolles Kino"
Ketten-Trick		Chaining	„Wenn du dir Dinge in einer Reihenfolge merken musst, kannst du die Sachen durch eine Geschichte miteinander verbinden"
Quassel-Trick		Verbalisierung	„Übersetze das, was du siehst, in Wörter…"
Echo-Trick		Rehearsal und symbolisches Kodieren	„Wenn du z. B. Vokabeln lernen musst, kannst du dir zu jedem Wort ein Symbol malen. Dann schaust du dir Wort und Symbol ganz genau an und wiederholst jedes Wort dreimal laut"
Lesen-Fragen-Verstehen-Trick		PQRST-Methode	„… Dann unterstreichst du dir in jedem Absatz das Wichtigste und überlegst dir eine Frage, …"
Sing-Trick		Musikalisches Chaining/Rhythmisches Clustern	„Schwierige Dinge wie Telefonnummern kannst du dir gut merken, wenn du sie dir als Rhythmus oder Melodie vorstellst"
Schubladen-Trick		Kategorisieren	„Manchmal lassen sich Dinge zu bestimmten Oberbegriffen zusammenfassen, z. B. Fußball und Reiten sind Sportarten…"

◻ Tab. 2 Inhalte und Arbeitsschritte der ersten Einheit des REMINDER-Trainings (Lepach und Petermann 2010)

Übung	Ziele	Kurzbeschreibung
A) Vorstellung der Identifikationsfiguren: „Tricky und Vicky stellen sich vor"	– Erleichterter Zugang zu Trainingsprogramm und Übungen – Vermittlung eines altersangemessenen Störungskonzeptes – Vermittlung einer ressourcen- und kompensationsorientierten Bewältigung der Störung	„Tricky ist eigentlich ein schlauer Fuchs, aber immer wieder hat er vergessen..., deshalb entschlossen sie sich...Tricks auszudenken, wie sie sich all die Sachen besser merken konnten..... ich bin sicher, dass sie Dir auch ein paar tolle Tricks verraten werden..." Auf der Motivationskarte werden Belohnungspunkte gesammelt
B) Übung 1: „Der Echotrick"	– Vermittlung der Strategien Visualisierung und symbolisches Kodieren – Förderung des Wort-Bild-Gedächtnisses – Vermittlung der Lernstrategie der Wiederholung (Echo)	Dem Kind wird eine Liste mit Wörtern vorgelegt. Danach ist es die Aufgabe des Kindes, für jeden Begriff ein passendes Symbol zu finden und neben das jeweilige Wort zu zeichnen. Dann werden die Wort-Symbol-Kombinationen angeschaut und zusätzlich das Wort dreimal langsam wiederholt („Echo")
C) Übung 2: „Moorlöcher"	– Vermittlung der Strategien des Verbalisierens und visuellen Assoziierens – Förderung der intermodalen Verarbeitung	„Vicky versucht, den Weg durch die Moorlöcher zu finden. Das ist gar nicht so einfach, denn wenn sie sich nicht genau merkt, wo sie lang gehen muss, bekommt sie nasse Füße und gelangt nicht zum Ziel. Kannst Du ihr helfen?" Die auf der Spielvorlage dargestellten „Moorlöcher" müssen überquert werden, indem die räumliche Anordnung betretbarer Steine gemerkt wird
D) Übung 3: „Die Schatzsuche"	– Förderung des Wort-Bildgedächtnisses – Training der intermodalen Verarbeitung – Förderung der seriellen Verarbeitung	Dem Kind werden fünf Wörter genannt. Anschließend soll es sich vorstellen, dass es bei einer Schatzsuche mitmacht. „Vor Dir auf dem Tisch sind einige Wörter zu sehen, deren Buchstaben ganz schön durcheinandergeraten sind. Es handelt sich dabei um die gesuchten Wörter, mit deren Hilfe Du den Schatz bekommen kannst. Aber damit es nicht zu einfach wird, werde ich Dir jetzt die Augen verbinden und Du versuchst, die Buchstaben zu ertasten und in die richtige Reihenfolge zu bringen."
E) Übung 4: „Trickkiste"	– Zusammenfassung der Trainingsinhalte – Verfestigung der erlernten Strategien – Erlernen einer strukturierten Inhaltswiedergabe	Damit die einzelnen Strategien und Tricks besser behalten werden, soll das Kind im Anschluss an jede Sitzung eine kurze mündliche Zusammenfassung der durchgeführten Aufgaben z. B. mit Hilfe eines Handy oder MP3-Players vornehmen
F) Vorstellung des Übungsprogramms zu Hause: „Einkaufen bei Trödelheimer" (hier Übung zum „Echotrick")	– Vertiefung einzelner Trainingsinhalte – Überleitung zum Alltagstransfer	Hauptfigur des Übungsprogramms für zu Hause ist der Wolf Trödelheimer, der sein Gedächtnis verloren hat. Für das Kind wird der Begriff „Hausaufgabe" durch die Bezeichnung „Einkaufen bei Trödelheimer" ersetzt. Hier kann sich das Kind durch Lösung der Aufgaben, Bonuspunkte in Form von „Wertmarken" für den „Warenkorb" und Hinweise auf die geheime Vergangenheit des Wolfes „erkaufen"

Innerhalb des Trainings werden zunächst verschiedene Mnemotechniken erprobt und dabei im Verlauf diejenigen gewählt, von denen das Kind individuell und abhängig von Anforderungskontexten am besten profitiert.

Aufgrund der diagnostischen Befunde war zu erwarten, dass Timo u. a. ganz besonders gut von Strategien mit Visualisierungsmöglichkeiten (Symboltrick; Fantasietrick) profitieren könnte. Dies bestätigte sich im Verlauf auch schnell. Da Schreiben ihm Mühe bereitete, genoss er es, sich Notizen in Form schneller Zeichnungen machen zu dürfen, sogar die Schreibweise von Wörtern konnte er mit Hilfe von Visualisierungen zu den Begriffen besser behalten.

Besondere Freude machte ihm auch die 4. Einheit. In dieser musste anhand eines Spielplans („Der Schatz im Zaubersteinwald") und Spielkarten, die die Anwendung der diversen Tricky-Tipps erfordern, eine Zaubersteinmauer überwunden werden, um an den Schatz zu gelangen. Nach dem Start auf der „Lichtung Geistesblitz" bahnt man sich hier Schritt um Schritt den Weg zur „Wiese der Erleuchtung", um schließlich zum Schatz zu gelangen. ◘ Abb. 1 zeigt eine exemplarische Spielkarte (diese steht auch in den ▶ Online-Zusatzmaterialien zur Verfügung).

Dabei handelt es sich und die „Form-Farb-Karte". Hier werden ein spezieller Formenwürfel (Bastelvorlage auf CD) und ein handelsüblicher Farbwürfel benötigt. Den Formen sind Sportübungen/Körperhaltungen zugeordnet, die ausgeführt werden sollen (blaues Quadrat = Knien oder Krabbeln; oranger Kreis = Seilspringen oder Gewichtheben; pinkes Oval = Liegen oder Zusammenkauern; rotes Rechteck = Stehen mit abgespreizten Armen oder Schulterzucken; grünes Parallelogramm = Kniebeugen; gelbes Dreieck = Hampelmannsprung). Die Sportübungen

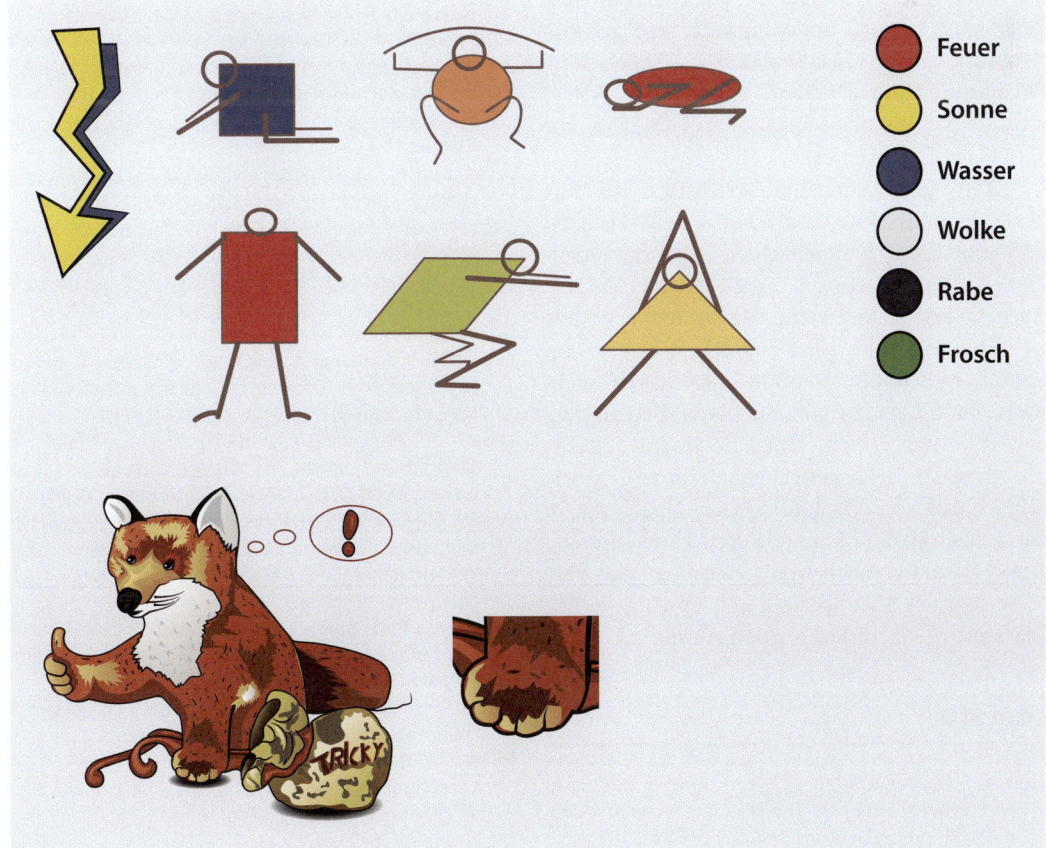

◘ Abb. 1 Spielkarte aus der Übung „Der Schatz im Zaubersteinwald" in Einheit 4 des REMINDER-Gedächtnistrainings (Lepach und Petermann 2010)

(bzw. Haltungen) dürfen gemeinsam definiert werden. Den Farben des Farbwürfels ist jeweils eine vorgegebene Assoziation zugeordnet (siehe Karte). Beispielwurf: Grünes Parallelogramm und gelb = Kniebeuge machen und „Sonne" sagen.

Nach dem alle 10 Grundeinheiten des Programms mit standardisiertem Material absolviert worden waren, ging es in 5 weiteren Sitzungen darum, eine vertiefende Anwendung ausgewählter Tricks in seinen Alltag und die Bewältigung schulischer Anforderungen zu integrieren.

Es gehört nicht zu den Erwartungen des Trainings, dass alle zehn Mnemotechniken nach Abschluss dauerhaft und eigenständig beibehalten werden. Es stellt allerdings schon einen erheblichen Gewinn dar, wenn nur einzelne Strategien ins Verhaltensrepertoire aufgenommen werden. Durch den übenden Charakter des Trainings und auch testdiagnostisch feststellbare Funktionsverbesserungen war bei Timo im Verlauf die bewusste Verwendung der Strategien auch im geringeren Umfang bzw. vor allem bei komplexeren Aufgaben erforderlich. Insgesamt hat er unter anderem auch sehr gut von strukturierenden Maßnahmen (Checklisten, Organisationshilfen, Pläne, feste Ablageplätze) und dem Einsatz seiner guten Fähigkeit zur Visualisierung profitiert.

Eltern und Lehrkräfte berichteten ein verbessertes und selbstständigeres Arbeitsverhalten und eine höhere Bereitschaft, sich mit schulischen Anforderungen auseinanderzusetzen. Auch zeigte er insgesamt wieder mehr Freude an Aktivität. Timo selbst äußerte, sich jetzt „im Kampf gegen doofe Monsterschulaufgaben" nicht mehr so hilflos zu fühlen. Nach Beendigung des Trainings erhielt Timo noch eine elternunabhängige Hausaufgabenbetreuung sowie fächerspezifische Nachhilfe. Der Übergang in die 4. Klassenstufe konnte durch Unterstützung erreicht werden, auch wenn eine deutliche Verbesserung der Schulleistung erst im Zuge der 4. Klassenstufe stabilisiert werden konnte.

Literatur

Babikian T, Asarnow R (2009) Neurocognitive outcomes and recovery after pediatric TBI: meta-analytic review of the literature. Neuropsychology 23:283–296

Birkel P (2007) Weingartener Grundwortschatzrechtschreib-Test für dritte und vierte Klassen. Hogrefe, Göttingen

Boyd TA (2013) Clinical assessment of memory in children. In: Tramontana MG, Hooper SR (Hrsg) Assessment issues in child neuropsychology. Springer, New York, S 177–204

Brehmer Y, Li SC, Müller V, von Oertzen T, Lindenberger U (2007) Memory plasticity across the life span: uncovering children's latent potential. Dev Psychol 43:465–478

Eve M, O'Keeffe F, Jhuty S, Ganesan V, Brown G, Murphy T (2016) Computerized working-memory training for children following arterial ischemic stroke: a pilot study with long-term follow-up. Appl Neuropsychol 5(4):273–282

Everts R, Ritter B (2017) Das Memo-Training. Mit Gedächtnistraining spielerisch zum Lernerfolg, 2. Aufl. Hogrefe, Bern

Gruner E, Zeller M, Fleck C (2013) Phonematischer Gedächtnistest-Testverfahren zur Überprüfung der phonematischen Gedächtnisleistungen bei Kindern, Jugendlichen und Erwachsenen. Huber, Bern

Hasselhorn M, Schumann-Hengsteler R, Gronauer J, Grube D, Mähler C, Schmid I, Seitz-Stein K, Zoelch C (2012) Arbeitsgedächtnistestbatterie für Kinder von 5 bis 12 Jahren. Hogrefe, Bern

Helmstädter C, Lendt M, Lux S (2001) Verbaler Lern- und Merkfähigkeitstest (VLMT). Huber, Bern

Heubrock D, Petermann F, Brinkmeier W (2001) Referrals, diagnoses, and neuropsychological findings in an outpatient sample of German children and adolescents with brain dysfunction. Pediatr Rehabil 4:75–82

Hünnerkopf M, Schneider W, Hasselhorn M (2006) Strategiemodell vs. Optimierungsmodell. Welches kann Gedächtnisleistungen im Grundschulalter besser vorhersagen? Z Entwicklungspsychol Padagog Psychol 38:110–120

Jocic-Jakubi B, Jovic NJ (2006) Verbal memory impairment in children with focal epilepsy. Epilepsy Behav 9:432–439

Lepach AC, Petermann F (2007) Gedächtnisstörungen. Monatsschr Kinderheilkd 155:753–762

Lepach AC, Petermann F (2008) Battery for Assessment in Children-Merk- und Lernfähigkeitstest (BASIC-MLT). Huber, Bern

Lepach AC, Petermann F (2009) Wirksamkeit neuropsychologischer Therapie bei Kindern mit Merkfähigkeitsstörungen. Kindh Entwickl 18:105–110

Lepach AC, Petermann F (2010) Training für Kinder mit Gedächtnisstörungen. Das neuropsychologische Einzeltraining REMINDER, 2., erweit. Aufl. Hogrefe, Göttingen

Lepach AC, Gienger C, Petermann F (2008) Neuropsychologische Befunde zu Merk- und Lernstörungen bei Kindern anhand des BASIC-MLT. Z Kinder Jugendpsychiatr Psychother 36:389–400

Lepach AC, Petermann F, von Stülpnagel A (2011) Merk- und Lernleistungen bei Kindern mit erworbener Hirnschädigung. Z Neuropsychol 22:47–61

Majerus S, van der Linden M (2013) Memory disorders in children. Handb Clin Neurol 111:252–255

Nolan MA, Redoblado MA, Lah S, Sabaz M, Lawson JA, Cunningham AM, Bye AM (2004) Memory function in childhood epilepsy syndromes. J Paediatr Child Health 40:20–27

Petermann F, Petermann U (Hrsg) (2011) Wechsler Intelligenz-Skala für Kinder (WISC-IV, dt.). Pearson Assessment, Frankfurt a. M.

Phillips NL, Mandalis A, Benson S, Parry L, Epps A, Morrow A, Lah S (2016) Computerized working memory training for children with moderate to severe traumatic brain injury: a double-blind, randomized, placebo-controlled trial. J Neurotrauma 33(23):2097–2104

Resch C, Rosema S, Hurks P, de Kloet A, van Heugten C (2018) Searching for effective components of cognitive rehabilitation for children and adolescents with acquired brain injury: a systematic review. Brain Inj 32:679–692. ▶ https://doi.org/10.1080/02699052.2018.1458335

Rossignoli-Palomeque T, Perez-Hernandez E, González-Marqués J (2018) Brain training in children and adolescents: is It scientifically valid? Front Psychol 9:565. ▶ https://doi.org/10.3389/fpsyg.2018.00565

Schneider W (2015) Memory development from early childhood through emerging adulthood. Springer, New York

Squeglia LM, Jacobus J, Tapert SF (2009) The influence of substance use on adolescent brain development. Clin EEG Neurosci 40:31–38

Stiensmeier-Pelster J, Braune-Krickau M, Schürmann M, Duda K (2014) Depressionsinventar für Kinder und Jugendliche, DIKJ, 3. überarb. u. neu norm. Aufl. Hogrefe, Göttingen

Weidlich S, Derouiche A, Hartje W (2011) Diagnosticum für Cerebralschädigung-II (DCS-II). Huber, Bern

Wieczerkowski W, Nickel H, Janowski A, Fittkau B, Rauer W, Petermann F (2016) Angstfragebogen für Schüler, AFS, 7., überarb. u. neu normierte Aufl. Hogrefe, Göttingen

Exekutive Funktionen – Alles nimmt ein gutes Ende für den, der warten kann

Martin Michel und Kevin Wingeier

© Springer-Verlag GmbH Deutschland, ein Teil von Springer Nature 2020
T. Pletschko et al. (Hrsg.), *Neuropsychologische Therapie mit Kindern und Jugendlichen*,
https://doi.org/10.1007/978-3-662-59288-5_12

1 Neuropsychologischer Hintergrund und bisherige Evidenz

» Ohne Fleiß kein Preis
Wo ein Wille, da ein Weg
Das Leben ist kein Ponyhof
(exekutive Funktionen im Volksmund)

» Alles nimmt ein gutes Ende für den, der warten kann. (Lew Nikolajewitsch Graf Tolstoi, russischer Erzähler und Romanautor, 1828–1910)

Exekutive Funktionen sind seit den mittleren 1990er Jahren verstärkt in den Blickpunkt neuropsychologischer Forschung und Praxis geraten und haben das bis dahin vorherrschende Interesse besonders der klinischen Neuropsychologie an der Aufmerksamkeit wenn nicht abgelöst, so doch neu orientiert. In der Tat lässt sich zum Beispiel eine Aufmerksamkeitsdefizit-(Hyperaktivitäts-)Störung nur dann diagnostizieren, wenn neben den Aufmerksamkeitsfunktionen im engeren Sinne auch exekutive Prozesse beeinträchtigt sind. Die Anzahl der wissenschaftlichen Veröffentlichungen zum Thema exekutive Funktionen erlebte in den letzten drei Dekaden ein exponentielles Wachstum. In den letzten 5 Jahren erschienen dazu mehrere tausend wissenschaftliche Publikationen. Das Interesse an den exekutiven Funktionen hat in erster Linie damit zu tun, dass seit einigen Jahren Gewissheit darüber besteht, dass gut ausgebildete exekutive Funktionen in der Kindheit den wirtschaftlichen Erfolg, die Gesundheit oder die Abwesenheit von Drogenmissbrauch besser vorhersagen als zum Beispiel der Intelligenzquotient (IQ) eines Individuums oder der sozioökonomische Status des Elternhauses (Moffitt et al. 2011). Aber auch die Überzeugung von Prof. Walter Mischel, dem Vater des Marshmallow-Tests, und anderen renommierten Fachpersonen, dass exekutive Funktionen anders als der IQ trainierbar seien, hat dazu geführt, dass vor allem im (schul-)pädagogischen Bereich Förderprogramme für Kinder im Vorschul- und Schulalter entwickelt wurden (Diamond et al. 2007; Diamond 2012).

Klinisch treten Funktionsbeeinträchtigungen im Bereich der exekutiven Funktionen in erster Linie nach Schädigungen des Frontallappens auf. Bis in die 1990er Jahre wurden die entsprechenden Störungsbilder auch unter dem Titel „Frontalhirnsyndrom (exekutive Störungen)" abgehandelt (Lösslein und Deike-Beth 1997; Heubrock et al. 2000). Exekutive Funktionen sind im wesentlichen Kontrollprozesse, die einer Handlung unmittelbar vorangehen oder sie begleiten. Neuroanatomisch sind exekutive Prozesse von der Integrität und Funktionstüchtigkeit des präfrontalen Kortexes abhängig, der wiederum direkt mit dem limbischen System und anderen Hirnstrukturen verbunden ist. Im limbischen System sind vor allem der Hippokampus und die Amygdala (Mandelkern) für die Verhaltenskontrolle bedeutsam. Es bestehen aber auch Verbindungen zum Nucleus accumbens, dem Motivations- und Belohnungszentrum. So werden heute unter dem Schirmbegriff „exekutive Funktionen" nicht nur kognitive Prozesse subsumiert, sondern auch emotionale und motivatonale Komponenten, die wiederum die Selbstregulation entscheidend beeinflussen.

Noch zur Jahrtausendwende herrschte mehrheitlich eine deskriptive Auflistung verschiedener sogenannter exekutiver Funktionen vor. Nadja Gwiggner merkte in ihrer Dissertation im Jahr 2004 an, dass es mit der Theoriebildung noch nicht weit her sei. Kerr und Zelazo (2004) wagten den Versuch und proklamierten eine Einteilung der exekutiven Funktionen in heiße und kalte Teilfunktionen, um so verschiedene Anwendungsbereiche zu verdeutlichen. Die kalten exekutiven Funktionen sind eher kognitiver Natur, stellen primär Kontrollprozesse dar und beinhalten Flexibilität/Umstellungsfähigkeit, Planen, Problemlösen und Konzeptbildung, also Prozesse, die meist keine direkte Belohnung nach sich ziehen und eher extrinsisch motiviert ablaufen. Die heißen exekutiven Funktionen sind eher emotionaler Natur, dienen der Emotions- und Affektregulation und haben oft einen intrinsischen Charakter.

Das aktuelle Konzept der exekutiven Funktionen, welches aufgrund fundierter statistischer Beweisführung momentan den Goldstandard widerspiegelt, beruht auf den Überlegungen und Beobachtungen von Miyake et al. (2000). Diese sowie diverse Publikationen von Diamond et al. (2007) und Diamond (2012) fassten die exekutiven Funktionen in einer Trias:

a) Inhibitorische Kontrolle (Hemmen von Impulsen, Selbstkontrolle, Belohnungsaufschub)

b) Arbeitsgedächtnis (Aufnehmen, Halten und Bearbeiten von Informationen)
c) Flexibilität (Umstellungsfähigkeit, Konzepte bilden und bei Bedarf ändern, Rollenübernahme, Perspektivenwechsel).

Sie stellten die Vermutung auf, dass alle zu beobachtenden exekutiven Prozesse auf den oben erwähnten „core functions" beruhen.

Warten können, bis man selbst an der Reihe ist, ist eine eher niedere exekutive Funktion, die Kleinkinder aber erst einmal lernen müssen. Das Abarbeiten eines Wochenplanes so zu organisieren, dass am Ende der Woche alle Aufgaben erledigt sind, stellt da schon höhere Ansprüche an die drei „core functions".

den diversen Go/Nogo Aufgaben adressiert, die beispielsweise in Testbatterien zur Aufmerksamkeitsprüfung bzw. zur Prüfung der Impulskontrolle zur Anwendung kommen. Bei diesen Untersuchungsverfahren soll die zu testende Person nur auf eine bestimmte Art von Stimuli mit einem Tastendruck reagieren und auf andere (nicht relevante) Stimuli nicht. Dies erfordert einen kurzen Entscheidungsprozess und verlangt das Hemmen des Impulses, möglichst schnell und unbesehen zu reagieren. Bei Risikoentscheidungen spielen sowohl Emotionales als auch die Aussicht auf eine größere Belohnung entscheidend mit und können die Selbstregulation erheblich beeinflussen (Kerr und Zelazo 2004).

1.1 Inhibitorische Kontrolle

Dass Kinder in unterschiedlichem Ausmaß in der Lage sind, ihre Impulse zu kontrollieren und eine Belohnung aufzuschieben, ist durch die vielen Experimente zum Belohnungsaufschub bei Kindern von Prof. Walter Mischel, die dieser in den 1970er Jahren durchführte, hinreichend bekannt (Mischel et al. 1989; Mischel 2015). Die wohl bekannteste Versuchsanordnung ist das Marshmallow-Experiment. Ein großes Echo fanden vor allem die Ergebnisse einer Nachbefragung von 1980/1981, in der sich zeigte, dass Kinder, welche bei diesen Versuchen warten konnten – also die Süßigkeit nicht gleich aßen und dafür mit einer zweiten belohnt wurden – sich schulisch und beruflich deutlich besser entwickelten als die Kinder, welche zu keinem Belohnungsaufschub in der Lage waren (Mischel 2015). Damit wurde eine Debatte ausgelöst, welche insbesondere im Bildungsbereich eine Fülle von Fördermöglichkeiten entstehen ließ.

Die inhibitorische Kontrolle erlaubt es, an einer Sache dranzubleiben, innere und äußere die Zielverfolgung beeinträchtigende Reize auszublenden und Reaktionen zu hemmen, die nicht zielführend sind. Aufgaben wie jene des Stroop-Tests, bei denen die Farbe, in welcher das Wort geschrieben ist, gelesen werden muss, veranschaulichen, um was es dabei geht: eine dominante Reaktion, nämlich das Lesen des Farbwortes, muss gehemmt werden, um stattdessen die Druckfarbe des Wortes zu nennen. Ein ähnlicher inhibitorischer Prozess wird bei

1.2 Arbeitsgedächtnis

Das Konzept des Arbeitsgedächtnisses (Englisch: working memory) geht auf A.D. Baddeley und G.J. Hitch (1974) zurück, die in diesem eine Schaltzentrale sahen (central executive), welche die höheren kognitiven Prozesse steuert. Der zentralen Exekutive arbeiten zwei Subsysteme zu: die phonologische Schleife (verarbeitet verbale/phonologische Informationen) und der visuellräumliche Skizzenblock (sketchpad; verarbeitet visuelle und räumliche Informationen) (Baddeley 1986). Später (Baddeley 2000a, b) wurde der episodische Puffer hinzugefügt (multimodales Speichersystem mit begrenzter Kapazität) und die Prozesse des Arbeitsgedächtnisses als fluider Struktur mit dem Langzeitgedächtnis als kristalliner Struktur verknüpft (◘ Abb. 1).

Das Arbeitsgedächtnis hält Informationen vor (bis zu sieben), mit denen aktiv gearbeitet werden kann. Ein gutes Beispiel sind Zahlenfolgen, die in der umgekehrten Reihenfolge wiedergegeben werden sollen. Um zu verhindern, dass die einzelnen Zahlen schnell (nach ca. zwei Sekunden) verblassen, wird die Information in der phonologischen Schleife durch lautloses Wiederholen (rehearsal, innere Sprache) aufrecht erhalten. Auch mehrschrittige Anweisungen, die seriell abgearbeitet werden müssen („geh in den Keller, nimm eine Sprudelflasche, komm wieder hoch und mach die Türe zu!") werden im Arbeitsgedächtnis gehalten, bis die Aufgabe erledigt ist. Arbeitsgedächtnisprozesse sind im schulischen, familiären und sonstigen sozialen Alltag

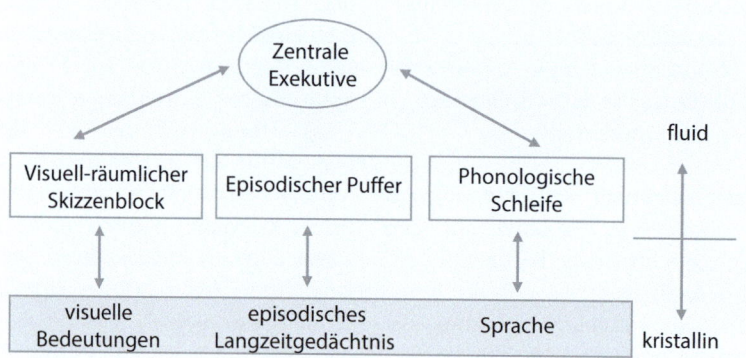

◻ Abb. 1   Arbeitsgedächtnismodell nach Baddeley (2000b)

von großer Bedeutung und ermöglichen es erst, zielgerichtet handeln zu können. Das Aufstellen von Handlungsplänen und deren Ausführung verlangt, dass sowohl das angestrebte Ziel als auch die zielführenden Teilschritte im Arbeitsgedächtnis vorgehalten werden.

Die zentrale Exekutive, auch supervisory attentional system (SAS) nach Shallice (1998) genannt, steuert im wesentlichen Aufmerksamkeitsprozesse, besonders die fokussierte und die geteilte Aufmerksamkeit sowie die Aufmerksamkeitsverschiebung (shifting).

1.3 Flexibilität

Die kognitive Flexibilität ist die dritte „core function" der exekutiven Funktionen und erfährt vor allem in der Adoleszenz einen Entwicklungsschub. Nach Diamond (2013) ist ein wichtiges Merkmal der kognitiven Flexibilität der räumliche Perspektivenwechsel. Jüngere Kinder gehen davon aus, dass ihre Perspektive auch die aller anderen Leute ist. Erst mit der Zeit entwickelt sich das Verständnis dafür, dass die Dinge von einer anderen Seite betrachtet anders aussehen können. Piaget et al. (1975) hat diesen Sachverhalt mit seinem bekannten „Drei-Berge-Versuch" erfasst und beobachtet, dass dieser räumliche Perspektivenwechsel Kindern erst mit etwa 6,5 Jahren gelingt. In diesem Zusammenhang sind auch die Ergebnisse der Theory-of-Mind-Forschung von Bedeutung, die zeigen, dass jüngere Kinder noch nicht in der Lage sind, ihren eigenen Standpunkt zu relativieren, zu reflektieren und sich in denjenigen des anderen

einzufühlen. So fällt beispielsweise bei episodischen Erzählungen von Kindern unter vier Jahren auf, dass diese Erlebtes so erzählen, also ob der/die unbeteiligte AdressatIn der Erzählung die ganze Situation und auch deren Hintergründe kennen müsste.

Die Fähigkeit der Perspektivenübernahme (Theory of Mind) entwickelt sich meist zwischen dem vierten und fünften Lebensjahr (Sodian und Thoermer 2006) und ermöglicht es dem Kind, seine eigenen Handlungen und Wünsche zunehmend auch aus der Sicht seines Gegenübers zu betrachten. Damit ist eine wichtige Grundlage für moralisches Denken und Handeln geschaffen (Walker 1986). Die Inhibition eigener Wünsche und Absichten auf der Basis dieses Wissens scheint ein weiterer entscheidender Entwicklungsschritt für die moralische Urteilsbildung zu sein (Blair et al. 2005).

Exekutive Funktionen entwickeln sich schon beim Säugling. So beschrieb Jean Piaget schon 1950 (dt. 1975) in „La construction du réel chez l'enfant" den Umstand, dass Säuglinge im Alter von neun Monaten aktiv und gezielt nach einem verschwundenen Objekt suchen und dieses auch finden. Piaget prägte in diesem Zusammenhang den wichtigen Begriff der Objektpermanenz: Der Säugling weiß implizit, dass Dinge weiter existieren, auch wenn er sie nicht mehr sieht. Forschungsdaten zeigen, dass zwischen drei und fünf Jahren sowie zwischen acht und elf Jahren sich die exekutiven Funktionen vergleichsweise schnell entwickeln, um mit etwa zwölf Jahren in ein langsameres Weiterentwickeln überzugehen, welches bis ins frühe Erwachsenenalter anhält (vgl. Huizinga et al. 2006; Röthlisberger et al. 2010;

Kubesch 2016; Walk und Evers 2013). Die Pubertät führt zeitweilig zu einer Einschränkung der Steuerungs- und Regulationsprozesse besonders bezüglich der heißen, gefühlsabhängigen exekutiven Prozesse. Dafür verantwortlich sind im Wesentlichen hormonell bedingte Veränderungen im Neurotransmitterhaushalt des Frontalhirns und die späte Reifung des präfrontalen Kortex, welcher die volle Funktionstüchtigkeit erst im jungen Erwachsenenalter erreicht.

Störungen exekutiver Funktionen im Kindes- und Jugendalter

Verschiedene Störungen im Kindesalter sind auch durch exekutive Funktionseinschränkungen gekennzeichnet. Dazu zählt gleichsam per definitionem die Aufmerksamkeitsdefizit-(Hyperaktivitäts-)Störung (ADHS und ADS). Schädel-Hirn-Traumen im Kindesalter, vor allem bei bifrontalen Verletzungen, haben in der Regel gravierende Störungen der Exekutivfunktionen zur Folge mit vor allem Einschränkungen des Arbeitsgedächtnisses, der Krankheits- und Störungseinsicht, der Flexibilität und der Impulskontrolle. Entzündliche Erkrankungen (Enzephalitiden) können zu schwerwiegenden Verhaltensauffälligkeiten mit Kontrollverlust, extremer motorischer Unruhe und Umtriebigkeit, verminderter Aufmerksamkeitssteuerung und eingeschränkten Gedächtnisleistungen führen. Vaskuläre Erkrankungen (Blutungen, Ischämien) können exekutive Funktionseinschränkungen zur Folge haben, genauso wie neoplastische Prozesse (Tumoren). Frühkindliche Hirnschädigungen verbunden mit einer infantilen Zerebralparese beeinträchtigen nicht nur die Motorik, sondern auch die Kognition und damit die exekutiven Funktionen. Einschränkungen in Teilbereichen exekutiver Funktionen finden sich auch bei Kindern mit einer Diagnose aus dem Autismusspektrum, sowie bei ehemals Frühgeborenen (Ritter 2013; ◘ Tab. 1).

Neuropsychologische und pädagogische Therapieansätze

Therapeutische und pädagogische Fördermaßnahmen sollten an dieser Stelle getrennt betrachtet werden. Bei den ersteren geht es darum, eine gestörte Funktion zu verbessern oder

◘ Tab. 1 Störungen der exekutiven Funktionen nach Erkrankungen im Kindesalter

	Ungestörte Funktion	Gestörte Funktion	Ursachen
Inhibitorische Kontrolle	Frustrationstoleranz Belohnungsaufschub Selbstregulation	– Eingeschränkte Gefühlskontrolle (Ärger) > vom Gefühl zur Handlung – Mimische Gefühlsausdrücke werden verkannt – Erhöhte Impulsivität – Ablenkbarkeit	– Schädel-Hirn-Traumata – Schlaganfall, Blutungen – Enzephalitis – Tumorerkrankungen – ADHS – Frühkindliche Hirnschädigungen (ICP) – Extrem Frühgeborene – Autismusspektrumstörungen
Arbeitsgedächtnis	Merkfähigkeit	– Vermindert, evtl. abhängig vom Inhalt (Zahlen, Silben, visuelle Folgen)	
	Logisches, strategisches Denken	– Konzeptbildung erschwert – Perseverationen – Lösungsschritte werden vergessen	
	Ziele setzen, planen	– Strukturierungsschwäche, – Keine Ordnungsstrukturen	
Kognitive Flexibilität	Handlungsverläufe reflektieren	– Kritikminderung – Verminderte Krankheits- und Störungseinsicht – Selbstüberschätzung	
	Entscheidungsfindung	– Verlangsamung – Perseverationen	
	Kreatives Denken	– Ideenarmut	

jenem Niveau anzunähern, welches sie vor einem schädigenden Ereignis gehabt hat. Dies gilt für Kinder/Jugendliche nach Schädelhirntraumen, entzündlichen Prozessen, Tumorerkrankungen usw. Bei frühkindlichen Schädigungen geht es darum, beeinträchtigte Entwicklungsprozesse so zu beeinflussen, dass ein Optimum an Funktionstüchtigkeit erreicht werden kann, obwohl die ursprünglich dafür verantwortlichen kortikalen Areale von einer Schädigung betroffen sind.

Bei den pädagogischen Fördermaßnahmen geht es eher darum, im vorschulischen und schulischen Alltag exekutive Funktionen spielerisch aufzurufen und in den Alltag zu integrieren. Davon können selbstverständlich auch Kinder profitieren, die an einer ADHS leiden oder von einer anderen Erkrankung, die sich nachteilig auf das neuronale Netzwerk und die Funktionstüchtigkeit des Gehirns auswirkt, betroffen sind und somit im engeren Sinne auf weitere therapeutische Unterstützung angewiesen sind. Ob und in welchem Ausmaße Kinder von Vorschulprogrammen profitieren und wenn ja, welche Kinder, ist nicht ganz klar.

Diamond (2012) zählt sechs Interventionen auf, die geeignet erscheinen, exekutive Funktionen im Kindergarten- und Schulalter zu fördern.

- Arbeitsgedächtnistraining nach Klingberg (Cogmed)
- Mischung aus Computertraining und Spielen (Computertraining scheint für Vorschulkinder nicht geeignet)
- Aerobes Laufen (Ausdauerbelastung)
- Kampfkunst- und Achtsamkeitstraining (größter Nutzen für 4./5.-KlässlerInnen, gering im Kindergarten und in der 1. Klasse)
- Curricula
  - Tools of the Mind (Bodrova und Leong 2007)
  - Montessoricurriculum
- Curriculare Ergänzungen
  - Promoting Alternative Thinking Strategies PATHS (dt. Pfade, seit Juli 2018 Denk-Wege, Universität Zürich)
  - Chicago School Readiness Project (CSRP)

Für einen Teil dieser Förderansätze bestehen Studien, welche deren Wirksamkeit belegen. Für „Tools of the Mind" gibt es Hinweise, dass Vorschulkinder davon profitieren (Diamond et al. 2007; Diamond 2012; Barnett et al. 2008;

Farran und Wilson 2011), allerdings nur im Alter von drei bis sechs Jahren. „Tools of the Mind" ist ein Konzept, welches sich auf die Entwicklungspsychologie Wygotskis stützt, der in den sozialen Beziehungen und der Sprache einen wichtigen Motor der Entwicklung sah (Wygotskis 1969). Entsprechend setzt „Tools of the Mind" auf Rollenspiele und sprachliche Förderung der Kinder. In Deutschland ist mit EMIL ein Kindergartenkonzept in der Evaluation, welches ebenfalls das Ziel verfolgt, exekutive Funktionen vor allem im Kindergartenalter zu fördern. Für das in Baden-Württemberg flächendeckend eingesetzte Programm EMIL kommen Walk et al. (2018) zum Schluss, dass drei von sieben Teilbereichen exekutiver Funktionen bei den mittels EMIL geförderten Kindern besser wurden.

Mit am besten untersucht ist das Arbeitsgedächtnistraining nach Klingberg (Klingberg et al. 2005), welches als individuelles Training durchgeführt wird und den Anforderungen an ein neuropsychologisches Computertraining genügt. Ein solches sollte adaptiv sein, das heißt der Schwierigkeitsgrad sollte automatisch steigen oder sinken, sobald bestimmte Anforderungen erfüllt sind oder nicht mehr erfüllt werden.

Dass Computerspiele und gängige Gesellschaftsspiele exekutive Funktionen verlangen und je nachdem auch fördern, macht schon der Titel eines der meist verbreiteten Würfelspiele klar: „Mensch ärgere dich nicht". Wie eigentlich jedermann aus eigener Erfahrung weiß, geht es bei diesem Spiel in erster Linie darum, aufkeimenden Ärger zu kontrollieren und trotz Rückschlägen weiter zu spielen. Gesellschaftsspiele eignen sich zum Einsatz in Familie, Schule und Gleichaltrigengruppe. Spiellisten, welche gängige Spiele aufführen, finden sich im Internet (z. B. ▶ www.lernpraxis.ch oder ▶ www.kinderkliniken.insel.ch).

Ein weiteres und wichtiges Feld der Förderung exekutiver Funktionen ist die Bewegung (Walk 2011). Sportliche Aktivitäten vor allem in Gruppen fördern exekutive Funktionen und verlangen praktisch immer alle drei „core functions". Aber auch klassische Kampfsportarten wie Taekwondo sind für die Entwicklung exekutiver Funktionen von Bedeutung.

◨ Tab. 2 gibt einen Überblick über pädagogische und therapeutische Fördermöglichkeiten, ohne Anspruch auf Vollständigkeit.

Tab. 2 Programme und Therapiematerialien zur Förderung exekutiver Funktionen (Übersicht)

Curricula und curriculare Ergänzungen

Name	Autoren	Charakteristik	Einsatzbereich Alter	Übungen für
Tools of the Mind	Bodrova E, Leong DJ (2007)	Schulisches Curriculum basierend auf theoretischen Überlegungen Wygotskis	Kindergarten, Vorschule	Inhibition Arbeitsgedächtnis Selbstregulation Sprachentwicklung
EMIL (2015)		Kindergartencurriculum	Kindergarten, Vorschule	
PATHS	▶ www.pathstraining.com	Curriculare Ergänzung		
Denk-Wege (früher PFADE)	Pädagogisches Institut Universität Zürich	Curriculare Ergänzung dt. Version von PATHS	Kindergarten, Schule	Flexibilität Strategienwechsel
Kognitive Trainingsprogramme				
Cogmed	Klingberg	Computertraining	Schulkinder, Jugendliche	Arbeitsgedächtnis
FEX	Walk LM und Evers W (2013)	Gute theoretische Einführung Viele Beispiele für den Schulalltag Auch geeignet für Kleingruppen (Ergotherapie, psychologische Praxis)	Schulalter	Arbeitsgedächtnis Inhibition Flexibilität (Selbstregulation, emotionale Kontrolle)
Nele und Noa im Regenwald	Roebers et al. (2014)		Kindergarten	Arbeitsgedächtnis Inhibition Flexibilität
Die drei aus Hirnschmalz: Ein Ritter in der Klasse	Liebers et al. (2013a)		Schulkinder	Emotionsregulierung
Die drei aus Hirnschmalz: Mathetest und Drachenhörnchen	Liebers et al. (2013b)		Schulkinder	Emotionsregulierung
Die drei aus Hirnschmalz: STOPP oder es kracht	Liebers et al. (2014a)		Schulkinder	Inhibitorische Kontrolle Arbeitsgedächtnis
Die drei aus Hirnschmalz: Ob Gespenster Fußball spielen?	Liebers et al. (2014b)		Schulkinder	Kognitive Flexibilität
Gesellschaftsspiele			Alle Altersgruppen	

(Fortsetzung)

◻ Tab. 2 (Fortsetzung)				
Curricula und curriculare Ergänzungen				
Name	Autoren	Charakteristik	Einsatzbereich Alter	Übungen für
GET-ON	Muth und Seidel (2005)	Strategietraining Kleingruppen	Jugendliche	Selbstregulation
Physische Trainings				
PFiFF	▶ www.spielundsportplus.jimdo.com		Vorschule Schule	
Yoga, Kampfsportarten (Taekwondo)			Schulkinder Jugendliche	
Teamsportarten			Schulkinder Jugendliche	
Psychomotorik	Deffner et al. (2017)		Alle Altersgruppen	

2 Fördermöglichkeiten im Alltag

Der Alltag eines Schulkindes ist wesentlich geprägt von den Anforderungen der Schule einerseits, seinen Aufgaben innerhalb des Familienhaushaltes und den übrigen Aktivitäten wie Sport, Musik usw. andererseits. Im Tagesverlauf wechseln die jeweiligen Bereiche in ihrer unmittelbaren Bedeutung. Geht es am Morgen nach dem Aufstehen darum, sich für die Schule fertig zu machen, stehen am Nachmittag außer den Hausaufgaben für die Schule je nachdem auch häusliche Pflichten (Zimmer aufräumen, in der Küche beim Abwaschen und Abtrocknen helfen, auf jüngere Geschwister aufpassen usw.) an. Die Ansprüche, seine Aufgaben selbstständig, umsichtig und in angemessener Zeit zu erledigen, nehmen für das Kind mit dem Alter zu und mit zwölf, dreizehn Jahren wird erwartet, dass die üblichen Dinge ohne weiteres Eingreifen von Erwachsenen (Eltern, LehrerInnen) ausgeführt werden. Diese Selbstständigkeit erreichen Kinder nicht ohne weiteres, vielmehr werden sie dabei unterstützt werden müssen, indem bestimmte Forderungen aufgestellt und Schritte zu deren Erfüllung skizziert (vgl. Scaffolding) und mit dem Kind erarbeitet werden. Dawson und Guare (2010, dt. 2012, 2016) schlagen dafür das Erarbeiten von Checklisten zusammen mit den Kindern vor, die abgearbeitet werden können und das Regeln von Alltagsproblemen ermöglichen (S. 168 ff.). Die beiden Autoren zählen 20 Alltagsaufgaben auf, bei deren Erledigung Kinder Schwierigkeiten bekunden können. Das fängt am Morgen damit an, sich rechtzeitig für die Schule fertig zu machen, sein Zimmer aufzuräumen, nach der Schule die Hausaufgaben zu machen, regelmäßig zu üben (Musikinstrument, Sporttraining), langfristige Projekte für die Schule fertigzustellen usw.

Für Kinder mit Aufmerksamkeitsproblemen kann im schulischen und familiären Alltag insbesondere das zügige Erledigen der Hausaufgaben, aber auch das Einhalten von Wochenplänen eine große Herausforderung darstellen, die sie ohne Hilfe nicht ohne weiteres meistern, weil ihre Selbstregulation dazu nicht ausreicht. Ein klassisches Konfliktfeld ist das Erledigen der Hausaufgaben, wenn Kinder den Beginn immer weiter hinauszögern (Initiierungsstörung), sich leicht ablenken lassen (Unaufmerksamkeit), keinen Plan haben, wie sie bei der Erledigung vorgehen sollen, sich nicht merken können, was sie überhaupt tun müssen usw. Auf diese Weise verstreicht unangemessen viel Zeit für eine alltägliche Aufgabe, die ein anderes Kind mit guten exekutiven Funktionen zügig erledigen kann.

Dawson und Guare schlagen vor, mit dem Kind (7–14 Jahre) einen Hausaufgabenplan zu erstellen, der auch die mutmaßlichen Zeiten für das Erledigen bestimmter Aufgaben beinhaltet. Die realistische Einschätzung, wie viel Zeit wofür gebraucht wird, kann nur dadurch gewonnen werden, dass ein Kind bei den Hausaufgaben nicht herum trödelt, sich nicht ablenken lässt und keine anderen Dinge zwischendurch macht. Nur so lernt man, dass bei wenigen Hausaufgaben auch weniger Zeit angesetzt werden muss. Dem Bewältigen der Hausaufgaben widmen auch Hofer et al. (2016) ein Kapitel mit konkreten Hinweisen für die betroffenen Eltern, die oft die Leidtragenden sind.

Exekutive Funktionen können schon im Säuglings- und Kleinkindalter unterstützt und gefördert werden. Eine detailreiche Anleitung des Center on Developing Child der Harvard University (dt. in Kubesch 2016) erwähnt in diesem Zusammenhang die sogenannten Schoßspiele, die schon immer innerhalb der Familie mit Säuglingen und Kleinkindern gespielt werden. Dazu gehören etwa „Hoppe, hoppe Reiter …" oder „So fahren die Damen, so reiten die Herren, so ruckelt der Bauer zum Tore hinaus". Diesen Spielen und ähnlichen ist gemeinsam, dass beim Kleinkind eine Erwartungshaltung aufgebaut und erinnert wird, die in einer motorischen Aktion ihre Belohnung findet (nach hinten kippen bei „Hoppe, hoppe Reiter"). Aber auch Versteckspiele sind im Kleinkindalter sehr beliebt, später Rollenspiele, Nachahmungsspiele und Fantasiespiele. Viele Anregungen für die Förderung im Alltag vermittelt ebenfalls die Montessori Homepage (▶ http://www.infomontessori.com/practical-life) mit vielen Beispielen und erklärenden Videos. Bei Schulkindern finden Brettspiele zunehmend Anklang, die Arbeitsgedächtnis, Umstellungsfähigkeit und Inhibition fördern. Darunter sind Klassiker wie Geistesblitz, Sagaland oder Das verrückte Labyrinth zu nennen. Auch einfache Kartenspiele sind bei Schulkindern beliebt (z. B. Uno). Das gemeinsame Spielen in der Familie oder später unter Gleichaltrigen ist außerordentlich wichtig für die sozial-emotionale Regulation der Kinder und Jugendlichen.

Darstellung eines konkreten Behandlungskonzepts – Arbeitsgedächtnistraining nach Torkel Klingberg: Cogmed ® (▶ www.cogmed.com)
Das Training Cogmed, wie es vom Pearson Verlag angeboten wird, besteht aus fünf Einheiten pro Woche von etwa 30–45 min pro Tag und dauert fünf Wochen (25 Trainingseinheiten). Am Computer werden zu Hause Aufgaben zur Förderung der Arbeitsgedächtniskapazität bearbeitet, die je nach Leistung des Probanden/ der Probandin im Schwierigkeitsgrad steigen oder sinken (adaptives Vorgehen). Das Training wird von einem Cogmed Coach begleitet, der mit dem Probanden/der Probandin den Aufbau des Trainings bespricht, ihm/ihr auch motivierend zur Seite steht und mit den Eltern, die dem Kind zustehenden Belohnungen bespricht (verhaltenstherapeutisches Element). Wöchentlich findet ein telefonischer Kontakt mit dem Coach statt.

Das Training ist gedacht für Personen jeden Alters mit Aufmerksamkeitsproblemen, explizit für solche mit einer AD(H)S. Aber auch nach Hirnverletzungen und Schlaganfällen auftretende Arbeitsgedächtnisprobleme können damit behandelt werden. Eine dritte Gruppe sind Leute, deren Arbeitsgedächtniskapazität aus Gründen von Überlastung oder Alter am Sinken ist. Es existieren drei Versionen von Cogmed ® Trainingsprogrammen: Vorschulkinder (JM), Schulkinder (RM) und Erwachsene (QM).

Die Wirkungen dieses Computertrainings sind gut belegt. Klingberg et al. (2005) berichteten über 53 Kinder (7–12 Jahre alt), die nach Zufall der Behandlungs- oder der Kontrollgruppe zugewiesen wurden. In der Behandlungsgruppe wurden diese mit dem adaptiven Computerprogramm trainiert, während die Kontrollgruppe Aufgaben auf dem immer gleichen Niveau bearbeitete. Am Ende des Trainings (mindestens 20 Tage) zeigten die Kinder der Behandlungsgruppe im Vergleich zur Kontrollgruppe bessere Leistungen in der visuell-räumlichen Blockspanne, der Zahlenmerkspanne, Stroop-Interferenz (kürzere Zeiten bei gleicher Güte) und den Raven-Colored-Matrizen. Obwohl weder Inhibition (Stroop) noch Reasoning (Raven-Matrizen) trainiert wurden, zeigten sich hier Effekte des Trainings. Im Elternrating waren die Kinder weniger unaufmerksam und hyperaktiv/impulsiv, was sich im LehrerInnenrating aber nicht bestätigte (vgl. ▶ www.cogmed. com/published-research).

Klingberg (2010) nennt seinen Trainingsansatz implizit und weist darauf hin, dass das Training nicht so konzipiert ist, dass explizite Vorgehensweisen wie wiederholendes inneres Sprechen (rehearsal) oder metakognitive Strategien vermittelt werden. Überdies wird ausschließlich die Arbeitsgedächtniskapazität trainiert. Verschiedene Studien haben nach Klingberg (2010) gezeigt, dass durch dieses Arbeitsgedächtnistraining ein Transfer in andere kognitive Bereiche stattfindet. Es gibt aber auch kritische Stimmen, die gerade den Generalisierungseffekt von Computertrainings auf andere kognitive Leistungen und die nachhaltigen Effekte dieser Therapieansätze anzweifeln (Melby-Lervåg und Hulme 2013). So ist es in den letzten Jahren zwischen den Befürwortern von computergestützten Arbeitsgedächtnistrainings und Zweiflern zu einem fachlichen Disput gekommen (Shinaver et al. 2014).

Bei einer Arbeitsgedächtnisproblematik, die zweifelsfrei nach einer umfassenden und differenzierten neuropsychologischen Untersuchung (inkl. Fragebogen, anamnestischer und fremdanamestischer Angaben) diagnostiziert wurde, kann den Eltern als eine mögliche therapeutische Intervention das Programm Cogmed ® vom amerikanischen Pearson Verlag vorgeschlagen bzw. vorgestellt werden. Wie oben dargestellt, sind die positiven Effekte des Trainings bei einem Aufwand von 25 Trainingseinheiten (5 Tage/Woche über 5 Wochen an ca. 30–45 min täglich) wissenschaftlich gut dokumentiert (vgl. ▶ www.cogmed. com/published-research).

Erfahrungsgemäß eignet sich das Programm insbesondere für Kinder ab 8 Jahren. Obwohl das Programm in drei unterschiedlichen Versionen erhältlich ist, empfiehlt sich im therapeutischen Setting insbesondere die Version Cogmed ® RM für das Schulalter oder die Version Cogmed ® QM für Erwachsene. Da sich bei der Version Cogmed ® RM (Robomemo) alles um eine Themenwelt mit einem Roboter dreht, ist diese Version vor allem für Jungen interessant. Ferner empfiehlt es sich bei Jugendlichen, beide Programme (Cogmed ® RM und Cogmed ® QM) kurz vorzustellen, da nicht selten der schlichteren und weniger animierten Version, welche auch kein Belohnungsspiel nach dem Absolvieren der täglichen Trainingseinheit beinhaltet, der Vorzug gegeben wird.

Die gute Grafik und die intuitive Gestaltung des Programms gewährleisten bei beiden Versionen das mühelose Eintauchen in das Spielgeschehen. Sollte das Training wider Erwarten in den ersten Tagen nach dem Start abgebrochen werden, so kann die gelöste Lizenz vom Therapeuten/von der Therapeutin eigenständig und kostenfrei annulliert werden. Das Programm bietet im Vergleich zu den alternativen Interventionsmöglichkeiten weitere Vorteile. So ist das Programm inzwischen in viele Sprachen übersetzt worden; so ist es auch auf Deutsch erhältlich. Die Möglichkeit, im häuslichen Umfeld zu trainieren, schätzen nicht nur die Eltern, sondern auch die Kinder. Dieser Umstand ermöglicht eine effiziente und gleichzeitig auch eine kostengünstige Interventionsmöglichkeit. Da das Programm nicht nur adaptiv ist, sondern jedes Individuum, das das Training absolvieren möchte, vom Therapeuten/ von der Therapeutin einen eigenen Benutzernamen und ein Kennwort zugeteilt bekommt, so kann das Training – oder auch nur Teile davon – grundsätzlich ortsunabhängig (so z. B. auch im schulischen Umfeld) durchgeführt werden (vgl. unten die ◘ Tab. 3). Die Voraussetzungen, die erfüllt werden müssen, sind ein internetfähiger Computer oder ein internetfähiges Notebook, das von Vorteil auf dem neusten Stand der Software ist, und eine ruhige Umgebung, in der das Training ungestört absolviert werden kann. Es hat sich gezeigt, dass das Verwenden von Kopfhörern vor allem bei Kindern und Jugendlichen, die neben Arbeitsgedächtnisproblemen auch noch mit einer Aufmerksamkeitsdefizit-(Hyperaktivitäts)störung zu kämpfen haben, von Vorteil ist.

Nach dem erfolgreichen Absolvieren der insgesamt 25 Trainingseinheiten, die bei einem regulären Training in einer Lizenz vorgesehen sind, können durch den/die zuständige/n Therapeuten/ Therapeutin kostenfrei zusätzliche Trainingseinheiten freigeschaltet werden, die als „Erhaltungstraining" angesehen und ohne therapeutische Begleitung bearbeitet werden können.

Unserer Erfahrung nach klappt bei einem guten Aufgleisen des Trainings – obwohl dieses sowohl zeitlich als auch kognitiv anspruchsvoll ist – und mit einem genauen Besprechen der Rollen der verschiedenen Beteiligten (z. B. die Funktionen der Eltern) das erfolgreiche Durchführen sehr gut. Es muss aber klar festgehalten werden, dass diese Interventionsmöglichkeit nicht im Gießkannenprinzip zur Anwendung kommen

◨ **Tab. 3** Durchführung des Arbeitsgedächtnisprogramms Cogmed ®

► **www.cogmed.com von Pearson (inkl. Alternative einen Teil des Programms in der Schule zu absolvieren)**

Wer	Was	Dauer/Zeitaufwand	Fokus/Inhalt
TherapeutIn, Eltern	Gespräch in der Praxis/Institution	ca. 30 min	Aufgrund der neuropsychologischen Untersuchungsbefunde und der (fremd-)anamnestischen Angaben wird den Eltern das computergestützte Arbeitsgedächtnisprogramm Cogmed vorgestellt Informationen und Broschüren sind auf der Webseite von Cogmed zu finden
TherapeutIn, Kind/Jugendliche/r	Gespräch in der Praxis/Institution	ca. 60 min	Vorstellen des Programms Cogmed inkl. computertechnische Voraussetzungen Darlegen der von Cogmed empfohlenen Rahmenbedingungen: 5 Tage/Woche über 5 Wochen an ca. 30–45 min täglich Besprechen des Belohnungssystems (verhaltenstherapeutisches Element)
TherapeutIn, Eltern, Kind/ Jugendliche/r	Gespräch in der Praxis/Institution oder allenfalls Telefongespräch	ca. 10–20 min	Rückmeldung, ob Kind/Jugendliche/r das vorgestellte Programm unter den dargelegten Rahmenbedingungen durchführen möchte. Allenfalls Klärung von Fragen. Abschließen eines Therapievertrages
Alternative: TherapeutIn, Eltern, Kind/ Jugendliche/r	Alternative: Telefongespräch mit der zuständigen Klassenlehrperson	Alternative: ca. 30 min	Alternative: Im Einverständnis der Eltern und des Kindes/ des/der Jugendlichen. Abklärungen über die Möglichkeit, ob allenfalls ein Teil des täglichen Trainings im schulischen Setting durchgeführt werden könnte
TherapeutIn, Eltern, Kind/ Jugendliche/r	E-Mail oder Brief	ca. 10 min	TherapeutIn erstellt online auf der Webseite von Cogmed die Zugangsdaten. TherapeutIn schickt die individuellen Zugangsdaten den Eltern bzw. dem Kind/ dem/der Jugendlichen zu. Therapiestart erfolgt zum vereinbarten Zeitpunkt
TherapeutIn	Prüfung online	ca. 10 min	TherapeutIn vergewissert sich, dass das Training begonnen hat, das Einloggen auf der Webseite geklappt hat und die Trainingsdaten lückenlos aufgezeichnet werden
TherapeutIn, Kind/Jugendliche/r	Telefongespräch	ca. 10–15 min Total Zeitaufwand für alle Telefongespräche ca. 60 min	TherapeutIn macht mindestens 1x/Woche einen Anruf und bespricht mit dem Kind/ dem/der Jugendlichen den Trainingserfolg oder gegebenenfalls aufgetretene Fragen/ Unklarheiten
TherapeutIn, Eltern, Kind/ Jugendliche/r	Gespräch in der Praxis/Institution	ca. 60 min	Abschlussgespräch: Der Trainingserfolg wird mit den Eltern dem Kind/ dem/der Jugendlichen mithilfe der Cogmed-Auswertung reflektiert. Der/die TherapeutIn erklärt die weiteren unbegleiteten Trainingsmöglichkeiten mittels Cogmed. Abschluss der begleiteten Therapie

kann, sondern das Gelingen auch von der Verfügbarkeit der Eltern oder der Begleitpersonen abhängt. Ferner braucht es eine kompromisslose Compliance nicht nur von Seiten der Kinder und Jugendlichen, sondern auch von den Eltern. Idealerweise wird mit allen Beteiligten ein „Therapievertrag" geschlossen, bei dem die Rechte, aber auch die Pflichten der unterschiedlichen Beteiligten definiert sind. Insbesondere bei den jüngeren Kindern ist das verhaltenstherapeutische Element der Wochenbelohnungen zu empfehlen. Am Ende einer Trainingswoche bekommt das Kind eine im voraus abgemachte Belohnung (z. B. Lieblingsessen wird gekocht oder ein Ausflug mit der Familie unternommen).

Für Kinder mit feinmotorischen Schwierigkeiten ist das Trainingsprogramm nur bedingt geeignet. Bei verschiedenen Arbeitsgedächtnisspielen ist ein schnelles Reagieren und ein zielgerichtetes Klicken mit dem Cursor auf einen Zielreiz erforderlich, was bei feinmotorischen Schwierigkeiten zu Frustrationen führen kann. Da aber die Möglichkeit besteht, die gelöste Lizenz wieder zu annullieren, kann das Programm auch ein paar Tage zu Testzwecken ausprobiert werden (◘ Tab. 3).

Weitere Informationen zum Training, den Voraussetzungen und den aktuellen Forschungsergebnissen finden Sie bei Cogmed ® von Pearson unter ► www.cogmed.com.

Literatur

Baddeley AD (1986) Working memory. Oxford University Press, Oxford

Baddeley AD (2000a) The episodic buffer: a new component of working memory? Trends Cogn Sci 4:417–423. ► https://doi.org/10.1016/S1364-6613(00)01538-2

Baddeley AD (2000b) Is working memory still working. Am Psychol 56:849–864. ► https://doi.org/10.1027//1016-9040.7.2.85

Baddeley AD, Hitch GJ (1974) Working memory. In: Bower GA (Hrsg) Recent advances in learning and motivation, vol 8. Academic Press, New York, S 47–90

Barnett WS, Jung K, Yarosz DJ, Thomas J, Hornbeck A, Stechuk R (2008) Educational effects of the tools of the mind curriculum: a randomized trial. Early Child Res Q 23(3):299–313. ► https://doi.org/10.1016/j.ecresq.2008.03.001

Blair C, Zelazo PD, Greenberg MT (2005) The measurement of executive function in early childhood. Dev Neuropsychol 28(2):561–571

Bodrova E, Leong DJ (2007) Tools of the mind. Pearson Education, New Jersey

Center on the Developing Child, Harvard University (2016) Exekutive Funktionsfähigkeiten üben und verbessern – von der frühen Kindheit bis ins Jugendalter. In: Kubesch (Hrsg) ► www.cogmed.com. Arbeitsgedächtnistraining nach Klingberg. Pearson

Dawson P, Guare R (2012) Schlau, aber … Kindern helfen, ihre Fähigkeiten zu entwickeln durch Stärkung der Exekutivfunktionen. Hogrefe, Bern

Dawson P, Guare R (2016) Schlau, aber …. Hogrefe, Bern

Deffner C, Quante S, Walk L (2017) Exekutive Funktionen und Psychomotorik. Motorik 2017(4):189–196

Diamond A (2012) Activities and programs that improve children's executive functions. Curr Dir Psychol Sci 21(5):335–341. ► https://doi.org/10.1126/science.1151148

Diamond A (2013) Executive functions. Annu Rev Psychol 64:135–68

Diamond A, Barnett WS, Thomas J, Munro S (2007) Preschool program improves cognitive control. Science 318:1387–1388

EMIL – Emotionen regulieren lernen (2015). ► www.znl-emil.de

Farran DC, Wilson SJ (2011) Is self regulation malleable? Results from an evaluation of the Tools of the Mind curriculum; Paper presented at the Peabody Research Institute Colloquium Series; Nashville, TN

Gwiggner N (2004) Die exekutiven Funktionen im Jugendalter. Dissertation medizinische Fakultät, Universität München. ► https://edoc.ub.uni-muenchen.de/2958/1/Gwiggner_Nadja.pdf

Heubrock D, Petermann F (2000) Lehrbuch der klinischen Kinderneuropsychologie. Hogrefe, Göttingen

Huizinga M, Dolan CV, van der Molen MW (2006) Age-related change in executive function: developmental trends and a latent variable analysis. Neuropsychologia 44(11):17–36

Hofer V, Kubesch S, Hansen S (2016) „Weit entfernt von Bullerbü. Förderung der Selbstregulation -Tipps für Eltern. In Kubesch S (2016)

Kerr A, Zelazo P (2004) Development of "hot" executive function the children's gambling task. Brain Cogn 55:148–157. ► https://doi.org/10.1016/S0278-2626(03)00275-6

Klingberg T (2010) Training and plasticity of working memory. Trends Cogn Sci 14:317–324. ► https://doi.org/10.1016/j.tcs.2010.05.002

Klingberg T, Fernell E, Olesen PJ, Johnson M, Gustaffson P, Dahlström K, Gillberg CG, Forssberg H, Westerberg H (2005) Computerized training of working memory in children with ADHD – a randomized, controlled trial. J Am Acad Child Adolesc Psychiatry 44:2. ► https://doi.org/10.1097/00004583-200502000-00010

Kubesch S (2016) Exekutive Funktionen und Selbstregulation. Hogrefe, Bern

Liebers A, Kubesch S, Hansen S (2013a) Die Drei aus Hirnschmalz – Ein Ritter in der Klasse. Verlag Bildung Plus, Heidelberg

Liebers A, Kubesch S, Hansen S (2013b) Die Drei aus Hirnschmalz – Mathetest und Drachenhörnchen. Verlag Bildung Plus, Heidelberg

Liebers A, Kubesch S, Hansen S (2014a) Die Drei aus Hirnschmalz – Stopp oder es kracht. Verlag Bildung Plus, Heidelberg

Liebers A, Kubesch S, Hansen S (2014b) Die Drei aus Hirnschmalz – Ob Gespenster Fußball spielen?. Verlag Bildung Plus, Heidelberg

Lösslein H, Deike-Beth C (1997) Hirnfunktionsstörungen bei Kindern und Jugendlichen. Deutscher Ärzte-Verlag, Köln

Melby-Lervåg M, Hulme C (2013) Is working memory training effective? A meta-analytic review. Dev Psychol 49(2):270–291

Mischel W (2015) Der Marshmallow-Test: Willensstärke, Belohnungsaufschub und die Entwicklung der Persönlichkeit. Siedler, München

Mischel W, Shoda Y, Rodriguez MI (1989) Delay of gratification in children. Science 244:933–938

Miyake A, Friedmann NP, Emerson MJ, Witzki AH, Howerter A, Wager TD (2000) The unity and diversity of executive functions and their contributions to complex „frontal lobe" tasks. Cogn Psychol 41:49–100. ▶ https://doi.org/10.1006/cogp.1999.0734

Moffitt TE, Arseneault L, Belsky D, Dickson N, Hancox RJ et al (2011) A gradient of childhood self-control predicts health, wealth, and public safety. Proc Natl Acad Sci U S A 108:2693–2698. ▶ https://doi.org/10.1073/pnas.1010076108

Muth D, Seidel D (2005) Strategietraining für Jugendliche – GET ON. Verlag modernes Lernen, Dortmund

PATHS. ▶ www.pathstraining.com (dt. Denk-Wege – Gewaltprävention an Schulen (2018). Pädagogisches Institut der Universität Zürich. ▶ www.gewaltprävention-an-schulen.ch

Piaget J (1950) La construction du réel chez l'enfant. Delachaux et Niestlé, Neuchâtel (dt. 1975 Klett, Stuttgart)

Piaget J, Inhelder B et al (1975) Die Entwicklung des räumlichen Denkens beim Kinde. Klett, Stuttgart

PfiFF. ▶ www.spieleundsportplus.jimdo.com

Ritter B (2013) Exekutivfunktionen bei ehemals frühgeborenen Kindern. Dissertation, Universität Bern

Roebers C, Röthlisberger M, Neuenschwander R, Cimeli P (2014) Nele und Noa im Regenwald: Berner Material zur Förderung exekutiver Funktionen – Spielebox. Reinhardt, München

Röthlisberger M, Neuenschwander R, Michel E, Roebers CM (2010) Exekutive Funktionen: Zugrundeliegende kognitive Prozesse und deren Korrelate bei Kindern im späten Vorschulalter. Z Entwicklungspsychol Padagog Psychol 42(2):99–110. ▶ https://doi.org/10.1026/0049-8637/a000010

Shallice T, Burgess P (1998) The domain of supervisory processes and the temporal organization of behaviour. In: Robert A, Robbins T, Weiskrantz L (Hrsg) The prefrontal cortex. Executive and cognitive functions. Oxford University Press, Oxford

Shinaver CS, Entwistle PC, Söderqvist S (2014) Cogmed WM training: reviewing the reviews. Appl Neuropsychol Child 3(3):163–172

Sodian B, Thoermer C (2006) Theory of mind. In: Schneider W, Sodian B (Hrsg) Kognitive Entwicklung. Enzyklopädie der Psychologie, Themenbereich C: Theorie und Forschung, Serie V: Entwicklungspsychologie, Bd 2. Hogrefe, Göttingen, S 495–612

Walk LM (2011) Bewegung formt das Hirn: Lernrelevante Erkenntnisse der Gehirnforschung. DIE Z für Erwachsenenbildung 27–29. ▶ http://www.die-bonn.de/id/9137

Walk LM, Evers WF (2013) Fex - Förderung exekutiver Funktionen. Wehrfritz, Bad Rodach

Walk LM, Evers WF, Quante S, Hille K (2018) Evaluation of a teacher training program to enhance executive functions in preschool children. ▶ https://doi.org/10.1371/journal.pone.0197454

Walker LJ (1986) Cognitive processes in moral development. In: Sapp GL (Hrsg) Handbook of moral development. Religious Education Press, Birmingham, S 109–145

Wygotski LS (1969) Denken und Sprechen. Fischer, Stuttgart (russisches Original 1934, deutsch 1964 Akademie Verlag)

Informationsverarbeitungsgeschwindigkeit – Es gibt nur ein Tempo, und das ist das Richtige

Peggy Lüttich

© Springer-Verlag GmbH Deutschland, ein Teil von Springer Nature 2020
T. Pletschko et al. (Hrsg.), *Neuropsychologische Therapie mit Kindern und Jugendlichen*,
https://doi.org/10.1007/978-3-662-59288-5_13

1 Neuropsychologischer Hintergrund und bisherige Evidenz

» Es gibt nur ein Tempo, und das ist das Richtige. (W. Furtwängler, 1886–1954)

1.1 Neuropsychologischer Hintergrund

Informationsverarbeitungsgeschwindigkeit wird als eine grundlegende kognitive Fähigkeit und als ein wesentlicher Mechanismus zur Ausübung verschiedener Prozesse wie Wahrnehmung, Kognition und Motorik betrachtet. Durch Informationsverarbeitungsgeschwindigkeit wird in einem ganz klassischen und noch immer gültigen Ansatz die Menge bearbeitbarer Informationen in einem bestimmten Zeitintervall bestimmt (Oswald und Roth 1987). In der angloamerikanischen Literatur werden die Begriffe Informationsverarbeitungsgeschwindigkeit, Verarbeitungsgeschwindigkeit sowie mentale Geschwindigkeit als *information processing speed, processing speed* oder *mental processing speed* bezeichnet. In Theorien zur Aufmerksamkeit wird die Geschwindigkeit der Informationsverarbeitung neben der Fähigkeit zur parallelen Informationsverarbeitung unter der Komponente Verarbeitungskapazität gefasst (Posner und Boies 1971). In der Entwicklungsneuropsychologie werden hinsichtlich der Aufmerksamkeitsfunktionen (vgl. Kapitel Aufmerksamkeit) im Allgemeinen reifungsbedingte Entwicklungsschritte, unterschiedliche Entwicklungsverläufe und eine hohe Variabilität beschrieben, so auch in der Informationsverarbeitungsgeschwindigkeit. Man geht davon aus, dass eine altersabhängige Zunahme in der Verarbeitungsgeschwindigkeit eine effizientere kognitive Verarbeitung widerspiegelt (Kail 2000; Kail et al. 2016). Zudem wird eine Abnahme der Informationsverarbeitungsgeschwindigkeit im Rahmen des normalen Alterungsprozesses beobachtet (Span et al. 2004). In hierarchischen Modellen zur Intelligenz ist die Verarbeitungsgeschwindigkeit (Gs) unter den broad abilities (Schicht II), also eine der zehn breiten Fähigkeitsbereiche, gefasst; die engen Fähigkeitsbereiche (Schicht I) umfassen die Wahrnehmungsgeschwindigkeit, das Tempo der Bearbeitung und die basale rechnerische Geschwindigkeit. Testpsychometrisch bildet sich dieser Ansatz durch Untertests in den einzelnen Intelligenztests ab sowie in Ansätzen zum Cross-Batterie Approach bei bestimmten Fragestellungen (Mickley und Renner 2010).

Vieles spricht dafür, dass sich neurologische Einflussgrößen auf die Informationsverarbeitungsgeschwindigkeit auswirken, z. B. bei primären hirnorganischen Störungen im Rahmen von Schädel-Hirn-Verletzungen, Epilepsie, Hirntumoren oder Neurofibromatose vom Typ 1. Eine kognitive Verlangsamung ist eine mögliche bekannte Langzeitfolge nach Hirntumorerkrankung (Robinson et al. 2013). Einschränkungen der Informationsverarbeitung kommen aber auch bei anderen klinischen Störungsbildern vor, wie bei Aufmerksamkeitsstörungen, Autismus und bei schulischen Teilleistungsstörungen (Calhoun und Dickerson Mayes 2005).

Kinder und Jugendliche mit einer reduzierten Verarbeitungsgeschwindigkeit haben Schwierigkeiten mit der Lernmenge an sich, im Verstehen neuer Informationen und beim Bewältigen neuer Aufgaben. Informationsverarbeitungsgeschwindigkeit hat eine hohe Bedeutung für höhere kognitive Prozesse durch Zusammenhänge mit kognitiven Domänen wie Arbeitsgedächtnis und fluide Intelligenz (Fry und Hale 2000; Morey et al. 2018). Zudem hat sie grundlegende Einflüsse auf die schulische Leistungsfähigkeit (Dodonova und Dodonov 2012). Das Erfassen der Informationsverarbeitungsgeschwindigkeit sollte somit auch im Kindes- und Jugendalter fester Bestandteil jeder neuropsychologischen Diagnostik sein.

> ❯ **Achtung! Störungen der Informationsverarbeitungsgeschwindigkeit werden im Alltag oft fehlinterpretiert. Betroffene Kinder und Jugendliche werden von ihrer Umwelt als *unbeholfen, unmotiviert* und *unaufmerksam* wahrgenommen. Das kann zu Missverständnissen führen, insbesondere in sozialen Situationen. Wenn im Unterricht bei langer Reaktionslatenz eine Antwort nicht abgewartet wird und keine zusätzliche Zeit zur Verfügung steht, kann es zu einer Unterschätzung des kognitiven und schulischen Leistungsvermögens kommen.**

Bei der psychometrischen Untersuchung der Verarbeitungsgeschwindigkeit wird im Kindes- und Jugendalter häufig auf Papier- und Bleistiftverfahren zurückgegriffen, die das Konstrukt anhand der Operationalisierung (schnelle und sichere Verarbeitung von Reizen) am ehesten erfassen (❒ Tab. 1).

◻ Tab. 1 Die gängigsten Verfahren aus dem deutschsprachigen Raum zur Erfassung der Informationsverarbeitungsgeschwindigkeit

Testverfahren	Operationalisierung	Zusätzliche kognitive Funktionen/ Funktionsbereiche
Papier- und Bleistiftverfahren		
Trail-Making-Test [TMT; Reitan 1992; in Delis-Kaplan-Executive-Functions-System D-KEFS (2001)], ab 8 Jahre US-amerikanische Normen, Pearson	Schnelles Verbinden von Zahlen in aufsteigender Reihenfolge	Feinmotorik
Zahlen-Verbindungs-Test [ZVT; von Oswald (2016)], 3. überarbeitete und neunormierte Auflage, Hogrefe, Göttingen, ab 7 Jahre	Schnelles Verbinden von Zahlen in aufsteigender Reihenfolge	Feinmotorik
Zahlen-Symbol-Test (ZST) aus den Wechsler Skalen, ab 6 Jahre, bei Kindern bis 6 Jahre: Zahlen-Kodieren (SK)	Altersabhängig Übertragen von einfachen geometrischen Figuren anhand eines Symbol- oder Zahlen-Symbolschlüssels	Kurzzeitgedächtnis, Lernfähigkeit, visuelle Wahrnehmung, visuomotorische Koordination, Fähigkeit zum visuellen Scanning, kognitive Flexibilität, Feinmotorik
Symbol-Suche (SYS) aus den Wechsler Skalen, ab 4 Jahre	Ausstreichen eines Zielsymbols in der jeweiligen Symbolreihe	Visuelles Kurzzeitgedächtnis, visuomotorische Koordination, kognitive Flexibilität, visuelle Diskrimination
Durchstreichtest (DT) aus den Wechsler Skalen, ab 6 Jahre	Ausstreichen zufällig angeordneter und strukturiert angeordneter Zielbilder	Visuelle selektive Aufmerksamkeit
Computergestützte Verfahren		
Visuelles Scanning *Der Ausflug der Hexen* (KiTAP; Kinderversion der Testbatterie zur Aufmerksamkeitsprüfung, Fimm und Zimmermann), ab 6 Jahre, 2004	Schnelles Erkennen, wenn ein Reiz sich verändert (eine Hexe schlägt falsche Richtung ein)	Visuelle Aufmerksamkeit, Gesichtsfeld, Neglect, systematisches Suchen
Visuelles Scanning ab 10 Jahre (TAP; Testbatterie zur Aufmerksamkeitsprüfung, Fimm und Zimmermann) Version 2.3.1	Visuelles Durchsuchen einer Reizvorlage (Matrixanordnung), ob in dieser Anordnung ein kritischer Reiz enthalten ist oder nicht	Visuelle Aufmerksamkeit, Gesichtsfeld, Neglect, systematisches Suchen

1.2 Bisherige Evidenz

Die diagnostische Abklärung bestimmt u. a. die Auswahl von Therapiezielen und -methoden. Neben der standardisierten neuropsychologischen Diagnostik ist das Einbeziehen der Verhaltensbeobachtung (z. B. Arbeitsgeschwindigkeit, Verstehen, Umstellfähigkeit auf neue Aufgaben) während der Testsituation erforderlich sowie Kenntnisse der medizinischen Anamnese. Bei der Diagnostik von Kindern und Jugendlichen sind aber noch weitere Beurteilungsebenen wie die Fremdbeurteilung durch Eltern und Lehrkräfte unerlässlich (u. a. mittels standardisierter Fragebogen). Nur so ergibt sich ein umfassendes Bild

der alltags- und schulrelevanten Auswirkungen, das wiederum das Ableiten eines individuell abgestimmten Behandlungsansatzes und theoriegeleiteter Interventionen ermöglicht. An erster Stelle steht hierbei natürlich erst einmal die Frage nach der ökologischen Validität dieser Trainingsmaßnahmen. Was heißt ein solches Training unabhängig von Art und Weise oder Durchführungsmodalität konkret für den Alltag? Gehen beispielsweise signifikante Verbesserungen in einem computergestützten Programm über rein aufgabenspezifische Effekte hinaus, d. h. findet tatsächlich eine funktionelle Besserung statt, die sich in anderen Aufgaben, die ebenfalls einen Zugriff auf die trainierte Funktion brauchen, zeigt? Und macht sich eine solche Verbesserung in einer spürbaren Steigerung des Tempos in Alltag und Schule bemerkbar?

Therapieansätze und therapeutische Implikationen kommen aus dem Bereich der neurologischen Rehabilitation. Dort gibt es eine lange Tradition computergestützter Verfahren zum Training spezifischer Funktionsbereiche, speziell zum Training von Aufmerksamkeitsfunktionen. Allgemeiner Konsens besteht nach wie vor dahin gehend, dass ein kognitives Training hinsichtlich Wirkung und Effektivität spezifisch erfolgen sollte. Der Einsatz spezieller Verfahren oder Programme ist gemäß therapeutischer Zielsetzung und -definition auszuwählen (Kulke 2009). Die Möglichkeit einer Verbesserung und der Trainierbarkeit von Informationsverarbeitungsgeschwindigkeit ist aufgrund der Rolle als grundlegende Hirnfunktion wünschenswert. Neuronale Veränderungsprozesse nach einem Training der Verarbeitungsgeschwindigkeit zeigen sich bei gesunden Erwachsenen in funktionellen Bildgebungsstudien (u. a. Takeuchi et al. 2011). Allerdings sind tatsächlich empirisch validierte neuropsychologische Therapieansätze konkret für ein Training der Informationsverarbeitungsgeschwindigkeit im Kindes- und Jugendalter bislang nicht zu finden. Mehrheitlich gibt es Studien, die das Training anderer kognitiver Funktionen (z. B. Arbeitsgedächtnis als Bestandteil exekutiver Funktionen) untersuchen (Astle et al. 2015; Überblick: Diamond und Lee 2011). In einer Studie zeigten gesunde Kinder in einem Vorher-Nachher-Vergleich eine Zunahme der fluiden Intelligenz, welche zuvor die größten Trainingseffekte in computergestützten (videobasierten) Aufgaben gezeigt haben (Jaeggi et al. 2011). Eine Übersichtsarbeit aus dem Bereich der pädiatrischen Onkologie zu kognitiven Trainingsprogrammen zeigt den größten Trainingserfolg in der Verbesserung von Aufmerksamkeitsfunktionen (Olson und Sands 2016); bei aller Limitation zur Interpretierbarkeit der Daten (wenige Studien mit geringen Fallzahlen) werden als empfohlene Ansätze heimbasierte Trainingsprogramme sowie der Einsatz nach Abschluss der Behandlung genannt. Nachfolgend aufgeführt sind computergestützte Trainingsprogramme, die üblicherweise in der neurologischen Rehabilitation im deutschsprachigen Raum ihren Einsatz finden. Zu einigen kann auch eine Trainingsversion für Zuhause erworben werden (Übersichtsarbeit von Baum et al. 2018). Die empirische Befundlage zur Wirk-

samkeit dieser Verfahren fehlt. Sie alle trainieren der fachlichen Einschätzung nach (Experten- und Expertinnenmeinung) die einfache Verarbeitung von Reizen. Weiterhin aufgeführt sind die gängigsten Online-Trainingsprogramme, die in jüngerer Zeit auf den Markt gekommen sind (◘ Tab. 2).

Der Vorteil eines solchen PC-Trainings (vgl. ▶ Kap. Einsatz digitaler Medien und Technologien in der neuropsychologischen Therapie mit Kindern und Jugendlichen) ist der Aufforderungscharakter, der in dieser Altersgruppe erfahrungsgemäß zunächst einmal sehr hoch ist. Trainingszeiten können frei gewählt werden; es kann selbständig geübt werden, und es erfolgt eine direkte Rückmeldung. Allerdings stehen PC-Trainingsprogramme aus der Rehabilitation in dieser Altersgruppe mittlerweile in deutlicher Konkurrenz zu Computerspielen, Konsolen, Tablets und zu Spiele-Apps.

> **Computergestützte Trainingsprogramme bieten ein Üben ohne Strategievermittlung an. Dennoch sollte auch hier eine therapeutische Anleitung und Rücksprache stattfinden: u. a. Achten auf eine spezifische Auswahl der Verfahren, Absprache der Zielsetzung und Aufstellen eines Trainingsplans, Vermittlung von Strategien (funktionsspezifisch und auf Verhaltensebene, z. B. Umgang mit Frust und Leistungsgrenzen), regelmäßige Reflexion von Ergebnissen.**

Die *Bearbeitung der Manualaufgaben* erfolgt unter fachlicher Anleitung. Die Vorlagen ähneln in ihrer Darbietungsform schulischen Materialien. Sie bieten dem Therapeuten bzw. der Therapeutin gute Möglichkeiten, während der Bearbeitung auf qualitative Besonderheiten im Verhalten und in der Performanz zu achten. Dadurch können sowohl auf der Verhaltensebene als auch bezogen auf kognitive Funktionsbereiche geeignete Interventionen umgesetzt werden (z. B. Strategien zur Reduktion von Ablenkung). Ein weiterer therapeutischer Zugang besteht darin, direkt an Übungssituationen sowie im weiteren Sinne an übergreifenden schulischen Anforderungen anzusetzen (z. B. Fehlerkorrektur, Umstellungsfähigkeit, Verlangsamung, Planungs- und Handlungsfähigkeit). Nach der Erfahrung der Autorin können am ehesten durch diese übenden Verfahren die Übertragbarkeit von Trainingseffekten auf Außenkriterien, wie z. B. Schulaufgaben, beobachtet werden. Diesen Verfahren liegen zwar mehrheitlich eine theoriegeleitete Konzeption und Gestaltung

◘ Tab. 2 Computergestützte Trainingsprogramme und Online-Programme zum Training der Informationsverarbeitungsgeschwindigkeit

Programm	Aufgabe	Anmerkungen
COGPACK-Programm (marker software), aktuelle Version 9.44, Normen ab 16 Jahre, auch ab dem Schulalter einsetzbar	„Punkt für Punkt"	√ Einsatz in Klinik und Praxis √ Home-Trainingsversion
Fresh Minder 2, Erscheinungsjahr 2005, überarbeitete Auflage, 2017 und Fresh Minder 3 (Christof Schadt), Erscheinungsjahr 2011, überarbeitete Auflage, 2017, ab dem Schulalter	„Ballonjagd" (Fresh Minder 2); „Aufgabenwechsel", „Doppelspiel", „Navigation", „Soundmix", „Steinhagel", „Wahlweise" und „Würfelmix" (Fresh Minder 3)	√ Einsatz in Klinik und Praxis √ Home-Trainingsversion
CogniPlus (Schuhfried GmbH), Erscheinungsjahr 2017, ab circa 7 Jahre	Trainingsprogramm SPEED	√ Einsatz in Klinik und Praxis
Rigling Reha-Service Neuropsychologische Rehabilitationssoftware: aktuelles Update 2017, ab 6 Jahre	„Reaktion" und „Jeton"	√ Einsatz in Klinik und Praxis √ Hometraining

Online-Training	Aufgabe	Anmerkungen
Lumosity (Lumos Labs), Stand April 2019, ab dem Grundschulalter ▶ https://www.lumosity.com	Verschiedene Aufgaben zur Schnelligkeit/Informationsverarbeitung	√ Einsatz in Klinik und Praxis √ Hometraining
HeadApp – kognitive Rehabilitation (HelferApp AG), seit 2016, ab 10 Jahre ▶ https://www.headapp.com	Verschiedene Aufgaben zur Schnelligkeit/Informationsverarbeitung	√ Einsatz in Klinik und Praxis √ Hometraining
CogniFit (Anbieter CogniFit Inc, New York), seit 2016, ab dem Schulalter ▶ https://www.cognifit.com	Verschiedene Aufgaben zur Schnelligkeit/Informationsverarbeitung	√ Hometraining

zugrunde, hinsichtlich der Trainierbarkeit der Informationsverarbeitung und Aufmerksamkeitsfunktionen bilden sie allerdings eher Experten- bzw. Expertinnenkonsens ab; empirische Daten zur Wirksamkeit fehlen auch hier. Nachfolgend eine Übersicht der gängigen Trainingsprogramme in Papier- und Bleistiftform für die Arbeit in der Praxis:

Trainingsprogramme/Manuale und übende Verfahren in Papier- und Bleistiftversion

- Multimodale Aufmerksamkeits- und Gedächtnistrainings für Kinder von 4 bis 10 Jahren, Hrsg. Despina Muth-Seidel, Erscheinungsjahr 2012, 2. Auflage, Borgmann-Media
- Training mit aufmerksamkeitsgestörten Kindern, Gerhard W. Lauth und Peter F. Schlottke, 2009, Beltz-Verlag
- MKT Marburger Konzentrationstraining für Kindergarten, Vorschule und Eingangsstufe von Dieter Krowatschek et al., 4., unveränderte Auflage 2013, Borgmann, Altersbereich: ab 4 Jahre
- MKT Marburger Konzentrationstraining für Schulkinder von Dieter Krowatschek et al., 10., unveränderte Auflage 2017, Borgmann, Altersbereich: 6–12 Jahre
- MKT-J Marburger Konzentrationstraining für Jugendliche von Dieter Krowatschek et al., 4., unveränderte Auflage 2017, Borgmann, Altersbereich: ab 14 Jahre
- Therapiemanuale für die neuropsychologische Rehabilitation: Kognitive und kompetenzorientierte Therapie für die Gruppen- und Einzelbehandlung, Hrsg. Gudrun Finauer, 2007, Springer-Verlag, Altersbereich: ab 16 Jahre
- Aufmerksam? Konzentriert? – Okay! AKO-Training zur Förderung von Aufmerksamkeit und Konzentration von Manon Candori, 2008, verlag modernes leben, Altersbereich: 6–14 Jahre

Exkurs: Informationsverarbeitungsgeschwindigkeit im schulischen Kontext

Ab dem Schulalter bieten sich im Unterricht vor allem externe Strategien für einen störungsspezifischen Umgang an. Ein informiertes Umfeld ist Grundvoraussetzung für eine erfolgreiche Umsetzung. Der Einsatz krankheitsspezifischer Informationsmaterialien für Lehrkräfte bietet die Möglichkeit der Aufklärung über kognitive Auswirkungen und erleichtert den Umgang damit. Im deutschsprachigen Raum liegt die Broschüre der Deutschen Kinderkrebsstiftung „F-I-T für die Schule" (Leiss et al. 2016) vor, die sich an Lehrerinnen und Lehrer richtet. In dieser Broschüre werden allgemeine und spezielle Unterstützungsmöglichkeiten bei Kindern und Jugendlichen mit einem Hirntumor oder einer anderen Krebserkrankung aufgeführt. Neben Hinweisen zum Erkennen von Schwierigkeiten in unterschiedlichen Funktionsbereichen (z. B. Gedächtnis, Aufmerksamkeit und Konzentration) werden hinsichtlich Verarbeitungsgeschwindigkeit und Antrieb folgende unterrichtsspezifischen

Unterstützungsmaßnahmen aufgeführt:

- Variation von Arbeitszeiten bei Klassenarbeiten/ Klausuren/Schularbeiten,
- Beurteilung und positives Feedback auf geschaffte Aufgaben, anstatt das Fehlende zu betonen,
- Vermeiden von Zeitdruck, wann immer es möglich ist, da der/die SchülerIn sonst schnell unter Druck gerät, „die Nerven verliert" etc.,
- zusätzliches Signal am Beginn von Aufgabenstellungen, dass es nun losgeht,
- Vorgabe einer Struktur (des Tages, von Aufgaben etc.),
- Vorgabe einer grundlegenden Struktur beim freien Arbeiten/ in frei gestalteter Zeit oder bei Auswahlmöglichkeiten, da dem/der SchülerIn die eigene Initiative bzw. eigene Ideen (Antrieb) krankheitsbedingt fehlen.

Die Hinweise in dieser Broschüre zu rechtlichen Grundlagen von Integration und Inklusion sowie zum Nachteilsausgleich können ebenfalls für Kinder mit

einem anderen Erkrankungs- oder Störungshintergrund (mit oder ohne Beteiligung des zentralen Nervensystems) und für SchülerInnen mit chronischen Erkrankungen herangezogen werden. Weitere empfehlenswerte Schulbroschüren kommen aus Großbritannien (Edwards et al. 2015; Eiser et al. 2004). Informationen gibt es auch für Kinder und Jugendliche mit Schädelhirnverletzungen (Dettmer et al. 2013). Diese inhaltlich gut strukturierte Informationsschrift zeichnet sich durch einen praxisnahen Aufbau aus. Für KlinikerInnen und TherapeutInnen gibt es englischsprachige Manuale aus dem Bereich der *School Neuropsychology* zur Arbeit mit chronisch kranken Schulkindern (Clay 2004; Miller 2010; Semrud-Clikeman 2001). Sie beinhalten (Therapie-) Materialien zur Unterrichtsbeobachtung und Arbeitsblätter zur therapeutischen Arbeit (z. B. Coping-Strategien zum Umgang mit Emotionen wie Ärger und Stress). Diese Materialien eignen sich hervorragend zur Adaption in die klinische Praxis.

> Die Entwicklung von PC-Trainingsprogrammen aus der Klinik hin zu Versionen für Tablets und iPads sowie neue Online-Programme entbehrt bislang einer empirischen Validierung. Eine kritische Betrachtung hinsichtlich des Einhaltens therapeutischer Qualitätsstandards ist an dieser Stelle noch zu verfrüht. Zur Einschätzung des Angebots sollten auf den Homepages der Anbieter auch Informationen für Fachpersonal aufgeführt werden mit der Möglichkeit des Erwerbs professioneller Lizenzversionen.

2 Fördermöglichkeiten im Alltag

Bereits im Kindes- und Jugendalter spielt eine schnelle Informationsverarbeitung und Reaktionsfähigkeit in zahlreichen Situationen des Alltags und in der Schule eine wichtige Rolle. Im Straßenverkehr, z. B. als Radfahrer bzw. Radfahrerin auf dem Schulweg, bedarf es der schnellen Verarbeitung visueller und räumlicher Informationen. Auch bei beliebten Vereins-Sportarten (z. B. Fußball oder Handball) wird in der Regel ein viel zu schnelles Tempo vorgelegt. Betroffene Kinder und Jugendliche können schnell das Nachsehen haben, den Anschluss verlieren sowie zu unattraktiven Spiel- und Klassenkameraden bzw. -kameradinnen werden, wenn sie langsam sind, verzögert auf Dinge reagieren, immer „einen Tick daneben liegen" oder einfach nie so richtig bei der Sache sind. Daraus können ganz konkret Einschränkungen der sozialen Teilhabe resultieren, da das Mithalten bei einer manifesten Verlangsamung im Allgemeinen erheblich erschwert ist.

Im Alltag gibt es dennoch eine Vielzahl an Unterstützungsmöglichkeiten, die den Umgang mit einer solchen Beeinträchtigung erleichtern können: Anforderungen an komplexe Aufmerksamkeitsleistungen sollten generell minimal gehalten werden. Auch sollte eine zu hohe Reizdichte vermieden werden; das vor allem in unvertrauten Situationen und bei neuartigen Reizen.

> **Praxistipp**
>
> Im Alltag können der Aufbau von alltagspraktischen Routinen und die Integration wiederkehrender Abläufe helfen, Anforderungen an die Informationsverarbeitungsgeschwindigkeit zu reduzieren. Im neuropsychologischem Verständnis ist das repetitive Üben von Fertigkeiten und Handlungen eine wichtige Strategie.

Eingeübte Handlungen beanspruchen weniger kognitive Kapazität. Prozedurale Handlungen, die automatisiert sind, laufen schneller ab als ungeübte. Die Auflistung folgender Maßnahmen berücksichtigt diesen Grundsatz.

2.1 Allgemeine Strategien im Familienalltag

Einüben von Routinen und Fertigkeiten: Wiederholung von Verhalten führt zur Automatisierung (Zähneputzen, Anziehen, Schultasche packen etc.); schulbezogene Routinen entwickeln (z. B. Einmal Eins, Kopfrechnen, Vokabellernen).

Planung/Organisation: Handlungen planen, Zeitvorgaben machen und Zeit festlegen; neue Abläufe im Vorfeld besprechen.

Strategien zur Erleichterung und Förderung der sozialen Integration vor dem Hintergrund der Risiken einer sozialen Ausgrenzung:

Freizeitaktivitäten/Hobbys: Auswahl zeitunabhängiger Aktivitäten, bei denen der Wettbewerb nicht an erster Stelle steht (z. B. sportliche Aktivitäten wie Bogenschießen, Klettern und Yoga); Spielen von Gesellschaftsspielen, die nicht auf Reaktionsgeschwindigkeit setzen; Kreatives ausprobieren (Fotografieren, Zeichnen etc.).

Kontakte: schulische und außerschulische Freizeitangebote nutzen; Vermitteln bei Streitigkeiten, Verlangsamung ansprechen, Unterstützung bei der Interpretation sozialer Signale, Kontakte eher in Kleingruppen gestalten.

Einritt in einen Verein: Interessen entwickeln und mit anderen erleben.

Strategien zur Integration der Verlangsamung als Bestandteil des eigenen Lebens zur Stärkung von Selbstbewusstsein und Lebenszufriedenheit:

Tiere: Umgang mit Pferden (Reiten, Reittherapie, Reitbeteiligung); das Halten von Haustieren hat positive Effekte auf die psychische Gesundheit (Übersicht Purewal et al. 2017).

Musik und Tanzen: Singen im Chor, Instrument spielen. Musik fördert die kognitive Entwicklung (Roden et al. 2014); Tanzen nimmt u. a. Einfluss auf die neuronale Plastizität (Sevdalis und Keller 2011).

Systemische Aspekte (Eltern und familiäres Umfeld):

Realistische Erwartungen: Leistungsgrenzen erkennen und annehmen, insbesondere bei chronischen Erkrankungen, bei progredientem Verlauf oder bei bestehenden Entwicklungsrisiken (z. B. kognitive Langzeitfolgen).

Akzeptanz: Anerkennung des Ist-Zustandes; Vergleiche mit Geschwisterkindern, Gleichaltrigen oder Freunden und Freundinnen vermeiden.

Schulische Unterstützungsmöglichkeiten:

Austausch mit der Schule: kontinuierlicher Austausch mit der Schule (insbesondere bei Wechsel von Lehrkräften oder Schulwechsel); Interventionen im Klassenzimmer: fächerübergreifender Nachteilsausgleich. Alle Lehrkräfte informieren, die mit dem Kind/Jugendlichen arbeiten (u. a. Klassenkonferenz). Kurze Wege bei Wechsel von Klassen-/Fachräumen ermöglichen.

Hausaufgaben: Absprachen mit Lehrkräften fächerübergreifend (Priorisieren von Aufgaben, Aufgabenzeit festlegen, Aufgaben strukturieren); den zeitlichen Rahmen abstecken (d. h. auch die maximale Bearbeitungszeit festlegen). Nur mit Materialien arbeiten, die für die Aufgabe relevant sind.

3 Therapeutische Behandlungskonzepte

Therapeutisches Arbeiten in Bezug auf eine kognitive Verlangsamung beinhaltet im Wesentlichen *Kompensationsstrategien* und *integrative* Behandlungsmethoden. Die klinische Erfahrung zeigt, dass Kinder und Jugendliche mit einer reduzierten Verarbeitungsgeschwindigkeit immer wieder eine kognitive Mehranstrengung leisten müssen, wenn nicht sogar dauerhaft, um Defizite auszugleichen. Sie berichten oft, dass vermehrtes Anstrengen nicht helfen und auch nichts bringen würde. Hinzu können eine rasche Ermüdung sowie erhöhte Erschöpfung (ähnlich einer Fatigue) kommen. Das führt langfristig zu Frustration, Leidensdruck und zu Hilflosigkeit, nicht nur aufseiten der Betroffenen, sondern insbesondere bei den Eltern.

> ⟩ An erster Stelle der therapeutischen Maßnahmen steht die bedarfsgerechte Psychoedukation des Kindes oder Jugendlichen UND der Eltern/der nahen Bezugspersonen hinsichtlich der kognitiven Leistungs- und Belastbarkeitsgrenze.

Dabei ist das Wissen um die Stärken enorm wichtig und weniger das Fokussieren auf Defizite. Das ist vor allem bei dauerhaften kognitiven Beeinträchtigungen und bei schlechter Prognose der Erkrankung sowie auch bei Entwicklungsrisiken, z. B. nach Hirntumorerkrankung oder bei Lese-Rechtschreib-Störung, zu bedenken.

Der Begriff *Restitution (Funktionstherapie)* im Sinne einer Wiederherstellung gestörter Funktionen muss in der Entwicklungsneuropsychologie kritisch diskutiert werden. Das Erreichen des prämorbiden Ausgangsniveaus kann bei Kindern und Jugendlichen nicht die therapeutische Zielsetzung sein, da die Hirnentwicklung mit qualitativen und quantitativen Veränderungen in dieser Altersgruppe ein überaus dynamisches Geschehen ist. Vielmehr geht es um den weiteren kognitiven Entwicklungsverlauf, der u. a. durch die Erholung von der Schädigung, einer möglichen Progredienz einer Erkrankung oder das mögliche Hineinwachsen in weitere Defizite („growth into deficit") bestimmt wird (Freitag 2009). Zur Beurteilung des kognitiven Entwicklungsverlaufs sind neuropsychologische Verlaufskontrollen erforderlich. Neben den Implikationen für die schulische Teilhabe sowie die gesellschaftliche und soziale Teilhabe trägt eine umfassende diagnostische Abklärung auch zur Prüfung der Indikation für eine *Psychotherapie* bei (u. a. zur Prävention sekundärer psychischer Probleme, Unterstützung bei der Krankheitsverarbeitung und Auseinandersetzung mit Einschränkungen, Umgang mit funktionalen Bewältigungsstrategien sowie motivationalen Aspekten). Welche Art der Psychotherapie

ratsam ist, sollte individuell geprüft werden; das Einbeziehen des Familiensystems (z. B. Systemische Therapie) nimmt im Kindes- und Jugendalter sicherlich einen hohen Stellenwert ein. Auf der emotionalen Ebene zeigt sich mit Erreichen des Jugendalters oftmals ein erneutes Auseinandersetzen mit kognitiven Schwierigkeiten und Defiziten, wenn Anforderungen steigen, Lebensabschnitte beendet werden und Umbrüche anstehen (Schulabschluss, Ausbildungsplatzsuche etc.). Oftmals wird dann erst verstanden, dass eine kognitive Verlangsamung bei der Berufswahl berücksichtigt werden muss. Es empfiehlt sich die Wahl eines Berufs, der ein hohes Maß an Routine bietet und nicht auf schnelle Reaktionen und Arbeitstempo setzt (wie beim Bedienen von Maschinen), sondern Berufe aus dem Bereich Bürokommunikation, Verwaltung oder Garten- und Landschaftsbau.

Beispiel: Jugendliche mit kognitiver Verlangsamung nach Hirntumorerkrankung

Bei der 16jährigen Amelie wurde im Alter von 11 Jahren ein bösartiger Hirntumor des Kleinhirns (Medulloblastom) diagnostiziert. Am Ende der mehrmonatigen Behandlungsdauer mit vollständiger Tumorentfernung, Chemotherapie und Schädelbestrahlung lagen tagesformabhängige Doppelbilder, feinmotorische Einschränkungen sowie eine Störung (Interferenzanfälligkeit) im Verbalgedächtnis vor; ansonsten überdurchschnittliche Intelligenzleistungen sowohl im Sprachverständnis als auch im wahrnehmungsgebundenen logischen Denken (Index-Werte WISC-IV). Die kognitive Verarbeitungsgeschwindigkeit (WISC-IV) war normgerecht. Die schulische Wiedereingliederung (Gymnasium) war geprägt durch leichte Aufmerksamkeitsschwankungen und verlangsamtes Schreiben. Amelie setzte die Beschulung auf dem Gymnasium fort mit Wiederholung eines Schuljahres. Das Umsetzen von Maßnahmen zum Nachteilsausgleich wurde empfohlen (u. a. Zeitzugabe). Vier Jahre nach Abschluss der Behandlung stellte sich die Jugendliche zu einer neuropsychologischen Verlaufskontrolle vor (Ende 9. Klasse). Als neurologische Residualsymptomatik bestanden weiterhin Doppelbilder und eine Schwäche des rechten Armes. Kognitiv war eine deutlich reduzierte verbale Lernkurve zu objektivieren bei ansonsten durchschnittlichen bis überdurchschnittlichen kognitiven Leistungen mit Ausnahme der Feinmotorik (unterdurchschnittlich) sowie der kognitiven Verarbeitungsgeschwindigkeit (unterer Normbereich). Es wurden eine erhöhte Müdigkeit in der Schule, eine nachlassende Konzentration am Nachmittag sowie insbesondere eine allgemeine Verlangsamung beschrieben. Diese führte dazu, dass die Jugendliche den gesamten Nachmittag bis in den Abend hinein mit Hausaufgaben und Lernen verbrachte. Es kam zu einem merklichen Leistungseinbruch in der Schule. Auch in der klinischen Verhaltensbeobachtung fiel eine Verlangsamung auf: Die angesetzte Durchführungsdauer der neuropsychologischen Diagnostik musste um mehr als eine Stunde verlängert werden. Es war plausibel, dass Amelie durch ihre Verlangsamung permanent an ihrer Leistungsgrenze arbeitete. Trotz ausgeprägtem psychischen Leidensdrucks bestanden eine hohe schulische Motivation und der Wunsch, an ihrer Schule festzuhalten. Die Schule zeigte durchweg große Bemühungen, dennoch wurden inhaltliche Abänderungen hinsichtlich der Maßnahmen zum Nachteilsausgleich (vgl. das Kapitel zur Teilhabe als Basis der Behandlungsplanung) in Rücksprache mit der Neuropsychologin der Kinderonkologie erforderlich, z. B. bezüglich Merkfähigkeit (Ankündigen von Tests, Einsatz von Formelsammlungen in Klassenarbeiten), Zeitzugabe und Verkürzen von Klassenarbeiten, Reduzieren der Schreiblast, Abfotografieren von Tafelbildern. Es lag bei allen Beteiligten die übereinstimmende Wahrnehmung und Einschätzung vor, vom ursprünglichen Bildungsziel Abitur Abstand zu nehmen. Somit wurde das Beenden der Schule nach der 10. Klasse bereits mit Abschluss des 9. Schuljahres formuliert. Schließlich konnte Amelie die 10. Klasse Gymnasium (äquivalent zu einem Realschulabschluss) erfolgreich abschließen.

Literatur

Astle DE, Barnes JJ, Baker K et al (2015) Cognitive training enhances intrinsic brain connectivity in childhood. J Neurosci 35(16):6277–6283

Baum K, Bossert M, Vetter J et al (2018) Informationsverarbeitungsgeschwindigkeit – alter Hut oder aktuelles Konstrukt? Ein konzeptionelles Review. Z Neuropsychol 29(2):101–112

Calhoun SL, Dickerson Mayes S (2005) Processing speed in children with clinical disorders. Psychol Sch 42(4):333–343

Clay DL (2004) Helping schoolchildren with chronic health conditions: a practical guide. The Guilford Press, New York

Dettmer J, Dise-Lewis JE, Crawford N et al. (2013) Brain injury in children and youth: a manual for educators. Colorado Department of Education

Diamond A, Lee K (2011) Interventions shown to aid executive function development in children 4–12 years old. Science 333(6045):959–964

Dodonova YA, Dodonov YS (2012) Processing speed and intelligence as predictors of school achievement: mediation or unique contribution? Intelligence 40:163–171

Edwards L, Marshall L und Haeems G (2015) Returning to school: a teacher's guide for pupils with brain tumours, during and after treatment (second edition). The Royal Marsden NHS Foundation Trust and Cerebra

Eiser C, Davies H und Gerrad M (2004) Children with a brain tumour in the classroom. Cancer Research UK

Freitag H (2009) Neuropsychologische Diagnostik. In: Irblich D, Renner G (Hrsg) Diagnostik in der Klinischen Neuropsychologie. Hogrefe, Göttingen, S 383–395

Fry AF, Hale S (2000) Relationship among processing speed, working memory, and fluid intelligence in children. Biol Psychol 54(1–3):1–34

Jaeggi S, Buschkuehl M, Jonides J, Shah P (2011) Short- and long-term benefits of cognitive training. Proc Natl Acad Sci 108(25):10081–10086

Kail R (2000) Speed of information processing: developmental change and links to intelligence. J Sch Psychol 38(1):51–61

Kail RV, Lervåg A, Hulme C (2016) Longitudinal evidence linking processing speed to the development of reasoning. Dev Sci 19(6):1067–1074

Kulke H (2009) Therapie der aufmerksamkeit. In: Finauer G (Hrsg) Therapiemanuale für die neuropsychologische Rehabilitation. Springer, Berlin, Heidelberg

Leiss U, Schröder H, Lüttich P et al (2016) F-I-T für die Schule: Schulische Reintegration von Kindern und Jugendlichen mit einem Hirntumor oder einer anderen Krebserkrankung. Deutsche Kinderkrebsstiftung, Bonn

Mickley M, Renner G (2010) Intelligenztheorie für die Praxis: Auswahl, Anwendung und Interpretation deutschsprachiger Testverfahren für Kinder und Jugendliche auf Grundlage der CHC-Theorie. Klin Diagn Eval 3:447–466

Miller DC (2010) Best practices in school neuropsychology: guidelines for effective practice, assessment, and evidence-based intervention. Wiley, Hoboken

Morey CC, Hadley LV, Buttelmann F et al (2018) The effects of verbal and spatial memory load on children's processing speed. Ann N Y Acad Sci 1424:161–174

Olson K, Sands SA (2016) Cognitive training programs for childhood cancer patients and survivors: a critical review and future directions. Child Neuropsychol 22(5):509–536

Oswald WD, Roth E (1987) ZVT – Zahlenverbindungstest, Handanweisung. Hogrefe, Göttingen

Posner MI, Boies SJ (1971) Components of attention. Psychol Rev 78:391–408

Purewal R, Christley R, Kordas K et al (2017) Companion animals and child/adolescent development: a sytematic review of the evidence. Int J Environ Res Public Health 14:234

Robinson KE, Fraley CE, Pearson ME et al (2013) Neurocognitive late effects of pediatric brain tumors of the posterior fossa: a quantitative review. J Int Neuropsychol Soc 19:44–53

Roden I, Könen T, Bongard S et al (2014) Effects of music training on attention, processing speed and cognitive music abilities – findings from a longitudinal study. Appl Cogn Psychol 28:545–557

Sevdalis V, Keller PE (2011) Captured by motion: dance, action understanding, and social cognition. Brain Cogn 77:231–236

Semrud-Clikeman M (2001) Traumatic brain injury in children and adolescents. The Guilford Press, New York

Span MM, Ridderinkhof KR, van der Molen M (2004) Age-related changes in the efficiency of cognitive processing across the life span. Acta Physiol (Oxf) 117:155–183

Takeuchi H, Taki Y, Hashizume H et al (2011) Effects of training of processing speed on neural systems. J Neurosci 31(34):12139–12148

Visuelle Wahrnehmung – Veni, vidi, vici

Matthias Zeschitz und Michaela Ennöckl

© Springer-Verlag GmbH Deutschland, ein Teil von Springer Nature 2020
T. Pletschko et al. (Hrsg.), *Neuropsychologische Therapie mit Kindern und Jugendlichen*,
https://doi.org/10.1007/978-3-662-59288-5_14

Einen sehr großen Teil der Information über unsere Umwelt nehmen wir über das visuelle System auf. Wie man aus der Blinden- und Sehbehindertenpädagogik weiß, kann eine Störung im Bereich der visuellen Wahrnehmung weitreichende Folgen auf die Gesamtentwicklung eines Kindes haben.

1 Neuropsychologischer Hintergrund

Unter visuellen Wahrnehmungsstörungen im Kindes- und Jugendalter, kurz CVI (für Cerebral Visual Impairment) genannt, versteht man zentrale Störungen der Verarbeitung von visuellen Reizen unter Berücksichtigung weiterer kognitiver, motorischer und emotionaler Komponenten (AWMF-Leitlinie Visuelle Wahrnehmungsstörungen 2017). Im Unterschied zu einer peripheren, okulären Sehschädigung, bei der eine Schädigung des Auges oder der Sehnerven vorliegt, liegt die Ursache der visuellen Wahrnehmungsstörung in einer postchiasmatischen Strukturschädigung oder in der Dysfunktion von Weiterleitungs- und Verarbeitungsprozessen visueller Reize im Gehirn.

1.1 Erscheinungsbild

CVI ist ein Sammelbegriff, der kein konkretes Symptom, sondern – in der Begrifflichkeit der ICF ausgedrückt – die Folgen der Schädigung einer Körperstruktur beschreibt. Das Spektrum der Schädigungen ist vielfältig und kann elementare visuoperzeptive und komplexe visuokognitive Leistungen betreffen:

Elementare Störungen können Auswirkungen auf die Sehschärfe, auf das Gesichtsfeld, auf das Farb- und Kontrastsehen und auf die Blickmotorik haben und damit okulären Schädigungen ähneln, wobei CVI auch in Kombination mit peripheren okulären Sehschädigungen festzustellen ist. CVI kann aber auch ohne Sehbehinderung auftreten. Komplexere Störungen können das Such- und Explorationsverhalten, die Form-, Objekt- und Gesichtswahrnehmung sowie die Raumwahrnehmung betreffen und werden leicht mit kognitiven Störungen verwechselt.

Störungen der visuell motorischen Integration können sich auf visuell gesteuerte Hand- und Fingerbewegungen beziehen, wie genaues Hantieren, Zeichnen, Schreiben oder die Steuerung der Fortbewegung, und sehen dann aus wie motorische Defizite.

Die Wahrnehmungsstörungen betreffen das Suchverhalten, die Fähigkeit visuelle Aufmerksamkeit zu teilen sowie die Aufmerksamkeit zwischen verschiedenen Sinnen zu teilen. Es zeigen sich besondere Schwierigkeiten im Umgang mit komplexen visuellen Szenen und eine beeinträchtigte Wahrnehmung dicht gedrängter Reize, die sogenannte Crowding-Problematik. Häufig fällt es schwer, schnell bewegte Objekte zu erfassen und es finden sich Gesichtsfeldausfälle vor allem im unteren Gesichtsfeldbereich. Oft fallen die Kinder bereits im Kindergarten auf, weil sie schlecht zeichnen, puzzeln und bauen können. Sie wollen nicht mit in den Bewegungsraum oder bleiben am Spielplatz nahe beim Erwachsenen. In der Schule haben sie Schwierigkeiten von der Tafel abzuschreiben, verrutschen in den Zeilen, übersehen Details und ermüden rasch. Überlastung und Misserfolge führen zu Überforderungsreaktionen: Die Kinder wirken angespannt, reizbar, wenig motiviert und sind oft motorisch unruhig (s. Fallbeispiele im Anhang).

1.2 Neuroanatomischer Hintergrund

Wir besitzen ein funktionales Modell der höheren visuellen Pfade, auf Grund dessen man einen „dorsalen Strom" und einen „ventralen Strom" für die Weiterleitung und Verarbeitung unterschiedlicher visueller Informationen beschreibt (Milner und Goodale 2008). Die dorsale visuelle Route, der „Wo-Pfad", ist vorwiegend mit der Analyse visuell-räumlicher Informationen, mit Bewegung, Tiefe, Position, Orientierung und räumlichen Merkmalen von Objekten beschäftigt. Sie ermöglicht visuell gesteuertes Handeln und verläuft von der primären Sehrinde V1 zu Arealen des posterioren Parietallappens, zum motorischen Kortex sowie zum Frontallappen (Dutton 2015a). Das Netzwerk des dorsalen Stroms ist bei Frühgeburten besonders gefährdet. Die „Dorsal-Stream-Verletzlichkeits-Hypothese" (Atkinson und Braddick 2011) argumentiert, dass bei Kindern mit CVI neben Beeinträchtigungen der räumlichen Wahrnehmung insbesondere Funktionen, welche die visuelle Aufmerksamkeit sowie die visuell motorische Integration betreffen, gestört sind.

Die ventrale visuelle Route, der „Was-Pfad", dient der Analyse von Formen, Farben, Objekten, Gesichtern und Mimik. Sie führt von V1 in Bereiche des unteren Temporallappens. Bei Verletzungen der ventralen Route sind Erkennungsleistungen und gegebenenfalls auch Orientierungsleistungen beeinträchtigt. Diese Störungen sind deutlich seltener als solche des dorsalen Pfades und kommen selten isoliert vor.

Inzwischen weiß man, dass dieses Modell stark vereinfacht, dass zwischen beiden Routen ein ständiger Austausch besteht und dass sie sich nicht ohne weiteres auf Funktionsebene trennen lassen. Trotzdem ist es hilfreich zum Verständnis und zur Ordnung der vielfältigen Wahrnehmungsprobleme (Zihl et al. 2012).

Ursachen

Störungen der Entwicklung visueller Wahrnehmungsfunktionen finden sich sowohl als Folge prä- und perinataler Schädigungen als auch nach erworbenen Schädigungen des ZNS im frühen Kindesalter. Bei komplex mehrfach-behinderten Kindern spielen pränatale Hirnentwicklungsstörungen als Ursache eine wesentliche Rolle, viel seltener, bei weniger als 10 % der Kinder, sind postnatale Schädigungen, Enzephalitis, Meningitis oder Hirnverletzungen z. B. durch Shuntdysfunktionen, Gehirnblutung oder Schlaganfall ursächlich (Häußler 1995).

Die häufigste Ursache von Sehstörungen bei Kindern ist die hypoxisch-ischämische Enzephalopathie (HIE), massive Zellschäden im Gehirn des Neugeborenen, ausgelöst durch Sauerstoffmangel. Auch ein Hydrozephalus kann zu elementaren und komplexen visuellen Wahrnehmungsstörungen führen, wobei bei einer Ausdehnung der Hinterhörner der seitlichen Ventrikel der ventrale Strom anatomisch gefährdet ist.

Perinatal geschädigte Kinder und sehr frühgeborene Kinder, vor allem solche mit Zerebralparese, scheinen besonders häufig betroffen. Dabei kommt der Periventrikulären Leukomalazie (PVL) von Frühgeburten eine zentrale Bedeutung zu: Diese führt zu reduzierten Volumina von zerebraler grauer und weißer Substanz in periventrikulären und präfrontalen Bereichen des Gehirns und stört kritisch die neurale Vernetzung (Jansen und Stephani 2007).

Zum Begriff CVI

CVI ist im Moment noch eine schwierige Begrifflichkeit. Visuelle Wahrnehmungs- und Verarbeitungsstörungen wurden bisher nicht in die Diagnose- und Klassifikationssysteme ICD 10 und DSM V aufgenommen. Aktuell erfolgt die Kodierung meist unter ICD-F88 „Andere Entwicklungsstörung" (DGSPJ 2017).

Es gibt gegenwärtig keinen internationalen Konsens, es gibt auch keine Vereinbarungen über die Kriterien und Methoden der diagnostischen Abklärung von CVI bei Kindern. Für eine valide Verwendung der Bezeichnung CVI als diagnostische Kategorie wäre eine verbindliche und standardisierte Liste von Sehfunktionen erforderlich, die im Einzelfall untersucht werden sollte. Einen solchen verbindlichen diagnostischen Standard gibt es bis heute nicht (Zihl et al. 2012).

Die AWMF-Leitlinien (2009) der Gesellschaft für Neuropädiatrie und der Deutschen Gesellschaft für Sozialpädiatrie und Jugendmedizin haben im letzten Jahrzehnt die Arbeit im deutschsprachigen Raum mitbestimmt. Man schlug damals vor, den Begriff der visuellen Verarbeitungs- und Wahrnehmungsstörung in Analogie zu der auditiven Verarbeitungs- und Wahrnehmungsstörungen zu betrachten und sie von einer allgemeinen Intelligenzminderung abzugrenzen: „Die Diagnose einer zentral-visuellen Wahrnehmungsstörung im Sinne einer umschriebenen Entwicklungsstörung ist dann zu stellen, wenn die visuelle Wahrnehmung deutlich vom allgemeinen Niveau der kognitiven Entwicklung abweicht und eine umfassende Entwicklungsstörung ausgeschlossen werden kann. Besteht eine deutliche Diskrepanz, so muss diese, in einem zweiten Schritt, durch spezifische Tests zur visuellen Wahrnehmung genauer untersucht werden." Voraussetzung zur Definitionserfüllung waren damals noch normale Intelligenz und normales Sehvermögen.

Als Diskrepanzkriterium ist ein Abstand zwischen dem Gesamt-IQ und den Leistungen im betroffenen Funktionsbereich von 1½ bis 2 Standardabweichungen gebräuchlich. Es handelt sich bei dieser „Faustregel" um eine Konvention, die sich nicht aus empirischen Befunden oder psychometrischen Kriterien ableiten lässt und für die klinische Praxis viel zu streng ist (DGSPJ 2017). Ein grundsätzliches Problem besteht auch darin, dass bei der Bearbeitung nonverbaler Intelligenztests in hohem Maße komplexe visuelle Wahrnehmungsleistungen gefordert sind und beide Maße nicht unabhängig voneinander sind. Bei niedrigen Intelligenztestleistungen (IQ < 85) ist die geforderte Diskrepanz psychometrisch nicht mehr abbildbar, was dazu führen könnte, dass Kinder mit Intelligenzminderung und zusätzlichen weiteren visuellen Funktionsbeeinträchtigungen nicht speziell behandelt werden.

In den aktuellen AWMF-Leitlinien Visuelle Wahrnehmungsstörungen (2017) wird ein Diskrepanzkriterium nicht mehr gefordert und anstelle dessen eine hypothesengeleitete Betrachtung spezifischer kognitiver Fähigkeiten, so auch visueller Wahrnehmungsleistungen, in einem breiten Spektrum neuropsychologischer Funktionen empfohlen. Dabei sollen visuelle Leistungseinschränkungen in ihren Ausprägungen und ihrem Schweregrad ermittelt und im Kontext anderer vorgefundener Funktionseinschränkungen und Kompetenzen gewichtet werden.

Ist die visuelle Wahrnehmung durch andere Ursachen beeinträchtigt, etwa durch kognitive oder motorische Defizite, sprechen wir von sekundären Wahrnehmungsstörungen (Zihl et al. 2012). Rosenkötter betont, dass in einem solchen Fall die verursachende Störung bei der Klassifikation nach ICD-10 als übergeordnete Störung eingeordnet und verschlüsselt werden müsse (Rosenkötter et al. 2007). Wesentlich sei jedoch, dass alle Kinder mit visuellen Wahrnehmungsstörungen die spezifische Förderung und Hilfe erhalten, die sie benötigen.

Kinder mit CVI sind eine klinisch sehr heterogene Gruppe. In dem weiten Spektrum finden sich auf der einen Seite normalbegabte Kindern mit isolierten visuellen oder wahrnehmungsmäßigen Teilleistungsstörungen; wir finden Kinder deren visuelle Wahrnehmungsstörungen durch zusätzliche moderate kognitive oder motorische Einschränkungen verstärkt werden und auf der anderen Seite mehrfachbehinderte Kinder mit massiven Sehfunktionsstörungen und schwerwiegenden motorischen und intellektuellen Beeinträchtigungen.

Bals (2011) empfiehlt dann von CVI zu sprechen, wenn, wie im WHO-ICF Modell (2001) vorgeschlagen, strukturelle und funktionale Schädigungen vorliegen und dadurch auch die gesellschaftliche Teilhabe des Kindes gefährdet ist. Strukturell bedeutet hier, dass es zumindest einen Risikofaktor für eine frühkindliche Hirnschädigung gibt, funktional meint die Beeinträchtigung in mindestens einer visuellen Teilleistung. Schließlich sollte die Störung „ökologisch bedeutsam" sein in dem Sinne, dass sie die Partizipation im Alltag, in Kindergarten oder Schule beeinträchtigt. CVI könne auch dann diagnostiziert werden, wenn keine hirnorganische Ursache gefunden werden kann. Es erscheint notwendig, die Empfehlungen Bals insofern zu ergänzen, dass auf das Vorliegen einer Diskrepanz zwischen den visuellen Wahrnehmungsfunktionen und den kognitiven Funktionen zu achten ist.

Häufigkeiten

Zerebral bedingte Sehschädigungen stellen inzwischen in den Industrienationen mit über 25 % die Hauptursache für Sehschädigungen im Kindesalter dar (Boonstra et al. 2012). Die Gründe dafür liegen in einer verbesserten medizinischen Betreuung, die zu gesteigerten Überlebensraten von Neugeborenen und auch von schwer kranken Kindern führte und in der immer besseren Bewältigung früherer Ursachenfaktoren von Sehbehinderung und Blindheit (Glaukom, Katarakt, Netzhauterkrankungen).

Die Frage nach der Prävalenz von CVI lässt sich nicht eindeutig beantworten, da es keine eindeutigen Diagnosekriterien gibt. Geldof untersuchte in den Niederlanden in einer Meta-Studie frühe Frühgeburten (<32. SSW, Geburtsgewicht < 1500 g) und fand bei knapp einem Drittel dieser Kinder mindestens ein CVI-Merkmal (Geldof et al. 2012). Nur eine Minderheit dieser Kinder hatte Sehschärfen

<0,3, war also sehbehindert im Sinne des Gesetzes. Allein aus der Gruppe der Frühgeburten würde sich für die Niederlande eine Prävalenz für CVI von 0,36 % aller Kinder ableiten. Unter Einbeziehung sonstiger prä- und postnataler Ursachen wird man für CVI eine Häufigkeit von mindestens 0,5 % aller Kinder annehmen können.

2 Grundsätzliches zur Diagnostik von CVI

Die Diagnostik visueller Wahrnehmungsstörungen von Kindern und Jugendlichen erfolgt stets interdisziplinär und erfordert die Zusammenarbeit von Augenmedizin, Neuropädiatrie, Entwicklungs- und Neuropsychologie und Pädagogik. Es ist vordringlich, im diagnostischen Prozess Wahrnehmungsstörungen von Beeinträchtigungen der allgemeinen Intelligenzentwicklung zu unterscheiden und umfassend abzuklären, welche visuellen Funktionsdefizite und welche weiteren Faktoren (periphere Schädigungen des Auges, Aufmerksamkeit, Kognition, Motorik, …) ursächlich zu den Auffälligkeiten geführt haben (s. ▶ Online-Zusatzmaterialien „Diagnostikkompass").

Das erfordert die Sammlung und Integration einer Vielzahl von Informationen verschiedener Disziplinen und den Einsatz vielfältiger Methoden der diagnostischen Datenerfassung. Dazu gehören Gespräche mit den Eltern sowie pädagogischen und therapeutischen Fachkräften, Fragebögen und die Beobachtung des Kindes, wo möglich, auch in der gewohnten Umgebung. Dies beinhaltet weiter die Abklärung des funktionellen und funktionalen Sehens, der Aufmerksamkeit, der exekutiven Funktionen, sonstiger Intelligenzleistungen und wo nötig auch von fein- und grobmotorische Kompetenzen.

Bei Risikokindern sollten allgemeinmedizinische und augenmedizinischen Gutachten sowie schulische bzw. pädagogische Berichte eingeholt werden. Die weitere Diagnostik ist stets eine zweistufige, die aus einer umfassenden orthoptischen Überprüfung und einer anschließenden psychologischen Begutachtung besteht.

Voraussetzung für die Diagnostik visueller Wahrnehmungsstörungen ist eine genaue Anamneseerhebung und Exploration, die sich an speziellen Erhebungsbögen orientieren kann, wie sie von Dik (2012, s. ▶ Online-Zusatzmaterialien)

vorgeschlagen wurden. Oft zeigen sich unspezifische Schwierigkeiten im alltäglichen Lebensvollzug der Kinder und Jugendlichen, etwa beim selbstständigen Ankleiden, der Orientierung im Straßenverkehr, der zeitlichen und räumlichen Orientierung oder im Sinne einer Abneigung gegenüber Basteln, Bauen, Lesen, Schreiben und Zeichnen.

Als nützliches Hilfsmittel für eine Präzisierung visueller Wahrnehmungsstörungen hat sich Dutton's Beobachtungsbogen zur Befragung von Eltern bewährt. Diese Sammlung von 51 Fragen wurde aus den Alltagsproblemen entsprechender Risikokinder zusammengestellt und ist ins Deutsche übersetzt (Dutton et al. 2013, s. ▶ Online-Zusatzmaterialien). Dutton ist der Ansicht, dass eine so strukturierte Exploration den effektivsten Weg darstellt, Kinder mit CVI zu identifizieren. Er meint, dass Testverfahren allein nicht in der Lage seien, das abzubilden, was dem Kind eigentlich fehle und nur ein dürres Kondensat der eigentlichen Probleme des Kindes liefern würden. Er betont zudem, dass eine Verhaltensbeobachtung diagnostisch bedeutsamer sei als Zahlenwerte, die nichts über die Form der wahrnehmungsmäßigen Auffälligkeit des Kindes aussagen würden (Dutton 2015c). Aus den Antworten ergeben sich häufig Suchvektoren für die orthoptische Diagnostik, die im nächsten Schritt – sinnvollerweise **vor** der psychologischen Testung – durchgeführt wird.

Die orthoptische Arbeit im Zusammenhang einer CVI-Abklärung ist umfangreicher als die, die üblicherweise in augenärztlichen Praxen geleistet wird. Die Untersuchung umfasst folgende Bereiche: Augenstellung, Kopfhaltung, Sehschärfe (diese in Hinblick auf eine mögliche Crowding-Problematik mittels Einzelsymbolen und als Reihensehschärfe), Kontrastsehen, Stereosehen und Farbensehen. Das Gesichtsfeld sollte bereits bei Kindern im Vorschulalter mittels Konfrontationsgeschichtsfeld beurteilt, auch sollte die Vollständigkeit der visuellen Exploration abgeklärt werden. Im Bereich Okulomotorik werden die Qualität der Fixation (Genauigkeit, Ausdauer), Konvergenz, Akkommodation, Folgebewegungen (gleitend?) und Sakkaden (präzise?) überprüft. Als Screening zur Untersuchung von Einschränkungen bei der Wahrnehmung schneller Bewegungen empfiehlt Dutton (2015b), die Anzahl rasch, horizontal vor dem Auge des Kindes bewegter Finger zählen zu lassen.

Zu Beginn der psychologischen Diagnostik wird stets die Intelligenzstruktur des Kindes untersucht, wobei hier nicht ausschließlich der Gesamtwert herangezogen wird, sondern vor allem auf Untertestebene interpretiert werden muss. Danach werden die unterschiedlichen Aspekte visueller Wahrnehmung abgeklärt. Das Wissen über die „dorsale Verletzlichkeit" vieler Risikokinder liefert Hinweise zur Richtung der Abklärungen, wobei es sich bewährt hat, zunächst Aspekte der visuellen Aufmerksamkeit zu überprüfen. Da umfassende Testinstrumente, die höhere visuelle Funktionen präzise messen, derzeit noch fehlen, geschieht die Testung im Moment noch durch das Zusammenfügen geeigneter Subtests aus einer Vielzahl unterschiedlicher Verfahren. Eine Auflistung spezifischer Testverfahren zur Erfassung visueller Wahrnehmungsleistungen findet sich in Anhang 1 der AWMF-Leitlinie Visuelle Wahrnehmungsstörung (2017).

> **Tipp**
>
> Wo nötig werden die Tests adaptiert, Kontraste verstärkt, Abdeckblätter verwendet und die Aufgaben mit zusätzlicher Beleuchtung, vergrößert am Bildschirm oder am Bildschirmlesegerät angeboten. Die Hilfen müssen im Befund vermerkt werden. Sie dienen dazu, das Erkennen der Aufgabe, nicht aber die Lösung zu erleichtern. Nicht selten ergeben sich daraus bereits erste Hinweise auf mögliche unterstützende Maßnahmen im (Schul-)Alltag. Insgesamt ist bei Kindern mit Verdacht auf visuelle Wahrnehmungsstörungen in einem besonderen Maß auf eine ergonomisch richtige, optisch eindeutige und akustisch ungestörte Testsituation zu achten. Bei der Durchführung ist zu beachten, dass diese Kinder schneller ermüden und gleichzeitig für die Bearbeitung der Items mehr Zeit benötigen, da bereits die Entschlüsselung der Bilder, Zeichen und Vorlagen viel mehr Mühe bereitet. Auch die feinmotorische Bewältigung kann schwieriger sein und länger dauern. Die Testung sollte deswegen ausgeruht, mit ausreichenden Pausen oder aufgeteilt auf mehrere Termine stattfinden. Sie wird auf Video aufgezeichnet, um die wahrnehmungsmäßigen Aktivitäten des Kindes genauer bewerten zu können.

3 Drei zentrale Problemfelder im Bereich der visuellen Wahrnehmungsstörungen

3.1 Visuelle Aufmerksamkeit und ihre Störungen

Aufmerksamkeit ist die grundlegende Voraussetzung für all unsere Aktivitäten, sie stellt sozusagen die Ressource für alle Funktionen des Gehirns dar. Ohne ausreichende Aufmerksamkeit sind auch alle anderen psychischen Funktionen beeinträchtigt, ohne Aufmerksamkeit wäre es praktisch unmöglich, etwas visuell wahrzunehmen (Zihl et al. 2012).

Störungen der Aufmerksamkeit

Sie finden sich als allgemeinste Folge bei den meisten diffusen erworbenen wie angeborenen Hirnschäden und stellen einen wesentlichen Faktor früher visueller Probleme dar. Aufmerksamkeitsdefizite führen zu ungenauen, unvollständigen oder fehlerhaften Wahrnehmungserfahrungen. Selbst bei Schwächen der Erkennung von Gesichtern, Objekten, Bildern und Buchstaben sind Schwächen der selektiven visuellen Aufmerksamkeit eine wesentliche Ursache. Diese Kinder zeigen eine zu starke Fokussierung auf eigentlich irrelevanten visuellen Input. Dies führt dazu, dass Aufmerksamkeit von Wichtigem abgezogen wird. Gleichzeitig oder als Folge übersehen diese Kinder anderes oder haben Probleme, Unterschiede im Detail wahrzunehmen und diese rasch zu registrieren.

Beim **„Crowding"** besteht die Schwierigkeit, eine Vielzahl von dicht gedrängten visuellen Informationen zur gleichen Zeit zu verarbeiten, einzelne auszugliedern und richtig zu interpretieren. Crowding ist im Kern ein selektives Aufmerksamkeitsproblem, für das Zuidhoek (2015) folgende Erklärung liefert: Betroffene Kinder haben eine Schwäche, die Größe ihres Aufmerksamkeitsfeldes so zu reduzieren wie nötig, und Details, so wie es nötig wäre, heran zu zoomen. Da sie eine zu große Fläche „unter die Lupe nehmen", erfassen sie eine zu große Anzahl von Details auf einmal – und können diese dann nicht mehr klar und einzeln analysieren: Das Bild erscheint verschwommen.

Die **Beeinträchtigung des Suchens** kann ein eigenständiges Defizit nach einer zumeist rechtshemisphärischen Hirnschädigung sein: Das

Suchverhalten ist dann planlos und ineffektiv: Es finden sich unökonomische Blickbewegungen und eine deutlich erhöhte Zahl von Fixationen. Das Suchverhalten ist gekennzeichnet durch einen deutlich erhöhten Zeitbedarf, durch viele Auslassungen und Fehler (Zihl und Dutton 2015). Häufig ist die Fähigkeit eingeschränkt, feinere Unterschiede wahrzunehmen. Allerdings ist bei Kindern im Vorschulalter ein unsystematisches Suchen noch die Regel, das sich erst im Schulalter deutlich verbessert.

Diagnostik von visueller Aufmerksamkeit

Man überprüft hier die Geschwindigkeit und die Genauigkeit von Suchen und Unterscheiden. Beides setzt visuelle Aufmerksamkeit und visuelle Exploration voraus, die untrennbar miteinander verbunden sind. Es gibt eine Vielzahl von Testverfahren (Papier- und Bleistift oder computergestützte Verfahren), die ab dem vierten Lebensjahr visuelle Aufmerksamkeit überprüfen. Meist sind es intellektuell und motorisch wenig anspruchsvolle Suchaufgaben bzw. visuelle Diskriminationsaufgaben. Dabei müssen sequenziell visuelle Informationen, Objekte oder Zeichen rasch abgescannt und als Träger bestimmter Eigenschaften bewertet oder markiert werden. Die Aufgaben können mit unterschiedlich hohen kognitiven Anforderungen und mit solch hohen feinmotorischen Herausforderungen befrachtet sein, dass sie nicht nur die reine Aufmerksamkeit überprüfen. Geldof et al. (2013) haben belegt, dass bereits das Ankreuzen von Zielobjekten höhere motorische Anforderungen stellt als das Antippen der Zielobjekte auf einem berührungsempfindlichen Monitor, der deswegen für eine valide Messung „reiner" Suchkompetenz die Methode der Wahl darstelle.

Testverfahren

Ein rasches Screening zur Überprüfung elementarer Fähigkeiten visueller Suche ist der „Teddy Bear Cancellation Test" (Laurent-Vannier et al. 2006) für Kinder von 4–6 Jahren. Die Kinder sollen einen einzelnen Reiz, den Teddybär, zwischen anderen Objekten finden und mit dem Bleistift durchstreichen.

Noch leichter, für Kinder von 3–4 Jahren, ist der Subtest „Bunnies" des NEPSY (Korkmann et al. 1998), bei dem geradlinig geordnete Zielfiguren zwischen wenigen Störreizen zu markieren sind. Ab dem 5. Lebensjahr können den Kindern die Subtests „Cats" (ungeordnete, dichtere Reizanordnung) und „Faces" angeboten werden, bei dem Gesichter mit ganz bestimmten Augen, Mund, Nase, Haaren aus einer Vielzahl sehr ähnlicher herausgefunden werden müssen.

Der POD (Sauter 1979) ist ein Test zur Erfassung optischer Differenzierungsleistungen, mit denen basale Fähigkeiten für den Erwerb der Kulturtechniken (Lesen, Schreiben, Rechnen) erfasst werden. Es geht um das Erkennen von Raum-Lage-Unterschieden, die Unterscheidung von Groß- und Kleindetails sowie die Identifizierung von Reihenfolgen. Die veraltete und überschätzende Normierung macht eine primär qualitative Bewertung des Arbeitsstils und der Art der Fehler sinnvoll. Dann aber liefert das ökonomische und von Kindern gern bearbeitete Verfahren nützliche Informationen für unsere Fragestellung.

Beim Subtest „Selektive Aufmerksamkeit" der IDS (Grob et al. 2009) sollen drei Entenarten mit spezifischen Merkmalen rasch und richtig aus Reihen verschiedener, sehr ähnlicher Enten herausgestrichen werden. Diese Aufgabe, die ab dem 5. Lebensjahr angeboten werden kann, stellt besonders hohe Anforderungen an Konzentration und Beobachtungsgenauigkeit. Sie überfordert viele Kinder und ist nicht geeignet für solche mit eingeschränktem Visus.

Der WISC-IV (Petermann und Petermann 2011) bietet mehrere Verfahren zur Einschätzung visueller Aufmerksamkeit und zur Bestimmung der kognitiven Leistungsgeschwindigkeit. Der Durchstreichtest untersucht die Fähigkeit zur räumlichen Ausrichtung der Aufmerksamkeit, konkret zum systematischen Absuchen einer dicht gedrängten Vorlage nach bestimmten Objekten. Er ist die am wenigsten anspruchsvolle Aufgabe dieses Tests, liefert aber nicht selten nützliche Beobachtungen, insbesondere zur Beschreibung der Such- und Bearbeitungsstrategien des Kindes unter Zeitdruck. Auch Fehler durch falsche Kodierung von Objekten gleicher Farbe liefern Hinweise auf visuelle Wahrnehmungsprobleme.

Mit dem Zahlen-Symbol-Test und dem Test Symbolsuche wird der Index Verarbeitungsgeschwindigkeit bestimmt und die Geschwindigkeit der mentalen und grafomotorischen Verarbeitung gemessen. Der Zahlen-Symbol-Test und der Untertest Symbolsuche sprechen ähnliche Fähigkeiten an, wie sie beim Lesen beansprucht werden (Okulomotorik, Verarbeiten abstrakter visueller Stimuli). Zudem stellen einige der Items des Zahlen-Symbol-Tests Spiegelungen anderer Items dar, was rasche räumlich-perzeptive Entscheidungen verlangt.

Der Subtest Symbolsuche stellt bei kleineren Kindern eine Herausforderung für eine systematische Bearbeitung einer Vergleichsaufgabe dar: Sie müssen Überblick und Orientierung behalten und sollten von links nach rechts und Zeile für Zeile arbeiten. Der Zahlen-Symbol-Test stellt höhere Anforderungen an visuell-räumliche Fähigkeiten, an visuellen Überblick, an Auge-Hand-Koordination und an Feinmotorik als die beiden anderen Tests. Zudem stellen die geforderten visuellen Vergleiche – vertikale Blicksprünge – für Kinder mit ungenauer Blickmotorik eine besondere Schwierigkeit dar.

Weit höhere Anforderungen stellen der d2-R (Brickenkamp 2010), der Konzentrationsfähigkeit sowie die Schnelligkeit und Genauigkeit bei der Unterscheidung sehr ähnlicher, horizontal angeordneter visueller Reize erfasst, sowie der Zahlen-Verbindungstest ZVT (Oswald und Roth 2010), der Überblick über eine Vielzahl von dicht gedrängten, weit verteilten Reizen fordert. Diese Verfahren stellen hohe Ansprüche an visuelles Abscannen und Vergleichen und sind geeignet, Grenzen der visuellen Aufmerksamkeit bei Kindern zu erfassen.

> **Insgesamt geht es darum, die Möglichkeiten und Grenzen der kindlichen Wahrnehmungstätigkeit durch eine Variation der Anforderungen auszuloten. Schließlich liefern die Kenntnis der Bedingungen, unter denen ein bestimmtes visuelles Problem mehr oder weniger ausgeprägt ist, und eventuell die Beobachtung, dass es erst unter Belastungsbedingungen stärker auftritt, wertvolle Hinweise zur Präzisierung des Störungsbilds.**

Tipp

Die Art und Weise der Bearbeitung der Aufgaben durch das Kind wird exakt beobachtet: Bei einer solchen Analyse geht es z. B. nicht nur darum festzustellen, dass das Kind in seinem Suchen vielleicht langsam ist, sondern vielmehr ist zu klären, „wo die Zeit liegen bleibt". Dies ist auf der Basis einer guten Videoaufnahme der Testung viel vollständiger zu erfassen als vom Testleiter alleine. Dabei stellen sich folgende Fragen:

- Schaut das Kind ungezielt umher, schaut es daneben?
- Bearbeitet es die Aufgabe systematisch?
- Hat es Probleme bei dicht gedrängten oder farbähnlichen Vorlagen?
- Muss es mehrmals schauen, um ein Zeichen zu entschlüsseln?
- Benötigt es besonders viel Zeit, um ein Zeichen zu entschlüsseln?
- Benötigt die grafomotorische Bearbeitung der Aufgabe besonders viel Zeit?
- Welche Art von Fehlern passieren?
- Haben die Fehler etwas mit Ermüdung zu tun?
- Haben die Fehler etwas mit der wachsenden Komplexität einer Aufgabe zu tun?
- Gibt es Schwankungen der Wahrnehmungsleistung?
- Gibt es Aufmerksamkeitseinbrüche („lapses of attention")?
- Zeigte das Kind Desinteresse an der Aufgabe?

Wichtig ist es, hierbei eine Verbindung zwischen den orthoptischen Befunden, der Sehschärfe, der Okulomotorik und den Ergebnissen der räumlich-perzeptiven Testverfahren herzustellen. Dies kann Hinweise geben über grundsätzliche Schwierigkeiten des Kindes, sich einen Überblick zu verschaffen.

Bei Kindern mit Verdacht auf CVI sind verlängerte Suchzeiten und höhere Fehlerraten zu erwarten, wobei mit höherer optischer

Komplexität die Unterschiede deutlicher werden sollten (Geldof et al. 2013).

Förderung der visuellen Aufmerksamkeit
Bei Kindern mit Mehrfachbehinderung geht es in diesem Bereich um elementares Entdecken und Unterscheiden, um Erkennen und Wiedererkennen. Aber häufig muss auch das normal begabte Kind zunächst ein systematisches Suchen und ein systematisches Bearbeiten eines Arbeitsblattes erlernen. Konkret muss es lernen, von links nach rechts und Zeile für Zeile zu arbeiten. Durch sprachliche Begleitung der Suchaktivität werden Blickstrategien vermittelt und Orientierungshilfen gegeben. Wir unterstützen das Suchen durch das Anbringen von Startpunkten bzw. durch ein Abdeckblatt oder Suchfenster. Letztere dienen dazu, die Fähigkeit einzuüben, den Aufmerksamkeitsbereich flexibel zu vergrößern oder zu verkleinern. Dies ist eine kritische Voraussetzung bei Suchaufgaben: Zunächst Wegzoomen, um den Überblick zu erhöhen, dann Heranzoomen, um Details zu erkennen und schließlich die Entscheidung zu treffen, ob es sich tatsächlich um das handelt, was man gesucht hat.

Man bietet Suchaufgaben wachsender Schwierigkeit an, bei denen sich schrittweise die Ähnlichkeit von Zielobjekt und Störreizen beziehungsweise die Anzahl der zu vergleichenden Variablen (Größe, Richtung, Farbe) erhöht. Es kann unterstützend sein, dass das Kind während der Arbeit verbalisiert, auf welche Eigenschaften der Vorlage zu achten ist.

Grundsätzlich wichtig für Kinder mit eingeschränkter visueller Aufmerksamkeit sind auch langfristig Erleichterungen der Aufgaben und Arbeitsblätter, speziell die Reduzierung ihrer Komplexität und das Bieten von Randbedingungen, die eine weniger stressige Situation schaffen und die es den Kindern leichter machen, die Anforderung zu bewältigen. Neugierde und Motivation stellen bei allen Kindern kritische Faktoren für das Lernen dar. Förderung wird dort am erfolgversprechendsten sein, wo sie sich an den Handlungsinteressen des Kindes orientiert.

3.2 Visuell-räumliche Wahrnehmung und ihre Störungen

Raumwahrnehmung bezeichnet die Fähigkeit, räumliche Eigenschaften von visuellen Reizen zu erfassen und zu verarbeiten. Nach der Definition von Kerkhoff (2012) umfassen visuell-räumliche Störungen räumlich-perzeptive, räumlich-kognitive, räumlich-konstruktive und räumlich-topografische Störungen. Beeinträchtigungen der Raumwahrnehmung werden im Kontext von CVI vielfach berichtet (Unterberger 2015), wobei visuokonstruktive Probleme am häufigsten beobachtet und diagnostiziert werden und die offensichtlich größte Relevanz für Alltag und Schule besitzen. Empirisch gesicherte Angaben über die Häufigkeit dieser Störungen bei Kindern liegen bislang nicht vor.

Räumlich-perzeptive Fähigkeiten, Basisleistungen

Hier geht es um elementare räumlich-perzeptive Fähigkeiten (Wahrnehmung der visuellen Hauptraumachsen, visuelle Horizontale und Vertikale, gerade Ausrichtung und subjektive Mitte). Es betrifft weiter die Kompetenz, unterschiedliche räumliche Aspekte eines Objekts richtig einzuschätzen (genaue Lokalisierung, Entfernung, Position zu anderen Objekten bzw. zum Betrachter). Dazu gehört auch die Tiefenwahrnehmung: Liegt ein Objekt näher oder weiter weg als ein anderes? Schließlich geht es um Größen-, Längen- und Abstandsschätzung, um die Feststellung der Mitte und um Winkelschätzung.

Diese räumlich-perzeptiven Basisfertigkeiten haben große Relevanz für Vollzüge im Alltag: Fehlerhafte Greifbewegungen resultieren zumeist aus fehlerhaften Einschätzungen von Entfernung und Winkel. Das Treppensteigen macht Schwierigkeiten, wenn Tiefe und Entfernung der Stufen falsch eingeschätzt werden. Fehler können passieren beim Halbieren eines Brotes, beim Messen mit dem Messbecher. Das Abschreiben von der Tafel fällt schwer, auf dem Arbeitsblatt geht die Orientierung verloren, Hilfslinien im

Heft werden nicht beachtet, Seitenränder nicht eingehalten.

Typischerweise zeigen sich solche Störungen nach rechts-posterioren, parietalen und parieto-okzipitalen Hirnschädigungen, also nach Schädigungen „im Bereich des dorsalen Stroms".

Räumlich-kognitive Fähigkeiten

Bei räumlich-kognitiven Fähigkeiten geht es um visuell-räumliche Kompetenzen, die neben der reinen Wahrnehmung zusätzlich einen kognitiven Verarbeitungsprozess erfordern. Dazu zählen kognitive Transformationsleistungen wie „etwa doppelt so groß", „genauso weit entfernt", „halb so lang wie" etc. Mentale Rotationsaufgaben, Spiegelungen oder auch die Fähigkeit, sich in die Position eines anderen oder in die Vogelperspektive zu versetzen, fallen darunter.

Menschen mit räumlich-kognitiven Defiziten fällt es nicht leicht, sich einen Gegenstand oder eine räumliche Konstellation gedanklich in bestimmter Weise anders als vorgegeben vorzustellen. Die Perspektive einer anderen Person kann schwer eingenommen, Gegenstände können kaum aus einer unüblichen Perspektive vorgestellt werden. Dabei ist festzuhalten, dass die Fähigkeit zur mentalen Rotation in der Regel nicht vor dem siebten Lebensjahr erreicht wird.

Aus den Schwierigkeiten der Kinder beim Verstehen von Bauplänen ergeben sich Probleme bei praktisch-konstruktiven Tätigkeiten, etwa beim Zusammenbau von Spielzeug. Das Ablesen der analogen Uhrzeit und das Interpretieren von Landkarten fällt schwer.

Räumlich-konstruktive Fähigkeiten

Die räumlich-konstruktive Störung im Kindesalter stellt eine bis heute nicht einheitlich definierte Teilleistungsproblematik dar und ist auch in den aktuellen Klassifikationssystemen nicht präzisiert. Sie nimmt jedoch in der klinischen Kinderpsychologie einen wichtigen Raum ein, weil entsprechende Fertigkeiten vielfältig zur Bewältigung von Schule und Alltag notwendig sind. Die Definition von Kerkhoff (2012) lautet: Eine räumlich-konstruktive Leistung ist die Fähigkeit eines Menschen, „einzelne Elemente einer Figur unter visueller Kontrolle zur richtigen Gesamtfigur zusammen zu fügen".

Visuokonstruktion ist eine komplexe visuell-räumliche Leistung, die zumeist den visuellen Wahrnehmungsfunktionen zugeordnet wird, wobei jedoch weitere Komponenten unabdinglich sind. Sie erfordert räumlich-perzeptive und räumlich-kognitive Leistungen und benötigt zum Gelingen die Mitwirkung von exekutiven Funktionen sowie feinmotorische Kompetenzen (Unterberger 2016).

Kerkhoff nennt Schwächen der Transformation visuell-räumlicher Informationen (die Wahrnehmung der Vorlage) in visuomotorische Aktionen (das Zeichnen oder Zusammenbauen) als wesentliches Element räumlich-konstruktiver Störungen. Im Gegensatz zur Dyspraxie, ist das Scheitern nicht durch motorische Ungeschicklichkeit bedingt.

Räumlich-konstruktiven Fähigkeiten beziehen sich auf grundlegende Fertigkeiten im Alltag zurecht zu kommen. Hierunter fallen richtiges Anziehen, Tisch decken und Platz sparendes Einpacken der Schultasche oder um den Bau dreidimensionaler Gegenstände aus Bausteinen. Die Längen, Positionen und Winkel zueinander müssen beim Drehen und Zusammenfügen der Steine richtig eingeschätzt werden können. Bei den Kindern mit beeinträchtigten räumlich-konstruktiven Fähigkeiten fällt häufig auf, dass sie schon im Kindergarten Schwierigkeiten beim Basteln, beim Puzzeln und beim LEGO-Spielen haben. Das Nachzeichnen einfacher Objekte und Formen fällt ihnen schwer, entsprechende Aufgaben werden vermieden. Später werden Buchstaben wie b und d, p und q, die Zahlen 6 und 9 besonders beim Schreiben vertauscht, wobei die zuletzt genannten räumlich-konstruktiven „Fehlleistungen" noch zu Beginn der Grundschulzeit vorkommen dürfen, ohne auf eine Schädigung hinzuweisen. Das Zuordnen und Vergleichen ist hingegen nicht beeinträchtigt.

Posteriore, parieto-okzipitale Schädigungen des Gehirns führen zu entsprechenden Einbußen, wobei aufgrund des hohen exekutiven Anteils zudem von einer wesentlichen Beteiligung des Frontallappens an visuokonstruktiven Aufgaben auszugehen ist (Zihl et al. 2012).

Visuell-räumliche Orientierungsstörungen/ räumlichtopografische Störungen

Es geht hier um Defizite bei der Orientierung am eigenen Körper, im Raum und beim Erfassen geografischer Beziehungen, um Probleme, Wege zu finden, sich orientierungsmäßig zurecht zu finden. Die Orientierung in unbekannter Umgebung ist eingeschränkt, häufig werden Wege nicht wiedergefunden. Auch das Lernen von Wegen ist erschwert, da diese nicht in eine kognitive Landkarte integriert werden können.

Gesunde Kinder sind im Alter von sechs Jahren in der Lage, bekannte Wege ohne Probleme alleine zu finden und sich auch neue Routen einzuprägen. Kinder mit räumlich-topografischen Schwierigkeiten verlaufen sich häufig oder finden sich auch an bekannten Orten nicht zurecht.

In der Regel zeigen sich auch diese Störungen nach rechtsposterioren, parietalen und parieto-okzipitalen Hirnschädigungen. Dutton (2015b) betont bei räumlich-topografischen Störungen das Vorliegen von Schwächen beim Erstellen einer mentalen Karte sowie Mängel des visuellen Gedächtnisses und ordnet sie dem ventralen Pfad gehörig zu. Ursachen seien Schädigungen des Temporallappens durch Zerstörung weißer Substanz, insbesondere bei Hydrozephalus.

Diagnostik visuell-räumlicher Fertigkeiten

Auch bei der Abklärung räumlich-konstruktiver Leistungen ist ein mehrstufiges Vorgehen notwendig, bei dem zunächst Intelligenz und elementare Sehleistungen untersucht werden.

Aufgaben, die primär visuell-räumlich-konstruktiv erscheinen, benötigen zu ihrer Bewältigung exekutive, Aufmerksamkeits- und Gedächtnisfunktionen, wie Planung, systematische Bearbeitung, Aufrechterhalten von Aufmerksamkeit und Erinnern an Lösungsstrategien. Daneben ist abzuklären, ob Beeinträchtigungen bei räumlich-perzeptiven Basisleistungen vorliegen, die die Bewältigung der konstruktiven Aufgabe erschweren.

Testverfahren

Zu den geeigneten Verfahren zur **Prüfung räumlicher-perzeptiver Leistungen** gehören für Kinder ab fünf Jahren der NEPSY, hier der Subtest „arrows" zur Überprüfung der Einschätzung von Richtungen und der Subtest „routes" zur räumlichen Orientierung sowie vom IDS der Subtest „Längen-Sortieren". Ab dem achten Lebensjahr vom VOSP (Warrington und James 1992) die Subtests „Positionsschätzung", „Punkte zählen" und „Zahlen lokalisieren". Der computergestützte VSWin 2.0 (Marquardt und Kerkhoff 2011) ermöglicht die rasche Messung einer Vielzahl grundlegender Wahrnehmungsleistungen. Dazu

gehören: subjektive Vertikale und Horizontale, Orientierungsschätzung, Länge- und Distanzschätzung, Größenschätzung, Linienhalbierung, Abstandsschätzung und Positionsschätzung.

Nun folgt die Überprüfung **komplexer visuokonstruktiver Leistungen.** Gegenwärtig werden zur Feststellung einer räumlich-konstruktiven Störung bei Kindern und Jugendlichen einzelne Teile aus verschiedenen diagnostischen Verfahren kombiniert. Da Kinder besonders bei den konstruktiven Untertests von Intelligenzverfahren vom Typus „Mosaike", „Formenlegen, Puzzle" und beim Nachzeichnen auffallen, ist zu empfehlen, auch drei entsprechende Tests durchzuführen, um die Stärken und Schwächen genauer präzisieren zu können.

Die Testverfahren stellen unterschiedliche Anforderungen an analytische, planerische und konstruktive Funktionen und führen nicht notwendig zu einem einheitlichen Ergebnis.

So fällt es Kindern in der Regel leichter, die abstrakten Formen von FEW-2 (Büttner et al. 2008), vom WET (Deimann und Kastner-Koller 2012) oder ET 6-6-R (Petermann und Macha 2013) abzuzeichnen als den ATK (Heubrock et al. 2004) zu bearbeiten, bei dem die Figuren unter Einbezug vorgegebener „Hilfslinien" nachzuzeichnen sind, was die Aufgabe weiter erschwert und räumlich-konstruktive Schwächen noch deutlicher hervortreten lässt.

Räumlich-konstruktive Wahrnehmungstests überprüfen komplexe visuelle und motorische Leistungen und ein auffälliges Ergebnis liefert noch keinen exakten Rückschluss, welche Funktionen im Detail gestört sind. Es ist herauszuarbeiten, welche visuellen Funktionsdefizite die Bearbeitung einer Aufgabe erschwert haben, oder welche sonstigen Mängel für das Scheitern bei dieser bestimmten Anforderung verantwortlich waren (Zuidhoek et al. 2015).

Wesentlich ist auch hier die genaue Betrachtung der kindlichen Arbeitsweise. Ein erfolgreiches räumlich-konstruktives Schaffen setzt voraus, dass das Kind die Grundstruktur der Vorlage analysieren, die Formen, Größen, Richtungen und die räumlichen Beziehungen erfassen kann. Betrachtet es die Vorlage genau oder nur flüchtig, ist es überhaupt in der Lage, sie zu analysieren? Achtet das Kind auf Details? Kann es einer Vorlage eine Bedeutung geben, kann es die Vorgabe plötzlich besser nachbauen, wenn es sie benannt („Das sieht aus wie eine Treppe") oder taktil erkundet hat?

Es gilt zu analysieren, was bei der praktischen Umsetzung Schwierigkeiten bereitet und wie die Lösungsversuche des Kindes aussehen: Beginnt es scheinbar wahllos, findet sich ein gedankliches Antizipieren der Aufgabe, ein systematisches oder zufälliges Probieren? Gleicht das Kind die einzelnen Arbeitsschritte mit der Vorlage ab, korrigiert es Fehler, arbeitet es überhastet oder gibt es vorschnell auf? Ist das Testergebnis auf eine systematische Bearbeitung, auf tatsächliche räumlich-konstruktive Fähigkeiten zurückzuführen oder hat das Kind effektiv nach Versuch und Irrtum gearbeitet? Zum Teil werden einzelne Aspekte richtig analysiert und nachgebaut, aber andere außer Acht gelassen. Es hat sich bewährt, das Kind zu fragen: „Bist du mit deiner Lösung zufrieden?" „Sieht es jetzt genauso wie die Vorlage aus?"

Wenn sich aus Verhaltensbeobachtung, der Anamnese oder ergotherapeutischen Befunden Hinweise dafür ergeben, dass komorbide Defizite im Bereich der Fein- und Grafomotorik vorliegen, sind diese etwa mit dem Testverfahren M-ABC 2 (Hrsg. Petermann 2015) zu präzisieren. Feinmotorische Schwächen können räumlich-konstruktive Defizite verschlimmern oder gegebenenfalls so dominieren, dass es sich im Kern um eine dyspraktische Störung handelt, die als solche zu benennen ist und einen anderen therapeutischen Schwerpunkt notwendig macht.

Förderung der visuell-räumlichen Wahrnehmung
Man weiß inzwischen, dass unspezifische Trainings taktiler, kinästhetischer oder vestibulärer Wahrnehmung alleine nicht geeignet sind, räumlich-konstruktive Störungen spezifisch zu verbessern. Eine Therapie muss störungsspezifisch, d. h. auf das jeweilige Defizit zugeschnitten sein. Sie sollte alltagsrelevante Interventionen enthalten und ausgerichtet sein auf die Verbesserung der Aufgaben- und Problemanalyse, die Entwicklung von Handlungsstrategien und auf eine kontrollierte Durchführung von Handlungen (Schroeder 2010).

Für die Förderung räumlich-konstruktiver Fertigkeiten existiert eine Vielzahl von Förderprogrammen, die zumeist aber sehr hoch ansetzen, wenig flexibel sind und die Mehrzahl der Kinder mit einem besonderen Förderbedarf im räumlich-konstruktiven Bereich überfordern.

Anders im Programm KLABAUTER (Schroeder 2015): Hier lernen Kinder zunächst,

geometrische Formen genau zu betrachten und sie hinsichtlich Größe, Form und Winkel zu unterscheiden. Präzise über den Raum zu sprechen und der richtige Gebrauch von Präpositionen (an, auf, hinter, in, neben, über, unter, vor, zwischen) wird trainiert. Die Hauptraumachsen werden eingeübt, Figuren werden in Einzelteile zerlegt und wieder zusammengefügt. Es kommen eine Reihe von Konstruktionsspielen mit unterschiedlichen Materialien zum Einsatz, anhand derer die erarbeiteten Strategien weiter erprobt werden. Das Programm zeichnet sich aus durch eine ideenreiche Sammlung von Förderspielen, es hat mittels Baukastensystem flexible Einsatzmöglichkeiten – und es macht Spaß.

> ❯ **Im Kern muss jede Förderung im räumlich-konstruktiven Bereich daran ansetzen, die Analysefähigkeit und die Arbeitsstrategien der Kinder zu verbessern.**

Oft ist ein Einstieg notwendig, der den Kindern, die oft eine lange Kette von Misserfolgen erfahren haben, in erster Linie Erfolgserlebnisse vermittelt und Mut macht. Es kann sinnvoll sein, anfangs Aufgaben zu bearbeiten, die weit unter der Leistungsgrenze des Kindes liegen.

Zu Beginn muss das Kind – als Voraussetzung einer Aufgabenanalyse – lernen, überhaupt auf die Vorlage zu achten. Es geht um genaues Hinsehen, vollständiges Abscannen der Vorlage, Beachten aller relevanten Details, insgesamt um eine Verbesserung der Aufmerksamkeit. Das kann zunächst durch das Nachlegen von vorgegebenen, einfachen Reihen, von „Schmuckzeilen", z. B. mit einfarbigen roten und weißen Plättchen oder Würfeln geübt werden. Dann werden zwei Teile räumlich miteinander in Beziehung gebracht. Das Kind erfährt die Vielfalt entsprechender Möglichkeiten, lernt, worauf man achten muss und wie man das entstandene Bild exakt beschreiben kann. Erst dann werden Formen aus vier Teilen nachgebaut. Hier wird das Kind lernen, die Bauteile richtig zu benennen und eine präzise Ortsbeschreibung zu geben.

Ein wesentlicher Bestandteil der Förderung ist die gezielte sprachliche Begleitung des Nachbauens oder Abzeichnens. In der Regel bedeutet dies ein Ansetzen an den Stärken des Kindes. Es übt, eine Vorlage in ihren formalen und räumlichen Eigenschaften zu beschreiben und dann die „Neukonstruktion", das eigene Schaffen,

Schritt für Schritt zu erläutern. Das Kind und der/die BetreuerIn haben so Kontrolle über den geplanten Ablauf, seine Systematik und etwaige damit verbundene Probleme.

Die Schwierigkeit dieser Aufgaben wird allmählich gesteigert, indem man die Anzahl der räumlichen Elemente oder die Anzahl der Transformationen variiert, die erforderlich sind, um eine gegebene Aufgabe zu erfüllen. Man beginnt mit einfarbigen Würfeln und erhöht allmählich die Komplexität des Designs, indem Schritt für Schritt zweifarbige, diagonal oder vertikal geteilte Flächen eingeführt werden.

3.3 Form-, Objekt- und Gesichterwahrnehmung und ihre Störungen

Eingeschränktes visuelles Erkennen wird als visuelle Agnosie bezeichnet. Je nachdem, welcher Bereich betroffen ist, sprechen wir von Objektagnosie, wenn Gegenstände nicht erkannt werden können, von Alexie, bei der Störung des Erkennens von Buchstaben, von Prosopagnosie beim Nichterkennen von Gesichtern und von topografischer Agnosie beim Nichterkennen vertrauter Wege und Orte. Jede dieser Schwächen kann isoliert auftreten, häufiger sind aber Kombinationen.

Wesentlich bei visueller Agnosie ist, dass ein Erkennen nicht gelingt, trotz ausreichender visueller und okulomotorischer Voraussetzungen und trotz ausreichender kognitiver und sprachlicher Fähigkeiten.

Es ist also abzuklären, ob eine geringe Sehschärfe oder geringes Kontrastsehen, eine Einschränkung der visuellen Such- und Abtastbewegungen oder eine vorliegende geistige Behinderung dafür verantwortlich sind, dass etwas nicht erkannt wird. Ist dies der Fall, sollte von einer Störung des visuellen Erkennens aufgrund einer reduzierten Sehschärfe oder im Rahmen einer allgemeinen Entwicklungsstörung gesprochen werden.

Sekundäre Erkennungsstörungen sind Störungen des Erkennens, die durch eine Sehbehinderung, beim Vorliegen einer geistigen Behinderung oder auch im Zusammenhang mit visuellen Erfahrungsmängeln entstehen können.

Eine visuelle Deprivation liegt vor, wo ein oftmaliges, vielfältiges und nachhaltiges Kennenlernen der Objekte nicht möglich war. Hier besteht ein Mangel an notwendiger visueller Erfahrung zum Aufbau eines Bildlexikons, eine bedeutsame Ursache für Erkennungsdefizite der Kinder.

Einige Untersuchungen (Stiers et al. 1998; Fazzi et al. 2009) weisen darauf hin, dass auch Kinder primäre Objekterkennungsstörungen zeigen. Üblicherweise betrifft die zugrunde liegende Hirnschädigung okzipito-temporale Regionen, wobei einseitige Schädigungen offensichtlich ausreichen, um Störungen des Erkennens zu bewirken. Die Leitungen des ventralen Stroms laufen entlang der Hinterhörner der Seitenventrikel. Wenn z. B. intraventrikuläre Blutungen zu einem Hydrozephalus führen, kann in Folge dieses raumfordernden Prozesses die Erkennungsleistung eingeschränkt sein.

Man hat die Erfahrung gemacht, dass bei diesen Kindern Schwächen der Objekterkennung in dem Sinne vorliegen, dass ein unvollständig dargestelltes, in ungewohnter Farbe abgebildetes, in einem untypischen Kontext, aus ungewöhnlichen Blickwinkel, Beleuchtung oder in nicht vertrauter Ausführung dargestelltes Objekt nicht oder falsch erkannt wird. Das verstärkt sich verständlicherweise bei schlechter Bildqualität und wenn das Kind wenig Zeit hatte zu überlegen.

Häufig sind Störungen des Objekterkennens durch Verwechslungsfehler gekennzeichnet. Dabei wird aufgrund von Größe oder Farbe oder Form oder aufgrund eines festgestellten Formdetails eine falsche Zuordnung vorgenommen. Die Merkmale sind zwar vorhanden, aber nicht ausreichend charakteristisch für das Objekt. Verwechselt werden also Objekte mit gemeinsamen Merkmalen, deren entscheidendes, charakteristisches Merkmal für die Erkennung nicht ausreichend überprüft wurde, etwa ein Hund mit einem Löwen oder ein Fahrrad mit einem Rollstuhl, aber auch ein Bild einer Brille mit dem eines Fahrrads. Es handelt sich hier um sekundäre Wahrnehmungsschwächen, die gut therapeutisch gefördert werden können.

Störungen, einen vertrauten Realgegenstand oder ein gutes Bild dieses Realgegenstandes zu erkennen, sind bei Kindern extrem selten.

Diagnostik von Objekterkennungsschwächen

❯ Bei Verdacht auf Objektagnosie und Prosopagnosie ist zunächst zu überprüfen, inwieweit periphere oder andere Defizite ursächlich sind.

Ein geringer Visus, Gesichtsfeldausfälle, unvollständige visuelle Exploration, eine reduzierte visuelle Aufmerksamkeit sowie kognitive oder sprachliche Defizite erklären in der Praxis den Großteil der Verdachtsfälle.

Testverfahren

Als ein erstes Screening zur Objekterkennung können ab zwei Jahren die Bildkarten der MFED (Hellbrügge 1994) und ab drei Jahren die Bilder des Subtests „Passiver Wortschatz" des WPPSI-IV verwendet werden. Beide Tests zeigen einfache, vollständige, farbig gezeichnete Objekte aus der Erfahrungswelt des Kindes, die auch von Kindern mit Einschränkungen der Sehschärfe (ca. bis hin zu einem Visus von 0,1) erkannt werden können.

Die zur Testung von Objekterkennungsschwächen verwendeten Verfahren überprüfen Probleme beim Identifizieren gezeichneter Objekte oder unvollständiger Bildvorgaben, etwa durch Gestaltschließaufgaben oder das Erkennen von Bildern, die untypisch oder gedreht gezeigt werden.

Die K-ABC (Melchers und Preuß 2007) besitzt zwei Subtests zu Objekterkennung: Bei den Kindern sehr beliebt ist der Subtest „Zauberfenster", der die Fähigkeit eines Kindes misst, ein Objekt zu erkennen und zu benennen, dessen Bild hinter einem Fenster so gezeigt wird, dass es stets nur zu einem kleinen Teil zu sehen ist. Es geht also um die Integration sequenziell dargebotener visueller Reize zu einem Gesamtbild. Beim Subtest „Gestaltschließen", der sich auch im K-ABC II (Melchers und Melchers 2015) findet, soll das Kind Lücken in einer unvollständigen Kleckszeichnung durch geistige Verarbeitung schließen und die Zeichnung richtig benennen. Die Erfahrung zeigt, dass bei Kindern, die bei der Bearbeitung der Gestaltschließaufgaben keine Probleme haben, auch keine bedeutsamen Objekterkennungsschwächen bestehen.

Die Subtests „Bilderergänzen" des WPPSI III (Petermann et al. 2014) und des WISC-IV geben indirekte Hinweise auf den Bildschatz eines Kindes. Sie überprüfen darüber hinaus Beobachtungsgenauigkeit und soziales Verständnis. Die Kinder sollen auf Zeichnungen von Alltagsgegenständen oder Situationen ein fehlendes Detail bemerken, was nur dann gelingen kann, wenn der Prototyp genau mit seinen wichtigen Bestandteilen gespeichert ist.

Der VOSP (Warrington et al. 1992) besitzt drei sich ergänzende Subtests zur Überprüfung von Störungen in diesem Bereich: Gerade der Test „Silhouetten", bei dem stark verzerrte Schattenrisse von Objekten und Tieren erkannt werden sollen, liefert gute Hinweise auf etwaige Störungen bei Erkennungsleistungen. Das Verfahren ist ab dem achten Lebensjahr einzusetzen, allerdings liegen keine speziellen Normen für Kinder vor.

Förderung der Objekterkennung bei Kindern

Bei kleinen oder mehrfachbehinderten Kindern ist es sinnvoll, mit realen Objekten aus der aktuellen Lebenswelt des Kindes zu beginnen. Ein Erkunden und Begreifen mit allen Sinnen unterstützt die Aufnahme und die langfristige Speicherung eines Objekts, wobei aber zu beachten ist, dass primär visuelle Konzepte der Dinge vermittelt werden sollen.

Die „Objektbibliothek" sollte beim betroffenen Kind in ähnlicher Weise gefüllt werden, wie man es vom Erlernen einer Fremdsprache oder einzelner Buchstaben im Erstleseunterricht her kennt: Zunächst werden den Kindern eindeutig dargestellte Objekte gezeigt. Es werden kindgemäße Bilder angeboten, die folgende Eigenschaften erfüllen müssen: Einfache Formen, gute Prototypen, geschlossene, starke Konturen, intensive Farben, die klar abgegrenzt sind von einem einheitlichen, kontrastierenden Hintergrund. Der Großteil der am Markt erhältlichen Kinderbücher erfüllt diese Anforderungen nicht. Deswegen muss – zumindest zum Einstieg – mit selbst erstellten Bildern gearbeitet werden.

> **Bei der Förderung eines Kindes mit CVI gilt es, die spezielle Ausprägung der vorliegenden Wahrnehmungsproblematik ständig miteinzubeziehen. Was wird von diesem Kind besonders schlecht erkannt? Was wird verwechselt? Sind Prototypen schlecht gespeichert? Ist das visuelle Gedächtnis besonders betroffen? Beeinträchtigt eine Crowding-Schwäche das Erkennen im Alltag? Gilt es primär Erfahrungsmängel auszugleichen? Muss dieses Kind erst lernen, überhaupt genau hinzuschauen?**

All diese Punkte müssen laufend beobachtet werden und in die Gestaltung der Förderung einfließen. Wenn Erkennen geübt wird, sollte man sich an den Handlungsinteressen des Kindes orientieren. Das Training sollte vermehrt an Alltagshandlungen ausgerichtet sein und weniger am Schreibtisch stattfinden. Es geht um genaues Hinsehen, um Vergleichen, um Suchen und Einprägen, ja Erarbeiten der besonderen Eigenschaften. Wesentlich und unterstützend ist dabei das genaue Benennen von Kennzeichen und Unterschieden der einzelnen Objekte.

Es gibt für den Bereich der Objekterkennung auch eine Anzahl von Förderprogrammen, etwa Teile des downloadbaren Programms Fresh Minder (Fresh Minder-Vertrieb) oder die Übungs-DVDs von Rigling (Petra Rigling Reha Service) mit einer Vielzahl hierarchisch geordneter Aufgaben zur Unterscheidung von Objekten. All dies setzt jedoch wiederum recht hoch an bzw. wird schnell zu schwierig. Mit der an der Blindeninstitutsstiftung Würzburg entwickelten digitalen Bilderserie „Visuelle Stimulation sehgeschädigter Kinder" (Strothmann und Zeschitz 2009) liegt ein Instrument vor, mit dem man das Erkennen und Unterscheiden von Objekten systematisch und gleichzeitig spielerisch üben kann.

4 Schlussbetrachtung

Kinder mit Störungen im Bereich der visuellen Wahrnehmung zeigen in der Regel nicht nur eine isolierte visuelle Symptomatik, sondern bieten ein Bild heterogener neurologischer Auffälligkeiten. Diese wurden von Potharst et al. (2011) als „high frequency of low severity dysfunctions" bezeichnet, als häufige Dysfunktionen milder Ausprägung.

Das deckt sich mit praktischen Erfahrungen, die zeigen, dass bei vielen der Kinder mannigfaltige leichtere Wahrnehmungsschwächen vorliegen, vor allem im räumlich-konstruktiven Bereich und im Bereich der visuellen Aufmerksamkeit, die oftmals aber gepaart sind mit allgemeinen Aufmerksamkeitsschwächen und mit motorischer Ungeschicklichkeit. Viel seltener finden sich Defizite des ventralen Pfades und Mängel im Bereich der Objekterkennung. Kinder mit Schwierigkeiten in der visuellen Wahrnehmung werden zum Teil erst ab dem 3. Grundschuljahr auffällig, da ab diesem Zeitpunkt größere Anforderungen hinsichtlich Tempo und Komplexität bestehen. In der Regel zeigt die Anamnese dieser Kinder jedoch eine Vielfalt früher Auffälligkeiten aus dem Spektrum

der „Dorsal Stream Dysfunctions", die bei genauerem Hinsehen bereits im Vorschulalter hätten beobachtet und erfasst werden können. Dies bezieht sich insbesondere auch auf Kinder mit der Diagnose „Verzögerte visuelle Entwicklung".

Wir stehen vor vielschichtigen Störungsbildern; häufig werden visuelle Faktoren verantwortlich gemacht, sind es aber nicht alleine – oder es werden Intelligenzfaktoren in den Mittelpunkt gestellt, doch es ist eine komplexe Gemengelage, ein multifaktorielles, instabiles Geschehen. Holländische Langzeituntersuchungen haben festgestellt, dass bei der Hälfte der untersuchten Kinder mit früh diagnostizierter CVI die zunächst dominierenden visuellen Wahrnehmungsstörungen zurücktraten, jedoch später ADHS oder LRS zeigten (Van Hus et al. 2013). CVI könnte damit auch eine Hinweissymptomatik sein, ein Marker für das Risiko späterer Probleme. Hier wird deutlich, wie sorgsam abgewogen werden muss, welche Art von Hilfen die Kinder primär benötigen. Es ist zu klären, ob, wofür und wie lange diese Kinder die Hilfe einer Spezialeinrichtung für sehgeschädigte Kinder benötigen.

> **Eine CVI-Diagnose darf keinesfalls gegeben werden, wenn eine schwache Testleistung auch durch eine Intelligenzminderung zu erklären ist. Ein Kind sollte nur dann als wahrnehmungsgestört bezeichnet werden, wenn ein dissoziiertes Leistungsprofil vorliegt, mit visuellen Wahrnehmungsleistungen deutlich unter dem sonstigen Leistungsniveau.**

Eine solche Entscheidung ist immer eine Einzelfallentscheidung, die auf Basis eines möglichst umfassenden Wissens über das Störungsbild und unter Berücksichtigung von Teilhabe und Integration getroffen werden muss (DGSPJ 2017). Für die weitere Arbeit wäre es vordringlich, sich auf eine Definition von CVI zu einigen und eine umfassende Testbatterie zur Abklärung zu entwickeln. Schließlich gilt es, das Problem der hohen Komorbidität von CVI zu klären, um die differenzielle Validität von CVI zu erhöhen und visuelle Wahrnehmungsstörungen von anderen Entwicklungsstörungen abzugrenzen.

Damit wären die Voraussetzungen geschaffen, das Ineinandergreifen von wahrnehmungsmäßigen, intellektuellen und anderen Wirkfaktoren richtig einzuschätzen und gezielte Förderprogramme für eindeutig definierte visuelle Funktionsstörungen zu entwickeln.

Literatur

Atkinson J, Braddick O (2011) From genes to brain development to phenotypic behavior: "dorsal-stream vulnerability" in relation to spatial cognition, attention, and planning of actions in Williams syndrome (WS) and other developmental disorders. Prog Brain Res 189: 261–283

AWMF (2009) Leitlinien zu visuellen Wahrnehmungsstörungen. pdf:022-020_S1_Visuelle_Wahrnehmungsstoerungen_06-2009_06-2014

AWMF (2017) Sk2-Leitlinie „Visuelle Wahrnehmungsstörungen" (AWMF-Registernummer 022/020). ► http://www.awmf.org/uploads/tx_szleitlinien/022-020l_S2k_Visuelle-Wahrnehmungsstoerungen_2017-12.pdf. Zugegriffen: 4. Okt. 2019

Bals I (2011) Zerebrale Sehstörung, Begleitung von Kindern mit zerebraler Sehstörung in Kindergarten und Schule, 2. Aufl. Bentheim, Würzburg

Boonstra N, Limburg H, Tijmes N, van Genderen M, Schuil J, van Nispen R (2012) Changes in causes of low vision between 1988 and 2009 in a Dutch population of children. Acta Ophthalmol (Copenh) 90(277–86):78

Deutsche Gesellschaft für Sozialpädiatrie und Jugendmedizin, DGSPJ (2017) Qualitätspapier zur Wahrnehmung und zentralen Verarbeitung von Sinnesreizen (einschließlich der Wahrnehmungsstörungen)

Dik M (2012) Fragebogen über visuelles Verhalten für Eltern, Überweisende und Begleiter von 1–5 Jährigen. Accent-Spermalie, Bartimeus, Ganspoel und Königliche Visio

Dutton GN (2015a) The brain and vision. In: Hall Lueck A, Dutton GN (Hrsg) Vision and the brain. Understanding cerebral visual impairment in children. AFB Press, New York, S 21–38

Dutton GN (2015b) Disorders of the brain and how they can affect vision. In: Hall Lueck A, Dutton GN (Hrsg) Vision and the brain. Understanding cerebral visual impairment in children. AFB Press, New York, S 39–77

Dutton GN (2015c) Assessment of functional vision: history taking for children with CVI. In: Hall Lueck A, Dutton GN (Hrsg) Vision and the brain Understanding cerebral visual impairment in children. AFB Press, New York, S 261–276

Dutton GN, Calvert J, Ibrahim H, Macdonald E, McCulloch DL, Macintyre-Beon C et al (2013) Strukturierte klinische Anamnese für visuelle Verarbeitungsstörungen und schwere visuelle Behinderungen aufgrund von Hirnschädigung bei Kindern. In: Dutton GN (Hrsg) CVI – Cerebral Visual Impairment. Bentheim, Würzburg

Fazzi E, Bova S, Giovenzana A, Signorini S, Uggetti C, Bianchi P (2009) Cognitive visual dysfunctions in preterm children with periventricular leukomalacia. Dev Med Child Neurol 51:974–981

Geldof CJA, Van Wassenaer AG, De Kieviet JF, Kok JH, Oosterlaan J (2012) Visual perception and visual-motor integration in very preterm and/or very low birth weight children: a meta-analysis. Res Dev Disabil 33:726–736

Geldof CJA, De Kieviet JF, Dik M, Kok JH, Van Wassenaer-Leemhuis AG, Oosterlaan J (2013) Visual search and attention in five-year-old very preterm/very low birth weight children. Early Human Dev 89:983–988

Häußler M (1995) Mehrfachbehindert-sehgeschädigte Kinder. Behinderungsursachen, ärztliche Diagnosen und Prävention. Bentheim, Würzburg

Jansen O, Stephani U (2007) Fehlbildungen und frühkindliche Schädigungen des ZNS. Thieme, Stuttgart

Kerkhoff G (2012) Störungen der visuellen Raumorientierung. In: Karnath HO, Thier P (Hrsg) Kognitive Neurowissenschaften, 3. Aufl. Springer, Berlin

Laurent-Vannier A, Chevignard M, Pradat-Diehl P, Abada G, de Agostini M (2006) Assessment of unilateral spatial neglect in children using the teddy bear cancellation test. Dev Med Child Neurol 48(2):120–125

Milner AD, Goodale MA (2008) Two visual systems re-viewed. Neuropsychologia 46:774–785

Potharst ES, van Wassenaer AG, Houtzager BA, van Hus JWP, Last BF, Kok JH (2011) High incidence of multi-domain disabilities in very preterm children at five years of age. J Pediatr 159:79–85

Rosenkötter H, Kühne H, Kull C, Weyhreter H (2007) Umschriebene Entwicklungsstörungen der Wahrnehmung. „Umschriebene Entwicklungsstörungen". In: Fricke C, Kretzschmar C, Hollmann H, Schmid RG (Hrsg) Qualität in der Sozialpädiatrie, vol 2. Bundesarbeitsgemeinschaft Sozialpädiatrischer Zentren – RS Verlag, Altötting, S 229–242

Schroeder A (2010) Evaluation eines Therapieprogramms für Kinder mit entwicklungsbedingten räumlich-konstruktiven Störungen. Dissertation, Fachbereich Psychologie Univ. Hamburg. ► http://www.sub.uni-hamburg.de/opus/volltexte/2010

Schroeder A (2015) KLABAUTER. Kleine Auf-Bau-Therapie. Neuropsychologisches Therapieprogramm für Kinder mit räumlich-konstruktiven Störungen. Modernes Lernen, Dortmund

Stiers P, De Cock P, Vandenbussche E (1998) Impaired visual perceptual performance on an object recognition task. Neuropediatrics 29:80–88

Strothmann M, Zeschitz M (2009) Visuelle Stimulation sehgeschädigter Kinder- Würzburger Bilder Serie. Bentheim, Würzburg

Unterberger L (2015) Kindliche zerebrale Sehstörung (CVI). Utz, München

Van Hus JWP, Jeukens-Visser M, Koldewijn K, Geldof C, Kok JH, Nollet F, Van Wassenaer-Leemhuis AG (2013) Sustained developmental effects of the infant behavioral assessment and intervention program in very low birth weight infants at 5.5 years corrected age. J Pediatr 162:1112–1119

Weltgesundheitsorganisation (WHO) (2001) International Classification of Functioning, disability and health. (ICF). WHO, Genf

Zihl J, Dutton GN (2015) Cerebral visual impairment in children. Visuoperceptive and visuocognitive disorders. Springer, Wien

Zihl J, Mendius K, Schuett S, Priglinger S (2012) Sehstörungen bei Kindern. Visuoperzeptive und visuokognitive Störungen bei Kindern mit CVI. Springer, Wien

Zuidhoek S (2015) The role of attention and executive brain functions in seeing and behavior in children with CVI. In: Hall Lueck A, Dutton GN (Hrsg) Vision and the brain. AFB Press, New York, S 124–144

Zuidhoek S, Hyvärinen L, Jacob N, Henriksen A (2015) Assessment of visual processing in children with CVI. In: Hall Lueck A, Dutton GN (Hrsg) Vision and the brain. AFB Press, New York, S 343–390

Testverfahren

*ATK-*Abzeichentest für Kinder (Heubrock D, Eberl I, Petermann F Hogrefe, Göttingen 2004),

d2-R- Test d2 Revision-Aufmerksamkeits- und Belastungstest (Brickenkamp R Hogrefe, Göttingen 2010),

ET 6-6-R- Entwicklungstest 6 Monate – 6 Jahre -Revision (Petermann F, Macha T Pearson 2013),

FEW2- Frostigs Entwicklungstest der visuellen Wahrnehmung- 2. Ed. (Büttner G, Dacheneder W, Schneider W, Weyer K Hogrefe, Göttingen 2008),

FEW JE- Frostigs Entwicklungstest der visuellen Wahrnehmung – Jugendliche und Erwachsene (Petermann F, Waldmann HC, Daseking M Hogrefe, Göttingen 2012),

IDS- Intelligence and Development Scales (Grob A, Meyer CS, Hagmann-Arx P Huber 2009),

K-ABC- Kaufman Assessment Battery for Children (Deutschsprachige Fassung Melchers P, Preuß U PITS, Leiden 2007),

K-ABC-II- Kaufman Assessment Battery for Children 2. Ed. (Deutschsprachige Fassung Melchers P, Melchers M Pearson 2015),

*M-ABC-2 (*Movement Assessment Battery for Children – 2) (Petermann F (Hrsg.) unter Mitarbeit von Böls K, Kastner J. Deutschsprachige Adaptation nach Henderson SE, Sudgen DA und Barnett AL. 4. Überarbeitete und erweiterte Auflage Pearson 2015),

MFED- Münchener Funktionelle Entwicklungsdiagnostik (Hellbrügge T Hansischer Verlagskontor Lübeck 1994),

NEPSY- A developmental neuropsychological assessment (Korkman M, Kirk U, Kemp SL San Antonio, TX: The Psychological Corporation 1998),

NEPSY-II- A developmental neuropsychological assessment 2nd. Ed. (Korkman M, Kirk U, Kemp SL San Antonio, TX: PsychCorp/Pearson Assessment 2007),

POD 5-7- Prüfung optischer Differenzierungsleistungen (Sauter FC Hogrefe, Göttingen 1979),

VOSP- Visual Object and Space Perception Battery (Warrington EK, James M, Thames Valley Test Company Bury St. Edmunds 1992),

VSWin 2.0 (Marquardt C, Kerkhoff G MedCom, München 2011),

WET- Wiener Entwicklungstest 3. Auflage (Deimann P, Kastner-Koller U Hogrefe, Göttingen 2012),

WISC-IV- Wechsler Intelligence Scales for Children- 4. Ed. (Petermann F, Petermann U Pearson 2011),

WPPSI-III- Wechsler Preschool and Primary Scale of Intelligence 3. Ed. (Petermann F, Ricken G, Fritz A, Schuck KD, Preuss U Pearson 2014),

ZVT- Zahlen-Verbindungs-Test 3. Auflage (Oswald WD, Roth E Hogrefe, Göttingen 2010).

Motorik, kinästhetische Wahrnehmung und Praxie – Geschickt im Handumdrehen

Elisabeth Söchting

© Springer-Verlag GmbH Deutschland, ein Teil von Springer Nature 2020
T. Pletschko et al. (Hrsg.), *Neuropsychologische Therapie mit Kindern und Jugendlichen*,
https://doi.org/10.1007/978-3-662-59288-5_15

1 Neuropsychologischer Hintergrund und bisherige Evidenz

1.1 Neuropsychologischer Hintergrund

Möglicherweise stellt sich lesenden Personen dieses Kapitels als erstes die Frage: Was hat Motorik in einem neurokognitiven Fachbuch verloren? Lange Zeit waren Körper und Denken in der Psychologie getrennte Konstrukte. Dem Körper wurde wenig Aufmerksamkeit geschenkt, die Kognitionspsychologie hingegen blühte. Selbst als die biologischen Grundlagen kognitiver Funktionen anerkannt wurden, wurde das Denken lange Zeit ausschließlich mit kortikalen Funktionen in Zusammenhang gebracht (Koziol und Budding 2009), während in der **Entwicklungspsychologie** Jean Piaget bereits 1959 auf die enge Verbindung zwischen Motorik und Kognition aufmerksam machte. In seinem Werk „Das Erwachen der Intelligenz beim Kinde" (1959) beschrieb er, wie in den ersten Lebensjahren – der „sensomotorischen Phase" – motorische Handlungen dazu beitragen, dass das Kind die Umwelt zunehmend verstehen und kontrollieren kann. Durch sinnvolle, zielgerichtete motorische Handlungen, die von Sinneseindrücken ausgelöst werden und wiederum neue Sinneseindrücke bewirken, entwickelt sich eine frühe Form der Intelligenz, die Piaget die **„sensomotorische Intelligenz"** nannte. Aufgrund von Lernen durch Versuch und Irrtum und Anwendung bekannter Muster auf neue Situationen entwickelt das Kind Problemlösestrategien und Vorstellungsvermögen – die Grundlage für das Denken.

Beispiel

Das Kind sieht ein interessantes Spielzeug (visueller Sinneseindruck) und greift danach. Durch die Bewegung erhält sein Gehirn kinästhetische Sinnesinformationen, durch die Berührung der Oberfläche des Objektes taktile, durch sein Gewicht kinästhetische Informationen. Zusätzlich gewinnt es visuelle und möglicherweise auditive Eindrücke. Das Kind integriert die sensomotorische Erfahrung des Ergreifens mit den Sinneserfahrungen, die das Objekt bietet, und speichert sie ab. Es kann diese Erfahrungen abrufen und nun in ähnlichen Situationen anwenden.

Seit Piaget haben sich mehrere wissenschaftliche Theorien entwickelt, die davon ausgehen, dass sich Kognition aus unseren körperlichen Interaktionen mit der Umwelt entwickelt. Aufbauend auf Piagets Erkenntnissen und ihren eigenen Hirnforschungen am Brain Research Institute der University of California in Los Angeles (UCLA) entwickelte die kalifornische Ergotherapeutin und Psychologin Jean Ayres in den 1960er Jahren die entwickungsneurologische **Theorie der Sensorischen Integration** (SI oder ASI®). Sie beschrieb die Zusammenhänge zwischen der Integration von Sinnesinformationen aus dem Körper und der Umwelt und Verhalten, Lernen und Emotionen (Ayres 1972). Laut SI-Theorie stellen Informationen aus den Nahsinnen einen Bezugsrahmen für Informationen aus den Fernsinnen dar und sind eine Grundlage für perzeptive und kognitive Leistungen (Smith Roley et al. 2007). Auch die Forschungsrichtung **Multisensory Integration (MSI)** postuliert, dass Menschen durch (multi)sensorische Integration ein kohärentes Bild der Welt erhalten, das ihnen anpassendes Verhalten erlaubt (Wallace et al. 1993). Eine weitere wissenschaftliche Theorie, die die Bedeutung der motorischen Auseinandersetzung mit der Welt für die kognitive Entwicklung betont, ist die Theorie der **Embodied Cognition** (Varela et al. 1991) bzw. der **Enaktivismus** (Maturana und Varela 2009). In den letzten Jahren bekam der Begriff der sensomotorischen Integration von ganz anderer Seite neue Aktualität: Forschende nutzen die Prinzipien der sensomotorischen Integration bei der Entwicklung von künstlichen neuronalen Netzwerken, z. B. für Roboter.

Nach der Klärung der grundlegenden Frage, warum Motorik im Zusammenhang mit kognitiver Psychologie überhaupt von Bedeutung ist, wird die klinische Perspektive erörtert. Motorische Entwicklungsstörungen werden international als Developmental Coordination Disorder (DCD) bezeichnet. Unter diesem Begriff sind sie auch im DSM, *Diagnostic and Statistical Manual of Mental Disorders* der American Psychiatric Association (APA), gelistet, die großen Einfluss auf die Krankheitsklassifikation der World Health Organization (WHO) hat. Im ICD-10, der Internationalen statistischen Klassifikation der Krankheiten und verwandter Gesundheitsprobleme der WHO, sind sie unter **F82.- Umschriebene Entwicklungsstörung der**

motorischen Funktionen (UEMF) beschrieben. Als Synonyme werden Entwicklungsbedingte Koordinationsstörung, Entwicklungsdyspraxie und Syndrom des ungeschickten Kindes genannt. UEMF ist eine neurobiologische Störung mit komplexen neuropsychologischen Defiziten im Bereich der Bewegungsvorstellung, -planung und -ausführung (Lammel und Schulte-Markwort 2017). Im ICD-10 ist das Störungsbild charakterisiert durch eine deutliche Beeinträchtigung der motorischen Koordination, die nicht durch eine neurologische Erkrankung und oder Schädigung (z. B. Muskeldystrophie, Encephalitis, infantile Cerebralparese) oder eine Intelligenzminderung erklärbar ist. Die motorischen Defizite treten meist zusammen mit Beeinträchtigungen anderer Funktionen auf, die mit der biologischen Reifung des Zentralnervensystems zusammenhängen, wie entwicklungsneurologische Unreifezeichen („soft signs" wie choreoathetoide Bewegungen oder Spiegelbewegungen), Sprachauffälligkeiten, Lese-Rechtschreib-Störung sowie Verhaltensstörungen wie z. B. Aufmerksamkeits-Defizit-Hyperaktivitätssyndrom (ADHS), Störungen im Sozialverhalten, Probleme mit dem Selbstbewusstsein sowie Adipositas (AWMF 2011). Das ICD-10 behandelt die UEMF als eigenständige Störung. Die zahlreichen Auffälligkeiten, die mit einer Bewegungsstörung einhergehen, werden als Komorbiditäten gewertet. Über diese Sichtweise herrscht jedoch kein Konsens. Im skandinavischen Raum wird die typische Symptomkonstellation als eigenes Störungsbild mit dem Namen **Deficits in Attention, Motor Control and Perception (DAMP)** bezeichnet. Gillberg (2003) gehen davon aus, dass es sich nicht um unabhängig voneinander bestehende, klar abgegrenzte, komorbide Störungen handelt, sondern um den Ausdruck der gemeinsamen zugrundeliegenden neurologischen Funktionsstörung (Gilger und Kaplan 2001; Tervo et al. 2002; Sonuga-Barke 2003). Dieses Störungsbild scheint in den Krankheitsklassifikationen nicht auf, da es nicht deutlich abgrenzbar ist (Freitag 2007). Für die Praxis ist ein ganzheitlicher Blick auf das Kind und mögliche gemeinsame Wurzeln seiner vielfältigen Probleme in der Alltagsbewältigung hilfreich.

> **Praxistipp**
>
> Die Arbeitsgemeinschaft der Wissenschaftlichen Medizinischen Fachgesellschaften (AWMF) gibt alle fünf Jahre evidenzbasierte Leitlinien zur Definition, Diagnose, Untersuchung und Behandlung bestimmter Störungsbilder. Die letzte Leitlinie für UEMF ist 2011 erschienen und 2016 abgelaufen. Derzeit gibt es keine aktuelle Leitlinie.
> Eine Kurzform der Leitlinie ist hier abrufbar:
> ▶ http://www.awmf.org/uploads/ tx_szleitlinien/022-017k_S3_Umschriebene_ Entwicklungsstörungen_motorischer_ Funktionen_2011-abgelaufen.pdf.

Die **Häufigkeit** entwicklungsbedingter Koordinationsstörungen wird derzeit in der Literatur meist mit 6–10 % angegeben (Karch et al. 2003; Suchodoletz 2004), wobei offenbar auf Daten aus den 1990er Jahren zurückgegriffen wird, die für das DSM-IV erhoben wurden. Neuere Studien ergaben deutlich höhere Prozentsätze von bis zu 22 % (Cermak und Larkin 2002).

Die **Ätiologie** der UEMF ist wie bei anderen Entwicklungs- oder Verhaltensstörungen wie ADHS oder Autismus bis heute nicht geklärt (Lammel und Schulte-Markwort 2017). Suchodoletz (2004) nennt folgende mögliche Entstehungsfaktoren:

- Normvariante der motorischen Entwicklung oder „motorischer Begabungsmangel" (Die Erklärung als „Normvariante" oder „mangelndes Talent" kann jedoch nur auf Ergebnisse eines normbasierten motorischen Testverfahrens zutreffen, die innerhalb des Altersnormbereichs liegen, d. h. weniger als eine Standardabweichung vom Durchschnitt abweichen.)
- Minimale zerebrale Dysfunktion
- Störung der Körperwahrnehmung und motorischen Steuerung (Karch et al. 2003)

Es wird ausgeschlossen, dass umweltbedingte Faktoren wie Bewegungsmangel die Störung verursachen. Sie können diese höchstens verstärken (Suchodoletz 2004).

Die **Prognose** der motorischen Entwicklungsstörungen wird je nach Perspektive unterschiedlich eigeschätzt. Mit einem engen Fokus auf der Motorik verschwinden die Störungen mit zunehmendem Alter von selbst (siehe ICD-10, F82). Langzeitstudien hingegen zeigten, dass mit Blick auf alle Entwicklungsbereiche in vielen Fällen gravierende Schwierigkeiten bis ins Erwachsenenalter bestehen bleiben (z. B. Losse et al. 1991; Rasmussen und Gillberg 2000).

» „Childhood ADHD and DCD appears to be a most important predictor of poor psychosocial functioning in early adulthood. It would seem appropriate to screen for such disorders in schools and clinics so that therapies may be started early." (Rasmussen und Gillberg 2000, S. 1424)

Diagnostik: Zur raschen Bestimmung, ob bei einem Kind eine entwicklungsbedingte Koordinationsstörung vorliegt, kann der Screeningfragebogen Developmental Coordination Disorder Questionnaire DCDQ-G (Kennedy Behr et al. 2013) eingesetzt werden. Die deutsche Version kann hier gratis heruntergeladen werden: ▸ http://dcdq.ca/uploads/pdf/DCDQ-G__Auswertungsbogen.pdf.

Die Diagnostik der Störung muss multidisziplinär erfolgen (AWMF 2011). Ärztliches Personal führt eine Anamneseerhebung und eine klinische Untersuchung durch. Ergotherapeutisches Fachpersonal steuert die Ergebnisse der klinischen Beobachtungen und von standardisierten Tests wie der Movement Assessment Battery for Children (M-ABC-2; Petermann 2009) oder des ausführlicheren Bruininks-Oseretzky Test of Motor Proficiency (BOT-2; Bruininks und Bruininks 2014) bei. Falls weitere Probleme vorliegen, muss psychologisches Fachpersonal in den diagnostischen Prozess

einbezogen werden. Für die Therapieentscheidung und Behandlungsplanung sollten persönliche Faktoren (z. B. Leidensdruck), Umgebungsfaktoren, der Schweregrad der Störung und die Partizipation im Alltag berücksichtigt werden. Wird die Diagnose UEMF gestellt, so ist laut AWMF auch eine Therapie, zumeist Ergo- oder Physiotherapie, indiziert (AWMF 2011).

1.2 Überblick: Bisherige Evidenz

In der Leitlinie der AWMF werden folgende Therapieansätze zur Behandlung von sensomotorischen Entwicklungsstörungen bzw. UEMF gelistet (◨ Tab. 1):

Einige dieser Ansätze sind im deutschen Sprachraum unbekannt (z. B. NTT oder LBD) oder sehr veraltet und nicht in Verwendung (Barlows Kinästhetisches Training). Andere (v. a. MI) stellen keine Therapieansätze dar, sondern sind Techniken, die in jede Therapie eingebaut werden können (◨ Tab. 2).

Exkurs

Förderansätze sind im Allgemeinen Gruppenprogramme, die von Pädagogen bzw. Pädagoginnen umgesetzt werden. Zweck ist einerseits die primäre Prävention, also die Vorbeugung von Defiziten, andererseits die Förderung von Kindern mit leichten Schwächen. Bei störungswertigen Schwierigkeiten und Defiziten ist eine **Therapie** indiziert. In Österreich ist es den gesetzlich geregelten Gesundheitsberufen vorbehalten, eine Therapie bei krankheitswertigen Störungen durchzuführen. In Deutschland ist die Situation nicht gesetzlich geregelt. Für die beschriebenen Ansätze ist eine entsprechende postgraduale Zusatzausbildung erforderlich. Der Startpunkt jeder Therapie ist eine umfassende Diagnostik.

◨ Tab. 1 Pädagogische und therapeutische Ansätze bei Dyspraxie laut AWMF-Leitlinie

Förderung	Therapie
Motopädagogik bzw. Psychomotorik	Ayres' Sensorische Integrationstherapie (ASI®) Cognitive Orientation to Daily Occupational Performance (CO-OP) Neuromotor Task Training (NTT) Motor Imagery Training (MI) Le-Bon-Depart-Ansatz (LBD) Kinästhetisches Training

◼ **Tab. 2** Übersicht über häufig genutzte Behandlungsansätze für Dyspraxie

Behandlungsprogramm	Autor	Zielgruppe	Funktion	Methode – Setting	Vorteile – Nachteile
ASI®Therapie	Dr. Jean Ayres 1972, 1979, 2014 (Manual)	Kinder mit motorischen-, lern- oder sozio-emotionalen Problemen aufgrund einer sensorischen Verarbeitungsstörung	Verbesserung der Alltasgbewältigung durch neurologische Funktionsverbesserung (sensorische Modulation und Perzeption, Praxie), Aufklärung und Kompensation	Individualisiertes Therapieprogramm, Einzeltherapie (Ergotherapie, Physiotherapie, teilweise Logopädie) im klinischen Setting, klassischerweise im Parallelsetting; ergänzend Beratung und sensorisch basierte Strategien	Manualisierter, evidenzbasierter Ansatz, starke wissenschaftliche Grundlagen; weitreichende Auswirkungen; Kostenübernahme oder Refundierung durch Krankenkasse Nachteile: Einzelsetting, dadurch teurer, erschwerter Zugang, ärztliche Verordnung bzw. chefärztliche Bewilligung (Ö) erforderlich
CO-OP	Dr. Helene Polatajko 2004	Ungeschickte Kinder, Schwierigkeiten beim Erlernen motorischer Fertigkeiten (Diagnose UEMF)	Kognitive Strategien zur Verbesserung motorischer Fertigkeiten	Individualisiertes Therapieprogramm, Einzeltherapie (Ergotherapie) im klinischen Setting oder im natürlichen Umfeld	Gute Evidenz Nachteil: Gefahr der Überlastung des Arbeitsgedächtnisses, limitierte Auswirkungen auf eine Fertigkeit, nur im Rahmen der Ergotherapie
Mototherapie	Gudrun Kesper 1994	Kinder mit motorischen und psychischen Schwierigkeiten	Sammlung verschiedenster Therapiemaßnahmen von mehr esoterischen Angeboten (Klangschalen) bis zu Bobath- und SI-Therapie		Nachteile: Keine originären Inhalte, mangelndes Verständnis der wissenschaftlichen Grundlagen, keine Struktur, keine therapeutische Grundausbildung, keine Evidenz
Psychomotorik	Ernst Kiphard, 1994 Bernard Aucouturier	Kinder mit motorischen und psychischen Schwierigkeiten aufgrund einer minimalen zerebralen Dysfunktion	Sensomotorische Angebote und Gruppenaktivitäten, z. B. „Bewegungsbaustelle" zum Erwerb motorischer und sozialer Fertigkeiten	i. A. Gruppenangebote in pädagogischen Einrichtungen, sozial-medizinischen Zentren und Praxen	Leichter zugänglich als Einzeltherapien, gut zur Prävention oder Ergänzung einer Therapie Nachteil: Keine Evidenz, teilweise fälschlich als Therapieersatz verstanden

Von den vier genannten Therapieansätzen, die im deutschen Sprachraum bekannt und gebräuchlich sind (◘ Tab. 2), ist nur ASI® ein evidenzbasierter Therapieansatz. Es liegt Evidenz für verschiedene Aspekte des ASI©Ansatzes vor:

1. Evidenz für die neurophysiologischen Grundlagen und die Neuroplastizität, ohne die die Therapie keinen Sinn hätte: Eine Zusammenfassung der Tier- und Humanforschung dazu findet sich bei Lane und Schaaf (2010).
2. Evidenz für die Existenz und Arten von Störungen der sensorischen Integration: Die Beschreibung der sensorisch-integrativen Störungsbilder geht auf eine Serie faktorenanalytischer Studien von Ayres zwischen 1965 und 1987 zurück (Ayres 1972, 1977, 1989), die von Mulligan (1998) und Mailloux et al. (2011) repliziert wurden. Diese Studien bestätigten ein 4-Faktoren-Modell mit einem übergeordneten Faktor.
3. Evidenz für die Wirksamkeit der Behandlung nach ASI®Prinzipien: Einerseits existieren zahlreiche Studien zu den Effekten von bestimmten sensorischen Modalitäten (z. B. Auswirkung somatosensorischer Stimulation auf neugeborene, Wirkung von Tiefdruck auf

Menschen und Tiere, Wirkung von vestibulärem Input). Andererseits liegen Studien zur Wirksamkeit der Ergotherapie nach den Prinzipien von Ayres' SI (ET-ASI®) vor. Die jüngsten und qualitativ besten dieser Studien zeigen, dass SI-Therapie durchgängig positive Erfolge hat, v. a. auf individuelle Alltagsziele, motorische Fähigkeiten, Praxie und ADLs (RCTs von Schaaf et al. 2014b; Wuang et al. 2009; Pfeiffer et al. 2011; zweigruppiges Design von Iwanaga et al. 2014) (◘ Tab. 3).

Grundannahmen der SI-Theorie

Die Verarbeitung und Integration von Sinnesinformationen ist ein wichtiger Teil der Handlungsfähigkeit. In der frühen Entwicklung spielen die Körpernahsinne eine wichtige Rolle (◘ Tab. 4). Informationen aus dem vestibulären, propriozeptiven und taktilen Sinn müssen vom Gehirn geordnet verarbeitet und abgespeichert werden. Aus diesen Erfahrungen baut sich ein intuitives Wissen und die Möglichkeiten und Grenzen des Körpers auf, das sogenannte Körperschema, das im Parietallappen lokalisiert ist. Ein gut differenziertes Körperschema ist die

◘ Tab. 3	Wirksamkeitsstudien zu Ayres' Sensorischer Integrationstherapie nach 2009			
AutorIn	Studientyp	Stichprobengröße	Qualität auf PEDro-Skala	Ergebnisse
Pfeiffer et al. (2011)	RCT	37	6/10 Pkt	Schwach positive Ergebnisse in GAS bzgl. sensorischer Verarbeitung, Feinmotorik und Sozialverhalten
Schaaf et al. (2014a)	RCT mit KG mit Standardversorgung	32	8/10 Pkt	Stark positive Ergebnisse in ADLs und Betreuungsbedarf
Wuang et al. (2009)	RCT mit 3 KGs (Psychomotorik, Bobath-Therapie und keine Behandlung)	160	6/10 Pkt	Positive Ergebnisse mit robusten Effektgrößen bzgl. Koordination (bilateral, obere Extremität), Feinmotorik und visuell-perzeptiven Leistungen im Vergleich zu den KGs
Iwanaga et al. (2014)	Zweigruppiges Pre-Posttest Design, retrospektive Datenanalyse	20	4/10 Pkt	Positive Ergebnisse in senso-motorischen Grundlagen, Koordination, nonverbalen Leistungen und komplexen Praxieleistungen

Grundlage dafür, dass Menschen Bewegungen planen (Praxie) und sich rasch und automatisch an neue Herausforderungen anpassen können.

Störungen der sensorischen Verarbeitung werden als Funktionsstörungen des Gehirns verstanden. Sie zeigen sich u. a. in Schwächen der Haltungskontrolle, grob- und feinmotorischer Ungeschicklichkeit, Anpassungsschwierigkeiten, Aufmerksamkeitsstörungen und sozioemotionalen Problemen (z. B. mangelnde Selbstwirksamkeit, mangelnde Selbstsicherheit, Ängste).

Durch kontrollierten sensorischen Input im Rahmen sinnvoller Aktivitäten können die Störungen verbessert und laut Ayres (1979) behoben werden. Wichtige Säulen der Therapie sind, neben der direkten Therapie in einem speziell ausgestatteten Therapieraum, die Aufklärung der Eltern über Zusammenhänge zwischen der Wahrnehmung des Kindes und seinen Alltagsproblemen sowie die Beratung bezüglich Kompensationsstrategien im Alltag.

Beispiel

Damit ein Kind zur Einschulung mit etwa 6 Jahren eine eindeutige Schreibhand entwickelt hat, ist es laut SI-Theorie notwendig, dass Gleichgewichtsinformationen auf Hirnstammebene registriert und im Austausch mit dem Cerebellum gut verarbeitet werden. Bereits auf dieser Ebene findet eine Integration beider Körper- und Hirnhälften statt, die die Voraussetzung für die Funktionsspezialisierung ist. Neben der Handpräferenz wirkt sich die Verarbeitung von Gleichgewichtsreizen auch auf die Wachheit und Aufmerksamkeit, Haltung und Balance, Okulomotorik, räumliche Orientierung und Sequenzieren aus.

Befunderhebung aus ASI®Perspektive

Um den am besten geeigneten Behandlungsansatz auswählen zu können, müssen Therapierende in ihrer Befunderhebung die Frage beantworten, ob es sich um eine Störung der Sinnesverarbeitung (Inputseite) oder der motorischen Ausführung (Outputseite) handelt. Dazu setzt sie einen Wahrnehmungsfragebogen, systematische Beobachtungen (nach Möglichkeit in verschiedenen Umgebungen) und standardisierte Tests ein. Zurzeit ist die Testbatterie „Sensory Integration and Praxis Tests (SIPT)" (Ayres 1989) der Goldstandard der Befunderhebung. Der SIPT beurteilt die sensorische Verarbeitung und Praxie bei Kindern zwischen 4 und 9 Jahren. Ein neuer, äquivalenter Test ist derzeit in Entwicklung: Die Testbatterie „Evaluation in Ayres Sensory Integration (EASI)" wird derzeit weltweit für Kinder von 3 bis 13 Jahre normiert und soll ab 2020 als Open-access-Verfahren zur Verfügung stehen (Mailloux et al. 2018). SI-Störungen sind eine **Ausschlussdiagnose.** Das heißt, erst nach Ausschluss medizinischer und organischer Ursachen und unter Berücksichtigung psychologischer, kognitiver oder umweltbedingter Ursachen wird eine kompetente Fachkraft vom Vorliegen einer SI-Störung sprechen.

Behandlung

Die Begründerin der SI, Dr. Ayres, war Ergotherapeutin und entwickelte diesen Ansatz für die Ergotherapie. ET-ASI® folgt dem ergotherapeutischen Prozess und hat immer die sinnvolle Betätigung im Auge sowie die Freisetzung der Potenziale des Kindes, um seinen Alltag zu bewältigen, die die Kernkompetenz der Ergotherapie darstellt. Die ASI®Therapie kann als neurophysiologische Behandlung mit personenzentriertem Ansatz bezeichnet werden. Sie nutzt die heterarchische Funktionsweise des Gehirns, das heißt, dass nie nur lokale Bereiche des Gehirns aktiv sind, sondern immer Netzwerke, die im ganzen Gehirn verteilt sind, und in denen verschiedene Sinnessysteme einander beeinflussen.

◘ Tab. 4 Die sieben Sinne	
Nahsinne	**Fernsinne**
Gleichgewichtssinn (vestibuläres System)	Sehen (visuelles System)
Kraft und Bewegungssinn (Propriozeption oder Kinästhesie)	Hören (auditives System)
Berührungssinn (taktiles System)	Riechen (olfaktorisches System)
Schmecken (gustatorisches System)	

Die Behandlung ist individualisiert und findet immer in einem 1:1-Setting statt, üblicherweise in einem großen Therapieraum, in dem zwei oder mehr „TherapeutIn-Kind-Dyaden" arbeiten (Parallelsetting). Dies eröffnet viele natürliche Gelegenheiten zur sozialen Interaktion.

Das Prinzip der Behandlung ist es, durch kontrollierten sensorischen Input Anpassungsreaktionen des Kindes auszulösen. Abhängig von den Alltagsproblemen des Kindes arbeiten Therapierende an Anpassungsreaktionen, die die Motorik und Haltungskontrolle, die Wachheit und Aufmerksamkeit, die Kommunikation, oder die Bewegungs- und Handlungsplanung betreffen. Der Behandlungsprozess ist durch zehn Kernmerkmale gekennzeichnet (◘ Tab. 5).

Exkurs

Das Fidelity Measure für Ayres' Sensorische Integration (ASI®)

Bei dem Fidelity Measure handelt es sich um ein Messinstrument, mit dem bestimmt werden kann, wieweit eine konkrete Therapiestunde mit den Prinzipien dieses Behandlungsansatzes übereinstimmt. Die Kernmerkmale der SI-Therapie sind im ASI®Fidelity Measure (Parham et al. 2007, 2011) beschrieben (◘ Tab. 5).

---

2 Fördermöglichkeiten im Alltag

Während die direkte Behandlung die langfristige Verbesserung der Hirnfunktionen zum Ziel hat, können sensorische und kompensatorische Strategien im Alltag helfen, spezifische Anforderungen im Alltag kurzfristig zu erleichtern. Zu den bekanntesten Programmen zählen die Förderung nach dem CO-OP-Ansatz, visuelle Hilfen nach dem TEACCH-Ansatz, die „Sensorische Diät", das „Alert Programm", das „M.O.R.E.-Programm" und Beratung von Lehrkräften mit der „Werkzeugkiste für Lehrer und Schüler" (◘ Tab. 6).

Weiters können von therapeutischen oder pädagogischen Fachkräften angeleitete Gruppenprogramme nach sensorisch-integrativen Prinzipien durchgeführt werden.

3 Darstellung eines konkreten Behandlungskonzepts

ASI® ist ein manualisierter Therapieansatz. Im Manual wird ein achtschrittiger datengeleiteter Interventionsprozess dargestellt (Schaaf und Mailloux 2015) (◘ Abb. 1).

Beispiel

Paulus, 6;7 Jahre, wurde von einem Kinderarzt mit der Diagnose F82 (UEMF) zur ergotherapeutischen Befunderhebung zugewiesen. Paulus war ein pummeliger, ruhiger Junge, dessen großes Interesse dem Fußball galt. Seine Lieblingsbeschäftigungen waren Lego, Fernsehen und Gesellschaftsspiele.

Seine Alltagsprobleme waren grob- (Radfahren und Ballspielen) und feinmotorische Ungeschicklichkeit, häufige Wutanfälle und Angst vor neuen Situationen. Paulus hatte Schreibschwierigkeiten in der Schule und litt darunter, dass er mit den

---

◘ Tab. 5 Kernmerkmale der ET-ASI®

Rahmenbedingungen	Merkmale des therapeutischen Prozesses
1. Durchgeführt von einer Therapeutin mit Zusatzqualifikation in ASI® (d. h. Maßnahmen, die von Eltern oder LehrerInnen durchgeführt werden, sind keine SI-Therapie) 2. Umfassende Befunderhebung der sensorischen Funktionen und Praxie 3. Kommunikation mit den Eltern 4. Ausreichend großer Raum mit mindestens 3 Aufhängungen und einer Reihe spezialisierter Therapiegeräte (d. h., Therapie daheim oder am Spielplatz ist keine SI-Therapie)	Die Therapeutin… 1. achtet auf physische Sicherheit 2. macht sensorische Angebote (für mindestens zwei der drei Nahsinne vestibulär, propriozeptiv und taktile) 3. unterstützt die sensorische Modulation, damit das Kind einen regulierten Aktivierungszustand erlangt oder hält 4. Stellt Anforderungen an die posturale, okuläre, orale und/oder bilaterale Bewegungskoordination 5. stellt Anforderungen an die Praxie und Verhaltensorganisation 6. arbeitet bei der Auswahl der Aktivitäten mit dem Kind zusammen 7. bietet die „genau richtige Herausforderung" 8. stellt Erfolgserlebnisse sicher 9. unterstützt die Motivation zu spielen 10. geht eine therapeutische Allianz mit dem Kind ein

▣ Tab. 6 Programme für die Unterstützung im Alltag

Ansatz/ Programm	AutorIn	Setting	Kurze Beschreibung
CO-OP	Polatajko und Mandich (2004)	Natürliche Umgebung, Alltag	Kognitiver aufgabenorientierter Ansatz. Mit dem Kind werden Bewegungsstrategien für spezifische Aufgaben erarbeitet
TEACCH	Schopler et al. (1995)	TherapeutIn berät Eltern und PädagogInnen über geeignete Strategien. Umsetzung im Alltag und in der Schule	Die Hilfsmittel (Bildkarten, Markierungen) dieses strukturierten Lernprogramms für AutistInnen können sehr gut auch für dyspraktische Kinder genutzt werden
„Sensorische Diät"	Wilbarger (1995)	TherapeutIn berät Eltern sehr individualisiert, wann im Tagesablauf welche sensorischen Strategien hilfreich sind. Umsetzung durch Eltern und PädagogInnen	Schwerpunkt ist die Regulierung des Erregungsniveaus, z. B. um den Haltungstonus oder die Aufmerksamkeit anzuregen. Typische Aktivitäten einer sensorischen Diät sind Trampolinspringen zu bestimmten Zeiten, Rückzugsmöglichkeiten oder sogenannte „Heavy-work"-Aktivitäten
Alert Programm	Williams und Shellenberger (2009)	Gruppenprogramm für die ganze Klasse	Die SchülerInnen werden angeleitet, für sich selbst herauszufinden, welche sensorischen Strategien ihnen helfen, sich zu beruhigen oder zu aktivieren
LernFit® Programm	Söchting (2018)	Gruppenprogramm für die ganze Klasse	In 5 Modulen werden mit der ganzen Klasse sensorische Strategien ausprobiert und individuell bewertet. Am Ende des Programms hat der/die LehrerIn ein LernFit®Profil jedes Schülers

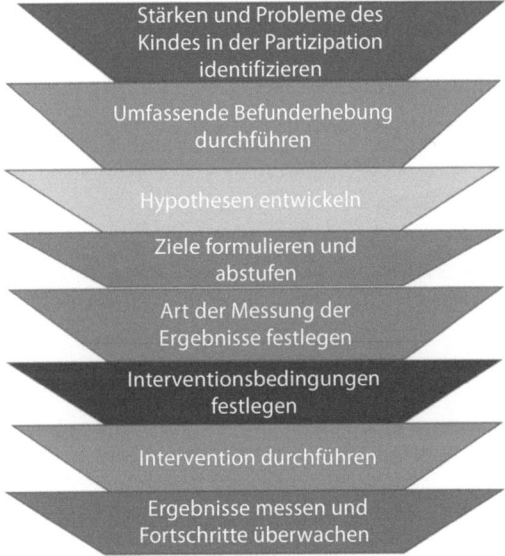

▣ Abb. 1 Der datengeleitete Interventionsprozess nach ASI®Prinzipien. Nachdruck mit Genehmigung der Autorinnen

anderen Jungen beim Fußballspiel und anderen körperlichen Aktivitäten nicht mithalten konnte. Stattdessen saß er am liebsten vor dem Computer oder Fernseher.

Nachdem die Therapeutin Paulus' Stärken und Probleme in der Partizipation erhoben hatte, musste sie klären, ob die Ursache seiner Schwierigkeiten in sensorisch-integrativen Funktionsstörungen lag, die zu Defiziten der Bewegungsplanung geführt hatten und eine Behandlung nach sensorisch-integrativen Prinzipien sinnvoll war, oder ob es sich um ein reines Koordinationsproblem handelte, das durch eine Übungsbehandlung behandelt werden konnte. Sie führte dazu eine umfassende Befunderhebung mit dem Wahrnehmungsfragebogen WN-FBG (Gesellschaft für Sensorische Integration in Österreich 2006), freien Beobachtungen in der neuen Umgebung des Therapieraums, einer Serie klinischer Beobachtungen und der Testbatterie SIPT durch.

Die wichtigsten Ergebnisse waren seine generell niedrige Muskelspannung, schlechte Feedback-ab-hängige Bewegungsplanung (Imitieren unbekannter Positionen, Umgang mit ungewohntem Werkzeug, Überwinden eines Hindernisses) und unsicheres Ver-halten. Das Ergebnis des SIPT (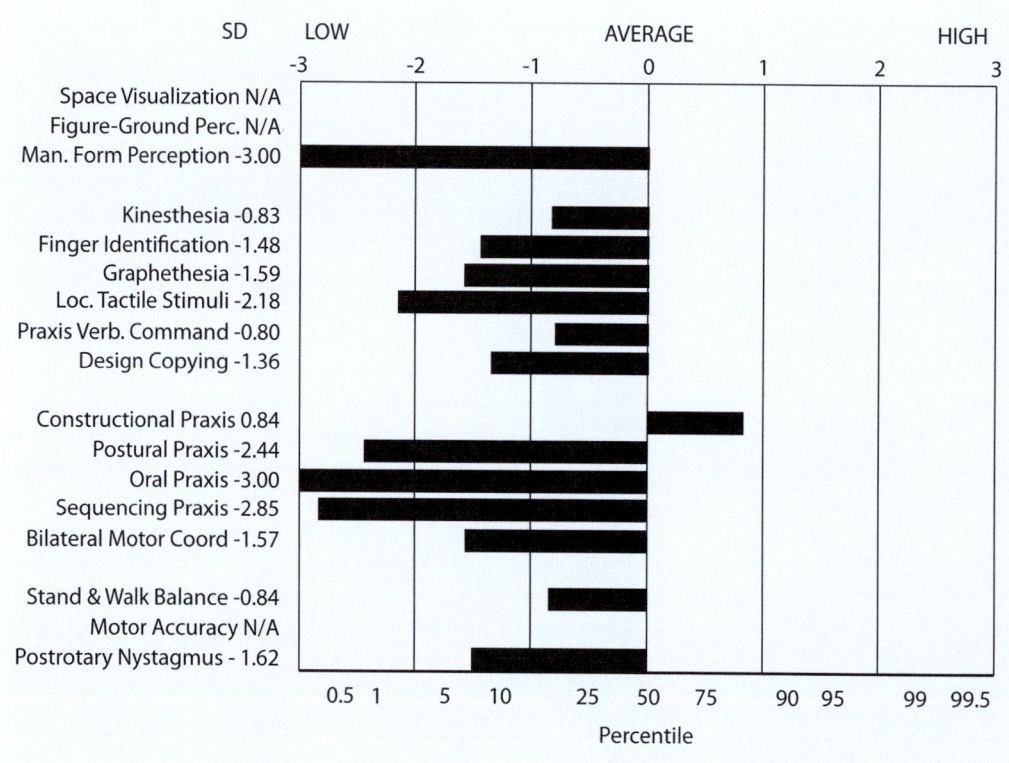 Abb. 2) zeigte, dass er deutliche taktile Perzeptionsdefizite und leichte vestibuläre Defizite in Kombination mit sehr schwa-chen Praxiewerten in den körperbezogenen Auf-gaben (Imitieren von Mund- und Körperpositionen und Bewegungsabfolgen) hatte.

Der Therapeut bzw. die Therapeutin stellte die Hypothese auf, dass Paulus' taktile und vesti-buläre Verarbeitungsstörung zu einer Störung der Bewegungsplanung (Dyspraxie) geführt hatte, die sich in Ungeschicklichkeit äußerte.

Da Paulus ein kluger und interessierter Bub war, war er sich seiner Defizite schmerzlich bewusst, vor allem, wenn er nicht erfolgreich mit seinen Freunden mitspielen konnte. Diese Situation und seine Anstrengungen mit dem Schreiben-lernen lösten immer wieder frustrierte Wutan-fälle aus.

In der Befundbesprechung erklärte die Therapeu-tin den Eltern die Zusammenhänge zwischen Pau-lus' Wahrnehmung und seinen Alltagsproblemen. Gemeinsam wurden die Therapieziele und Behand-lungsbedingungen festgelegt. Paulus sollte zwei-mal wöchentlich für 10 Wochen zur Ergotherapie nach sensorisch-integrativem Ansatz kommen. Danach würden die Therapieerfolge wieder über-prüft.

□ Abb. 2   SIPT-Ergebnisprofil: Space Visualization = räumliches Vorstellungsvermögen; Figure-Ground-Perception = Figur-Grund-Wahrnehmung; Manual Form Perception = Formerkennung mit den Händen (Stereognosie); Kinesthe-sia = Bewegungsempfindung (Kinästhesie); Finger Identification = Fingerdifferenzierung; Graphesthesia = auf den Handrücken gezeichnete Formen durch räumlich-zeitliche Analyse eines Berührungsreizes erkennen (Graphästhesie); Localisation of Tactile Stimuli = Lokalisieren von Berührungen; Praxis on Verbal Command (PrVC) = Ausführen von Bewegungsanweisungen; Design Copying = Abzeichnen von Formen; Constructional Praxis = Nachbauen; Pos-tural Praxis = Hatungspraxie (Bewegungsplanung beim Imitieren von Körper- und Handpositionen); Oral Praxis = Bewegungsplanung mit dem Mund; Sequencing Praxis = Sequenzielle Praxis (Imitieren von Bewegungsabfolgen); Bilateral Motor Coordination = bilaterale Bewegungskoordination; Standing & Walking Balance = Balance im Stehen und Gehen (statisch und dynamisch); Motor Accuracy = feinmotorische Genauigkeit; Postrotary Nystagmus = postrot-atorischer Nystagmus (reflektorische Augenbewegungen nach Drehung um die eigene Achse)

Die Therapeutin formulierte im SMART-Format Therapieziele für den Therapiezeitraum von 3 Monaten.

Distale Ziele:
1. Paulus wird seine Schreibaufgabe 4- bis 5-mal ohne Frustration in maximal 20 min beenden.
2. Paulus wird 3× pro Woche freiwillig mit seinen Freunden draußen spielen.

Sie formulierte auch zwei **proximale Ziele,** die die angenommenen zugrunde liegenden Mechanismen beschreiben:
1. Paulus' taktile Perzeption wird sich in 2/4 taktilen Tests des SIPT signifikant (d. h. um mindestens eine Standardabweichung) verbessern.
2. Paulus' wird, während er in Bewegung ist, 4/5 Ballwürfe in eine Tonne in einer Distanz von 1,5 m treffen.

Die Behandlung wurde nach den im ASI®Fidelity Measure beschriebenen Prinzipien durchgeführt. Paulus konnte seine Aktivitäten selbst wählen. Da sein Aktivierungszustand zu Stundenbeginn wegen der vestibulären Unterempfindlichkeit meist niedrig war, achtete die Therapeutin darauf, dass er aktivierenden vestibulären Input bekam. Hatte er einen optimalen Aktivierungszustand erreicht, entwickelten sie gemeinsam bedeutungsvolle, spielerische Aktivitäten, die Paulus verstärkte taktile Erfahrungen boten, z. B. indem er im Bällepool oder in einer badewannengroßen Bohnenkiste nach Schätzen tauchte, sich durch Berge aus Kissen und Matratzen mit unterschiedlichen Bezügen hindurch-wühlen musste, geheime Codes erkennen musste, die ihm die Therapeutin mit dem Finger auf den Rücken schrieb und auf vielerlei Art Vibrations- und Massagegeräte benutzte (z. B. als Motor oder Fön). Paulus musste selbst Ziel und Plan entwickeln, ungewohnte Hindernisse überwinden und mit aller-lei Überraschungen umgehen, um seine Praxie zu verbessern. Zwischendurch zeichnete er Dinge, die thematisch zu seiner Aktivität passten, z. B. Gold-münzen während einer Aktivität als „Pirat". In den späteren Stunden schrieb er Listen von Objekten, die er suchen musste oder von Gutpunkten, die er erreichte. Am Stundenende zeichnete er oft ein Bild von sich selbst an einem Gerät, um sein Körper-schema und seine Beziehung zum Raum zu festigen. Die Therapeutin gestaltete die Herausforderungen so, dass Paulus jede Stunde neue, noch bessere

Anpassungsreaktionen erbringen konnte. Sie sagte ihm nicht, was er wie zu tun hatte und brachte ihm keine Fertigkeiten bei. Vielmehr orientierte sie sich an Paulus' intrinsischer Motivation. In jeder Stunde machte er die Erfahrung, verschiedene kleine und große Herausforderungen erfolgreich gemeistert zu haben. Er nahm unzählige Erfolgserlebnisse mit aus den Stunden. So entwickelte sich neben sei-nen funktionellen Leistungen auch sein Gefühl der Selbstwirksamkeit und Selbstvertrauen. Er traute sich mehr zu und konnte mit Frustrationen besser umgehen. Bei der Therapiezielkontrolle wurden die erwarteten Ziele erreicht.

4 Zusammenfassung

Motorische Auffälligkeiten können weitreichende Auswirkungen auf die Entwicklung der Kog-nition und Persönlichkeit eines Kindes haben. Wird die Diagnose einer entwicklungsbedingten Koordinationsstörung gestellt, sollte das Kind ergo- oder physiotherapeutisch behandelt wer-den. Wenn in der Befunderhebung sensori-sche Verarbeitungsstörungen als Ursache der Alltagsprobleme identifiziert wurden, ist der prozessorientierte, evidenzbasierte Ansatz der Sen-sorischen Integrationstherapie nach Ayres (ASI®) oft die Methode der Wahl. Die Intervention beruht auf drei Säulen: Aufklärung und Beratung der Eltern, direkte Therapie im klinischen Setting und Kompensationsstrategien. Dieser Ansatz berück-sichtigt viele neuropsychologische Aspekte. Für die interdisziplinäre Zusammenarbeit zwischen therapeutischen und neuropsychologischen Fach-kräften ist Wissen um die jeweilige Perspektive und Schwerpunkte im Sinne einer ganzheitlichen und ursachenorientierten Behandlung wünschenswert und wichtig.

Literatur

Arbeitsgemeinschaft der Wissenschaftlichen Medizini-schen Fachgesellschaften (2011) S3-Leitlinie: Defini-tion, Diagnose, Untersuchung und Behandlung bei Umschriebenen Entwicklungsstörungen motorischer Funktionen (UEMF). ► http://www.awmf.org/uploads/tx_szleitlinien/022-017k_S3_Umschriebene_Entwick-lungsstörungen_motorischer_Funktionen_2011-ab-gelaufen.pdf. Zugegriffen: 30. Aug. 2018
Ayres AJ (1972) Learning Disorder and Sensory Integrative Dysfunction. Western Psychological Services, Los Angeles

Ayres AJ (1979) Sensory Integration and the Child. Western Psychological Services, Los Angeles

Ayres AJ (1977) Cluster Analyses of Measures of Sensory Integration. Am J Occup Ther 31:362–366

Ayres AJ (1989) Sensory Integration and Praxis Tests (SIPT). Western Psychological Services (WPS), Los Angeles

Bruininks RH, Bruininks BD (2014) Bruininks-Oseretsky Test der motorischen Fähigkeiten – Zweite Ausgabe. Pearson Assessment, Frankfurt

Cermak S, Larson D (2002) Developmental Coordination Disorder. Delmar, Albany

Freitag CM, Retz W (2007) ADHS und komorbide Erkrankungen: Neurobiologische Grundlagen und diagnostisch-therapeutische Praxis bei Kindern und Erwachsenen. Kohlhammer, Stuttgart

Gilger JW, Kaplan BJ (2001) Atypical Brain Development: A Conceptual Framework for Understanding Developmental Learning Disabilities. Dev Neuropsychol 20:465–481

Gillberg C (2003) Deficits in Attention, Motor Control, and Perception: A Brief Review. Arch Dis Child 88(10):904–910

Iwanaga R, Honda S, Nakane H, Tanaka K, Toeda H, Tanaka G (2014) Pilot Study: Efficacy of Sensory Integration Therapy for Japanese Children with High-Functioning Autism Spectrum Disorder. Occup Ther Int 21(1):4–11

Karch D, Groß-Selbeck G, Pietz J, Schlack HG (2003) Sensorische Integrationstherapie nach Jean Ayres. Stellungnahme der Gesellschaft für Neuropädiatrie. Monatsschrift Kinderheilkunde 151(2):218–220

Kennedy-Behr A, Wilson BN, Rodger S, Mickan S (2013) Cross-Cultural Adaptation of the Developmental Coordination Disorder Questionnaire 2007 for German-Speaking Countries: DCDQ-G. Neuropediatrics 44(5):245–251

Koziol LF, Budding DE (2009) Subcortical Structures and Cognition: Implications for Neuropsychological Assessment. Cerebellum 8(4):507–507

Lammel P, Schulte-Markwort M (2017) Dyspraxie – Umschriebene Entwicklungsstörung motorischer Funktionen. Monatsschr Kinderh 165(6):490–494

Lane SJ, Schaaf RC (2010) Examining the Neuroscience Evidence for Sensory-Driven Neuroplasticity: Implications for Sensory-Based Occupational Therapy for Children and Adolescents. Am J Occup Ther 64(3):375–390

Losse A, Henderson SE, Elliman D, Hall D, Kinight E, Jongmans M (1991) Clumsiness in Children – Do they Grow out of it? A 10 Year Follow-Up Study. Dev Med Child Neurol 33:55–68

Mailloux Z, Mulligan S, Roley SS, Blanche E, Cermak S, Coleman GG, Lane CJ (2011) Verification and Clarification of Patterns of Sensory Integrative Dysfunction. Am J Occup Ther 65(2):143–151

Mailloux Z, Parham LD, Roley SS, Ruzzano L, Schaaf RC (2018) Introduction to the Evaluation in Ayres Sensory Integration®(EASI). Am J Occup Ther 72(1):1–7

Maturana H, Varela FJ (2009) Der Baum der Erkenntnis. Die biologischen Wurzeln menschlichen Erkennens. Fischer Taschenbuch, Frankfurt a. M.

Mulligan S (1998) Patterns of Sensory Integration Dysfunction: A Confirmatory Factor Analysis. Am J Occup Ther 52(10):819–828

Parham LD, Cohn ES, Spitzer S, Koomar JA, Miller LJ, Burke JP, Brett-Green B, Mailloux Z, May-Benson TA, Roley SS, Schaaf RC (2007) Fidelity in Sensory Integration Intervention Research

Parham LD, Roley SS, May-Benson TA, Koomar J, Brett-Green B, Burke JP, Cohn ES, Mailloux Z, Miller LJ, Schaaf RC (2011) Development of a Fidelity Measure for Research on the Effectiveness of the Ayres Sensory Integration® Intervention. Am J Occup Ther 65(2):133–142

Petermann F (2009) Movement Assessment Battery for Children – 2 (M-ABC-2; dt. Version). Pearson Assessment, Frankfurt

Pfeiffer BA, Koenig K, Kinnealey M, Sheppard M, Henderson L (2011) Research Scholars Initiative – Effectiveness of Sensory Integration Interventions in Children with Autism Spectrum Disorders: A Pilot Study. Am J Occup Ther 65:76–85

Polatajko HJ, Mandich A (2004) Enabling Occupation in Children: The Cognitive Orientation to Daily Occupational Performance (CO-OP) Approach. CAOT Publications ACE, Ottawa

Rasmussen P, Gillberg C (2000) Childhood ADHD and DCD Appears to be a Most Important Predictor of Poor Psychosocial Functioning in Early Adulthood. J Am Acad Child Adolesc Psychiatry 39(11):1424–1431

Schaaf RC, Mailloux Z (2015) Clinician's Guide for Implementing Ayres Sensory Integration: Promoting Participation for Children with Autism. AOTA Press, The American Occupational Therapy Association, Incorporated, Bethesda

Schaaf RC, Benevides T, Mailloux Z, Faller P, Hunt J, Van Hooydonk E, Freeman R, Leiby B, Sendecki J, Kelly D, (2014a) An Intervention for Sensory Difficulties in Children with Autism: A Rrandomized Trial. J Autism Dev Disord 44(7):1493–1506

Schaaf RC, Benevides T, Mailloux Z, Faller P, Hunt J, van Hooydonk E, Kelly D (2014b) An Intervention for Sensory Difficulties in Children with Autism: A Randomized Trial. J Autism Dev Disord 44(7):1493–1506

Schopler E, Mesibov GB, Hearsey K (1995) Structured Teaching in the TEACCH System. In: Schopler E, Mesibov GB, Hearsey K (Hrsg) Learning and Cognition in Autism. Springer, Boston, S 243–268

Smith Roley S, Mailloux Z, Miller-Kuhaneck H, Glennon TJ (2007) Understanding Ayres' Sensory Integration. OT Practice 12(7):CE-1–CE-7

Söchting E (2018) Sensorische Integration nach Ayres – Ein Thema mit Diskussionspotenzial. ergopraxis 11(10):27–33

Sonuga-Barke EJS (2003) On the Intersection between AD/HD and DCD: The DAMP Hypothesis. Child Adolesc Mental Health 8(3):114–116

Tervo RC, Azuma S, Fogas B, Falls S, Fiechtner H (2002) Children with ADHD and Motor Dysfunction Compared with Children with ADHD only. Dev Med Child Neurol 44:383–390

Varela FJ, Thompson ET, Rosch E (1991) The Embodied Mind: Cognitive Science and Human Experience. MIT Press, Cambridge

von Suchodoletz W (2004) Welche Chancen haben Kinder mit Entwicklungsstörungen?. Hogrefe, Göttingen

Wallace MT, Meredith MA, Stein BE (1993) Converging Influences from Visual, Auditory, and Somatosensory Cortices onto Output Neurons of the Superior Colliculus. J Neurophysiol 69(6):1797–1809

Wilbarger P (1995) The Sensory Diet: Activity Programs Based on Sensory Processing Theory. Sens Integr Spec Interest Sect Newslett 18(2):1–4

Williams MS, Shellenberger S (2009) Wie läuft eigentlich dein Motor?: Theorie und Praxis der Selbstregulierung für Menschen mit ADS/HKS – Das "Alert-Program". Modernes Lernen, Dortmund

Wuang YP, Wang CC, Huang MH, Su CY (2009) Prospective Study of the Effect of Sensory Integration, Neurodevelopmental Treatment, and Perceptual-Motor Therapy on the Sensorimotor Performance in Children with Mild Mental Retardation. Am J Occup Ther 63:441–452

Auditive Wahrnehmung – Hörst du die Regenwürmer husten

Nicole Miksch

© Springer-Verlag GmbH Deutschland, ein Teil von Springer Nature 2020
T. Pletschko et al. (Hrsg.), *Neuropsychologische Therapie mit Kindern und Jugendlichen*,
https://doi.org/10.1007/978-3-662-59288-5_16

Mit allen unseren Sinnen empfangen wir ständig Informationen aus unserer Umgebung, nehmen diese wahr, unterscheiden wichtige von unwichtigen und leiten sie an unser Gehirn weiter, wo sie verarbeitet werden. Mit der auditiven Wahrnehmung ist nicht das Hören an sich gemeint, sondern Gehörtes zu erfassen, zu ordnen, im Zusammenhang mit früheren Erfahrungen zu interpretieren, zu verarbeiten und wiederzugeben. Bei den psychologisch wichtigen Informationen, die unser Gehör den Schallwellen entnehmen kann, wird primär in Wahrnehmung und Verarbeitung von Geräuschen/Klängen/Musik und Wahrnehmung und Verarbeitung von Sprache unterschieden, deren Verarbeitung auch in unterschiedlichen Arealen der Großhirnrinde stattfindet.

Darüber hinaus sind unter anderem auch folgende auditive Leistungen relevant:

- Unterscheidung der Lautstärke, Tonhöhe und Klangfarbe
- Lokalisation von Schallquellen und dichotisches Hören
- Zeitliche Verarbeitung
- Erkennen von Objekten
- Nutz- und Störschalltrennung

Die auditive Wahrnehmung eines Menschen ist abhängig von der Aufmerksamkeit, dem Gedächtnis sowie den Emotionen. Sie ist eine Grundlage für den Erwerb von Sprache und kann Kommunikation und zwischenmenschliche Beziehungen beeinflussen.

1 Neuropsychologischer Hintergrund und bisherige Evidenz

1.1 Neuropsychologischer Hintergrund

Die Entwicklung der auditiven Wahrnehmung beginnt bereits pränatal. In der 12. Schwangerschaftswoche ist das Hörorgan angelegt, die Cochlea ist in der 20. Schwangerschaftswoche funktionstüchtig und ab der 22. Schwangerschaftswoche reagiert der Fetus auf akustische Stimuli. Bei der Geburt ist das Gehör in der Regel gut entwickelt. Mindestens bis zum 18. Lebensmonat unterliegt das auditive System postnatalen Reifungsprozessen. Diese scheinen in hohem Maße von den Umgebungsbedingungen und den sozialen Bedingungen abhängig zu sein (Karch et al. 2017). Es handelt sich um einen komplexen Prozess, der sich im Lauf des Lebens ständig entwickelt und verändert. Die Entwicklung der Wahrnehmung basiert auf dem Zusammenspiel der Sinne, in diesem Fall dem Hören, und dem Gehirn. Beginnend beim Ohr werden Informationen über die Außenwelt oder den Körper in das Gehirn vermittelt.

Der Prozess des Hörens (. Abb. 1) läuft von der peripheren über die zentrale Hörbahn zum Hörzentrum im Kortex. Bei der Aufnahme eines akustischen Reizes durch das Ohr gelangen die Schallwellen durch das **periphere Hörsystem** in die drei Hauptabschnitte des Ohrs – Außenohr, Mittelohr und Innenohr. Erst in der Cochlea wird der Reiz in neuronale Erregungsmuster umgewandelt und so an das Gehirn weitergeleitet. Man spricht von einer auditiven Verarbeitung auf kortikaler Ebene. Diese läuft über das **zentrale Hörsystem** bis zum auditiven Kortex, in der sogenannten Sylvischen Fissur des Temporallappen.

Wendt (2014) beschreibt, dass die vom Hörnerv kommenden auditiven Informationen im Kortex drei konzentrisch angelegte Regionen seriell durchlaufen. Die Zellen im innersten Bereich (primärer auditiver Kortex) reagieren auf einfache Reizmerkmale (Geräusche, Klänge), während Zellen im äußeren Bereich (sekundärer bzw. assoziativ auditiver Kortex) breitere Frequenzspektren erfassen bzw. mehr Sensitivität für komplexere Lautereignisse wie die menschliche Sprache zeigen. Weitere auditorische Areale befinden sich auch im Parietal- und Frontallappen, die für die Identifikation von Schallereignissen zuständig sind.

Bei der Verarbeitung auditiver Stimuli wird zwischen Top-down- und Bottom-up-Prozessen unterschieden. Bottom-up-Prozesse beschreiben den Weg der Information vom Ohr zum Gehirn. Nach der akustischen Stimulation und der Umwandlung in neuronale Aktivität kommt es bei der akustischen Verarbeitung zu Teilleistungen wie Lokalisation, Selektion und Differenzierung. Danach werden die wahrgenommenen Informationen geordnet und kategorisiert und in weiterer Folge auf einer höheren Prozessebene mit dem bereits vorhandenen

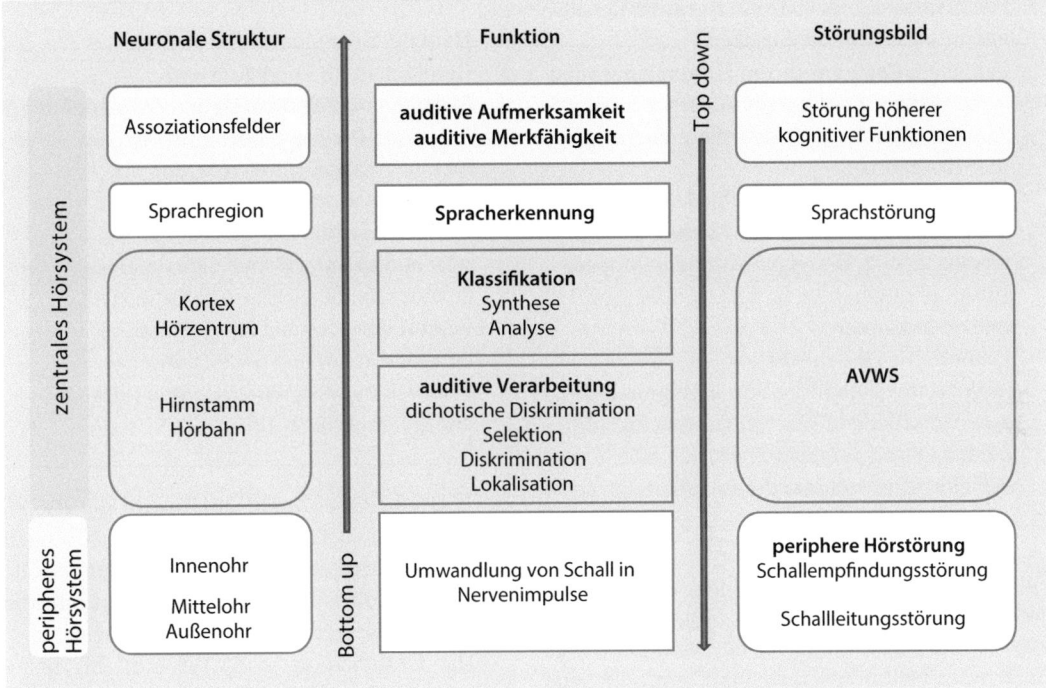

◘ Abb. 1 Hierarchische Struktur der Verarbeitung akustischer Informationen mit auditiven Teilfunktionen

Wissen im Gedächtnis verglichen. Top-down-Prozesse beschreiben den umgekehrten Verlauf. Mentale Prozesse wie Erwartungen, Wissen und Motivation beeinflussen das Ergebnis der auditiven Verarbeitung und Wahrnehmung.

Die unterschiedlichen Verarbeitungsprozesse auf kortikaler Ebene werden in verschiedene Teilfunktionen gegliedert (siehe ◘ Abb. 1), sie werden in der Literatur uneinheitlich definiert (Zimmer 2014; Lupberger 2015; Nickisch et al. 2010). Die wesentlichen Analyseschritte der auditiven Verarbeitungsprozesse sind bislang unzureichend geklärt. Im Folgenden soll ein Einblick in die wichtigsten Teilfunktionen gegeben werden.

1.2 Auditive Verarbeitungs- und Wahrnehmungsfunktionen

Die Teilleistungen des zentralen auditiven Systems werden auditiven Verarbeitungsfunktionen und Wahrnehmungsfunktionen bzw. Klassifikationsprozessen (Lauer 2014) zugeordnet.

Für die Sprachwahrnehmung ist die kategoriale Wahrnehmung von besonderer Bedeutung, aber genauso bedarf es einer Lautdifferenzierung (d/t, g/k). Eine Voraussetzung für das Verstehen von Anweisungen ist aber auch die Beherrschung der entsprechenden semantischen, morphologischen und syntaktischen Inhalte bzw. Funktionen. Auditive Verständnisleistungen können außerdem von der Verarbeitungsgeschwindigkeit, der Speicherfähigkeit, der Aufmerksamkeit, dem Interesse bzw. Motivation, der Situation (bekannt/unbekannt), der Person (Autorität anerkannt/nicht anerkannt) und der Art der Aufgabe (bekannt/unbekannt) beeinflusst sein (Jahn und Schelten-Cornish 2010).

Auditive Verarbeitungsfunktionen sind vorwiegend in der Hörbahn und dem Hirnstamm lokalisiert. Dazu zählen z. B.:

- Auditive Lokalisation und Lateralisation Geräuschquelle räumlich einordnen können, die Richtung, aus der ein Geräusch kommt, erkennen.

- Auditive Selektion/Figur-Grund-Wahrnehmung

Herausfiltern informationsrelevanter Schall-
ereignisse aus Störgeräuschen,
Fähigkeit, Reize aus ihrem Hintergrund (den
Nebengeräuschen) herauszulösen
 — Auditive Diskrimination/Differenzierung/
Identifikation
Ähnlichkeiten und Unterschiede zwi-
schen aufeinanderfolgende Lauten, Tönen,
Geräuschen (z. B. Geige/Trompete, Moped/
Auto), Phonemen (z. B. d und t oder g und k)
erkennen können
 — Dichotische Diskrimination
Wenn unterschiedliche Schallereignisse (z. B.
zwei verschiedene Wörter) gleichzeitig auf
beiden Ohren dargeboten werden, aber in
der Hörbahn voneinander unabhängig ver-
arbeitet werden

Auditive Wahrnehmungsfunktionen oder Klassi-
fikationsprozesse sind höhere kognitive Funk-
tionen zur Mustererkennung und beziehen
Sprachverarbeitungsprozesse mit ein. Sie sind
daher eng mit dem Leselernprozess verbunden.
Sie sind im Hörzentrum im Kortex lokalisiert.
Dazu zählen z. B.:
 — Auditive Analyse
Zerlegen von Wörtern in die jeweiligen
Einzelsilben
 — Auditive Synthese
Verbinden von Einzellauten oder Lautver-
bindungen zu ganzen Wörtern
k – uh = Kuh

❯ **Die auditive Aufmerksamkeit und
der auditive Arbeitsspeicher sind als
Basisleistungen zu sehen und beeinflussen
alle weiteren Verarbeitungsprozesse.**

1.3   Auditive Verarbeitungs- und Wahrnehmungsstörung

Eine auditive Verarbeitungs- und Wahrnehmungsstörung (im Folgenden mit AVWS
abgekürzt) liegt vor, wenn trotz normalen peripheren Hörvermögens akustische Signale, also
Informationen wie Sprache oder Töne, die nur
über das Gehör aufgenommen werden können,
in den Hörzentren fehlerhaft ausgewertet oder
schlecht verarbeitet werden.

> Nach der Definition der Deutschen
> Gesellschaft für Phoniatrie und
> Pädaudiologie sind bei einer AVWS zentrale
> Prozesse des Hörens beeinträchtigt, die
> für eine Analyse, Differenzierung und
> Identifikation von Zeit-, Frequenz und
> Intensitätsveränderungen akustischer
> oder auditiv-sprachlicher Signale sowie
> Prozesse der binauralen Interaktion (z. B.
> Geräuschlokalisation, Störgeräusch-
> unterdrückung) und der dichotischen
> Verarbeitung verantwortlich sind (Nickisch
> und Schönweiler 2010).

Im ICD-10 (Remschmidt 2017) wird die AVWS
dem Bereich der rezeptiven Sprachstörungen
zugeordnet und seit 2007 unter dem Code
F80.20 angeführt. Das periphere Hören und die
Intelligenz dürfen nicht beeinträchtigt sein.

Die Ursachen einer AVWS sind bis heute
nicht eindeutig geklärt. Vermutet werden **organische Ursachen** (prä-, peri- und postnatal):
 — Angeborene familiäre Häufungen
 — Hirnreifungsverzögerungen z. B. in Folge von
Frühgeburten oder Sauerstoffmangel wäh-
rend und nach der Geburt
 — Frühkindliche Hirnschädigungen neuro-
logischer Störungen, die vor allem in Regio-
nen der Sprachverarbeitung, im Bereich des
Temporallappen lokalisiert sind
 — Chronische Entzündungen oder Erkältungen
(Mittelohrentzündungen oder Pauken-
ergüsse), die die Hörwahrnehmung lang-
fristig einschränken und damit die auditive
Verarbeitung erschweren.

… und **umweltbedingte Ursachen:**
 — Nicht ausreichende frühkindliche Stimula-
tion oder Förderung im verbal/akustischen
Bereich.

Auch im späteren Lebensalter kann eine auditive
Verarbeitungsstörung in Folge eines Schlagan-
falls, degenerativen Erkrankungen (MS), Läsio-
nen des Zentralnervensystems, als Folge von
Epilepsien oder Schädelhirntraumata oder auch
bei Tinnitus auftreten. Sie wird dann in der Regel
nur selten als AVWS bezeichnet.

Hinweise auf eine mögliche auditive Verarbeitungsstörung können unter anderem folgenden Symptome sein:

— Verzögerte Reaktionen auf Ansprechen
— Verlangsamte Verarbeitung verbaler Information
— Verwechseln oder Vertauschen ähnlich klingender Laute
— Mangelhaftes Lokalisieren einer Schallquelle
— Missverständnisse bei verbalen Aufforderungen
— Verständnisstörungen bei Nebengeräuschen
— Geräuschüberempfindlichkeit

Neben angenehmen erwünschten Geräuschen sind unerwünschte Geräusche, die zu Lärm werden, ein psychologisch relevanter Bereich, vor allem im Zusammenhang mit der AVWS. Im Unterschied zu den Augen können sich die Ohren nicht zurückziehen, nicht einfach „dichtmachen", um sich vor der Reizüberflutung zu schützen. Sie sind Lärm und Geräuschen, Krach und Stimmengewirr, aber auch musikalischer Dauerberieselung schutzlos ausgeliefert (Zimmer 2014).

Symptome einer AVWS können sich isoliert zeigen, aber wesentlich häufiger treten sie im **Zusammenhang mit anderen Störungsbildern** wie z. B. Sprachentwicklungsstörungen, Aufmerksamkeitsstörungen oder Lernstörungen auf. Da im Prozess der Sprachentwicklung und der Schriftsprachentwicklung die auditive und visuelle Wahrnehmungsleistung eine wichtige Aufgabe darstellt, ist in der Fachliteratur umstritten, ob Sprachentwicklungsstörungen oder Leserechtschreibstörungen als Folge einer AVWS gesehen werden können (Burre 2006; Lauer 2014). Mehrere Autoren (Lupberger 2015; Brügge und Mohs 2012) gehen davon aus, dass Defizite in der auditiven Verarbeitung und Wahrnehmung zu Sprachverständnisproblemen und bei eingeschränkter phonologischer Bewusstheit (Erkennen der formalen Struktur der Sprache) zu eine Sprachentwicklungsstörung führen können, die sich folglich in Problemen beim Lesen und Schreiben zeigen.

Weiters werden gehäuft Verhaltensstörungen, emotionalen Störungen, psychosoziale Störungen und frühkindliche Persönlichkeitsstörungen festgestellt.

1.4 Bisherige Evidenz

Der Forschungsstand zur AVWS ist im deutschsprachigen Raum als sehr gering zu bewerten und zeigt außerdem widersprüchliche Befunde und Ergebnisse. In der aktuellen Literatur ist sowohl zur Begriffsdefinitionen und Diagnostik als auch zu Konzepten der Behandlung von AVWS sowie der Wirksamkeit von auditiven Therapieprogrammen große Uneinigkeiten erkennbar.

Der Nutzen von auditiven Therapieprogrammen ist sehr umstritten, es werden einzelne Verbesserungen durch Trainingsprogramme beschrieben, aber nachhaltige Transferleistungen auf Komorbiditäten bleiben in den Untersuchungen zum Großteil aus. Es mangelt an evidenzbasierten Kriterien zur Überprüfung von Therapieansätzen und diagnostischen Kriterien. Eine empirische Studie von Endtinger-Stückmann (2016) untersucht, wie in der interdisziplinären Praxis im schulischen Kontext mit der Thematik der auditiven Verarbeitungsstörung umgegangen wird und wie Expertinnen und Experten die aktuelle Situation zu AVWS beurteilen, und bestätigt das heterogene Bild.

Im deutschsprachigen Raum findet man im Internet Informationsmaterialien zur theoretischen und praktischen Orientierung (siehe ▶ Online-Zusatzmaterialien).

Einen Blick aus logopädischer Sicht bietet Lauer (2014); sie gibt einen aktuellen Überblick zur Evidenz der Therapie auditiver Verarbeitungsstörungen und beschreibt einerseits, dass eindeutige Nachweise bezüglich der Zusammenhänge von AVWS und Komorbiditäten und andererseits Evidenzen zur Behandlung der auditiven Verarbeitung fehlen oder bislang nur auf geringer Evidenzstufe zu beobachten sind. Es werden Anregungen für die Therapie nach Teilleistungsbereichen sowie Screeningbögen zur Diagnostik für 5- bis 6- bzw. 7- bis 8-Jährige angeboten.

Böhme (2008) versteht sein Buch als lehrbuchartige Darstellung der AVWS und bietet einen umfangreichen theoretischen Überblick mit vielfältigen Darstellungen von AVWS anhand zahlreicher Fallbeispielen, die vor allem die unterschiedlichen Komorbiditäten der AVWS aufzeigen.

1.5   Diagnostik

Die bisher vorliegenden Befunde sprechen dafür, dass die zentrale Wahrnehmungsstörung keine einheitliche Störung darstellt, sondern auf Defiziten in unterschiedlichen Teilfunktionen beruht (Böhme 2008). In der klinischen Praxis lassen sich die zentralen auditiven Teilprozesse nur schwer untersuchen. Die präzise und spezifische Erfassung und Beurteilung dieser Leistungen wird durch Faktoren wie Aufmerksamkeit und Gedächtnis erheblich mit beeinflusst. Die Diagnosestellung einer AVWS wird häufig durch Komorbiditäten mit anderen Störungen erschwert oder sogar übersehen. Überschneidungen von Symptomen sind vor allem bei ADHS, Kurzzeitgedächtnisstörungen, Leserechtschreibstörungen, (rezeptiven) Sprachentwicklungsstörungen, Autismusspektrumstörungen oder kulturell bedingten Sprachauffälligkeiten zu beobachten.

In der Diagnostik wird zwischen audiometrischen und psychometrischen Verfahren unterschieden. Für die Erhebung auditiver Funktionsstörungen mittels psychometrischer Testverfahren stehen kaum spezifische Inventare zur Verfügung. Außerdem sind die Gütekriterien und die klinische Bedeutung nur zum Teil ausreichend belegt oder sie sind zur Diagnostik bei gestörtem peripherem Hörvermögen oder bei Entwicklungsstörungen des Sprach- und des Schriftspracherwerbs entwickelt worden (Karch et al. 2017).

Nickisch et al. (2010) und Lauer (2014) bietet einen guten Überblick über die gängigsten diagnostischen Untersuchungsverfahren.

1.6   Therapieprogramme

Zur funktionsorientierten Behandlung von auditiven Teilleistungen sind neben Therapieprogrammen und Förderspielen auch Computerprogramme verfügbar, die hauptsächlich für den logopädischen und pädagogischen Kontext konzipiert sind und auf dementsprechenden Plattformen angeboten werden. Zahlreiche Fördermaterialien, speziell für den auditiven Bereich, stehen in Form von Arbeitsblättern, Kopiervorlagen, praktischen Anleitungsvorschlägen zur Verfügung.

Nickisch et al. (2010) bieten einen guten theoretischen Überblick zur Diagnostik und Arbeitsblätter zu einigen auditiven Teilleistungsgebieten für die praktische Arbeit an.

Böhme (2008) und Lauer (2014) führen ausführliche „Materiallisten zur Förderung von auditiven Teilfunktionen bei AVWS" für Einzel-, Gruppen- oder computerunterstützte Verfahren auf.

Einige Förderangebote bzw. Hörtrainings (Tomatis, Audiva, …) werden in Fachkreisen aufgrund der umstrittenen Wirksamkeit sehr kritisch betrachtet, da sie oft nicht den versprochenen Erfolg bieten und sehr kostspielig sind.

Der psychologische Tätigkeitsbereich beschränkt sich im deutschsprachigen Raum aktuell hauptsächlich auf die Differenzialdiagnostik oder die Betätigung im Rahmen der Schulpsychologie in (sonder-)pädagogischen Einrichtungen, wie zum Beispiel speziellen Schulen für hörbeeinträchtigte Kinder.

2   Fördermöglichkeiten im Alltag

Alle Sinnesorgane brauchen Anregung, um zu funktionieren, Training, um sich weiterzuentwickeln. Sie müssen benutzt werden, um nicht zu verkümmern. Es braucht aber auch alle anderen Sinne, um die Informationsgewinnung optimal zu verstärken. Es geht darum, Entdeckungsräume der Kinder im Alltagsleben zur Verfügung zu stellen und auch genügend Freiraum für eigene Entdeckungen und Erfahrungen zu lassen. Kinder sind aktiv und wollen die Umwelt erkunden (Zimmer 2014).

In diesem Sinn geht es in der alltäglichen Förderung darum, so oft wie möglich (akustische) Anreize in Form von Spielen, versteckten Übungen und Aktivitäten einzubauen. Es geht nicht darum, einzelne Sinne zu trainieren, sondern die Sensibilität und die Koordination der Wahrnehmung zu verbessern.

Für den Erfolg einer Wahrnehmungsförderung bedarf es einer Vielzahl an beeinflussenden Faktoren: Abwechslung, positive Erfahrungen, eine ausgewogene Reizvermittlung und Reizverarbeitung (Ruhezeiten vs. Anregung), Interesse, Emotionen, Freude und Spaß, Neugierde u. v. m.

❯ Anregung schaffen, Interesse wecken, Motivation.

Je anregender die Umgebung für die Sinne des Kindes ist, umso stärker wird es zur Aktivität, zum Handeln herausgefordert (Zimmer 2014). Eine schwierige Aufgabe im Alltag ergibt sich mit Sicherheit daraus, die richtige Balance von interessantem Angebot und verfügbaren Ressourcen (Zeit, Motivation, Lust) herzustellen.

> **Je mehr entspannte, lustbetonte Momente mit Fördermöglichkeiten der Alltag zur Verfügung stellt, desto leichter und effizienter können Fördermaßnahmen aufgenommen werden.**

In der Praxis hat sich gezeigt, dass die wichtigste Voraussetzung einer erfolgreichen Förderung die Unterstützung und Anregung der Eltern und Erziehungsberechtigten ist. Themen, wie Anregung zur Kreativität (z. B. Spiele, Aufgaben und Übungen mit einfachem Material in den Alltag einzubauen), lockerer Umgang mit Schwächen und Defiziten, Vermittlung von Angeboten, die zum Mitmachen herausfordern u. v. m., sind wichtige Aspekte der Beratung von Bezugspersonen. Der Leistungsgedanke sollte weitgehend in den Hintergrund treten. Spezielle Spiele zur Förderung eines Defizitbereichs lösen bei Kindern im ersten Moment nicht unbedingt Begeisterung aus, weil Betroffene vielfältige Erfahrung gemacht haben, dass ihnen diese Aufgaben schwerfallen oder sie diese möglicherweise gar nicht lösen können. Um trotzdem Neugier und Interesse zu wecken, ist es unbedingt notwendig, mit Aufgaben zu starten, die erfolgreich bewältigt werden können und erst in der Folge die Aufgabenschwierigkeit zu steigern. Das Angebot sollte sich nach der jeweiligen Aufnahmefähigkeit des Kindes richten. Als Richtlinie kann man sich z. B. an der durchschnittlichen, altersentsprechenden Konzentrationsdauer, die sich ungefähr am doppelten Lebensalter ausrichtet, orientieren. Je nach Rahmenbedingungen können aber auch wesentlich geringere Aufnahmeleistungen möglich sein.

> **Beharrlichkeit, kontinuierliche Angebote, Wiederholung.**

Regelmäßige, wenn auch nur kurze Angebote sind wichtig. Kinder brauchen Wiederholung! Es ist auf die richtige Balance zwischen wiederholenden und neuen Aufgaben zu achten. Nicht immer braucht es ein ständig wechselndes Programm. Bei langsamerer Verarbeitung muss nicht so oft gewechselt werden. Bleiben Sie eine Zeit bei einem überschaubaren Angebot. Dabei gilt es wahrzunehmen, wie lange Neugier und Spaß an der angebotenen Übung zu beobachten ist.

Im Alltag kann es durch akustische oder emotionale Reizüberflutung auch zu Ausnahmesituationen kommen: Missverständnisse aufgrund von Nichtverstehen oder Impulsdurchbrüche aufgrund von Geräuschempfindlichkeit, …

Ob ein Geräusch zu Lärm wird, liegt immer in der Beurteilung jedes Einzelnen. Obwohl man in der Regel davon ausgeht, dass eher lauter Schall als Lärm bezeichnet wird, können auch die Impulsartigkeit sowie Bewertungen der situativen und personalen Faktoren eine Rolle in der Informations- und Wahrnehmungsverarbeitung haben. Wirkungsunterschiede der einzelnen Personen sind abhängig von der Bewältigungskompetenz: Je empfindlicher und je weniger bewältigungskompetent sich die Person fühlt, umso stärker wirkt das Geräusch als Lärm wahrgenommen (Guski 2000).

> **Gelassenheit, Emotionen regulieren, Ruhe bewahren.**

Die nötige Gelassenheit im Umgang mit Emotionen ist im Alltag nicht immer leicht.

Je besser Eltern und Bezugspersonen in der Wahrnehmung und Kontrolle ihrer eigenen Emotionen trainiert sind, und sich emotional wenig aus der Ruhe bringen lassen, desto einfacher kann die Emotionsregulierung für das Kind sein.

> **Verständnis, Ausgleich schaffen, Spaß!**

Positive Verstärker, wie dem Kind glauben, motivierende Rückmeldung geben, positive Erlebnisse ermöglichen und wahrnehmen und ein Ausgleichsprogramm für die Kinder und Eltern sollten immer zum Einsatz gelangen. Der Spaß sollte unbedingt erhalten bleiben, um ein regelmäßiges, am besten tägliches Üben bzw. Einbauen von Übungen in den Alltag zu ermöglichen.

Außerhalb der Therapiesituation ist ergänzend ein Training der auditiven Aufmerksamkeit und auditiven Merkfähigkeit sowie Angebote der akustisch, räumlichen Orientierung immer förderlich:

Die **auditive Aufmerksamkeit** des Kindes kann auf vielfältige Weise gesteigert werden.

- Alltagssituationen nutzen, das Kind immer wieder auf Geräusche aufmerksam machen, die sich anbieten, wie z. B. das Vorbeifahren eines Autos oder LKWs, das Zwitschern der Vögel, das Bellen eines Hundes, …
Höreindrücke beschreiben lassen: Sind sie laut oder leise? Hört es sich ähnlich an wie etwas anderes? (Brügge und Mohs 2012)
Tipp: Hören kann z. B. besser gelingen, wenn das Sehen ausgeschaltet wird
- Ruhige Arbeitsbedingungen bei den Hausaufgaben schaffen!
Nebengeräusche, Ablenkungen vermeiden
- Blick- und/oder Körperkontakt beim Sprechen mit dem Kind
Vergewissern, dass die Aufmerksamkeit des Kindes da ist
- Langsam und deutlich sprechen, evtl. auch deutliches Mundbild zum Ablesen der Worte anbieten

> **>Hör<spiele Aufmerksamkeit**
>
> Reise nach Jerusalem (Aufgabe erfüllen, wenn die Musik stoppt), Stille Post, Alles was Flügel hat fliegt, Mach was ich sage nicht was ich mache, Simon sagt etc.

Die **auditive Merkfähigkeit** ermöglicht es, eine bestimmte Anzahl auditiver Reize zu speichern. Der Arbeitsspeicher ist eine der wichtigsten exekutiven Funktionen. Er besteht nach heutiger Auffassung aus einem auditiven und einem visuellen Speicher (Brunsting 2011). Diese Fähigkeit ist notwendig für komplexe Aufgaben, um sich Sätze zu merken, Aufträge zu erfüllen und Geschichten zu erfassen. Gerade Alltagshandlungen wie Einkaufen gehen, Kleidungsstücke heraussuchen, Koffer packen, den Tisch decken, Aufräumen usw. sind gute Übungsmöglichkeiten.

- In verschiedenen Situationen kleine Aufträge an das Kind stellen, sich bestimmte Dinge zu merken. Die Anzahl der Aufträge auf max. 2–3 beschränken, es soll schaffbar sein!
- Lieder, Reime und Fingerspiele
- Gedächtnisstützen einüben – mehrere Sinneskanäle zur Informationsvermittlung nutzen: Zeichen, Bilder, kleine Geschichten, Routinen, „To-do"-Listen aufstellen, Checklisten – vor allem visuelle Reize (Bilder) anbieten.

> **>Hör<spiele Gedächtnis**
>
> Koffer packen, Zahlenreihen nachsprechen, Kellner spielen, Singen, Auszählreime, Fingerspiele etc.

Eine gute räumliche Orientierung und sicheres **Lokalisieren von Geräuschquellen** im Alltag:

Woher kommt das Geräusch? Kommt das Auto oder fährt es weg? Auf welchem Baum sitzt der Vogel? Aus welchem Zimmer kommen die Stimmen? Wo spielt das Radio? In welchem Garten spielen und lachen Kinder? (Brügge und Mohs 2012).

> **>Hör<spiele Raumorientierung**
>
> Wecker im Raum verstecken, Blinde Kuh, Topfschlagen, …

Die unterschiedlichsten **Sprachspiele** können die auditive Wahrnehmung und ihre Klassifikationsprozesse fördern:

> **>Hör<spiele Sprache**
>
> Ich seh' ich seh' was du nicht siehst … und das fängt mit A an! oder ….. und das hört mit E auf!, Wörterschlange (AffE – EseL), Wortketten (VanilleEis – EisBär), zusammengesetzte Wörter finden – Vogel-…nest, kind, futter, …, Oberbegriffe sammeln – z. B. Stadt-Land-Fluss, Reimwörter finden, Robotersprache – Silbentrennung, singen: Auf der Mauer auf der Lauer sitzt 'ne kleine W-A-N-Z-E, Drei Chinesen mit dem Kontrabass, …

Neben den erwähnten spielerischen Alltagstipps kann es hinsichtlich akustischer Anregung hilfreich sein, ruhige Musik oder Geschichten/Hörspiele anzubieten, unterschiedliche Geräusche zu erzeugen (mit Instrumenten oder Gegenständen) oder zu singen. Dies ist jedoch nur sinnvoll, wenn keine Lärmüberempfindlichkeit besteht.

Diverse Angebote zu interaktiven Spielen, Onlinematerial oder weitere Spielvorschläge findet man auch im Internet (siehe ▶ Online-Zusatzmaterialien).

3 Darstellung eines konkreten Behandlungskonzepts

Für die Evaluierung der bestmöglichen Entwicklungs- und Fördermöglichkeiten eines Kindes ist eine gründliche Diagnostik die Basis der Behandlung einer AVWS. Dazu bedarf es einer umfangreichen interdisziplinären Diagnostik.

Bei Verdacht einer auditiven Verarbeitungsstörung ist neben der organischen Untersuchung und Überprüfung des peripheren Hörvermögens durch den HNO-Arzt eine ausführliche Entwicklungsanamnese inkl. spezieller Anamnese für AVWS (siehe Anhang/Fragebögen) indiziert. Ein großer Teil der auditiven Diagnostik wird dem logopädischen Fachpersonal zugeordnet und besteht aus einer audiologischen Untersuchung, die sowohl periphere als auch zentrale Hördiagnostik beinhaltet, sowie einem Screening der Teilfunktionen der auditiven Wahrnehmung. Der klinischen Neuropsychologie wird ergänzend dazu die Abklärung der Entwicklung bzw. kognitiven Lern- und Leistungsfähigkeit zugeteilt. In Hinblick auf eine Komorbidität stehen die Erfassung der Aufmerksamkeit, der Gedächtnisleistung und der exekutiven Funktionen sowie Lese- und Rechtschreibfertigkeiten im Vordergrund.

Um einen Interventionsplan mit passendem Behandlungskonzept und Behandlungsplan erarbeiten zu können, müssen die Auswirkungen der vermuteten Wahrnehmungs- und Verarbeitungsstörung auf den Alltag, die schulische Leistungsfähigkeit sowie sozial-emotionale Befindlichkeit herausgearbeitet werden.

- **Ärztliche Diagnostik:** HNO:
  Eine periphere Hörstörung muss ausgeschlossen werden.
  Neurologie, Psychiatrie: Bei Bedarf, v. a. bei Komorbidität ADHS, LRS
- **Störungsspezifische Anamnese:** V. a. der Wahrnehmungs- und Verarbeitungsstörung und weiterführende spezielle Diagnostik (in der Regel durch LogopädInnen)
- **Klinisch-neuropsychologische Differentialdiagnostik:**
  - Umfassende Entwicklungsdiagnostik (Überprüfung des Entwicklungsstandes/Intelligenz)
  - Andere Funktionsstörungen (z. B. Aufmerksamkeit, Gedächtnis, exekutive Funktionen, Sprache oder Motorik)
  - Sozial-emotionale Störungen

Die **Behandlung** einer AVWS sollte einem ganzheitlichen Ansatz folgen und auf definierte Behandlungsziele ausgerichtet sein. Die drei wesentlichen Handlungsfelder der Behandlung sind: Beratung, Therapie und Modifikation der Hörumgebung (◘ Abb. 2). Je nach individuellem Bedarf und persönlicher Ressourcen werden die Intensität und der Schwerpunkt der Behandlung ausgewählt. Die Beratung sollte jedoch immer an erster Stelle stehen.

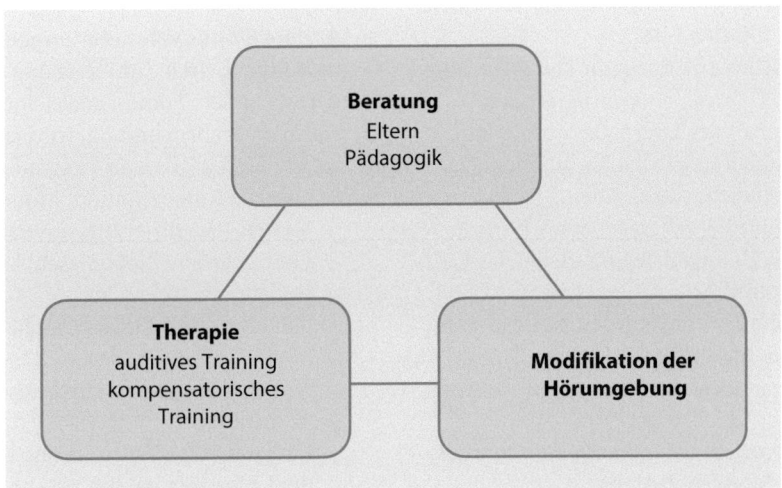

◘ **Abb. 2** Therapeutische Handlungsfelder bei auditiver Verarbeitungsstörung. (Nach Lauer 2014)

▪▪ Beratung

Für eine Therapie und Beratung der auditiven Verarbeitungsstörung stehen nur wenige abgesicherte Daten zur Verfügung, diese sind umfassende Maßnahmen im Rahmen der Umfeldberatung (Nickisch und Schönweiler 2010; Endtinger-Stückmann 2016). Aus praxisorientierter Sicht sind nach einer ausführlichen Diagnostik die Information bzw. Aufklärung zum Störungsbild der AVWS und eine ausführliche Beratung im Umgang mit der Problematik im Elternhaus sowie im schulischen Kontext wichtige Voraussetzungen für den Start einer Behandlung.

1. Eltern/Erziehungsberechtigte

a) *Informationsgespräch* **ohne Kind:**
Erfahrungsgemäß haben Eltern zu Beginn sehr viele Fragen und Bedürfnisse, über ihre bisherigen Erfahrungen zu reden, dass sich mindestens ein Elterngespräch ohne Kind bewährt. Je nach Alter und Interesse des Kindes kann eventuell ein 2. Termin gemeinsam mit dem Kind vereinbart werden.
  – Eingehende Information zur Definition einer auditiven Verarbeitungs- und Wahrnehmungsstörung (Infoblatt im
    ▶ Online-Zusatzmaterialien)
  – Erläuterung der spezifischen Probleme des Kindes
  – Eine ausführliche Darstellung der Therapieinhalte und Therapieziele
  – Benötigtes Arbeitsmaterial – Mappe, Heft
b) In weiterer Folge regelmäßiger *Informationsaustausch* mit den Eltern:
  – Persönliche Anleitung zur Durchführung des häuslichen Übungsprogrammes, Bereitschaft der Eltern, über ca. ½ Jahr wöchentlich möglichst 5× zu üben, das Kind soll nicht alleine üben,
    Tipps zum Vorgehen bei den Übungen – z. B. mit Übungen beginnen, die das Kind sicher kann!
  – Angebote zur emotionalen Stabilisierung in Krisensituationen
  – Fördermöglichkeiten und Tipps für den Alltag:
    Langsamer sprechen, mehr Pausen, rückfragen, Motivationstipps
c) *Eltern-Kind-Interaktion:*
Verhaltensbeobachtung und Reflexion der Interaktion in der Familie

2. PädagogInnen

  – Eingehende Information zur Definition einer auditiven Verarbeitungs- und Wahrnehmungsstörung, evtl. Infoblatt mitgeben
  – Individuelle Förderung
  – Unterstützung der pädagogischen Rahmenbedingungen und Unterrichtsgestaltung
  – Routinen, Strukturierung, Regeln
  – Informationen über kompensatorische Strategien (siehe Therapie mit dem Kind): Psychomotorik, Blickkontakt, Visualisierung, Vereinfachung der Sprache
  – Position im Klassenraum (siehe Verbesserung der Umgebungsbedingungen)

▪▪ Therapie mit dem Kind

Die Therapie der AVWS basiert unter anderem auf dem Konzept der Beeinflussung der Gehirnplastizität. Es sollten auch Auswirkungen der Wahrnehmungs- und Verarbeitungsstörung auf schulische Fertigkeiten, motorische Funktionen, Sprache, Aufmerksamkeit, sozial-emotionale Fähigkeiten, Partizipation beachtet werden.

1. Teilfunktionsorientierten Strategien (Bottom-up-Strategie) Die Therapie richtet sich nach den diagnostischen Erkenntnissen der eingeschränkten (Teil-)Leistungsbereiche und wird somit individuell auf das Kind abgestimmt. Es kann im **Einzel-, Gruppen-** oder **computerunterstützend Setting** gearbeitet werden.

2. Kompensatorische Strategien (Top-down-Strategie)

  – **Andere Sinneswahrnehmungen miteinbeziehen:** Durch Zuhilfenahme und Förderung andere Sinneskanäle, vor allem der visuellen Wahrnehmung, wird eine Kompensation der auditiven Störung möglich.
    – Visuelle Kompensation: Mundbild, Mimik, Gestik, Visualisierung, unterstützende Lautgebärden, Lippenlesen, lautsprachbegleitende Gebärden
    – Nutzung taktil-kinästhetischer Kompensation
    – Nutzung motorisch-rhythmischer Kompensation:
      Eine indirekte Verbesserung kann durch die Unterstützung mit psychomotorischen Elementen (z. B. Rhythmus und Bewegung, Silbenklatschen) erzielt werden. Ziel ist eine indirekte Verbesserung

der AVWS durch die Verbindung von auditiven Stimuli und Bewegung (Lauer 2014)

- **Metakognitive Strategien**
  - Bewusstmachung und Anwendung eintrainierter mentaler Techniken durch die Betroffenen selbst: Selbstkontrolle, Erkennen auditiv schwieriger Situationen, Selbstsicherheitstraining, Selbstinstruktionen, Motivation
  - Strategien, Ideen, Alternativen zum täglichen Übungsprogramm erarbeiten
  - Planung, Organisation, Rituale, Problemlösung
  - Gedächtnistraining – Mind map, Geschichtentechnik, …
- **Metalinguistische Strategien**
  - Erkennen linguistischer Strukturen

- ■ ■ **Verbesserung der Umgebungsbedingung, Modifikation der Hörumgebung**

Hilfsmittel bzw. akustische Verbesserung im Klassenraum, Hörgeräte, Einsatz einer FM-Anlage (wandeln Audiosignale in „frequenzmodulierte" Funksignale um), Positionierung in der Schule.

4 Interdisziplinäre Vernetzung

Der ganzheitliche Ansatz bedingt die Zusammenarbeit unterschiedlicher Disziplinen. Nickisch et al. (2010) ist mit vielen Fachleuten davon überzeugt, dass die auditive Wahrnehmung kein isoliertes Phänomen ist und daher ein integriertes Konzept einer ganzheitlichen Förderung von Wahrnehmungsfähigkeiten, kognitiven Leistungen, der Motorik, Persönlichkeitseigenschaften u. v. m. braucht. Die therapeutische Notwendigkeit ist in Bezug auf die individuellen Schwierigkeiten des jeweiligen Kindes in Relation zu den zeitlichen, motivationalen und schulischen Ressourcen des Kindes zu setzen. Eine Therapie darf hingegen nicht dazu führen, dass evtl. bedeutsamere Behandlungsfelder (z. B. Sprache, Lesen, Rechtschreiben) vernachlässigt werden; dies legt die Erstellung eines gut überlegten Behandlungsplans nahe.

Neben der Medizin bieten bislang die Logopädie und die Pädagogik in erster Linie therapeutische Angebote an. Die Hörakustik und audiologische Technik unterstützt mit Hörgeräten und FM-Anlagen und wird in unterschiedlichen Eltern-Foren zum Teil von den Eltern als große Unterstützung wahrgenommen. Die klinische Neuropsychologie wird im therapeutischen Setting eher bei neuropsychologischen Komorbiditäten (ADHS, LRS, …) aufgesucht.

Je nach therapeutischem Handlungsfeld (Beratung – Therapie – Umgebung) können unterschiedliche Berufsgruppen hilfreich sein. Beratung der Bezugsperson und Therapie des Kindes sollte anfänglich in einer Hand liegen und parallel geführt werden. Die Beratung im pädagogischen Rahmen und die Modifikation der Hörumgebung können interdisziplinär auch durch eine andere Person bzw. Berufsgruppe zeitgleich abgedeckt werden.

Im therapeutischen Setting mit dem Kind empfiehlt es sich, die im Vordergrund stehende Problematik zu eruieren und schwerpunktmäßig zu fördern. Eine gleichzeitige Behandlung durch mehrere Berufsgruppen (Logopädie, Ergotherapie, Psychologie) sollte im Sinne der Reizüberflutung bzw. Überforderung des Kindes und/oder der elterlichen Ressourcen vermieden werden. Eine Abwechslung verschiedener Therapien kann hingegen aus motivationalen Gründen von Vorteil sein.

Da die individuellen Erscheinungsbilder von AVWS sehr unterschiedlich aussehen und die Therapieverläufe ebenso vielfältig sind, wird auf unterschiedlichste Fallverläufe und Fallbeispiele in der bestehenden Literatur hingewiesen (Böhme 2008; Hammann 2012).

Anhang – AVWS – Auditive Verarbeitungs- und Wahrnehmungsstörung

Übungsmaterial

- ▶ https://www.ohren-auf.com/
  Audioclips zum Trainieren der akustischen Differenzierung
- ▶ http://www.auditorix.de/
  Musik, Töne, Klänge und Geschichten rund ums Hören
- ▶ http://www.geraeuschesammler.de/
  Sammlung unterschiedlicher Geräusche

- ▶ https://www.ohrenspitzer.de/methoden/methodendatenbank/hoeren-trainieren/ Spiele zum Hören trainieren
- ▶ http://legimus.tsn.at/sdl/#audimus1.html Die Hörtexte in AUDIMUS sind in ein interaktives Programm integriert und mit Fragen verknüpft. So können die Höraufgaben ohne Kopien direkt am Computer durchgeführt werden. Die Programme sind netzwerkfähige EXE-Dateien.
- ▶ http://legimus.tsn.at/sdl/#audimus.html Das Heft AUDIMUS bietet Aufgabenblätter für die Volksschule zu verschiedenen Hörtexten. Jedes Blatt enthält eine kurze Übung vor dem Hören, um die Schüler/innen auf den Hörbeitrag einzustimmen bzw. um Begriffe zu klären und das Hören zu erleichtern. Anschließend folgen Fragen, die während des Hörens beantwortet werden. Hier kommen großteils geschlossene Aufgabenformate vor, damit sich die Schüler/innen auf den Prozess des Zuhörens konzentrieren können. Schließlich bietet jedes Arbeitsblatt eine Übung nach dem Hören im Sinne der Anschlusskommunikation an.
- ▶ https://grundschul-blog.de/hoerverstehenstests/ Tests zum Hörverstehen mit Lösungen zum herunterladen
- ▶ http://www.phonologische-bewusstheit.de/ Auf dieser Internetseite finden Sie Informationen zur Förderung der phonologischen Bewusstheit in verschiedenen Praxisbereichen. Die phonologische Bewusstheit ist im Sinne der auditiven Wahrnehmung und Klassifikationsleistung (Analyse, Synthese eines Laut/Wort/Satzes) für den Gebrauch von Sprache wesentlich.
- ▶ https://madoo.net/ Austauschplattform für Therapiematerial für LogopädInnen, SprachtherapeutInnen, klinische LinguistInnen und andere Berufsgruppen
- ▶ https://www.legasthenie.at/akustische-wahrnehmung/ Diverse Arbeitsblätter, die die diplomierten Legasthenie- und DyskalkulietrainerInnen des EÖDL erstellt haben zur akustischen Differenzierung, zum akustischen Gedächtnis, zur akustischen Serialität

- ▶ http://www.ak-aw.de/Förderung Arbeitskreis auditive Wahrnehmung Stuttgart – Fördermöglichkeiten

Fragebögen

- ▶ http://www.dgpp.de/cms/media/download_gallery/FragAVWS.pdf Anamnesebogen zur Erfassung auditiver Verarbeitungs-und Wahrnehmungsstörungen der Deutschen Gesellschaft für Phoniatrie und Pädaudiologie
- ▶ https://madoo.net/26420/auditive-wahrnehmungsstoerung-fragebogen/ Fragebogen für LehrerInnen – Was ist auffällig
- ▶ http://www.avws.de/Download/AVWS%20Lehrertipps_2012.pdf Tipps für LehrerInnen von AVWS Kindern
- ▶ http://www.avws.de/Download/AVWS%20Erziehertipps_2012.pdf Tipps für ErzieherInnen von AVWS Kindern

Infomaterial

- ▶ https://www.cisonline.at/foerderschwerpunkte/hoeren/hoeren-avws/ Das Bundesministerium für Bildung, Wissenschaft und Forschung (Österreich) bietet eine Datenbank, die es sich zum Ziel setzt, aktuelle und relevante Informationen, Materialien und Links über Entwicklungen in der Sonderpädagogik/Integration/Inklusion bereit zu stellen. Theoretische und praktische Informationen über AVWS sind im Downloadbereich zu finden:
  - ▶ https://www.cisonline.at/fileadmin/kategorien/180117_Broschuere_AVWS_A4_BF.indd.pdf Broschüre zum Thema AVWS
  - ▶ https://www.cisonline.at/fileadmin/kategorien/1801167_Leitfaden_AVWS_A4_BF.pdf Leitfaden für LehrerInnen und Eltern mit Praxistipps

– ▶ https://www.cisonline.at/fileadmin/
kategorien/180117_Folder_AVWS_DIN-
lang_BF.pdf
Folder

– ▶ https://www.cisonline.at/fileadmin/kate-
gorien/Integration_in_der_Praxis_Heft_28.
pdf
Ein Artikel einer Arbeitsgruppe zum Thema
AVWS.
Die Materialien wurden von bundesländer-
übergreifenden Arbeitsgruppen von PädagogInnen erarbeitet.

– ▶ http://www.dgpp.de/cms/pages/de/
profibereich/konsensus.php
Onlinematerialien zu AVWS von der Deutschen Gesellschaft für Phoniatrie und Pädaudiologie:

– ▶ http://www.dgpp.de/cms/media/
download_gallery/DGPP-Leitli-
nie-AVWS-2015.pdf
S1-Leitlinie AVWS (Nickisch und Schönweiler 2010)

– ▶ http://www.dgpp.de/cms/media/
download_gallery/Praxishilfen-AVWS.pdf
Praxishilfen AVWS

– ▶ http://www.dgpp.de/cms/media/
download_gallery/cons_avws_2006.pdf
Konsensus AVWS und einen AVWS-Fra-
gebogen

Literatur

Böhme G (2008) Auditive Verarbeitungs- und Wahrnehmungsstörungen im Kindes- und Erwachsenenalter, 2. vollst. überarbeitete u. ergänzte Aufl. Huber,
Bern

Brügge W, Mohs K (2012) Therapie bei Sprachentwicklungsstörungen. Reinhardt, München

Brunsting M (2011) Lernschwierigkeiten – Wie exekutive
Funktionen helfen können. Haupt, Bern

Burre Andreas (2006) Diagnose und Therapie auditiver
Verarbeitungs- und Wahrnehmungsstörungen in
der Praxis. Forum Logopädie 20(1):32–39. ▶ https://
www.burre-lemgo.de/Resources/fl61_tp5_burre.pdf.
Zugegriffen: 15. März 2019

Endtinger-Stückmann S (2016) Auditive Verarbeitungsstörungen Diagnostik und Förderung im Kontext
von Schulpsychologie und Logopädie. Masterarbeit
Zürich

Guski R (2000) Wahrnehmung: eine Einführung in die
Psychologie der menschlichen Informationsauf-
nahme. Kohlhammer, Stuttgart

Hammann C (2012) AVWS – Auditive Verarbeitungs- und
Wahrnehmungsstörung bei Schulkindern. Schulz
Kirchner, Idstein

Jahn S, Schelten-Cornish S (2010) Das Verstehen von
mündlichen Anweisungen. Prax Sprache 1(2):19–25

Karch D, et al (2017) Qualitätspapier zur Wahrnehmung
und zentralen Verarbeitung von Sinnesreizen (einschließlich der Wahrnehmungsstörungen). Deutsche
Gesellschaft für Sozialpädiatrie und Jugendmedizin
e. V. (DGSPJ). ▶ https://www.henning-rosenkoetter.
de/app/download/14806097/QZ-Wahrneh-
mung-2017.pdf. Zugegriffen: 15. Febr. 2019

Lauer N (2014) Auditive Verarbeitungsstörungen im
Kindesalter, 4. Aufl. Thieme, Stuttgart

Lupberger N (2015) Auditive Verarbeitungs- und Wahrnehmungsstörung im Kindesalter. Schulz Kirchner,
Idstein

Nickisch A, Schönweiler R (2010) Leitlinie Auditive Ver-
arbeitungs- und Wahrnehmungsstörungen der
Deutschen Gesellschaft für Phoniatrie und Pädaudio-
logie DGPP [Online-Dokument]. Kapitel III: Auditive
Verarbeitungs- und Wahrnehmungsstörungen –
Differenzialdiagnose. AWMF-Register-Nr. 049/012,
Stand Mai 2010. ▶ http://www.dgpp.de/cms/media/
download_gallery/DGPP-Leitlinie-AVWS-2010.pdf.
Zugegriffen: 15. Febr. 2019

Nickisch A et al (2010) Auditive Verarbeitungs- und Wahrnehmungsstörung bei Schulkindern. Modernes Lernen, Dortmund

Remschmidt H et al (2017) Multiaxiales Klassifikations-
schema für psychische Störungen des Kindes- und
Jugendalters nach ICD-10. Hogrefe, Göttingen

Wendt M (2014) Allgemeine Psychologie – Wahrnehmung. Hogrefe, Göttingen

Zimmer R (2014) Handbuch Sinneswahrnehmung. Herder,
Freiburg im Breisgau

Sprache – Speech is a part of thought

*Martin Schöfl, Magdalena Jezek, Karoline Proksch und
Anja Dvorzak*

© Springer-Verlag GmbH Deutschland, ein Teil von Springer Nature 2020
T. Pletschko et al. (Hrsg.), *Neuropsychologische Therapie mit Kindern und Jugendlichen*,
https://doi.org/10.1007/978-3-662-59288-5_17

» *We speak not only to tell other people what*
we think, but to tell **ourselves** *what we think.*
Speech is a part of thought.
Oliver Sacks, Seeing Voices

1 Einleitung

Sprachbeherrschung gilt als Schlüsselkompetenz der gesellschaftlichen Teilhabe und bildet eine Schnittstelle zwischen Bildungssystem und Gesundheitswesen (Rausch 2013). Ihr kommt eine zentrale Bedeutung für die kognitive, psychosoziale und schulische Entwicklung zu (Petermann et al. 2016), weshalb es für die individuelle Entwicklung von größter Wichtigkeit ist, Störungen frühzeitig zu erfassen und die sprachlichen Fähigkeiten zu fördern.

Ansatzpunkte neuropsychologischer Interventionen sind bei kindlichen Sprach-, Sprech- und Kommunikationsauffälligkeiten mehrfach zu verorten, jedoch multiprofessionell (mit Sprachtherapeutinnen und Sprachtherapeuten) zu planen. Leider liegen hierfür bislang weder eine einheitliche Terminologie (zur aktuellen Diskussion vgl. Kauschke 2018; Kausche und Vogt 2019) noch ein einheitliches Klassifikationssystem (aktuell ICD-10, DSM-V) vor. Dies stellt im Weiteren große Herausforderungen sowohl an Forscherinnen und Forscher, Klinikerinnen und Kliniker als auch Therapeutinnen und Therapeuten, weil Einschätzungen über das Sprachvermögen, Prognosen und Therapieansätze zum einen ohne einheitlichen Rahmen und zum anderen mit starker Variationsbreite gestaltet werden müssen (vgl. von Suchodoletz 2013). Außerdem liegen nur wenige evaluierte Präventions- und/oder Förder- und Therapieprogramme vor (einen Überblick bieten Kany und Schöller 2007; vgl. auch Koch in diesem Buch, ▶ Kap. 7). In Deutschland entstand in Kooperation von 13 Fachgesellschaften und Berufsverbänden eine „Interdisziplinäre Leitlinie zur Diagnostik von Sprachentwicklungsstörungen unter Berücksichtigung umschriebener Sprachentwicklungsstörungen", welche derzeit überprüft und im Weiteren überarbeitet wird (AWMF 2013; ▶ http://www.amwf.org/leitlinien/dezail/II/049-006.html). Demzufolge wird eine interdisziplinäre Zusammenarbeit von medizinischem, psychologischem, pädagogischem und logopädischem Fachpersonal zur Optimierung des diagnostischen Vorgehens empfohlen (an einer Leitlinie zur Behandlung wird derzeit gearbeitet).

Die besondere Herausforderung der Neuropsychologie ist es, Sprache im Alltag der Patientinnen und Patienten zu beachten und dabei die Arbeitsfelder der Psychologie, Medizin und therapeutischer Disziplinen planvoll zu integrieren: Im Fokus neuropsychologischer Interventionen stehen insbesondere jene Bereiche, die nicht alleine durch medizinisch orientierte Sprachtherapie abzudecken sind, sondern komplementäre alltagsadaptive Maßnahmen auf Basis einer umfassenden Leistungsdiagnostik.

2 Grundlagen

Viele Studien geben Hinweise, dass Sprache bei gesunden Rechtshänderinnen und Rechtshändern zu 90 % auf der linken Hemisphäre lokalisierbar ist (= sprachdominante Hemisphäre). Linkshänderinnen und Linkshänder sowie beidhändige Personen verfügen hingegen über eine variablere Lateralisation. Wider früherer Annahmen finden sich keine abgrenzbaren Zentren der Sprachregion, vielmehr scheint ein Netzwerk bestehend aus verschiedenen Regionen (ausgehend vom frontalen Operculum über die obere Konvexität des Temporallappen bis hin zum temperoparietalen Übergang, insbesondere den an die Sylvischen Furche angrenzenden Hirnregionen, aber auch subkortikale Strukturen wie Basalganglien und Thalamus) verantwortlich (Bartha-Doering 2011).

Zu bedenken gilt jedoch, dass eine direkte Übernahme obiger Annahmen anhand neurofunktioneller Erwachsenenmodelle auf den Kinderbereich nicht sinnvoll erscheint, da sich das kindliche Hirn noch in Entwicklung befindet. Obgleich zum Zeitpunkt der Geburt die verschiedenen Hirnstrukturen (in ihrer Erwachsenenform) ausgebildet sind, scheint die Konnektivität zwischen den Hirnregionen noch nicht ausgeprägt (Bourgeois 2001). Die Reifung und die Vernetzung von Synapsen bilden diesbezüglich einen wesentlichen Beitrag. Von Bedeutung ist hierbei, dass sowohl die Synapsenbildung als auch die Eliminierung lebenslange Prozesse sind, die mit dem Einfluss von Erfahrung, Lernen, Üben und Vergessen zusammenhängen. Es gilt daher im Entwicklungsbereich zu beachten, dass die Reifung des ZNS sowohl genetisch vorprogrammiert als auch abhängig von Erfahrungen und der Interaktion mit der Umwelt ist, wie Huttenlocher et al. bereits 1997 postulierten. Neurobehaviorale Entwicklung verläuft daher nicht linear, sondern komplex und dynamisch. Die Annahme der funktionellen Plastizität ist ein weiterer wichtiger Aspekt, welcher jedoch nicht an ein bestimmtes Lebensalter gebunden ist (Kaufmann et al. 2011). Deshalb gestaltet sich das Erstellen einer Prognose über den Verlauf und den Outcome von Sprachstörungen als schwierig und sehr individuell; eine Analyse der Sprachebenen bietet hierbei Hilfestellungen.

Sprache ist ein multidimensionales Konstrukt: In der sprachwissenschaftlichen Literatur (in Anlehnung an Crystal 1993) sind mindestens 7 Ebenen zu finden (Phonetik, Phonologie, Lexikon, Semantik, Morphologie, Syntax, Pragmatik), zusätzlich in ihrer Funktion expressiv (die Sprachproduktion betreffend) und rezeptiv (das Sprachverständnis betreffend) beschreibbar. Für eine vereinfachte Darstellung und Reduktion auf vier Ebenen bietet es sich an, eng verwandte Dimensionen zu gruppieren (in Anlehnung an die deutsche Gesellschaft für Sprachheilpädagogik e. V. 2016):

- Phonetisch-phonologische Ebene (Lautbildung und Lautabfolgen im Wort)
- Semantisch-lexikalische Ebene (Begriffsbildung, Sprachverständnis, Wortschatz rezeptiv und expressiv)
- Syntaktisch-morphologische Ebene (Wort- und Satzbau, „Grammatik")
- Pragmatisch-kommunikative Ebene (situationsgemäße Anwendung von Sprache)

Die Phonetik beschäftigt sich mit der physikalischen Analyse von Sprachschall und dessen Hörwahrnehmung, außerdem beinhaltet sie die Bildung von Sprachlauten durch die Sprechorgane. Die Phonologie geht einen Schritt weiter und betrachtet die Sprachlaute in ihrer Funktion (Phonem als kleinste bedeutungsunterscheidende Einheit der Sprache). Das Lexikon entspricht vereinfacht ausgedrückt dem Wortschatz, während sich die Semantik mit der Bedeutung bzw. dem Inhalt sprachlicher Einheiten (Morpheme, Wörter, Wortgruppen, …) befasst. Die Morphologie befasst sich mit dem „Wortbau" (Morphem als kleinste bedeutungstragende Einheit der Sprache), dazu zählen unter anderem die Flexion (Konjugation, Deklination) und die Wortbildung (Komposition, Derivation, Konversion). Die Syntax geht wiederum einen Schritt weiter, da sie sich mit dem „Satzbau" befasst. Gemeinsam mit der Morphologie bildet sie jenes Konstrukt, das wir unter dem Begriff „Grammatik" kennen. Sprache hat immer einen kommunikativen Zweck, was der Ebene der Pragmatik zuzuordnen ist. Diese wird als Lehre des sprachlichen Handelns definiert, entspricht somit der situationsangemessenen Umsetzung von Sprache.

3 Sprache und Intelligenz

Basis der neuropsychologischen Diagnostik ist zur Erhebung des Entwicklungsstandes des Kindes der Entwicklungs- und/oder Intelligenztest. Multidimensionale Testverfahren beinhalten immer auch Aufgaben zur Überprüfung der Sprache. Aufgabe der Neuropsychologie ist es, die Funktionen und Ebenen, die damit erhoben werden, gut zu kennen. Durch die Namensgebung der Subtests ist aber häufig unklar, was sich tatsächlich hinter diesen verbirgt bzw. was damit erhoben wird. Aktuell werden eine Vielzahl an „sprachlichen" Untertests angeboten, was der Neuropsychologin bzw. dem Neuropsychologen den Anschein vermittelt, Sprache umfangreich zu erheben. Im folgenden Kapitel soll die Leserin bzw. der Leser eine Übersicht über Subtests aus aktuellen Intelligenztestbatterien, die laut Manual sprachliche Ebenen testen, erhalten. Darüber hinaus wird eine kritische Beurteilung der teils schwammigen Überbegriffe bzw. irreführenden Titel der Subtests und Grenzen der Erhebung von „Sprache" im Intelligenztest angeboten. Ziel des Kapitels ist, dass die Neuropsychologin und der Neuropsychologe im Kindes- und Jugendalter sich kritisch mit dem eigenen Fundus an psychologischen Testmaterialien auseinandersetzt – „nur weil es einen Test mit dem Begriff „Sprache" im Titel gibt, heißt das noch nicht, dass diese umfangreich bzw. differenziert damit beurteilt werden kann!"

Aktuelle Intelligenztestmodelle gehen nicht nur von einem g-Faktor aus, also einem eindimensionalen Modell, sondern von einem mehrgliedrigen. 2-Ebenen-Modelle unterscheiden kristalline und fluide Fähigkeiten (Cattell 1987). Viele der aktuellen Intelligenztest-Batterien folgen dem sogenannten CHC-Modell (Cattell-Horn-Carroll-Modell 1993), in welchem 3 Ebenen (I bis

III) differenziert werden, wobei auf der III. (höchsten) Ebene der g-Faktor zu finden ist, darunter (II) generelle Fähigkeiten und wiederum darunter (I) spezifische Fähigkeiten. Sprache wird innerhalb dieses Modells als Teil der Gesamtintelligenzleistung (III) beurteilt, spezifiziert als kristalline Fähigkeit (II) und durch spezifische Aufgaben zum Wortschatz, zum sprachlogischen Denken u. a. (I) überprüft. In der klinischen Kinderneuropsychologie stehen die Diagnostizierenden vor einer breiten Auswahl an Instrumenten. Kriterien für den Einsatz müssen nebst Aktualität der Normen und Testgütekriterien auch Überlegungen zum zugrunde liegenden Intelligenzmodell sein. Ein weiteres Kriterium in der Anwendung ist schließlich, ob die Aufgaben hierarchisch vorgegeben werden oder im Sinne des „branched-testings" adaptiv. In den ▶ Online-Zusatzmaterialien *Aufschlüsselung gängiger Intelligenztestbatterien und Entwicklungstests*) werden die gängigsten mehrdimensionalen Intelligenz- und Entwicklungstests, wie sie im deutschsprachigen Raum bei Kindern und Jugendlichten eingesetzt werden, hinsichtlich Testkonzept und sprachlicher Komponente dargestellt, die Reihung wurde dabei zufällig gewählt.

4 Klassifikation

Wie bereits beschrieben, gibt es hinsichtlich Sprachstörungen derzeit noch keine einheitliche Terminologie. Seit 2017 der Weltverband für Logopädie und Phoniatrie (IALP) eine vereinfachte Nomenklatur für die bisher verwendete Unterteilung primäre (spezifische) versus sekundäre (erworben oder im Zusammenhang mit Komorbiditäten) Sprachstörungen eingeführt hat, wird auch im deutschsprachigen Raum versucht, die neue Terminologie zu etablieren (Kauschke 2018; Kauschke und Vogt 2019). Eine nähere Spezifikation funktionsfähiger und beeinträchtigter Sprachebenen wie im ▶ Abschn. 2 beschrieben wird im neuesten Vorschlag ebenfalls berücksichtigt (Kauschke und Vogt 2019). Parallel dazu änderten sich in den letzten Jahren auch die internationalen Diagnoseschemata und -kriterien (ICD-11; DSM-V). Passend zur obigen Diskussion ist beispielsweise nun weder das Normalitäts- noch Diskrepanzkriterium bedingend für das Feststellen einer Sprachentwicklungsstörung. Anstelle der Exklusionskriterien findet sich nun eine dreifache Unterscheidung zwischen

a) verursachenden Faktoren (*differenciating* conditions), b) Risikofaktoren (*risk* factors) und c) Begleiterscheinungen (*co-occuring* conditions). ◖ Abb. 1 verdeutlicht die verschiedenen Formen von Sprachstörungen im Kindesalter (Kauschke und Vogt 2019). Im klinischen Alltag wird nun zusätzlich immer häufiger auf die „Internationale Klassifikation der Funktionsfähigkeit, Behinderung und Gesundheit bei Kindern und Jugendlichen" (ICF-CY; Hollenweger et al. 2017) zurückgegriffen (Ronninger et al. 2016). Erschwerend für die Neuropsychologie sowohl im diagnostischen als auch therapeutischen Setting kommt hinzu, dass die Begriffe für sprachliche Komponenten aus diversen Intelligenz- und Entwicklungstests häufig unscharf und schwer vergleichbar sind.

Folgende Sprach- und Kommunikationsauffälligkeiten (KUSK: Kinder mit Unterstützungsbedarf in den Bereichen Sprache/Kommunikation) werden nach Bishop (2017) bzw. Kauschke und Vogt (2019) beschrieben: Als Sprachentwicklungsstörungen (SES) werden Sprachstörungen bezeichnet, die nicht mit klaren biomedizinischen Ursachen assoziiert sind. Als assoziierte Sprachentwicklungsstörungen werden Sprachstörungen bezeichnet, die entweder in Begleitung („co-occuring conditions") von kognitiven, sensomotorischen, verhaltensbezogenen sowie psychosozialen Auffälligkeiten oder ursächlich („differentiating conditions") in Verbindung mit genetischen Syndromen, Zerebralparesen, Hörstörungen auftreten. Umgebungsbedingte Sprachauffälligkeiten sind Auffälligkeiten, welche durch mangelnde Sprachanregung entstehen. Weiters wird in Aussprache-, Stimm- und Redeflussstörungen unterteilt. Die Autorinnen und der Autor dieses Kapitels fänden es wünschenswert, gerade in Hinblick auf die neuropsychologische Therapie von Kindern und Jugendlichen den Aspekt der erworbenen Sprach- und Kommunikationsstörungen in obige Unterteilung aufzunehmen.

Die erworbenen Sprachstörungen werden im Folgenden verdeutlicht und am Beispiel der Aphasie dargestellt: Erworbene Sprachstörungen können sowohl isoliert als auch in Symptombündeln auftreten. Gerade nach zentralen Hirnschädigungen können sich Sprachstörungen manifestieren, welche Aphasien genannt werden. Diese können einzelne oder auch mehrere sprachliche Ebenen betreffen: Das Sprechen,

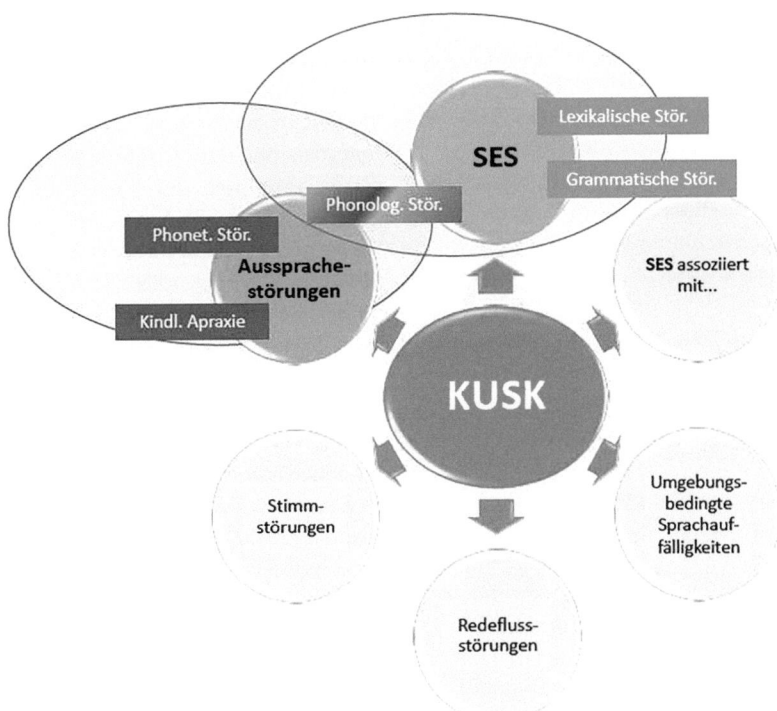

Abb. 1 Einordnung diagnostischer Begriffe bei Kindern mit Unterstützungsbedarf in den Bereichen Sprache/ Kommunikation (KUSK, Kauschke und Vogt 2019). Anmerkung: In Hinblick auf die Behandlung von Kindern mit erworbenen Sprachstörungen sollte die vorliegende Grafik um diesen Aspekt erweitert werden

Verstehen, Lesen und Schreiben, aber auch die Aussprache, Wortfindung und Grammatik auf Laut-, Wort-, Satz- und Textebene. Da es individuell sehr unterschiedlich ist, wie schwer und in welcher Form die einzelnen Modalitäten betroffen sind und wie sich diese Beeinträchtigungen konkret im Sprachgebrauch zeigen, werden Aphasien in ihrer individuellen, auf die einzelne Patientin bzw. den einzelnen Patienten bezogene Ausprägung beschrieben. Dies geschieht wie auch bei den entwicklungsbedingten Sprachstörungen anhand einer ausführlichen Anamnese und differenzierten Diagnostik der erhaltenen und beeinträchtigten Leistungen. Gängig ist aber auch noch immer die Einteilung in Aphasie-Syndrome, die die sprachliche Leitsymptomatik grob beschreiben. Unterschieden werden Broca-Aphasie, Wernicke-Aphasie, amnestische Aphasie, globale Aphasie, Leitungsaphasie und die transkortikalen Aphasien. Die Ermittlung des Aphasie-Syndroms ist für eine individuelle Therapieplanung allerdings nicht ausreichend (Wiehage und Heide o. D.). Abzugrenzen sind Aphasien zu Dysarthrien (Beeinträchtigung der Steuerung und Ausführung von Sprechbewegungen) und Sprechapraxien (Beeinträchtigung von Planung und Bewegung von Sprechbewegungen). Da sich die betroffenen Modalitäten wechselseitig beeinflussen und miteinander interagieren, ist es notwendig, mögliche beeinträchtigte Sprachprozesse zu (er)kennen und sie hinsichtlich der Kommunikationsfähigkeit und des Zurechtkommens im Alltag der Patientinnen und Patienten zu verstehen (siehe dazu ▶ Online-Zusatzmaterial *Mögliche beeinträchtigte Sprachprozesse bei erworbenen Sprachstörungen*).

Praxistipp Sprachanregung im Alltag

Sprachliche Anregung im Alltag kann jederzeit stattfinden, indem jegliches Tun verbalisiert wird. Die Angebote sollten am Alter, dem Sprachentwicklungsstand und dem Interesse des Kindes oder Jugendlichen anknüpfen. „Das Spiel ist der Königsweg der Kinder" postulieren die Psychodramatherapeutinnen und -therapeuten und dies kann auch auf

Sprachförderung umgelegt werden. Im gemeinsamen Spiel werden unzählige Sprachanlässe geschaffen und durch Fragen wird das Kind zum Sprechen und Interagieren motiviert. Einen ausführlichen Überblick zum Thema Sprachförderung in verschiedenen Altersgruppen bietet beispielsweise die Website ▶ www.kindersprache.org (Barmherzige Brüder Linz et al. o. D.). Während bei jüngeren Kindern im Vorschulalter Spiele und die Interaktion mit sprachkompetenten Peers und Erwachsenen den Sprachlernprozess vorantragen können, ist ab ausreichender basaler Lesekompetenz bei Schulkindern und Jugendlichen die Schriftsprache eine sinnvolle Lernquelle. Durch das Lesen und Schreiben können zusätzliche Inputs zum Wortschatz und der Grammatik erzielt werden. All diese Bemühungen zielen darauf ab, die Ressourcen des Kindes zu stimulieren und Veränderungen des sprachlich-kommunikativen Systems zu forcieren und sich vor allem auch lustvoll mit Sprache zu befassen.

Befindet sich das Kind bereits in sprachtherapeutischer Behandlung, werden seitens der Sprachtherapeutinnen und -therapeuten zusätzlich zur alltagsintegrierten Sprachförderung evaluierte Förderprogramme eingesetzt.

5   Neuropsychologische Behandlungskonzepte

5.1   Behandlungskonzepte bei entwicklungsbedingten Sprachentwicklungsstörungen

Neben Teilen der Diagnostik wird die Therapie erhobener Sprachdefizite durch Sprachtherapeutinnen und Sprachtherapeuten durchgeführt. Ergänzend zur Therapie trägt die Neuropsychologin bzw. der Neuropsychologe in Form von Psychoedukation, Elternberatung sowie dem Erarbeiten von Kompensationsstrategien für den Alltag bei, da zumeist auch andere neuropsychologische Funktionen (beispielsweise Merkfähigkeit oder exekutive

Funktionen) das Outcome der Behandlung optimieren können.

Folgendes Fallbeispiel zeigt die Grenzen der Neuropsychologie und die Wichtigkeit der interdisziplinären Zusammenarbeit für ein gutes Zurechtkommen der Kinder und Jugendlichen mit ihren Schwierigkeiten auf.

Beispiel 1

Anamnestische Informationen/Exploration

Jürgen ist 7;5 Jahre und geht in die zweite Klasse Grundschule. Er wird von seinen Eltern in der Kinderneuropsychologie vorgestellt, weil persistierende Lern- und Konzentrationsprobleme bestehen würden. Der Junge hat in der Klasse und in seinem Wohnumfeld mehrere gute Freunde, allerdings falle den Eltern auf, dass er sich vorwiegend jüngere Spielpartnerinnen und Spielpartner suche. In seiner Freizeit wüsste er sich immer gut zu beschäftigen, einmal in der Woche besuche er den Tennisverein. Von der Lehrkraft wird Jürgen als angepasstes und freundliches Kind beschrieben, disziplinäre Schwierigkeiten oder Verhaltensprobleme seien noch nie beobachtet worden. Eine psychologische Abklärung wird von schulischer Seite angeregt, da im Unterricht schlechte Konzentration und Durchhaltevermögen beobachtet werden. Besondere Schwächen weise er beim Verfassen von Texten und beim selbstständigen Arbeiten in der Freiarbeit, so auch in Sachunterricht, auf. Zu Hause brauche er bei der Hausübung oft Hilfe. Jürgens Lieblingsfach sei Mathematik, wobei er sich bei Textaufgaben schwertue, ihm Rechenoperationen jedoch keinerlei Probleme bereiten würden. Den Eltern seien vor allem die Schwierigkeiten in Sachunterricht unerklärlich, wo sich ihr Sohn so sehr für die Natur, Tiere und die Umwelt interessiere und seit Kleinkindalter Sachwissen über Hörbücher verlange.

Diagnostisches Vorgehen

In der neuropsychologischen Leistungsdiagnostik mittels WISC-V (Petermann 2017, deutsche Fassung) erbringt Jürgen ein durchschnittliches Intelligenzprofil mit Stärken im logischen Denken und in der Merkfähigkeit, die Leistungen in den Sprachuntertests wurden wie folgt beurteilt: „Gemeinsamkeiten finden" WP 7 (Mittelwert = 10, SD = 3), „Wortschatz" WP 7, „Allgemeines Wissen" WP 13, „Allgemeines Verständnis" WP 11. Im Index Sprachverständnis errechnet sich somit ein genau durchschnittlicher IQ-Wert von 94 (Streubreite bei $\alpha = .005$: 87–102).

Jürgens Lernprobleme können somit nicht (alleine) auf die Intelligenz zurückgeführt werden. Auf Wortebene zeigte der Junge durchschnittliche Lese- und Rechtschreibleistungen, eine spezifische Lernstörung im Bereich Schriftsprache konnte vorerst ausgeschlossen werden.

Das Vorliegen einer settingübergreifenden Aufmerksamkeitsdefizit-/Hyperaktivitätsstörung sowie emotionale Belastungen wurden testpsychologisch und im Interview als Ursache nicht vordergründig als Erklärung angenommen. In der Schule würden laut Eltern Schwierigkeiten in der Selbstorganisation auffallen. Mittels Fragebogenverfahren werden Defizite in den exekutiven Funktionsbereichen Arbeitsgedächtnis, Initiieren, Organisation von Materialien und im Monitoring beschrieben.

Jürgen wurde auf Rat des Entwicklungsneuropsychologen zur weiteren Untersuchung an die Sprachtherapeutin weiterverwiesen. Es erfolgte eine weitere Untersuchungssitzung mit folgenden Ergebnissen: In der Überprüfung der rezeptiven Satzgrammatik mittels TROG-D (Fox 2016) liegen Jürgens Leistungen am unteren Durchschnittsrand (RW 12, T 41), qualitativ bestehen Schwierigkeiten in der Interpretation von grammatikalischen Markierungen (Präpositionen und Pronomen) und beim Verstehen syntaktisch komplexer Sätze (insbesondere Topikalisierungen, Relativsätze, Koordination, Subordination und Doppelobjektkonstruktionen). In der Spontansprache zeigt sich expressivgrammatikalisch vorwiegend die Verwendung von Hauptsätzen, die Verbgrammatik (Verbklammer, SV-Kongruenz) ist dabei abgesichert. Das Inventar an syntaktisch komplexeren Sätzen und morphologischen Markierungen ist jedoch eingeschränkt, was sich auch im Nachsprechen grammatikalisch komplexer Sätze mittels H-SET (Grimm und Schöler 1991) bestätigt (RW 13, T 38). Im Bereich des Wortverstehens, überprüft anhand des PPVT-IV (Lenhart et al. 2015), sind Jürgens Leistungen knapp unterdurchschnittlich (RW 114, T 39). In der Überprüfung des expressiven Lexikons mittels WWT 6-10 (Glück 2011) (RW 31, T 35) ist Jürgen deutlich unterdurchschnittlich, aus qualitativer Sicht werden überwiegend semantische Paraphasien und Umschreibungen produziert. Insgesamt fällt

während der Wortschatztestung ein stark verlangsamter Wortabruf mit semantischem und phonematischem Suchverhalten auf. In der standardisierten Überprüfung der Wortabrufgeschwindigkeit aus dem mentalen Lexikon mithilfe des TEPHOBE (Mayer 2016) bestätigen sich deutliche Einschränkungen (-2 SD). Hinsichtlich der narrativen Kompetenzen fällt (neben den beschriebenen morphosyntaktischen Schwierigkeiten) sowohl mündlich als auch schriftlich ein geringer Einsatz textkohäsiver Mittel auf.

Interventionsansätze

Zur Therapie der sprachsystematischen Defizite (Wortschatz, Sprachverständnis, expressive Grammatik, narrative Fertigkeiten) wird an die Sprachtherapie verwiesen. Neuropsychologische Ableitungen sind vor allem adaptiver Natur: Defizite in der Abrufgeschwindigkeit sind schwer therapeutisch erreichbar, es bedarf im Alltag Geduld in der Kommunikation (Psychoedukation) und des Anbietens semantischer (z. B. inhaltliche Beschreibung gesuchter Wörter) und/oder phonematischer (z. B. Vorgabe der Anlaute gesuchter Wörter) Abrufhilfen. Aufgrund der multiplen sprachlichen Schwächen sind bei komplexen (schulischen) Anforderungen visuelle Hilfen als Kompensationsmechanismen anzudenken: Checklisten für die Hausaufgaben aufgrund der Schwächen im Monitoring und im Arbeitsgedächtnis, Stellen eines Time-Timers zur besseren Zeiteinteilung und zum rascheren Initiieren. Im Alltag können Post-Its mit eindeutig belegten Farben helfen (z. B. blau – Erinnerung an Schulorganisation, grün – Erinnerung an Freizeittermine, etc.).

> **Praxistipp**
>
> Eine umfassende Leistungsdiagnostik enthält immer auch Informationen zur Sprachentwicklung. Je nach verwendetem Verfahren enthalten aktuelle mehrdimensionale Verfahren zwischen zwei und fünf verschiedene Aufgaben, die sich vorwiegend den sprachlichen Ebenen semantisch-lexikalisch und kommunikativ-pragmatisch zuordnen lassen, vgl. ► Online-Zusatzmaterial *Aufschlüsselung gängiger Intelligenztestbatterien und Entwicklungstests*. Insbesondere

für komplexes Sprachverständnis sind syntaktisch-morphologische Fähigkeiten eine wesentliche Voraussetzung, welche auch dezidiert geprüft werden sollten. Defizite auf dieser Ebene oder im Bereich phonetisch-phonologischer Fähigkeiten fallen therapeutisch zwar eindeutig in den Bereich der Sprachtherapie, sind aber für die Einschätzung der Leistungsfähigkeit des Kindes und die Ableitung neuropsychologischer Trainingsempfehlungen zentral: Beispielsweise bauen exekutive Funktionstrainings mehrheitlich auf sprachlichen Anforderungen auf, der Trainingserfolg wird also wesentlich von Sprachleistungen beeinflusst bzw. moderiert werden. Für die Interventionsplanung bedarf es aller sprachlichen Ebenen, demnach auch der syntaktisch-morphologischen und phonetisch-phonologischen. Durch den Einsatz von intelligenz- und entwicklungsdiagnostischen Verfahren ist ein erster Einblick in kindliche Sprachdimensionen mit Fokus auf die semantisch-lexikalischen Fähigkeiten standardisiert und auf Normbasis möglich, für weiterführende Abklärungen und therapeutische Ansätze ist die Vernetzung mit sprachtherapeutischen Professionen ein wechselseitiger Gewinn.

5.2 Behandlungskonzepte bei erworbenen Sprachstörungen

Oberstes Ziel der Behandlung ist die Kommunikationsfähigkeit und somit auch die Teilhabe des betroffenen Menschen. Im Gegensatz zu den Sprachentwicklungsstörungen haben Patienten und Patientinnen mit erworbenen Sprachstörungen zunächst bis zum Schädigungszeitpunkt (zumeist durch traumatische Schädelverletzungen, entzündliche Erkrankungen des zentralen Nervensystems oder neuronale Schädigungen) betreffend der Sprachfunktionen eine altersadäquate Entwicklung vollzogen, die dann krankheitsbedingt beeinträchtigt wurde. Die Kombination aus Spontanremission, frühem Einsetzen der Therapie und hochfrequentem Training bringt in diesem Zusammenhang den höchsten und auch langfristigsten Erfolg. Analog zu den

Reorganisationsprozessen des Gehirns lassen sich für die Rehabilitation sprachbezogener Defizite die Aktivierungsphase (bis zu 6 Wochen nach einer Hirnschädigung, noch instabile und fluktuierende Störungsmuster), die störungsspezifische Übungsphase (die etwa ersten zwei Jahre nach der Hirnschädigung, Reorganisation und Kompensation) als auch die Konsolidierungsphase (nach zwei Jahren und der Reorganisation des Gehirns, Übertragung in den Alltag) unterscheiden (Schneider et al. 2012). Es gilt, verschiedenste Methoden zu kombinieren und individuell auszuwählen, um den größten Lernerfolg für die Patientin bzw. den Patienten zu erzielen. Sowohl die Angehörigenarbeit (Beratung) als auch das intensive Miteinbeziehen der Eltern (als Co-Therapeutinnen bzw. Co-Therapeuten) ist vor allem im Kindes- und Jugendbereich unumgänglich. Psychoedukation, aber auch Methoden der Traumatherapie (Stabilisierung, Krankheitsverarbeitung) kommen zur Anwendung. Die Auswahl der Behandlungsverfahren orientiert sich am Schweregrad und der Art der Störung; die klinische Neuropsychologin bzw. der klinische Neuropsychologe ist aufgefordert, neben dem Umfeld auch die Interessen des Kindes oder Jugendlichen vor dem Hintergrund anderer kognitiver Ressourcen miteinzubeziehen. Auf ein standardisiertes Manual kann hier nicht zurückgegriffen werden. Im klinischen Setting sind vor allem die Kompensation beeinträchtigter Prozesse wie auch das Trainieren störungsspezifischer Fähigkeiten von zentraler Bedeutung.

Praxistipp Kompensation

Ist das Störungsbild massiv ausgeprägt und kaum eine Sprachproduktion möglich, muss für die Kommunikation auf Hilfsmittel zurückgegriffen werden. So kann es je nach Schweregrad zunächst sinnvoll sein, nonverbale Ja/Nein-Codes zu entwickeln, Körperzeichen oder Bilder zu verwenden oder gerade bei Kindern den Einsatz von technischen Hilfsmitteln (Computer, Eyetracker, Tablet, PC etc.) zu nutzen. Mittlerweile stehen auch eine Vielzahl an Apps, die das Kommunizieren oder das Wiedererlangen von sprachlichen Fähigkeiten unterstützen, zur Verfügung. Beispielhaft wird hier die *„go talk now"* sowie der *„switch* *trainer"* (Firma lifetool, ▶ https://www.lifetool-solutions.at) erwähnt. Vor allem im stationären Setting muss darauf geachtet werden, dass alle Berufsgruppen auf dieselben Kompensationsmöglichkeiten zurückgreifen, damit die Patientin bzw. der Patient ihre bzw. seine „neue" Art zu kommunizieren sinnvoll erlernt, anwenden und auch auf andere Bereiche übertragen kann.

Im stationären Setting der (Früh-)Neurorehabilitation arbeitet die klinische Neuropsychologin bzw. der klinische Neuropsychologe engmaschig im interdisziplinären Team, was eines intensiven Austausches bedarf. Die Behandlung der Aphasie erfolgt durch die Sprachtherapie, jedoch in enger Zusammenarbeit mit der Neuropsychologie insbesondere in Hinblick auf die nicht zu unterschätzenden Begleiterscheinungen. Arbeitsinhalte werden

aufeinander abgestimmt bzw. ergänzt und durch die hohe Therapiefrequenz erfahren Therapieinhalte eine hohe Anzahl an Wiederholungen.

Sowohl bei gesunder Sprache als auch bei Sprachstörungen können linguistische Modelle hilfreich sein, um das funktionale Zusammenwirken unterschiedlicher Sprachprozesse abzubilden. Als ein sowohl für die Aphasiediagnostik als auch Aphasietherapie bedeutsames Modell hat sich das Logogenmodell (Patterson 1988) etabliert (siehe ◘ Abb. 2). Das psycholinguistische Modell eignet sich zur Erklärung der Wortverarbeitung (Nomen, Adjektive, Verben, Funktionswörter) in verschiedenen Modalitäten, nicht aber für die Verarbeitung ganzer Sätze. Sprachstörungen können dabei durch Unterbrechungen der Kanäle zur Informationsweitergabe entstehen oder durch die Störung eines Analysesystems bedingt sein. Das Modell gliedert sich in In- und Output-Lexika (Wissensspeicher), in denen das Bedeutungskonzept als auch die Repräsentationen auditiver und graphematischer Wortformen gespeichert

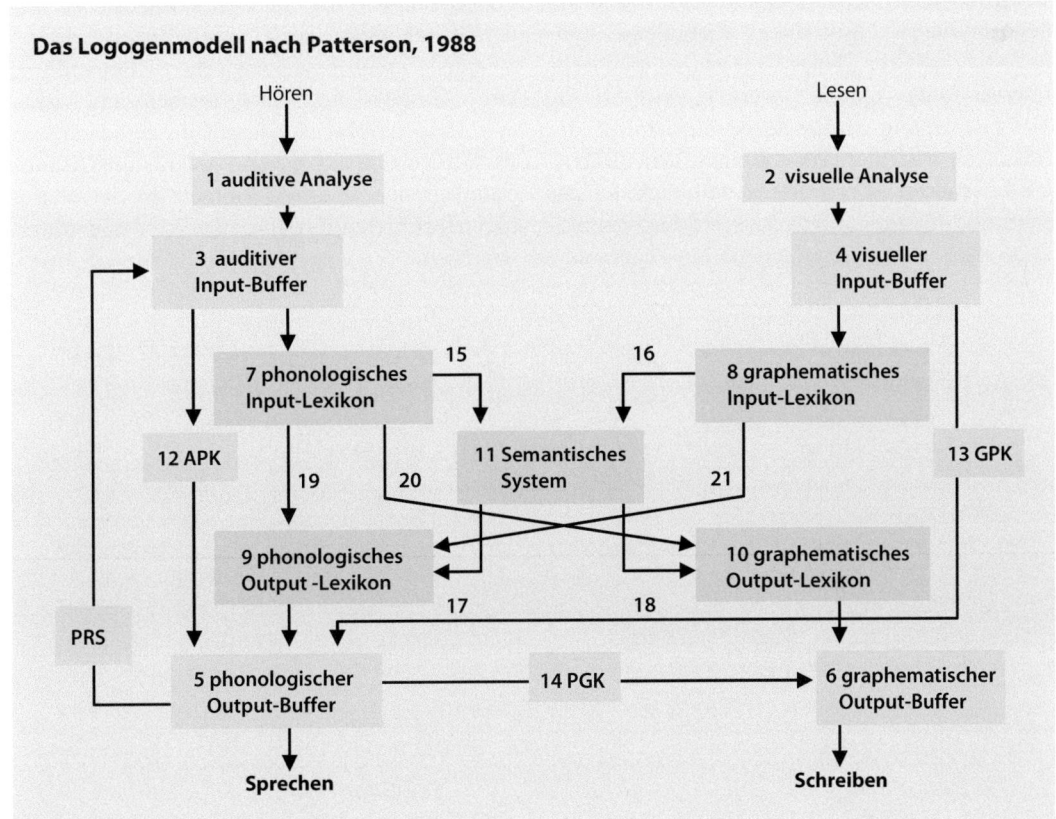

◘ **Abb. 2**   Das Logogenmodell nach Patterson (Schneider et al. 2012). Anmerkung: PRS Phonologische Rückkoppelungsschleife, APK auditiv-phonologische Korrespondenzroute, PGK Phonem-Graphem-Korrespondenzroute, GPK Graphem-Phonem-Korrespondenzroute

sind. Die Bedeutung eines Wortes, repräsentiert im semantischen System, ist Voraussetzung, um ein Wort zu produzieren. Anhand der lexikalischen (ganzheitlich) und der segmentalen (einzelheitlich) Verarbeitungsrouten (GPK, APK, PGK) kann die Verarbeitung des gesprochenen oder des geschriebenen Wortes transportiert werden. In den Analysesystemen (auditiv und visuell) findet eine Mustererkennung statt, bevor die Wörter weiterverarbeitet werden. Die Arbeitsspeichersysteme (Buffer) dienen der Zwischenspeicherung von Informationen, um sie für eine weitere Verarbeitung bereit zu halten. Für eine detaillierte Darstellung des Modells wird auf Tesak (2005) und De Bleser et al. (2004) verwiesen.

Eine umfassende Diagnostik der dargestellten Komponenten ermöglicht es, Ziele für die Therapie aphasischer Patientinnen und Patienten abzuleiten. Auf diese Weise gelingt es, effizient an den beeinträchtigten Modalitäten zu arbeiten. Das Diagnostikverfahren LEMO 2.0 (Lexikon modellorientiert; Stadie et al. 2013) untersucht differenzialdiagnostisch erhaltene und beeinträchtigte sprachliche Aktivitäten basierend am Logogenmodell. Auf dieser Grundlage können in weiterer Folge sprachtherapeutische Interventionen generiert werden, was für die Therapieplanung insbesondere hinsichtlich der Alltagsrelevanz der Patientinnen und Patienten bedeutsam ist. Gerade in Hinblick auf das zugrunde liegende Konstrukt des Logogenmodells werden neuropsychologische Phänomene

in der sprachlichen Verarbeitung deutlich. Die Arbeitsspeichersysteme beispielsweise zeigen die Notwendigkeit des Arbeitsgedächtnisses im Produzieren von geschriebener oder gesprochener Sprache. Die Lexika benötigen das Langzeitgedächtnis, um Wortbedeutungen für das geschriebene oder gesprochene Wort bereit zu stellen. Die vielen kognitiv-sprachlichen Komponenten in der Sprachverarbeitung und Bereitstellung derer stellen demnach ein breites Behandlungsspektrum für die Neuropsychologin und den Neuropsychologen dar. Im Gegensatz zu den rein sprachtherapeutischen Methoden steht hier nicht nur das Symptom im Vordergrund, sondern vielmehr das zugrunde liegende funktionale Defizit. In Anlehnung an die „kognitiv orientierte Sprachtherapie" nach Stadie und Schröder (2008) und die theoretischen Grundlagen des Logogenmodells lassen sich praktische Interventionsmöglichkeiten für die Behandlung gestörter Sprachverarbeitungsprozesse (auf Wortebene) generieren. ◘ Tab. 1 zeigt beispielhaft eine Übersicht über sprachliche Fehlleistungen mit Interventionsbeispielen aus dem Klinikalltag.

Die neuropsychologische Behandlung von Kindern und Jugendlichen mit einer erworbenen Sprachstörung kann demnach sehr vielfältig sein. Fallbeispiel 2 soll die umfassende Tätigkeit der Neuropsychologie in der stationären Frührehabilitation aufzeigen und unterstreichen.

◘ Tab. 1 Interventionsmöglichkeiten nach dem Logogenmodell (Patterson 1988)

Sprachliche Fehlleistung	Verarbeitungsweg im Logogenmodell	Interventionen
Auditives Verstehen eines Wortes	1-3-7-15-**11** **11 = semantisches System**	Wort-Bild/Realgegenstände Zuordnungen, Arbeitsgedächtnis, alltagsrelevante Inhaltswörter, semantische Kategorisierungsaufgaben
Phonologisches Ausgangslexikon, Benennen, Wortfindung (ausgehend semantisches System)	11-17-**9**-5 (Bsp.: phonologische und semantische Paraphasie)	Phonologische Hilfestellungen, phonologische Spiele (Stadt, Land, Fluss; Anlautspiele), Beschriftung von Gegenständen, „activitys"
Nachsprechen von Wörtern (und Pseudowörtern)	1-3-7-15-(11)-17-9	Arbeitsgedächtnis trainieren, Deblockieren, Tagebuch mitführen
Lesesinnverständnis	2-4-8-16-11	Übungen mit Realgegenständen, Bildkarten, Wortfindung im semantischen Lexikon (Kategorisieren), Buchstabenkombinationen

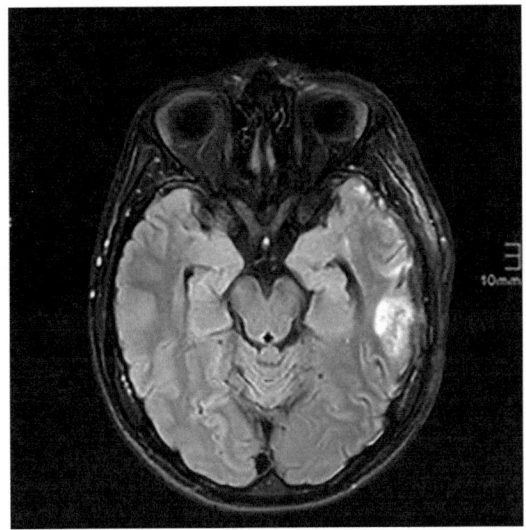

Abb. 3 MRI Patient M. (Quelle: Rekiz, Priv.-Doz. Dr.Koch)

Fallbeispiel 2

Anamnestische Informationen

Der 16-jährige Patient M. erlitt einen Verkehrsunfall mit dem Moped und zog sich dabei ein schweres Schädel-Hirn-Trauma mit Parenchymblutungen links frontal, temporal und parietal sowie rechts frontal mit begleitenden subarachnoidalen Blutungen, einem Subduralhämatom links als auch ein diffuses Hirnödem zu (siehe weiße Signalanhebung im MRT-Bild, ◘ Abb. 3). Nach der Akutversorgung auf der Intensivstation kam er zur neurologischen Frührehabilitation. Zum Zeitpunkt der Aufnahme ist der Junge in Zeit, Ort und Person orientiert. Er kommuniziert mit Kopfschütteln bzw. Nicken und kann kaum Wörter produzieren. Er verwendet ein paar Paraphasien, Sprachverständnis und Lesesinnverständnis scheinen neben der expressiven Sprache erheblich beeinträchtigt (Hinweis: Diagnose laut Arztbrief der Rehabilitationseinrichtung: globale Aphasie). Darüber hinaus zeigt der Jugendliche deutliche Anzeichen einer Apraxie. Basierend auf anamnestischen Informationen der Eltern wird von einem prämorbid altersadäquaten Intelligenzniveau ausgegangen. Sprachfreie Testverfahren (SON-6-40, BASIC-MLT) zeigen durchschnittliche Ergebnisse im logischen und schlussfolgernden Denken, in den visuell-räumlichen Fähigkeiten und in der visuellen Merkfähigkeit. Außerdem weist er eine altersadäquate kognitive Verarbeitungsgeschwindigkeit (Untertest VG, WISC-IV) auf.

Behandlungsverlauf

Die neuropsychologische Zielsetzung orientiert sich an den Leitlinien der ICF (International Classification of Functioning, Disability and Health, WHO, 2001), wird im Verlauf individuell auf den Patienten abgestimmt und interdisziplinär diskutiert. Unter Einbeziehen der Ressourcen des Patienten werden gemeinsam mit den Kolleginnen der Sprachtherapie Strategien für die Therapie generiert.

Der Junge zeigt ein ausgeprägtes Störungsbewusstsein und ist aufgrund seiner derzeitigen Situation stark belastet. Die neuropsychologische Behandlung konzentriert sich demnach zu Beginn darauf, dass der Junge mit seinen Familienmitgliedern und Freunden in Kontakt treten kann, ohne zu sehr von seinen Sprachautomatismen (z. B. „Jo do is oftn") gehindert zu werden. Die expressive Sprache ist beeinträchtigt, einzelne Wörter können jedoch schriftlich besser generiert werden. Patient M. bekommt deshalb ein Tagebuch, welches er immer bei sich trägt. Aufgrund seiner guten Merkfähigkeit kann der Junge eingeübte Sätze mit dieser Unterstützung wiedergeben. Personenbezogene Inhalte kann der Junge besser abrufen, weshalb diese in die Therapie einbezogen werden. Zu Beginn der Reha als auch im gesamten Reha-Verlauf ist die Psychoedukation von großer Bedeutung; seine Symptome als auch alltagsnahe Hilfestellungen werden mit dem Patienten und seinen Eltern herausgearbeitet.

Schwerpunkt der Behandlung sind im gesamten klinischen Setting (sowohl in den verschiedenen Therapieeinheiten als auch im stationären Alltag mit der Pflege) die Wortproduktion und das Wortverständnis in den verschiedenen Modalitäten (auditiv – hören, sprechen, visuell – lesen, schreiben) zu erhöhen und mithilfe seiner guten Merkfähigkeit zu erweitern. In seinem Zimmer werden Möbel oder Gegenstände beschriftet und Patient M. wird angehalten, diese mehrmals täglich zu benennen. In Anlehnung an das „Schatzkästchen" (Subtest aus dem Wiener Entwicklungstest, WET) wird ein Therapiematerial (Kästchen mit verschiedenfarbigen Laden) gestaltet. Den einzelnen Schubladen werden Kategorien zugeordnet (z. B. Essen, Sport, Fahrzeuge, Kleidung, …), in welche jedes in der

Therapie gelernte Wort eingeordnet wird. Dank der unterschiedlichen Farben und mithilfe der Reihenfolge der Schubladen hat der Jugendliche die Möglichkeit, die Kategorien in mehreren Modalitäten abzuspeichern und so Wörter und Kategorien miteinander zu verknüpfen.

Weiters werden verschiedene Rätselaufgaben und Spiele, die sowohl das phonologische Ausgangslexikon als auch die Phonemebene betreffen, in die Therapieeinheiten integriert. So begleiten ihn „Stadt, Land, Fluss", „Tiere mit A", „Tabu" und ähnliches täglich. Ziel ist es, die bisher entwickelten Ersatzstrategien des Jugendlichen zu erweitern. Ist ihm ein Wort nicht zugänglich, soll er dieses umschreiben. Die eingesetzten Spiele dienen ebenso dem Training des Lesesinnverständnisses. So werden Items in ein eigens für ihn gebasteltes „Activity" sowohl schriftsprachlich als auch bildlich vorgegeben. Auch das auditive Verständnis wird in dieser Form gefördert. Die Orientierung an (den neu gelernten) Schlüsselworten führt im Weiteren zu einer Verbesserung des Satz- und Textverständnisses. Trainiert wird dieses vor allem mit alltagsnahen Materialien wie kurzen Zeitungsartikeln, „WhatsApp"-Nachrichten von Freunden oder schulspezifischen Aufgaben, wodurch gleichzeitig seine Motivation gesteigert werden konnte.

Defizite in der Zahlenverarbeitung des Patienten (Benennen der Zahlen, Transkodieren der numerischen Zahl in ein Zahlwort) werden ebenso mit visueller Unterstützung trainiert (verschiedenfarbige Stapel, Zuordnung zu Ziffern). Auch das 1×1 muss neu erarbeitet werden, hierzu werden Tafeln mit ihm gestaltet. Die Übungen weisen dabei eine hohe Alltagsrelevanz auf. Patient M. profitiert außerdem davon, selbstständig die Lösungen der Aufgaben abzugleichen, was in Hinblick auf die Selbstwirksamkeit des Jungen forciert wird. Gemeinsam mit den Kolleginnen der Sprachtherapie werden Zahlen bzw. Reihen („Zahlencodes") auch im Wiedererlernen von Sätzen und Satzstrukturen verwendet (Hilfen für den Wortabruf).

Nach etwa 3 Monaten Rehabilitation wird die Reintegration des Jugendlichen in sein bisheriges Leben immer dringlicher. So verbringt er die Wochenenden bereits zu Hause in gewohntem Umfeld, er ist in ein gutes Freunde- und Familiensystem eingebettet und wird dort in seiner Selbstständigkeit gut unterstützt. Gelernte Inhalte werden in Form von Hausübungen in den Alltag transferiert (z. B. ein Getränk selbst bestellen, mit einem Freund treffen, gelernte Dialoge durchführen etc.). Die neuropsychologische Behandlung konzentriert sich im weiteren Verlauf zunehmend darauf, Inhalte seiner Lehrstelle einzubauen. Die berufliche bzw. schulische Reintegration ist neben dem Funktionstraining eine wesentliche Aufgabe der Neuropsychologie. Nach einer „Schnupperwoche" kann der Junge nach weiteren 2 Monaten in sein gewohntes Arbeitsumfeld eingegliedert werden. Eine ambulante Versorgung wird nach der stationären Rehabilitation empfohlen.

Ausblick

Obwohl sich Patient M. gut von den Folgen seines schweren Schädel-Hirn-Traumas erholen konnte, weist er auch zwei Jahre nach dem Unfall noch Schwierigkeiten im Wortabruf auf. Während er dies an seiner Lehrstelle gut kompensieren kann, fallen die Defizite in der Berufsschule enorm ins Gewicht. Er hat Schwierigkeiten, Texte adäquat zu verstehen und nachzuerzählen, Referate zu halten und unter Zeitdruck Gelerntes wiederzugeben. Es war dem Jungen nicht möglich, an sein prämorbides Leistungsniveau anzuschließen. Die Krankheitsverarbeitung und der Umgang mit den erworbenen Beeinträchtigungen stehen daher für die Neuropsychologin bzw. den Neuropsychologen während des gesamten Genesungsverlaufs besonders im Blickfeld der Behandlung.

Praxistipp

Erworbene Sprachstörungen bedeuten einen enormen Einschnitt in das Leben der Betroffenen und deren Familien. Ziel aus neuropsychologischer Sicht ist es (vor allem im Bereich der stationären Rehabilitation), neben der Krankheitsverarbeitung und dem Zurechtkommen im Alltag, die Sprachtherapie mit dem Wissen um die noch erhaltenen kognitiven Ressourcen zu unterstützen. Gerade weil erworbene Sprachstörungen (wie z. B. Aphasien) selten isoliert auftreten, sondern häufig mit anderen Störungen wie Apraxie, Defiziten in der Lern- und Merkfähigkeit,

Aufmerksamkeit, Arbeitsgedächtnis etc. einhergehen, ist es unumgänglich, die Patientin bzw. den Patienten im interdisziplinären Team zu betreuen und den Fokus auf den größtmöglichen Behandlungserfolg zu legen. Das Verwenden einer einheitlichen Terminologie ist demnach Voraussetzung für eine gute Zusammenarbeit zwischen den einzelnen behandelnden Professionen. Sowohl bei der Diagnostik als auch der Behandlung von Sprach(entwicklungs) störungen ist eine gute Vernetzung zwischen der klinischen Neuropsychologie und der Sprachtherapie unumgänglich. Aber auch das Integrieren der Bezugspersonen (Eltern, Freunde, Lehrer ect.) in Hinblick auf Fördermöglichkeiten im Alltag hat einen wichtigen Stellenwert.

Literatur

Arbeitsgemeinschaft der Wissenschaftlichen Medizinischen Fachgesellschaften e. V. (AWMF) (2013) Diagnostik von Sprachentwicklungsstörungen (SES) unter Berücksichtigung umschriebener Entwicklungsstörungen (USES). ► http://www.amwf.org/leitlinien/dezail/II/049-006.htlm

Barmherzige Brüder Linz in Kooperation mit der Kinder- und Jugendhilfe OÖ (o. D.). ► www.kindersprache.org

Bartha-Doring L (2011) Sprachstörungen. In: Lehrner J et al (Hrsg) Klinische Neuropsychologie. Springer, Wien, S 467–478

Bishop D (2017) Why is it so hard to reach agreement on terminology? The case of developmental language disorder (DLD). Int J Lang Commun Disord 56:671–680

Bourgeois JP (2001) Synaptogenesis in the neocortex of the newborn: the ultimate frontier for individuation. In: Nelson CA, Luciana M et al (Hrsg) Handbook of developmental cognitive neuroscience. MIT Press, Massachusetts, S 23–34

Carroll JB (1993) Human cognitive abilities. A survey of factor-analytic studies. Cambridge University Press, Cambridge

Cattell RB (1987) Abilities: their structure, growth, and action, rev Aufl. North Holland, Amsterdam

Crystal D (1993) Die Cambridge Enzyklopädie der Sprache. Büchergilde Gutenberg, Frankfurt a. M.

De Bleser R, Cholewa J, Stadie N, Tabatabaie S (2004) Lexikon modellorientiert. Einzelfalldiagnostik bei Aphasie, Dyslexie und Dysgraphie. Elsevier, München

Fox A (2016) TROG-D – Test zur Überprüfung des Grammatikverständnisses. Schulz-Kirchner, Idstein

Glück CW (2011) WWT 6-10 – Wortschatz- und Wortfindungstest für 6 bis 10-Jährige. Urban & Fischer, München

Grimm H, Schöler H (1991) HSET – Heidelberger Sprachentwicklungstest. Hogrefe, Göttingen

Hollenweger L, Kraus d. Carmago O (2017) Internationale Klassifikation der Funktionsfähigkeit, Behinderung und Gesundheit bei Kindern und Jugendlichen. Hogrefe, Göttingen

Kany W, Schöller H (2007) Fokus. Sprachdiagnostik. Leitfaden zur Sprachstandsbestimmung im Kindergarten. Cornelsen, Berlin

Kaufmann L, Proksch K, Mrakotsky C (2011) Entwicklungsneuropsychologie. In: Lehrner J et al (Hrsg) Klinische Neuropsychologie. Springer, Wien, S 173–184

Kauschke C (2018) SeS – nicht mehr spezifisch? nicht mehr umschrieben? Logos. Die Fachzeitschrift für akademische Sprachtherapie und Logopädie 26(3):196–199

Kauschke C, Vogt S (2019) Positionspapier zur Terminologie und Definition von Sprachentwicklungsstörungen. Logos. Die Fachzeitschrift für akademische Sprachtherapie und Logopädie. 27(3):114–121

Lenhart A, Lenhart W, Segerer R, Suggate S (2015) PPVT-4 – Peabody Picture and Vocabulary Test, 4. Aufl., deutsche Fassung. Pearson, London

Mayer A (2016) TEPHOBE – Test zur Erfassung der phonologischen Bewusstheit und der Benennungsgeschwindigkeit. Reinhardt, München

Patterson K (1988) Aquired disorders of spelling. In: Denes G, Semenza C, Bisiacchi P (Hrsg) Perspectives on cognitive neuropsychology. Erlbaum, London, S 213–299

Petermann F (2017) WISC-V – Wechsler Intelligence Scale for Children, 5. Aufl. Pearson, London (deutsche Fassung)

Petermann F, Melzer J, Rißling J-K (2016) Sprachdiagnostik im Kindesalter. Kompendien psychologischer Diagnostik, Bd 15. Hogrefe, Göttingen

Rausch M (2013) Schulversorgung und Gesundheitsversorgung für Kinder mit Sprachentwicklungsstörungen. In: Ringmann S, Siegmüller J (Hrsg) Handbuch Spracherwerb und Sprachentwicklungsstörungen. Schuleingangsphase. Elsevier, München, S 267–299

Ronninger P, Melzer J, Petermann F, Rißling J-K (2016) Klassifikation von Sprachstörungen. Kindh Entwickl 25(3):135–144

Schneider B, Wehmayer M, Grötzbach MM (2012) Aphasie. Wege aus dem Sprachdschungel. Springer, Berlin

Stadie N, Schröder A (2008) Kognitiv orientierte Sprachtherapie. Methoden, Material und Evaluation für Aphasie, Dyslexie und Dysgraphie. Elsevier, München

Stadie N, Cholewa J, De Bleser R (2013) LEMO – Lexikon modellorientiert. Diagnostik für Aphasie, Dyslexie und Dysgraphie. NAT, Hofheim

von Suchodoletz W (2013) Sprech- und Sprachstörungen. Hogrefe, Göttingen

Tesak J (2005) Einführung in die Aphasiologie. Thieme, Stuttgart

Wiehage A, Heide J (o. D.) ► https://www.dbs-ev.de/fileadmin/dokumente/Publikationen/dbs-Information_Aphasie.pdf

Schulische Fertigkeiten: Lesen, Schreiben – Wer lesen kann, ist klar im Vorteil

Hannelore Koch und Stephanie Jires

© Springer-Verlag GmbH Deutschland, ein Teil von Springer Nature 2020
T. Pletschko et al. (Hrsg.), *Neuropsychologische Therapie mit Kindern und Jugendlichen*,
https://doi.org/10.1007/978-3-662-59288-5_18

Deutliche Beeinträchtigungen im Bereich des Lesens und Schreibens gehen mit einem erheblichen Risiko der sozialen Chancen und der Persönlichkeitsentwicklung der betroffenen Personen einher. Das folgende Kapitel umreißt jene Bereiche, die bei der Behandlung von Lese- und Rechtschreibschwierigkeiten Berücksichtigung finden müssen. Zusätzlich zur symptomorientierten Behandlung ist auch die Therapie von Begleitstörungen einzubeziehen. Neben der Behandlung der Schulkinder müssen auch die häuslichen und schulischen Umfelder in die Behandlung miteinbezogen werden. Es werden empfehlenswerte Programme angeführt sowie Fördermöglichkeiten im Alltag aufgezeigt. Die theoretischen Ausführungen werden anhand eines Fallbeispiels exemplarisch veranschaulicht.

1 Neurologischer Hintergrund und bisherige Evidenz

Beeinträchtigungen im Bereich des Lesens und Rechtschreibens zählen zu den Lernstörungen. Diese sind definiert als eine Minderleistung beim absichtsvollen Lernen. Sie äußern sich dadurch, dass die gewünschte Leistung (Können, Wissen und Verhalten) beim Lesen und Schreiben nicht in ausreichender Qualität sowie nicht mit ausreichender Sicherheit in der dafür vorgesehenen Zeit erworben werden kann. Die Leistungsergebnisse weichen trotz Lernangebot deutlich von denen anderer Schüler und Schülerinnen ab (Lauth et al. 2014).

Dabei ist zu unterscheiden zwischen inhaltlich begrenzten und allgemeinen Lernstörungen sowie zwischen vorübergehenden und andauernden Lernstörungen. Bei inhaltlich begrenzten Lernstörungen liegt in einem Lernbereich eine Minderleistung vor, während alle anderen Lernbereiche unauffällig sind und eine altersentsprechende Intelligenz vorliegt. Bei allgemeinen Lernstörungen liegen bereichsübergreifend Beeinträchtigungen vor. Diese betreffen den schulischen und außerschulischen Bereich. Vorübergehende Lernstörungen umfassen Leistungseinbußen, die infolge von kritischen Lebensereignissen und situativen Umbrüchen auftreten und nach entsprechender Adaption wieder abklingen. Überdauernde Lernstörungen verharren in der Regel und werden mit der Zeit massiver (Lauth et al. 2014). Zudem müssen insbesondere in der neuropsychologischen Diagnostik und Behandlung jene Lese- und Rechtschreibstörungen Beachtung finden, die direkt oder indirekt auf eine organische Primärerkrankung zurückzuführen sind. Im Rahmen einer sorgfältigen Diagnostik gilt es, die vorhandenen Lese- und/oder Rechtschreibschwierigkeiten der entsprechenden Art von Lernstörung zuzuordnen. Die Symptomatik an sich gibt noch keinen Aufschluss darüber, welche Art von Lernstörung vorliegt. Zudem benötigt jedes Kind mit Lerneinbußen im Lesen und Rechtschreiben eine adäquate und symptomorientierte Lese- und Rechtschreibförderung (Schulte-Körne und Galuschka 2019). Für eine umfassende Interventionsplanung sind die Zuordnung zu einer Lernstörung sowie eine gründliche Differenzialdiagnostik jedoch wesentlich (◘ Tab. 1).

Auf neurobiologischer Ebene liegen bei Kindern mit Lese- und Rechtschreibstörung gestörte Funktionen in Regionen des okzipito-temporalen Kortex und des dorsalen temporo-parietalen Kortex sowie des Gyrus frontalis inferior vorrangig in der linken Gehirnhälfte vor. Auf kognitiver Ebene

◘ **Tab. 1**   Arten von Lernstörungen. (Übernommen aus Lauth et al. 2014)

	Bereichsspezifisch (partiell)	Allgemein (generell)
Vorübergehend (passager)	**Lernrückstände in einzelnen Fächern** (z. B. Reifungskrisen, Schul- oder Lehrerwechsel, Interessen)	**Minderleistung in mehreren Fächern** (z. B. Schulunlust, emotionale Störungen, Underachievment)
Überdauernd (persistierend)	**Umschriebene Entwicklungsstörungen schulischer Fertigkeiten** Lese-Rechtschreibstörung (F 81.0) Isolierte Rechtschreibstörung (F81.1) Rechenstörung (F81.2)	**Allgem. Lernschwäche** Lernbehinderung Lernbeeinträchtigung (F81.3), (F81.9), (F70)

wurden Defizite in der phonologischen Bewusstheit, des automatisierten Gedächtnisabrufs, der expressiven und rezeptiven Sprache sowie im Arbeitsgedächtnis und der Aufmerksamkeit in den letzten Jahren hinreichend belegt (Schulte-Körne und Galuschka 2019). Insbesondere die Defizite auf kognitiver Ebene müssen im Rahmen der Diagnostik Berücksichtigung finden, d. h. diese Bereiche müssen gründlich abgeklärt werden. Liegen nachweislich Beeinträchtigungen vor, soll die Förderung dieser Bereiche in die Interventionsplanung integriert bzw. entsprechende Adaptions- und Kompensationsmaßnahmen gesetzt werden.

2 Evidenzbasierte Förderansätze des Lesens und Rechtschreibens

Bei der Behandlung von Lese- und/oder Rechtschreibstörungen zeigt eine umfassende empirische Befundlage sehr eindeutig auf, dass jene Förderansätze Wirksamkeit zeigen, die unmittelbar am Symptom, d. h. an den Schwierigkeiten der Betroffenen ansetzen. Zur Förderung von Kindern mit Lese- und/oder Rechtschreibstörungen wird eine Fülle an Therapiemethoden angeboten und eingesetzt. Diese unterscheiden sich hinsichtlich des theoretischen Konzepts und wissenschaftlichen Hintergrunds oft sehr stark. Deutliche Überlegenheit zeigen dabei, die Programme, die unmittelbar die Lese- und Schreibfertigkeiten und deren Teilkomponenten bzw. Vorläuferfertigkeiten trainieren. Dabei sollte vorrangig sprachliches und schriftliches Material zum Einsatz kommen. Diese Trainings zielen auf eine Verbesserung der Fertigkeiten ab und können auch als funktionales Training bezeichnet werden. Gerade bei überdauernden Lernstörungen ist jedoch davon auszugehen, dass ein Erreichen einer altersentsprechenden Lese- und Rechtschreibfertigkeit nicht bzw. sehr schwer möglich ist. Die Schwierigkeiten bleiben oft ein Leben lang bestehen. Daher müssen in die Behandlung neben dem Lese- und Rechtschreibtraining auch Maßnahmen zum Umgang mit den Schwierigkeiten gesetzt werden. Es gilt den Betroffenen Strategien zu vermitteln, um trotz der Beeinträchtigungen mit den Anforderungen des Alltags zurecht zu kommen. Es müssen Adaptions- und Kompensationsmaßnahmen gesetzt und psychische Begleitstörungen (Auffälligkeiten, die infolge

der Beeinträchtigungen auftreten) vermieden bzw. behandelt werden. Zu den nicht wirksamen bzw. umstrittenen Fördermethoden zählen u. a. auditive, visuelle, und audio-visuelle Verarbeitungs- und Wahrnehmungstrainings, Hemisphärenstimulationstrainings und alternative Methoden sowie Nahrungsergänzungsmittel (Schulte-Körne und Galuschka 2015, 2019; Suchodoletz 2007).

> **Komponenten einer neuropsychologischen Behandlung zur Förderung der Lese- und/ oder Rechtschreibfertigkeiten:**
> - **Psychoedukation des Kindes, der Eltern und der Lehrkräfte**
> - **Symptombehandlung im Bereich Lesen und/oder Rechtschreiben**
> - **Schulische Unterstützungsmaßnahmen**
> - **Behandlung primärer und sekundärer psychischer und organischer Begleitstörungen**
> - **Vermittlung von Bewältigungsstrategien bei schulischem Versagen, Förderung der Lernfreude**
> - **Kontinuierliche, begleitende Beratung wesentlicher Bezugspersonen**

Die Leitlinie „Lese- und/oder Rechtschreibstörung bei Kindern und Jugendlichen, Diagnostik und Behandlung" sieht vor, dass je nach Entwicklungsstand des Schriftspracherwerbs, die in Folge angeführten Teilkomponenten trainiert werden sollten. Trainingsmaßnahmen der Vorläuferfertigkeiten beziehen sich in erster Linie auf die **phonologische Bewusstheit,** welche v. a. zu Beginn des Lese- und Schreiblernprozesses als wesentliche Kernkompetenz angesehen wird. Dieser Ansatz hat Effektivität im Vorschulbereich und bei der Prävention von Lese-Rechtschreibstörung gezeigt. In den ersten beiden Schulstufen ist eine entsprechende Intervention nur förderlich, wenn in diesem Bereich Defizite vorliegen. Danach weist diese Methode keine Wirksamkeit mehr auf. Zur Förderung der Lesefähigkeiten eignen sich Programme, die die **Graphem-Phonem-Korrespondenz** sowie die **Graphem-, Silben- und Morphemsynthese** systematisch einüben und verinnerlichen. Zur Verbesserung des Leseverständnisses kommt je nach Hintergrund der Schwierigkeit (Leseflüssigkeit, rezeptive Sprachfähigkeit, Textverständnis) die Vermittlung von verschiedenen **Lesestrategietrainings** zum

Einsatz. Um die Rechtschreibfertigkeiten zu verbessern, werden für den Erwerb der lauttreuen Schreibung die phonologische Bewusstheit sowie die **Phonem-Graphem-Zuordnung** trainiert. Später erfolgt eine Vermittlung von **orthografischen** und **morphematischen Strategien,** um eine korrekte Rechtschreibung zu erzielen (Schulte-Körne und Galuschka 2015, 2019). Generell gilt es die Fördermaßnahmen am Leistungsniveau der Kinder anzusetzen und das Schwierigkeitsniveau sukzessive anzuheben. Bei der Auswahl des Trainingsmaterials ist der Entwicklungsstand im betreffenden Funktionsbereich, basierend auf einer ausführlichen Diagnostik und Leistungsstandanalyse, heranzuziehen (Suchodoletz 2007).

3 Empfehlenswerte Therapieprogramme

In ❏ Tab. 2 (auch im ▶ Online-Zusatzmaterial vorhanden) sind exemplarisch nach Funktionsbereichen sortiert unterschiedliche evidenzbasierte Behandlungsprogramme aufgelistet. Die in der Tabelle angeführten Programme können im Rahmen einer neuropsychologischen Behandlung von Lese-Rechtschreibschwierigkeiten Anwendung finden. Dabei wird kein Anspruch auf Vollständigkeit erhoben. Das dazugehörige Literaturverzeichnis der verwendeten Quellen ist ebenso im ▶ Online-Zusatzmaterial verfügbar.

4 Fördermöglichkeiten im Alltag

Als Fördermaßnahmen im Alltag seien ergänzend zur institutionellen Förderung durch NeuropsychologInnen oder LerntherapeutInnen die Unterstützungsmaßnahmen im familiären Rahmen durch Eltern oder weitere Bezugspersonen zu nennen. In der Literatur finden sich unterschiedliche Empfehlungen. Einerseits wird davon abgeraten, dass Eltern eine Lese- und Rechtschreibförderung durchführen, insbesondere dann, wenn die Beziehung aufgrund von Hausaufgabenkonflikten und Erziehungsproblemen ohnehin schon sehr belastet ist oder die Eltern selbst von Lese-Rechtschreibschwierigkeiten betroffen sind (Labas und Bederski 2014; Schulte-Körne und Galuschka 2019). Wenn Eltern in der Lage sind, über einen

längeren Zeitraum notwendige Struktur, Ausdauer und Belastbarkeit aufzubringen und auf die Emotionen und das Verhalten ihrer Kinder eingehen können, erhöhen Fördermaßnahmen zu Hause jedoch die Erfolgschancen der Behandlung und reduzieren auch die Belastung der Eltern. Zudem kann der Umgang mit alltäglichen Schwierigkeiten des Kindes positiv beeinflusst werden. Diese Förderung findet optimalerweise unter kontinuierlicher Anleitung durch eine psychologische Fachkraft statt (Buschmann und Multhauf 2018; Klicpera und Gasteiger-Klicpera 2014; Schulte-Körne und Galuschka 2019). Neben der Mitwirkung der Eltern als Co-TherapeutInnen sei auch noch auf Elterntrainings und die Psychoedukation hinzuweisen. Diese Formen zielen darauf ab, fehlendes Wissen über das Störungsbild und die elterliche Belastung zu reduzieren. Es gilt dysfunktionale Einstellungen und Erziehungspraktiken zu verändern (Buschmann und Multhauf 2018). In Folge sind jene Interventionsmaßnahmen angeführt, die sich gut und effizient im Alltag umsetzen lassen. Sie eignen sich insbesondere deshalb, weil sie in ihrer Komplexität sehr gering sind und eine kognitive Überforderung des Kindes weniger wahrscheinlich machen. Zudem können sie problemlos mit anderen Programmen zur Lese-Rechtschreibförderung kombiniert werden.

4.1 Lernsoftware

Es bietet sich an, die professionelle Therapie durch geeignete Lernsoftware zu ergänzen. Dabei ist auch hier wesentlich, auf wissenschaftlich fundierte und idealerweise evaluierte Programme zurückzugreifen. Die Empfehlungen zur Anwendung von Lernsoftware waren in den letzten Jahren zurückhaltend, da der Transfer der computerbasierten Übungen auf die schulisch relevante Lese- und insbesondere Rechtschreibleistung infrage gestellt wurde (Klicpera und Gasteiger-Klicpera 2014). Dennoch zeigen aktuelle Studien im internationalen, aber auch im deutschen Sprachraum, dass bei Einsatz von hochwertiger und evidenzbasierter Lernsoftware die Lese- und/oder Rechtschreibleistung signifikant verbessert werden kann (Lenhard und Lenhard 2016; Schöfl 2016). Zudem tragen die Programme wesentlich zur

Tab. 2 Programme zur Behandlung von Lese-Rechtschreibschwierigkeiten, deren Wirksamkeit empirisch überprüft wurde bzw., die auf Förderkomponenten basieren, deren Wirksamkeit erwiesen ist

Phonologische Bewusstheit

Titel des Programms	Zielgruppe	Förderkomponenten	Setting	Evaluation	Besonderheiten	Vor- und Nachteile
Förderung der phonologischen Bewusstheit und sprachlicher Kompetenzen Das Lobo- Kindergartenprogramm (Fröhlich et al. 2010) Schulbasierte Förderung der phonologischen Bewusstheit und sprachlicher Kompetenzen. Das Lobo-Schulprogramm (Metz et al. 2010)	Vorschule bzw. 1. Schulstufe	Phonologische Bewusstheit	Gruppen- und Kleingruppensetting, auch für Einzelsetting adaptierbar, je 24 Trainingseinheiten Kindergartenpädagoginnen, Lehrkräfte, psychologische Fachkräfte	Fröhlich et al. (2009, 2011); Metz et al. (2015); Rißling et al. (2011); Evaluation auf Homepage angeführt	Prävention von Lese- und Rechtschreibschwierigkeiten, Kindergarten- bzw. Schulprogramm	Übungen und Aufgaben in motivierende Geschichte eingebettet
Hören, lauschen, lernen (Küspert und Schneider 2018) Hören, lauschen, lernen 2 (Plume und Schneider 2004)	Vorschule, 1. und 2. Schulstufe	Phonologische Bewusstheit, Buchstaben-Laut-Beziehungen, Buchstabenkenntnis	Gruppensetting, 10 bis 20 min täglich über 20 Wochen Kindergartenpädagoginnen, Lehrkräfte, psychologische Fachkräfte	Schneider et al. (1997, 1999, 2000); Roth und Schneider (2002); Weber et al. (2007)	Prävention von Lese- und Rechtschreibschwierigkeiten, Kindergartenprogramm, ergänzende Lernsoftware	Umfassende Fundierung und Evaluation
Lass uns lesen! (Rückert et al. 2010b)	Vorschule	Phonologische Bewusstheit, Buchstaben-Laut-Beziehungen	10 bis 15 min täglich über 16 Wochen; Eltern-Kind-Setting	Rückert et al. (2010a, c)		Fundiertes, bewährtes Elterntraining
Leichter lesen und schreiben lernen mit der Hexe Susi (Forster und Martschinke 2008)	Vorschule, 1. und 2. Schulstufe	Phonologische Bewusstheit, Buchstaben-Laut-beziehungen, Leseförderung	Gruppen- und Einzelsetting, 2 h pro Woche, 4 Programmteile Lehrkräfte, psychologische Fachkräfte	Inckemann (2003)	Aufgaben, Spiele, Rätsel und Lieder	Übungen und Aufgaben in motivierende Geschichte eingebettet

(Fortsetzung)

Tab. 2 (Fortsetzung)

Leseförderung

Titel des Programms	Zielgruppe	Förderkomponenten	Setting	Evaluation	Besonderheiten	Vor- und Nachteile
Flüssig lesen lernen (Tacke 2012, 2013, 2014)	1. bis 4. Schulstufe	Phonologische Bewusstheit, Buchstaben-Laut-Beziehungen, Graphem-, Silben- und Morphemsynthese	Einzel- und Gruppensetting, 3 Klassenstufen Lehrkräfte, psychologische Fachkräfte, Eltern	Tacke (2005)	Schulisches und häusliches Training; ergänzendes Leseheft und Lernsoftware	
Kieler Leseaufbau (Dummer-Smoch und Hackethal 2016)	Ab 1. Schulstufe	Silbensynthese, Buchstaben-Laut-Beziehungen	Einzel- und Gruppensetting, Dauer 60 h Lehrkräfte, psychologische Fachkräfte	Groth et al. (2013)	Übungshefte, Spiele, Tests, Lesehefte und ergänzende Lernsoftware; Lautgebärden als Unterstützung	Fundiertes und bewährtes Programm, Sinnhaftigkeit der Lautgebärden fraglich
Lesespiele mit Elfe und Mathis: computerbasierte Leseförderungen für die erste bis vierte Klasse (Lenhard et al. 2018)	1. bis 4. Schulstufe	Lesestrategietraining, Graphem-, Silben- und Morphemsynthese	Einzelsetting, zwei Mal wöchentlich 12 bis 20 Wochen, therapiebegleitend auch über einen längeren Zeitraum Psychologische Fachkräfte	Lenhard und Lenhard (2016)	Lernsoftware	Übungen und Aufgaben in motivierende Geschichte eingebettet
LESIKUS (Scherling 2014)	Ab 1. Schulstufe	Basale Lesefertigkeiten, Buchstaben-Laut-Beziehungen, rhythmisches Syllabieren. Lesegeschwindigkeit, Leseflüssigkeit, Leseverständnis	Einzel- und Gruppensetting, Dauer und Intensität individuell durch Baukastensystem (4 Lesestufen), 10 min täglich Lehrkräfte, psychologische Fachkräfte, Eltern	Evaluation auf Homepage angeführt	Lernsoftware, auch auf Englisch	Ansprechende, übersichtliche Gestaltung, Belohnungssystem zur Steigerung der Lesemotivation

(Fortsetzung)

◘ Tab. 2 (Fortsetzung)

Titel des Programms	Zielgruppe	Förderkomponenten	Setting	Evaluation	Besonderheiten	Vor- und Nachteile
Rechtschreibförderung						
Das Marburger Rechtschreibtraining (Schulte-Körne und Mathwig 2019)	2. bis 5. Schulstufe	Graphem-, Silben- und Morphemsynthese Orthografische Rechtschreibstrategien, Morphematische Bewusstheit	Einzel- und Kleingruppensetting 2 Jahre Psychologische Fachkräfte, Lehrkräfte, Eltern	Barkmann et al. (2012); Groth et al. (2013); Ise und Schulte-Körne (2010); Schulte-Körne et al. (1997, 1998, 2001, 2003)	Rechtschreib-Algorithmen	Fundiertes und bewährtes Programm
Kieler Rechtschreibaufbau (Dummer-Smoch et al. 2013)	Ab 1. bis 4. Schulstufe	Orthografische Rechtschreibstrategien	Einzel- und Gruppensetting Lehrkräfte, Psychologische Fachkräfte		Anschließend an Kieler Leseaufbau	
MORPHEUS – Morphemunterstütztes Grundwortschatz-Segmentierungstraining (Kargl und Purgstaller 2010)	4. bis 8. Schulstufe	Graphem-, Silben- und Morphemsynthese Orthografische Rechtschreibstrategien, Morphematische Bewusstheit	Gruppen- und Einzelsetting, Regelmäßige Einheiten, mehrere Wochen Psychologische Fachkräfte, Lehrkräfte, Eltern	Gebauer et al. (2012a,b); Kargl et al. (2008, 2011); Keller und Glaser (2017); Schneeberger et al. (2011); Weiss et al. (2010)	Übungsbuch, Memokärtchen, Wortbaukasten und Computerunterstützung, auch auf Englisch	Fundiertes und bewährtes Programm, Computerprogramm wirkt demotivierend und veraltete Grafik
Lese- und Rechtschreibförderung						
Lautarium: Ein computerbasiertes Trainingsprogramm für Kinder mit Lese-Rechtschreibschwierigkeiten (Klatte et al. 2017)	Grundschule	Phonemwahrnehmung, phonologische Bewusstheit, Graphem-Phonem-Zuordnung, Lesen und Schreiben lautreuer Wörter, Blitzlesen	Einzelsetting 5× pro Woche, 20 bis 30 min über 8 Wochen Psychologische Fachkräfte, Lehrkräfte, Eltern	Klatte et al. (2013) Klatte et al. (2014)	Lernsoftware	Adaptiv
Delfino (Schöfl 2016)	6–14 Jahre	Phonologische Bewusstheit, Buchstaben-Laut-Beziehungen, orthografische Rechtschreibstrategien	Eltern-, Einzel- und Gruppensetting Psychologische Fachkräfte, Lehrkräfte	Fallstudie Schöfl 2016	Lernsoftware, deutsche und österreichische Version	Ansprechende und übersichtliche Gestaltung, Fundierung ausständig

(Fortsetzung)

Tab. 2 (Fortsetzung)

Titel des Programms	Zielgruppe	Förderkomponenten	Setting	Evaluation	Besonderheiten	Vor- und Nachteile
Lautgetreue Lese-Recht-schreibförderung (Reuter-Liehr 2008)	Ab 1. Schulstufe	Silben- und Morphemsynthese, Buchstaben-Laut-Beziehungen, rhythmisches Syllabieren, orthografische Rechtschreibstrategien	Gruppen- und Einzelsetting, Elementartraining, Aufbautraining und erweitertes Aufbautraining; Psychologische Fachkräfte, Lehrkräfte	Klicpera et al. (2013); Reuter-Liehr (1993); Unterberg (2005); Weber et al. (2002)	Lernspiele, Übungen und Hausaufgaben, verhaltenstherapeutische Methoden, Lautgebärden als Unterstützung	Fundiertes und bewährtes Programm
LRS-Training mit Gustav Giraffe (Mangstl-Fischer et al. 2007)	1. bis 4. Schulstufe	Phonologische Bewusstheit, Buchstaben-Laut-Beziehungen, Silben- und Morphemsynthese, orthografische Rechtschreibstrategien	Gruppen- und Einzelsetting, 2 Teile zu 11 bzw. 12 Einheiten, Einbezug Eltern; Psychologische Fachkräfte, Lehrkräfte, Eltern	Fallstudie Plath (2016)		Übungen in motivierende Geschichten eingebettet, Fundierung ausständig
Meister Cody – Namagi (Schulte-Körne et al. 2016)	Vorschule bis 2. Schulstufe	Phonologische Bewusstheit, Buchstaben-Laut-Beziehungen, morphematische Bewusstheit, orthografische Rechtschreibstrategien, Lesefertigkeiten, Leseverständnis	Einzelsetting, 20–30 min, dreimal wöchentlich; Psychologische Fachkräfte, Eltern	Evaluation wird durchgeführt	Lernsoftware	Ansprechende Gestaltung, adaptive Aufgaben; Modul Rechtschreibung und Leseverständnis in Entwicklung
RoLeR-Trainingsprogramm (Rostocker Lese-/Rechtschreib-Trainingsprogramm) (Behrndt et al. 2006)	Ab 1. Schulstufe	Phonologische Bewusstheit, Buchstaben-Laut-Beziehungen, Silben- und Morphemsynthese, orthografische Rechtschreibstrategien	Basis- und Aufbautraining; Psychologische Fachkräfte, Lehrkräfte		Weiterentwicklung der LRS-Therapie nach Kossow	

MORPHEUS – Morphemunterstütztes Grundwortschatz-Segmentierungstraining

Als besonders geeignetes Behandlungsprogramm kann das Segmentierungstraining MORPHEUS (Kargl und Purgstaller 2010) genannt werden. Es basiert auf dem Konzept der morphematischen Bewusstheit, also der Fähigkeit, Morpheme zu erkennen und sie flexibel anwenden zu können, um daraus die Schreibweise vieler Wörter ableiten zu können. Zusätzlich werden orthografische Rechtschreibstrategien vermittelt und der Grundwortschatz vergrößert. Als Basis dient ein empirischer Grundwortschatz, welcher die meist gebrauchten Morpheme der deutschen Sprache enthält.

Das Training besteht aus einem Übungsbuch, einem Wortbaukasten und Memory-Wortkärtchen sowie einem PC-Spiel. Der Aufbau gliedert sich in drei Schwierigkeitsstufen, welche in aufsteigender Folge bearbeitet werden. Die ersten beiden Stufen behandeln einfache bis komplexe Morphemstrukturen. Die dritte Stufe berücksichtigt zusätzlich die orthografischen Rechtschreibregeln. Jede Stufe enthält Übungen aller Materialien, welche kombiniert und flexibel eingesetzt werden können. Im Übungsbuch sind die wichtigsten Erklärungen und Regeln zum Prinzip der Wortfamilien und Wortbausteine enthalten und es dient dem Transfer vom Wissen auf die Handschrift (grafomotorisches Prinzip). Neben dem zugrunde liegenden Morphemprinzip baut das Übungsbuch auf weitere unterschiedliche Prinzipien auf. In Ordnungsübungen (Ordnen nach Kategorien), Baukastenübungen (Wörter korrekt zusammensetzen), produktiven Übungen (Wörter bilden), Segmentierungsübungen (Wörter zerlegen), Flexionsübungen (konjugieren von Verben) sowie Lückentexten werden die Prinzipien kombiniert. In der Wörter-Reparatur-Werkstatt können individuell häufige Fehlerwörter bearbeitet werden. Aus lernpsychologischen Gesichtspunkten werden Fehler und Problemwörter positiv betrachtet, indem sie als etwas „Reparierbares" angesehen werden. Mithilfe des Wortbaukastens und des Memoryspiels, welche die wichtigsten Vor- und Nachsilben sowie Wortstämme auf Kärtchen abbilden, findet ein spielerisch-produktiver Lernzugang statt, von dem vor allem visuelle und handlungsorientierte Lerntypen profitieren. In unterschiedlichen Übungen und Spielvarianten kann zusätzlich zum Gedächtnistraining die Wortbildung des Deutschen erlernt und vertieft werden. Das PC-Spiel dient der Automatisierung und Festigung von Wortschreibungen und ist parallel zum Übungsbuch geschaltet. Der animierte Avatar Morpheus leitet durch die Übungen, welche eigenständig vom Kind bearbeitet werden können. Durch Rückmeldungen über die erzielten Leistungen und Urkunden pro Stufe soll die Lernmotivation gefördert werden. Eine Administratorseite bietet einen Überblick über die individuellen Problembereiche. Über verschiedene Studien hinweg konnten Verbesserungen in den allgemeinen Rechtschreibleistungen durch die Förderung mittels MORPHEUS belegt werden (Gebauer et al. 2012a, b; Kargl et al. 2008, 2011; Keller und Glaser 2017; Schneeberger et al. 2011). So konnte dadurch die Anwendung der morphematischen Rechtschreibstrategie erhöht werden (Gebauer et al. 2012b; Kargl et al. 2008, 2011; Schneeberger et al. 2011; Weiss et al. 2010). Ebenso gab es Verbesserungen in der morphematischen Bewusstheit (Kargl et al. 2011; Weiss et al. 2010). Auch einen Monat später konnten Verbesserungen der Rechtschreibleistungen gefunden werden, wenngleich die Leistungen schlechter als unmittelbar nach Abschluss des Trainings waren (Schneeberger et al. 2011). Auf neurophysiologischer Ebene deuten die Effekte von MORPHEUS auf eine gesteigerte Aktivierung in Arealen der linken Hemisphäre hin, was neben verbesserten Rechtschreibleistungen auf die Anwendung der morphematischen Rechtschreibstrategie zurückgeführt wird (Gebauer et al. 2012b; Weiss et al. 2010). Zusätzlich ergaben sich erste Hinweise auf strukturelle Veränderungen in der weißen Substanz, die durch das Training induziert werden (Gebauer et al. 2012a). Transfereffekte des Trainings auf weitere Teilkomponenten sind weniger eindeutig belegt. Während einige Studien Effekte auf die Leseleistung nachweisen konnten (Gebauer et al. 2012b; Kargl et al. 2011; Weiss et al. 2010), wurde dies in anderen Studien nicht repliziert (Schneeberger et al. 2011). Zusätzlich konnten auch Verbesserungen in den Aufsatzleistungen gefunden werden (Keller und Glaser 2017). Zusammenfassend zeigt sich MORPHEUS als ein gut evaluiertes Programm, das eine Verbesserung der morphematischen Rechtschreibstrategie bewirkt. Teilweise können auch Effekte für das Lesen und Aufsatzschreiben erzielt werden. Die Lernsoftware ist optisch leider wenig ansprechend gestaltet. Das Programm sieht Punkteabzug bei Fehlern vor, was von Kindern als demotivierend erlebt wird. Insgesamt handelt es sich jedoch um ein ökonomisches und abwechslungsreiches Rechtschreibtraining, welches in der Praxis gut Anwendung findet. Es ermöglicht ein sehr strukturiertes, abwechslungsreiches Training. Schrittweise kann der Grundwortschatz über die Morphemstrategie aufgebaut und automatisiert werden.

Erhöhung der Lernmotivation und Lernbereitschaft bei (Schweizer 2016). Des Weiteren ist zu bedenken, dass neue Medien in vielen Bereichen Anwendung finden und gerade Personen mit Lernbeeinträchtigungen durch den Einsatz von Medien in Form von Adaptionsmaßnahmen die notwendige Inklusion im Schulalltag, aber auch im Berufsleben ermöglicht werden kann. Individualisierte computergestützte Trainingsinhalte sind daher nicht nur als motivierende Ergänzung oder Belohnung einzustufen, sondern sollten im Sinne der Förderung eines medienkompetenten Verhaltens jedenfalls in die Behandlungsplanung integriert werden. Je nach Konzeption dienen sie dem Einüben und Automatisieren von bereits gelernten Inhalten oder vermitteln durch intelligente, tutorielle Lernprogramme Wissen in kleinen Portionen. Eine Befragung von LerntherapeutInnen ergab, dass Lernsoftware in der Praxis vor allem zur Förderung der Teilleistungen (Lesen, Wortbildspeicherung, Rechtschreibstrategien) und zur Förderung der Motivation zum Einsatz kommt. Dabei erhalten die Kinder auch Aufträge für zu Hause und können selbstständig lernen. Bei der Befragung wurde jedoch auch angegeben, dass Lernsoftware nur als Unterstützung dienen und eine Therapie und individuelle Betreuung durch eine/n LerntherapeutIn nicht ersetzen kann (Schweizer 2016). Die Entwicklung von fundierten Online-Förderprogrammen bringt die Möglichkeit mit sich, Fördermaßnahmen einer größeren Anzahl an Betroffenen zugänglich zu machen (Schulte-Körne et al. 2018). Ein weiterer großer Vorteil von computerbasierten Förderprogramme liegt auch darin, dass ein adaptives Vorgehen möglich ist. Die Vorgabe von Aufgaben und Materialien wird durch die Analyse der schon bearbeiteten Aufgaben angepasst und somit wird eine Förderung am individuellen Leistungsniveau des Kindes ermöglicht (Huemer et al. 2018). Gute Förderprogramme bieten zudem eine unmittelbare Rückmeldung und Fehlerkorrektur an. Im Allgemeinen empfiehlt sich eine zeitliche Begrenzung der Lerneinheiten von 20 bis 30 min mehrmals pro Woche (Huemer et al. 2018; Lenhard et al. 2018). Wird die regelmäßige Anwendung von Lernsoftware empfohlen, muss berücksichtigt werden, dass es dadurch kaum zu einer zeitlichen Entlastung kommt. Die Eltern müssen sich selbst gut in das Programm einarbeiten und die Kinder bei den Übungen laufend begleiten (Suchodoletz 2007). In den ▶ Online-Zusatzmaterialien finden sich Informationsmaterialien für die Umsetzung von Lernsoftware sowie beispielhaft einige geeignete Spiele und Programme.

4.2 Lesetraining

Das Lesen gilt als eine der wichtigsten Kompetenzen, die im Grundschulalter erworben werden soll. Es soll der sogenannte Sichtwortschatz aufgebaut werden. Das Kind muss einen Gedächtnisspeicher für Wortbilder aufbauen, um das Wortbild bei Bedarf schnell abrufen und lesen zu können. Je mehr Wörter in den Sichtwortschatz eingegangen sind, umso flüssiger und sicherer kann das Lesen vonstattengehen. Zudem werden der Wortschatz und der sprachliche Ausdruck erweitert. Das Leseverständnis wird erhöht.

Um eine hinreichende Verbesserung der Lesefähigkeiten gewährleisten zu können, ist ein kontinuierliches und regelmäßiges Lesetraining notwendig. Dieses kann durch wöchentliche Einheiten im Rahmen einer institutionellen Lese-Rechtschreibförderung, aber auch durch den regulären Schulunterricht nicht bewältigt werden. Eine tägliche und intensive Leseförderung ist notwendig, um die Kinder in ihren Lesefertigkeiten zu unterstützen. Es ist dringend anzuraten, die Eltern und Bezugspersonen anzuleiten, ein tägliches Lesetraining im häuslichen Rahmen durchzuführen (Born und Oehler 2009; Buschmann und Multhauf 2018; Tacke 2005). Viele AutorInnen sprechen sich auch für die Durchführung von sogenannten Lesepatenschaften/Lesetutoren in Schulen aus. Wesentlich ist die Einschulung in die richtige Lesetechnik und die passenden Übungsmethoden der Tutoriumsbegleitenden (Born und Oehler 2009).

Die Manipulation des Lesematerials kann ebenfalls zu einer Verbesserung der Leseleistung führen. Eine größere Schrift sowie größere Abstände zwischen den Buchstaben, Wörtern und Zeilen führen zu einer unmittelbaren Erhöhung der Leseleistung. Hilfreich sind auch visuelle Untergliederung von Wörtern sowie die Verwendung von Leselinealen (Buschmann und Multhauf 2018; Schulte-Körne und Mathwig 2019; Schulte-Körne und Galuschka 2015).

In den ▶ Online-Zusatzmaterialien befinden sich Informationen zur Durchführung eines Lesetrainings durch wesentliche Bezugspersonen.

4.3 Lernwortkartei

Das Üben mit der Lernkartei ist eine sehr verbreitete Lernmethode, deren Wirksamkeit umfassend belegt wurde (Betz und Breuninger 1998; Labas und Bederski 2014). Die Methode eignet sich sehr gut als Ergänzung zu orthografie- bzw. morphembasierten Rechtschreibprogrammen. Das Kind sollte das alphabetische Niveau bereits erworben haben, d. h. in der Lage sein, Phoneme mit Graphemen zu verknüpfen und Buchstabenkombinationen sicher zu schreiben. Auch hier ist zu berücksichtigen, dass das Üben mit der Wortkartei eine wichtige und sinnvolle Ergänzung darstellt, ein systematisches Lese-Rechtschreibtraining jedoch nicht ersetzen kann (Labas und Bederski 2014). Das Grundprinzip dieser Methode liegt in der stetigen Wiederholung von falsch geschriebenen oder schwierigen Wörtern und dient somit dem Aufbau eines schriftlichen Grundwortschatzes. Dabei werden Wörter auf Karteikarten geschrieben und systematisch und strukturiert immer wieder wiederholt. Diese Methode ist sehr ökonomisch und orientiert sich an den Erkenntnissen der Lernpsychologie. Es gibt verschiedene Varianten und Vorgehensweisen. Allen gleich ist, dass die Wörter anfangs ist geringen Abständen (täglich) richtig geschrieben bzw. buchstabiert werden müssen und sich dann der Abstand der Wiederholungen mit zunehmender Lerndauer vergrößert. Dies gewährleistet eine Automatisierung und ein dauerhaftes Einprägen des Grundwortschatzes. Wesentlich ist auch, dass nur häufig gebrauchte und keine seltenen Wörter in die Lernkartei aufgenommen werden. Das Üben mit der Lernkartei ermöglicht eine unmittelbare und anschauliche Erfolgsrückmeldung. Es wird empfohlen, die Übungen täglich oder zumindest fünf Mal pro Woche durchzuführen. Bei Motivationsproblemen kann das Vorgehen mit einem Belohnungssystem kombiniert werden. Lernkarteisysteme sind auch online und als Lernsoftware erhältlich (Born und Oehler 2009; Buschmann und Multhauf 2018; Labas und Bederski 2014). In den ▶ Online-Zusatzmaterialien zu diesem Buch sind weitere Informationen zur Benützung einer Lernwortkartei zu entnehmen.

5 Fallbeispiel: Tobias – 9 Jahre, 3. Klasse Volksschule

Bei der psychologischen Behandlung von Kindern lassen sich kindzentrierte, familienzentrierte und institutionszentrierte (Schule/Kindergarten) Interventionen voneinander abgrenzen. Im Idealfall werden die jeweiligen Interventionsbemühungen kombiniert und gehen Hand in Hand. Dies wird in der Fachliteratur als *Multimodale Therapie* bezeichnet. Darunter wird ein Vorgehen verstanden, das neben der Behandlung des Kindes auch die Behandlung und Adaption des sozialen Umfeldes umfasst. Die Forderung nach einer multimodalen Herangehensweise ergibt sich als logische Schlussfolgerung aus den multikausalen Erklärungskonzepten für psychische Störungen des Kindes- und Jugendalters (Döpfner et al. 2013; Petermann 2002). Im Rahmen der Behandlung ist es daher wesentlich, einerseits in Form von kindzentrierten Interventionen die Kompetenzen des Kindes zu fördern. Andererseits ist es aber auch sehr wichtig, die Lebensumwelt des Kindes, wenn möglich, so zu gestalten, dass Bewältigungsmechanismen aktiviert werden können und einer dauerhaften Fehlanpassung entgegengewirkt wird. Dies kann v. a. durch familien- und institutionszentrierte Interventionen geschehen. Allen Interventionsbemühungen vorausgehen sollte eine ausführliche Diagnostik und Differenzialdiagnostik.

Exemplarisch wird im Folgenden die Behandlung von Tobias dargestellt (◗ Tab. 3).

◻ Tab. 3   Diagnostik und Behandlung: Tobias 9 Jahre, 3. Klasse Volkschule

Diagnostik	
Exploration Mutter	– Bei schulischen Tätigkeiten unkonzentriert, langsam und nur mit Mühe für seine Hausaufgaben zu motivieren – Brauche lange für seine Hausaufgaben, müsse viel und lange üben – Große Versagens- und Leistungsängste – Mangelndes Selbstbewusstsein, bezeichne sich als dumm – Meide Prüfungs- und Leistungssituationen (Schule und Freizeit) – Spreche vier Sprachen, die Eltern leben getrennt: Mutter spreche Polnisch und Englisch, Vater spreche Ungarisch und zum Teil Englisch, Unterricht auf Deutsch nach österreichischem Lehrplan – Probleme mit Lesen und Schreiben, lehne Vorlesen strikt ab, lese sehr ungern, Schwierigkeiten mit der Rechtschreibung – Verstehe Erklärungen, Texte nicht oder nur schlecht, traue sich im Unterricht nicht nachfragen – Sehr „brav" und kooperativ – Mache sehr viele Freizeitaktivitäten (Polnisch-Unterricht, Klavier, Schwimmverein) – Großes Interesse an Fußball
Exploration Kind	– Lebt bei Mutter, besucht Vater am Wochenende – Vater übe viel Druck auf ihn aus, gemeinsame Aktivitäten seien geprägt von Üben oder Trainieren – Gehe gerne zur Schule, möge vor allem Fußball spielen in der Pause – Mathematik und Sport zähle er zu seinen Lieblingsfächern, nur Textaufgaben könne er nicht gut – Deutsch sei sehr schwierig für ihn, er lese nicht gerne – Er sei zur Diagnostik gekommen, weil er nicht gut lesen könne – Vor allem bei langen Sätzen habe er Schwierigkeiten – Manchmal verstehe er den Sinn von Sätzen nicht – Im Unterricht habe er keine Probleme, seine LehrerInnen zu verstehen
Verhaltens-beobachtung	– Kontaktfreudig, offen und zugänglich – Deutlicher Akzent und mehrere Grammatikfehler – Lückenhafter Wortschatz, kennt einzelne Begriffe nicht – Sprachverständnis war im Allgemeinen gut, Schwierigkeiten beim Verständnis von Textaufgaben – Aufmerksam und motiviert – Nicht ablenkbar, gut fokussiert – Zügiges Arbeitstempo, gut ausgeprägte Daueraufmerksamkeit und geteilte Aufmerksamkeit – Verbalisierte während der Bearbeitung seine Arbeitsschritte – Hörte bei den Instruktionen aufmerksam zu und stellte, wenn ihm etwas unklar war, gezielte Fragen zur Durchführung der Aufgabe – Strukturiertes Vorgehen bei Problemstellungen – Gute Frustrationstoleranz
Intelligenzdiagnostik	Adaptives Intelligenzdiagnostikum 3 (AID 3, Kubinger und Holocher-Ertl 2014; Kubinger und Spohn 2017) – **Gesamtbegabung** altersentsprechend (AID 3 – *Gesamtscore*) – Durchschnittliche Schwankungen über die einzelnen Fähigkeiten hinweg (AID 3 – *Range der Intelligenz*) – **Stärken** in der Verarbeitungsgeschwindigkeit (AID 3 – *Kodieren und Assoziieren [Kodiermenge]*) und Differenzierungs- und Gliederungsfähigkeit im visuellen Bereich sowie in der Raum-Lage-Orientierung (AID 3 – *Analysieren und Synthetisieren*). Leistungen deutlich über denen seiner Altersgruppe liegen – **Schwächen** zeigen sich beim indiziellen, beiläufigen Lernen im visuellen Bereich (AID 3 – *Kodieren und Assoziieren [Assoziationen]*)

(Fortsetzung)

◘ Tab. 3 (Fortsetzung)

Diagnostik	
Aufmerksamkeit und Arbeitshaltungen	Conners-Skalen zu Aufmerksamkeit und Verhalten-3 (Conners 3, Lidzba et al. 2013) Skalen zur Erfassung der Lern- und Leistungsmotivation (SELLMO, Spinath et al. 2012) The Test of Everyday Attention for Children (TEA-Ch, Horn und Jäger 2006) – In der Testsituation sehr ausdauernd und aufmerksam sowie sehr bemüht, die Aufgaben zu lösen (Verhaltensbeobachtung) – Konnte sowohl Lob als auch Kritik gut annehmen, was für eine gute Arbeitshaltung und Frustrationstoleranz spricht – Auffällige *Lernprobleme* und Defizite in den *exekutiven Funktionen* (Conners 3) – Ungünstige Lern- und Leistungsmotivation: Lernzielorientierung als niedrig, Furcht vor Misserfolg, meidet Aufgaben und Leistungssituationen (SELLMO) – Gute fokussierte, visuelle Aufmerksamkeit, gute Daueraufmerksamkeit, geteilte Aufmerksamkeit, gute Flexibilität im Denken, Schwierigkeiten im Bereich der Hemmungskontrolle (TEA-Ch)
Lesen und Rechtschreiben	Lese- und Rechtschreibtest (SLRT-II, Moll und Landerl 2014) Ein Leseverständnistest für Erst- bis Siebtklässler – Version II (ELFE II, Lenhard et al. 2017) – Defizite beim Lesen (SLRT-II, ELFE II) und Schreiben (SLRT-II): – Probleme beim Zusammenlauten von einzelnen Buchstaben und beim Lesen von neuen Worten; verfügt nicht über Strategien des lautierenden Lesens; weit unterdurchschnittliches Leseverständnis von einzelnen Wörtern, Sätzen und Texten – Überdurchschnittlich viele orthografische Fehler
Persönlichkeit, emotionale Befindlichkeit	Das Junior Temperament und Charakter Inventar (JTCI, Goth und Schmeck 2009) Children's self-report and projective inventory (Chyf et al.1992) Diagnostik-System für psychische Störungen nach ICD-10 und DSM-5 für Kinder und Jugendliche-III (DISYPS-III, Döpfner und Görtz-Dorten 2017) – Niedrige *Selbstlenkungsfähigkeit* und *Beharrungsvermögen* (JTCI) – Als besorgtes und vorsichtiges Kind beschrieben (JTCI – *Schadensvermeidung*) – Angst vor der Dunkelheit und Einbrechern sowie fremden Menschen in der U-Bahn (Exploration Tobias, Chyf) – Leidet an Albträumen (Exploration Mutter, Exploration Tobias, Chyf) – Keine wirksamen Strategien zur Verminderung seiner Ängste (Exploration Mutter, Exploration Tobias, Chyf) – Generalisierte Angststörung (F93.8) (DISYPS-III)
Diagnose	
	– (ICD-10) F81.0 Lese- und Rechtschreibstörung – (ICD-10) F93.8 Generalisierte Angststörung
Behandlung	
Kindzentrierte Interventionen:	**Behandlung** der **Lese-** und **Rechtschreibschwierigkeiten:** (1× pro Woche im Einzelsetting) – Unterstützung der Lern- und Leistungsmotivation durch die Berücksichtigung der Grundprinzipien effizienter Lernförderung: Stufenweiser Aufbau von Lernschritten, Ansetzen am Leistungsniveau des Kindes, um vermehrt wieder Erfolgserlebnisse zu schaffen, unmittelbare Erfolgsrückmeldung und regelmäßige Wiederholung – Integration wesentlicher Bestandteile eines Selbstinstruktionstrainings zur Verbesserung der Aufmerksamkeit, der Impulskontrolle, der Entwicklung von Handlungsplänen, der Verfolgung von Zielen sowie Vermittlung von effizienten Lernstrategien **Methoden:** – MORPHEUS (Kargl und Purgstaller 2010) zum Aufbau eines Grundwortschatzes – Lesespiele mit Elfe und Mathis (Lenhard et al. 2018): Wort-, Satz und Textverständnis – Psychoedukation mittels Geschichten und Spielen von legakids

(Fortsetzung)

◻ Tab. 3   (Fortsetzung)

Diagnostik	
	Behandlung der Ängste, Schlafprobleme und emotionalen Belastungen: – Integration folgender verhaltenstherapeutischer Maßnahmen in die Behandlung empfohlen: Eine Veränderung der Bewertung von Angstauslösern und Angstsymptomen sowie der Abbau von Vermeidungsverhalten und der Aufbau von selbstsicheren, selbstwirksamen Verhaltensweisen sind anzustreben. Neben kognitiven Techniken empfiehlt sich zudem die Vermittlung von Entspannungstechniken, die unmittelbar in der Angstsituation eingesetzt werden, um Spannungs- und Angstspitzen zu dämpfen. Zudem ist es wichtig, angenehme Aktivitäten zu fördern. Tobias soll vermehrt dazu ermutigt werden, gemeinsam mit Freunden Unternehmungen und Freizeitaktivitäten nachzugehen
Familienzentrierte Interventionen	**Elternberatung** (1× pro Monat, meist mit der Mutter): – Entwicklung von Strategien, mit Tobias' Lernschwierigkeiten adäquat umgehen zu können und positives Verhalten zu verstärken – Gestaltung der Hausaufgabensituation – Tägliche Leseeinheiten (Bücher und Zeitschriften, die das Interesse des Kindes wecken; Methode des gemeinsamen Lesens) – Lernsoftware MORPHEUS (Kargl und Purgstaller 2010) und Schreibspiele von legakids – Lernkartei zum verbesserten Aufbau eines Gedächtnisspeichers für Wortschreibungen (Fehlerwörter aus der Schule, unbekannte, aber häufige deutsche Begriffe) – Beratung zum Umgang mit Schwierigkeiten im Bereich der Aufmerksamkeit, Schlafstörungen bzw. Ängsten; Informationen über das Erscheinungsbild und die Komponenten der Angststörung; Vermittlung eines individuellen, multiplen Entstehungsmodell und entwicklungshemmende und -förderliche Verhaltensweisen – Belastungen reduzieren durch Einschränkung der Lern- und Übungszeiten (Polnisch- und Klavierunterricht aussetzen) und vermehrt angenehme Freizeitaktivitäten (Fußball) ermöglichen. Beratung zur Förderung des Selbstvertrauens und der Selbstwirksamkeit
Schulzentrierte Interventionen	Ein Lehrergespräch in der Schule, regelmäßige Telefonate – Rückmeldung der Diagnostikergebnisse an die LehrerInnen – Innere Differenzierung durch individuelle Übungs- und Lernmaterialien auf Tobias' Niveau (einfachere Lesebücher) – Hervorheben von wichtigen Informationen bei schriftlichen Aufgabenstellungen bzw. Aufgaben auch mündlich erklären – Kontinuierliche und unmittelbare Anerkennung bei Konfrontation mit angstbesetzten Situationen insbesondere beim Vorlesen – Rückmeldung zum individuellen Lernverlauf – Anleitung zur Vorbereitung von Leistungssituationen bezgl. Arbeitsplatz, Zeitaufteilung, Informationsbeschaffung – Rechtzeitige Terminansage und eindeutige Information über Inhalte sowie Hilfestellungen bei der Lernorganisation – Optimale Arbeitsplatzgestaltung – Bereitschaft und Offenheit der LehrerInnen, Fragen aufzugreifen und Unklarheiten zu klären – Einhaltung klar strukturierter Verhaltens-, Organisations- und Zeitpläne – Aufgabenstellungen in klar definierte Teilschritte aufgliedern – Sitzplatz vorne in der Nähe der LehrerInnen – Anleitung zur Vorbereitung von Leistungssituationen bezgl. Arbeitsplatz, Zeitaufteilung, Informationsbeschaffung

Literatur

Barkmann C, Kuhlmann E, Rosenboom L, Wessolowski N, Schulte-Markwort M (2012) Evaluation des Marburger Rechtschreibtrainings an Zweit- und Drittklässlern mit Rechtschreibproblemen. Z Kinder- und Jugendpsychiatrie und Psychother 40:171–179

Behrndt SM, Hoffmann H, Koschay E (2006) Kompendium zum Abbau von Schwierigkeiten beim Lesen und beim Rechtschreiben. Eigenverlag, Greifswald

Betz D, Breuninger H (1998) Teufelskreis Lernstörungen. Theoretische Grundlegung und Standardprogramm. Beltz, Weinheim

Born A, Oehler C (2009) Lernen mit Grundschulkindern. Praktische Hilfen und erfolgreiche Fördermethoden für Eltern und Lehrer. Kohlhammer, Stuttgart

Buschmann A, Multhauf B (2018) Heidelberger Elterntraining Lese-Rechtschreibschwierigkeiten. Elsevier, München

Döpfner N, Görtz-Dorten A (2017) Diagnostik-System für psychische Störungen nach ICD-10 und DSM-5 für Kinder und Jugendliche-III: DISYPS-III. Hogrefe, Göttingen

Döpfner M, Schürmann S, Frölich J (2013) Therapieprogramm für Kinder mit hyperkinetischem und oppositionellem Problemverhalten. Beltz, Weinheim

Dummer-Smoch L, Hackethal R (2013) Handbuch zum Kieler Rechtschreibaufbau. Veris, Kiel

Dummer-Smoch L, Hackethal R (2016) Handbuch zum Kieler Leseaufbau. Veris, Kiel

Forster M, Martschinke S (2008) Leichter lesen und schreiben lernen mit der Hexe Susi: Übungen und Spiele zur Förderung der phonologischen Bewusstheit. Auer, Donauwörth

Fröhlich LP, Metz D, Petermann F (2009) Kindergartenbasierte Förderung der phonologischen Bewusstheit „Lobo vom Globo". Kindh Entwickl 18:204–212

Fröhlich LP, Metz D, Petermann F (2010) Förderung der phonologischen Bewusstheit und sprachlicher Kompetenzen: das Lobo-Kindergartenprogramm. Hogrefe, Göttingen

Fröhlich LP, Petermann F, Metz D (2011) Förderung der phonologischen Bewusstheit am Übergang vom Kindergarten zur Grundschule mit den „Lobo-Programmen". Z Pädag 57:744–759

Gebauer D, Fink A, Filippini N, Johansen-Berg H, Reishofer G, Koschutnig K, Kargl R, Purgstaller C, Fazekas F, Enzinger C (2012a) Differences in integrity of white matter and changes with training in spelling impaired children: a diffusion tensor imaging study. Brain Struct Funct 217:747–760

Gebauer D, Fink A, Kargl R, Reishofer G, Koschutnig K, Purgstaller C, Fazekas F, Enzinger C (2012b) Differences in brain function and changes with intervention in children with poor spelling and reading abilities. PLoS One 7:e38201

Goth K, Schmeck K (2009) Das Junior Temperament und Charakter Inventar: JTCI. Hogrefe, Göttingen

Groth K, Hasko S, Bruder J, Kunze S, Schulte-Körne G (2013) Interventionseffekte bei Lese-Rechtschreibstörung: Evaluation von zwei Förderkonzepten unter besonderer Betrachtung methodischer Aspekte. Lernen und Lernstörungen 2:161–175

Horn R, Jäger R (2006) The Test of Everyday Attention for Children: TEA-Ch. Deutsche Bearbeitung und Normierung. Pearson, London

Huemer S, Moll K, Schulte-Körne G (2018) Onlinebasierte Leseförderung für Grundschüler. Das Konzept „Meister Cody – Namagi". Lern Lernstörungen 4:247–252

Inckemann E (2003) Training der phonologischen Bewusstheit. Grundschule 9:41–44

Ise E, Schulte-Körne G (2010) Spelling deficits in dyslexia: evaluation of an orthographic spelling training. Ann Dyslexia 60:18–39

Kargl R, Purgstaller C (2010) MORPHEUS. Morphemunterstütztes Grundwortschatz-Segmentierungstraining. Hogrefe, Göttingen

Kargl R, Purgstaller C, Weiss S, Fink A (2008) Effektivitätsüberprüfung eines morphemorientierten Grundwortschatz Segmentierungstrainings (MORPHEUS) bei Kindern und Jugendlichen. Heilpadag Forsch 34:147–156

Kargl R, Purgstaller C, Mrazek C, Ertl K, Fink A (2011) Förderung der Lese- und Rechtschreibkompetenz auf Basis des morphematischen Prinzips. Z Heilpadag 2:61–68

Keller E, Glaser C (2017) Effekte einer kombinierten Förderung von Rechtschreibfertigkeiten und Schreibstrategien auf die Aufsatzleistung von rechtschreibschwachen Fünftklässlern. Empirische Sonderpädag 4:302–322

Klatte M, Steinbrink C, Bergström K, Lachmann T (2013) Phonologische Verarbeitung bei Grundschulkindern mit schwacher Lesefähigkeit. Lernen und Lernstörungen 2:199–215

Klatte M, Steinbrink C, Prölß A, Estner B, Christmann C, Lachmann T (2014) Effekte des computerbasierten Trainingsprogramms „Lautarium" auf die phonologische Verarbeitung und die Lese-Rechtschreibleistungen bei Grundschulkindern. In: Schulte-Körne G (Hrsg) Legasthenie und Dyskalkulie - Neue Methoden zur Diagnostik und Förderung. Winkler, Bochum, S 127–144

Klatte M, Steinbrink C, Bergström K, Lachmann T (2017) Lautarium: Ein computerbasiertes Trainingsprogramm für Grundschulkinder mit Lese-Rechtschreibschwierigkeiten: Manual. Hogrefe, Göttingen

Klicpera C, Gasteiger-Klicpera B (2014) Aufbau von Lesefertigkeiten. In: Lauth G, Grünke M, Brunstein J (Hrsg) Interventionen bei Lernstörungen. Hogrefe, Göttingen

Klicpera C, Weiss J, Gasteiger-Klicpera B (2013) Erfolg einer schulischen Legastheniker-Förderung für Kinder der 3. und 4. Schulstufe nach dem Programm von Reuter-Liehr. Heilpädagogische Forschung 39:87–95

Kubinger K, Holocher-Ertl S (2014) Adaptives Intelligenzdiagnostikum 3: AID 3. Beltz, Weinheim

Kubinger K, Spohn F (2017) AID_3_tailored. Testleiterprogramm zum AID 3 – Tailored Testing. Hogrefe, Göttingen

Küspert P, Schneider W (2018) Hören, lauschen, lernen. Sprachspiele für Kinder im Vorschulalter. Würzburger

Trainingsprogramm zur Vorbereitung auf den Erwerb der Schriftsprache. Hogrefe, Göttingen

Labas M, Bederski H (2014) Das Üben mit der Wortkartei. In: Lauth G, Grünke M, Brunstein J (Hrsg) Interventionen bei Lernstörungen. Hogrefe, Göttingen

Lauth G, Burnstein J, Grünke M (2014) Lernstörungen im Überblick: Arten, Klassifikation, Verbreitung und Erklärungsperspektiven. In: Lauth G, Grünke M, Brunstein J (Hrsg) Interventionen bei Lernstörungen. Hogrefe, Göttingen

LegaKids   (Kids).   ▶ http://www.legakids.net/kids/. Zugegriffen: 30. Apr. 2019

Lenhard W, Lenhard A (2016) Evidenzbasierte Förderung schulischer Fertigkeiten am Computer: Lernspiele mit Elfe und Mathis. In: Hasselhorn M, Schneider W (Hrsg) Förderprogramme für Vor- und Grundschule. Hogrefe, Göttingen, S 87–114

Lenhard W, Schneider W, Lenhard A, Schneider W (2017) Ein Leseverständnistest für Erst-bis Siebtklässler-Version II (ELFE II). Hogrefe, Göttingen

Lenhard A, Lenhard W, Küspert P (2018) Lesespiele mit Elfe und Mathis. Computerbasierte Leseförderung für die erste bis vierte Klasse. Hogrefe, Göttingen

Lidzba K, Christiansen H, Drechsler R (2013) Conners Skalen zu Aufmerksamkeit und Verhalten-3 Deutschsprachige Adaptation der Conners. Huber, Bern (3. Aufl. von Keith Conners)

Mangstl-Fischer A, Fischer P, Kornherr P, Hechtl M (2007) LRS-Training mit Gustav Giraffe: ein umfassendes Förderprogramm für die Grundschule. Care-Line, Stamsried

Metz D, Fröhlich LP, Petermann F (2010) Schulbasierte Förderung der phonologischen Bewusstheit und sprachlicher Kompetenzen: Das Lobo-Schulprogramm. Hogrefe, Göttingen

Metz D, Fröhlich LP, Rißling JK, Petermann F (2015) Kurz- und Langzeiteffekte einer Förderung der phonologischen Bewusstheit bei Schulanfängern. Z Psychiatr, Psychol Psychother 59:65–72

Moll K, Landerl K (2014) Lese- und Rechtschreibtest (SLRT-II). Weiterentwicklung des Salzburger Lese- und Rechtschreibtests. Hogrefe, Göttingen

Petermann F (2002) Grundbegriffe und Trends der Klinischen Kinderpsychologie und Kinderpsychotherapie. In: Petermann F (Hrsg) Lehrbuch der Klinischen Kinderpsychologie und -psychotherapie. Hogrefe, Göttingen, S 9–26

Plath M (2016) LRS-Gruppentherapie im logopädischen Praxisalltag. Erfahrungen und erste Effektivitätsergebnisse des Förderprogramms „LRS-Training mit Gustav Giraffe I & II. Forum Logopädie 4:30–33

Plume E, Schneider W (2004) Hören, lauschen, lernen 2. Spiele mit Buchstaben und Lauten für Kinder im Vorschulalter – Würzburger Buchstaben-Laut-Training. Vandenhoeck & Ruprecht, Göttingen

Reuter-Liehr C (1993) Behandlung der Lese-Rechtschreibschwäche nach der Grundschulzeit: Anwendung und Überprüfung eines Konzeptes. Zeitschrift für Kinder- und Jugendpsychiatrie 21:135–147

Reuter-Liehr C (2008) Lautgetreue Lese-Rechtschreibförderung. Winkler, Bochum

Rißling JK, Metz D, Melzer J, Petermann F (2011) Langzeiteffekte einer kindergartenbasierten Förderung der phonologischen Bewusstheit. Kindh Entwickl 20:229–235

Roth E, Schneider W (2002) Langzeiteffekte einer Förderung der phonologischen Bewusstheit und der Buchstabenkenntnis auf den Schriftspracherwerb. Z Pädagogische Psychol 16:99–107

Rückert EM, Kunze S, Schillert M, Schulte-Körne G (2010a) Prävention von Lese-Rechtschreibschwierigkeiten. Effekte eines Eltern-Kind-Programms zur Vorbereitung auf den Schriftspracherwerb. Kindh Entwickl 19:82–89

Rückert EM, Kunze S, Schulte-Körne G (2010b) Lass uns lesen! Ein Eltern-Kind-Training zur Vorbereitung auf das Lesen- und Schreibenlernen. Winkler, Bochum

Rückert EM, Plattner A, Schulte-Körne G (2010c) Wirksamkeit eines Elterntrainings zur Prävention von Lese-Rechtschreibschwierigkeiten. Zeitschrift für Kinder- und Jugendpsychiatrie und Psychotherapie 38:169–179

Scherling C (2014) Lesikus. ▶ http://www.lesikus.com

Schneeberger B, Kargl R, Purgstaller C, Kozel N, Gebauer D, Vogl J, Rohrer S, Fink A (2011) Förderung von Kindern und Jugendlichen mit Problemen im Schriftspracherwerb. Z Heilpädag 12:476–483

Schneider W, Küspert P, Roth E, Visé M, Marx H (1997) Short- and long-term effects of training phonological awareness in kindergarten: Evidence from two German studies. J Exp Child Psychol 66:311–340

Schneider W, Ennemoser M, Roth E, Küspert P (1999) Kindergarten prevention of dyslexia: does training in phonological awareness work for everybody? J Learn Disabil 32:429–436

Schneider W, Roth E, Ennemoser M (2000) Training phonological skills and letter knowledge in children at risk for dyslexia: A comparison of three kindergarten intervention programs. J Educ Psychol 92:284–295

Schöfl M (2016) Delfino – Ein Online-Förderwerkzeug bei LRS für den Einsatz in der Klasse. Lern Lernstörungen 5:111–118

Schulte-Körne G, Galuschka K (2015) Lese- und/oder Rechtschreibstörung bei Kindern und Jugendlichen, Diagnostik und Behandlung. In: AWMF (Hrsg) S3-Leitlinie,   AWMF-Register-Nr. 028/044.   ▶ https://www.awmf.org/leitlinien/detail/ll/028-044.html

Schulte-Körne G, Galuschka K (2019) Lese- /Rechtschreibstörung (LRS). Leitfaden Kinder- und Jugendpsychotherapie. Hogrefe, Göttingen

Schulte-Körne G, Mathwig F (2019) Das Marburger Rechtschreibtraining. Ein regelgeleitetes Förderprogramm für rechtschreibschwache Schüler. Winkler, Bochum

Schulte-Körne G, Schäfer J, Deimel W, Remschmidt H (1997) Das Marburger Eltern-Kind-Rechtschreibtraining. Zeitschrift für Kinder- und Jugendpsychiatrie und Psychotherapie 25:151–159

Schulte-Körne G, Deimel W, Remschmidt H (1998) Das Marburger Eltern-Kind-Rechtschreibtraining – Verlaufsuntersuchung nach 2 Jahren. Zeitschrift für Kinder- und Jugendpsychiatrie und Psychotherapie 26:167–173

Schulte-Körne G, Deimel W, Hülsmann J, Seidler T, Remschmidt H (2001) Das Marburger Rechtschreib-Training – Ergebnisse einer Kurzzeit-Intervention. Zeitschrift für Kinder- und Jugendpsychiatrie und Psychotherapie 29:7–15

Schulte-Körne G, Deimel W, Remschmidt H (2003) Rechtschreibtraining in schulischen Fördergruppen. Ergebnisse einer Evaluationsstudie in der Primarstufe. Zeitschrift für Kinder- und Jugendpsychiatrie 31:85–98

Schulte-Körne G, Huemer S, Moll K (2016) Meister Cody – Namagi. ▶ https://www.meistercody.com/produkte/namagi-legasthenie

Schulte-Körne G, Lonnemann J, Lindberg S, Hasselhorn M (2018) Neue Wege in der Diagnostik und Förderung bei schulischen Entwicklungsstörungen. Lern Lernstörungen 4:195–196

Schweizer K (2016) Der Einsatz von Lernsoftware bei Lernstörungen. Lern Lernstörungen 1:33–43

Spinath B, Stiensmeier-Pelster J, Schöne C, Dickhäuser O (2012) Skalen zur Erfassung der Lern- und Leistungsmotivation: SELLMO. Hogrefe, Göttingen

Tacke G (2005) Evaluation eines Lesetrainings zur Förderung lese- rechtschreibschwacher Grundschüler der zweiten Klasse. Psychol Erz Unterr 52:198–209

Tacke G (2012) Flüssig lesen lernen. Für das Üben im Unterricht und in Fördergruppen. Schuljahr 1/2. Neubearbeitung. Klett, Stuttgart

Tacke G (2013) Flüssig lesen lernen. Für das Üben im Unterricht und in Fördergruppen. Schuljahr 2/3. Neubearbeitung. Klett, Stuttgart

Tacke G (2014) Flüssig lesen lernen. Für das Üben im Unterricht und in Fördergruppen. Schuljahr 4. Neubearbeitung. Klett, Stuttgart

Unterberg DJ (2005) Die Entwicklung von Kindern mit LRS nach Therapie durch ein sprachsystematisches Förderkonzept. Kurz- und langfristige Wirksamkeit des Förderkonzepts nach Reuter-Liehr. Winkler, Bochum

von Suchdoletz W (2007) Welche Behandlung ist bei der Legasthenie wirksam? Monatsschr Kinderheilkd 4:351–356

Weber JM, Marx P, Schneider W (2002) Profitieren Legastheniker und allgemein leserechtschreibschwache Kinder in unterschiedlichem Ausmaß von einem Rechtschreibtraining? Psychol Erziehung Unterr 49:56–70

Weber J, Marx P, Schneider W (2007) Die Prävention von Lese-Rechtschreibschwierigkeiten: bei Kindern mit nichtdeutscher Herkunftssprache durch ein Training der phonologischen Bewusstheit. Z Pädagogische Psychol 21:65–75

Weiss S, Grabner RH, Kargl R, Purgstaller C, Fink A (2010) Behavioral and neurophysiological effects of morphological awareness training on spelling and reading. Read Writ 23:645–671

Ziffer RL, Shapiro LE (1992) Children's self-report and projective inventory. Psychological Assessment Services, Narberth

Schulische Fertigkeiten: Rechnen – Wer rechnen kann, ist klar im Vorteil

Silvia Pixner und Verena Dresen

© Springer-Verlag GmbH Deutschland, ein Teil von Springer Nature 2020
T. Pletschko et al. (Hrsg.), *Neuropsychologische Therapie mit Kindern und Jugendlichen*,
https://doi.org/10.1007/978-3-662-59288-5_19

1 Neuropsychologischer Hintergrund

Gemäß aktuellen Studien zur Prävalenz numerischer Defizite leiden ungefähr 6 % aller Grundschulkinder an einer entwicklungsbedingten Dyskalkulie (Fischbach et al. 2013). Das bedeutet, dass in einer Klasse mit 30 Schulkindern ein bis zwei Kinder unter Dyskalkulie leiden.

> **Definition**
>
> Im klinischen Alltag wird Dyskalkulie als eine Störung der Rechenfertigkeiten ohne Intelligenzminderung beschrieben (DSM-V: American Psychiatric Association, 2015; ICD-10, Dilling und Freyberger 2001). Dabei wird explizit darauf hingewiesen, dass Dyskalkulie nicht als Störung abstrakter mathematischer Fertigkeiten definiert ist, sondern sich in Form einer gravierenden Schwierigkeit des Erwerbs basaler numerischer und arithmetischer Kompetenzen ausdrückt (Dilling und Freyberger 2001).

Das heißt, dass die betroffenen Kinder bereits bei sehr grundlegenden Fertigkeiten wie beispielsweise dem Zählen, dem Mengenvergleich, bei der Zahl-Mengen-Zuordnung, beim Schreiben/Lesen arabischer Zahlen oder bei der Orientierung auf einem Zahlenstrahl Schwierigkeiten haben (Pixner 2017). Daher ist es nicht überraschend, dass auch ein Großteil der aktuellen Forschungsbemühungen auf die Früherkennung und Frühförderung basisnumerischer Fertigkeiten fokussiert ist (z. B. Handl und Kaufmann 2008; Jordan et al. 2003; Kaufmann et al. 2005; Landerl et al. 2004; Xu und Spelke 2000), wie man auch aus den Metaanalysen von Ise et al. (2012) oder Monei und Pedro (2017) entnehmen kann.

Die Erkennung und auch die Förderung bei Dyskalkulie wird dadurch erschwert, dass mathematische Fertigkeiten aus mehreren Teilfertigkeiten bestehen, die unabhängig voneinander gestört oder mangelhaft ausgeprägt sein können. Angelehnt an das Triple-Code-Modell der Zahlenverarbeitung von Dehaene et al. (2003) werden drei unabhängige Zahlenrepräsentation beschrieben, für die sich jeweils spezifische Gehirnregionen zuordnen lassen. Die analoge Repräsentation ist das Wissen über die numerische Größe und der Sitz des mentalen Zahlenstrahls. Diese wird bei allen numerischen Entscheidungen benötigt. Die verbale Repräsentation ist vor allem für Zahlwörter, Zählen und das arithmetische Faktenwissen zuständig. Die visuell-arabische Form stellt die dritte Repräsentation dar, die bei der Verarbeitung arabischer Symbole aktiviert wird. Das Modell von Dehaene et al. (2003) beschreibt die Zahlenverarbeitung bei Erwachsenen und deckt somit nicht die Entwicklung dieser ab. Auf den hierarchischen Aufbau der numerischen Kompetenzen bei Kindern wird im Abschnitt Intervention weiter unten Bezug genommen. Bezüglich neuronaler Korrelate finden sich bei Kindern mit und ohne Rechenschwäche Unterschiede in den Gehirnfunktionen, der Gehirnstruktur und den Verbindungen (neuronale Konnektivität) verschiedener Hirnareale (für einen Überblick siehe Moeller et al. 2017). Das bedeutet, dass Kinder mit einer Rechenschwäche eine andere Aktivierung der für die Zahlenverarbeitung und das Rechnen verantwortlichen Gehirnareale aufweisen, die zu schlechteren Repräsentationen und einer geringeren Automatisierung von numerischen Größen führen (Kaufmann et al. 2011). Weiters wurden sowohl eine Unteraktivierung von Gehirnarealen, die für aufmerksamkeitsbezogene und visuelle Prozesse zuständig sind (wichtig für alle numerisch-rechnerischen Fertigkeiten), als auch eine Überaktivierung jener Areale, die auf kompensatorische und domänenunspezifische Prozesse hinweisen, gefunden (Ashkenazi et al. 2013). Hinsichtlich der Gehirnstrukturen zeigt sich eine verringerte Dichte der Neuronen (graue Substanz) in zahlenrelevanten Hirnregionen wie auch bei den Faserverbindungen (weiße Substanz), die für die Informationsübertragung zwischen den verschiedenen Arealen zuständig sind (Rotzer et al. 2008). Dies führt wiederum zu atypischen Faserverbindungen und dadurch zu einer verringerten strukturellen Konnektivität zahlenrelevanter Areale (Kucian et al. 2014). Zugleich konnten Rosenberg-Lee et al. (2015) eine erhöhte funktionale Konnektivität zwischen diesen Gehirnarealen nachweisen, was bedeutet, dass aufgrund der beeinträchtigten strukturellen Konnektivität eine stärkere und damit kompensatorische Aktivierung dieser Areale bei der Bearbeitung numerisch-rechnerischer Aufgaben notwendig ist (Moeller et al. 2017). Eine Aussage bzgl. der Ursache-Wirkungs-Beziehungen ist vom aktuellen Stand der Forschung derzeit noch nicht zulässig, allerdings zeigen Studien zur Wirksamkeit kognitiver (numerisch-rechnerischer) Interventionsprogramme, dass die Aktivierungsmuster von Kindern mit Rechenschwäche veränderbar und geringere Unterschiede zu Kindern ohne Rechenschwäche feststellbar sind (Kucian et al. 2011; Wißmann et al. 2012).

> ❯ Da Kinder mit Dyskalkulie definitionsgemäß ein durchschnittliches bis überdurchschnittliches Intelligenzniveau zeigen, können sie ihre numerisch-rechnerischen Defizite meist bis zu einem gewissen Grad erfolgreich kompensieren. Daher werden die meisten Kinder nicht sofort in den ersten Schulstufen als rechenschwach erkannt.

Kompensatorische Strategien sind jedoch meist zeitaufwendig und häufig auch fehleranfällig: So können betroffene Kinder beispielsweise die einfache Rechnung 2+4 nicht direkt (durch Abruf des Ergebnisses aus dem Langzeitgedächtnis) lösen, sondern müssen die Aufgabe mithilfe prozeduraler Strategien, wie beispielsweise zählendem Rechnen, lösen.

In höheren Klassenstufen, die mit wachsenden Anforderungen in Hinblick auf die numerisch-rechnerischen Kompetenzen einhergehen, nehmen die Schwierigkeiten gewöhnlich zu und äußern sich schließlich auch in schlechten Schulnoten im Unterrichtsfach Mathematik. Wiederholte Misserfolgserlebnisse resultieren bei vielen betroffenen Kindern in einer negativen Einstellung zum Rechnen, die nicht selten in einer allgemeinen Schulverweigerung und auch Schulangst münden kann (z. B. Hembree 1990; Hopko et al. 1998; Krinzinger und Kaufmann 2006; Krinzinger et al. 2009).

Shalev et al. (2000) weisen in ihrer viel zitierten Längsschnittstudie auch auf die Persistenz von Dyskalkulie und den damit einhergehenden numerisch-rechnerischen Defiziten hin. Persistierende Dyskalkulie führt jedoch nicht nur zu schulischen Problemen, sondern stellt oft auch ein Problem für die psychosoziale Entwicklung der Betroffenen dar. Ein großer Teil der von Shalev et al. (2000) untersuchten Kinder mit persistierender Dyskalkulie entwickelte mit der Zeit assoziierte psychiatrische Auffälligkeiten wie Schulvermeidung, Prüfungsangst, aggressives oder dissoziales Verhalten, deren Behandlung

beträchtliche Folgekosten verursacht. Aus diesen Gründen ist eine möglichst frühe und effektive Intervention bei Dyskalkulie nicht nur für die Betroffenen relevant, sondern auch im Hinblick auf volkswirtschaftliche Aspekte wünschenswert.

2 Zur Effektivität von Intervention bei Dyskalkulie: Bisherige Evidenz

Die Berücksichtigung der komplexen und multikomponentiellen Natur des Zahlenverarbeitungs- und Rechensystems ist auch für eine effektive und ökonomische Interventionsplanung unerlässlich. Bevor nun konkrete Vorgangsweisen in der Förderung beschrieben werden, sollen ein paar allgemeine Regeln in der Intervention bei Dyskalkulie eingeführt werden, die für den Erfolg einer Therapie ausschlaggebend sind. Ein wichtiges Kriterium für eine effektive Intervention ist eine symptomspezifische und individuell angepasste („maßgeschneiderte") Therapie.

> ❯ Laut den S3-Leitlinien zur Behandlung der Rechenstörung (DGKJP 2018) wird eine symptomspezifische Förderung ausdrücklich empfohlen. Symptomspezifisch wird dabei als auf mathematische, arithmetische oder basisnumerische Inhalte bezogen gesehen.

Wie bereits weiter oben beschrieben, spielen räumliche Fertigkeiten, Aufmerksamkeitsprozesse, aber auch verbale Fertigkeiten und Gedächtnisfunktionen eine große Rolle beim Rechnen, diese sollten daher in der Intervention nicht unbeachtet bleiben, jedoch auch nicht ausschließlich im Fokus stehen. Numerisch-rechnerische Interventionsprogramme zur Verbesserung der Zahlenverarbeitung und des Rechnens zeigen sowohl auf Leistungsebene (bei der Verwendung von standardisierten Rechentests), als auch auf Ebene der Gehirnfunktionen (Veränderung der Gehirnaktivität) positive Effekte (Moeller et al. 2017). Die Metaanalyse von Kroesbergen und van Luit (2003) beschreibt darüber hinaus weitere wichtige Faktoren, die die Effektivität einer Intervention beeinflussen. So erwies sich die direkte Interaktion mit PädagogInnen bzw. TherapeutInnen, im Vergleich zur Durchführung des Interventionsprogramms am Computer, als effektiver. Ein ähnliches Ergebnis findet man für den deutschsprachigen Raum auch in der Metaanalyse von Ise et al. (2012). Weiters ist eine individuelle Förderung im Einzelsetting effektiver als eine Gruppen- förderung (Ise et al. 2012). Dieses Ergebnis wurde von Re et al. (2014) eindeutig bestätigt. Auch hier konnten die Verbesserungen der Kin- der nur im Einzelsetting festgestellt werden. Die Autorinnen und Autoren dieser Studie sehen den Vorteil der individuellen Förderung aufgrund der Heterogenität der Kinder mit Dyskalkulie darin, dass die Förderung im Einzelsetting sehr stark an die Bedürfnisse des Kindes angepasst werden kann und dadurch viel effektiver ist. Führt man sich die oben bereits angesprochene emotionale Komponente (d. h. wiederkehrende Misserfolge, Prüfungsangst) vor Augen, wird die Notwendigkeit der persönlichen Zuwendung in der Intervention als ein weiterer Faktor für die Effektivität einer Therapie noch bedeutsamer (Kruell 2000). Eine spielerische Vorgangsweise mit Einbindung der Interessen des Kindes ist also eine wichtige Basis für die Dyskalkulie-För- derung generell. Ein weiterer bedeutender Fak- tor, der die Effektivität der Förderung erhöht, ist der richtige Ansatz.

> **In der Metaanalyse von Ise et al. (2012) wird klar, dass eine nicht curricular orientierte, neuropsychologische Förderung am effektivsten ist. Dies bedeutet, genau an jenem Punkt mit der Förderung zu starten, an welchem das Kind die ersten Probleme gezeigt hat, unabhängig von der aktuellen Schulstufe und dem chronologischen Alter.**

Wie bereits beschrieben, zeigen rechnerische Kompetenzen einen modularen Aufbau (Dehaene et al. 2003). Sie bestehen aus mehreren Teilfertig- keiten, die unabhängig voneinander sind. Dies trifft auf erwachsene geübte Rechner zu, aber wie sieht es während der Entwicklung aus? Ent- wicklungsmodelle, wie zum Beispiel das Stufen- modell von Fritz und Ricken (2008), zeigen einen klaren hierarchischen Aufbau der einzelnen mathematischen Kompetenzen. Dies bedeutet, dass die einzelnen Teilfertigkeiten in der Ent- wicklung aufeinander aufbauen. Defizite in einer dieser Teilfertigkeiten können daher zu Stagnie- rung in der weiteren Entwicklung der höheren rechnerischen Kompetenzen führen. Nicht selten (wie auch im Fallbeispiel weiter unten zu sehen

ist) gelingt es vielen Kindern, sich aufgrund ihrer Intelligenz kompensatorische Strategien anzu- eignen. Dies kann vorübergehend dazu führen, dass die folgenden rechnerischen Anforderungen scheinbar bewältigt werden. Diese Strategien stel- len jedoch meist eine Sackgasse dar oder lassen sich nicht auf die nächst höhere Stufe adaptieren, womit die Entwicklung erneut ins Stocken gerät. Daher sollte eine Förderung immer an der Basis ansetzen, also da, wo die ersten Probleme in der Hierarchie beobachtet werden, um einen sta- bilen Untergrund aufzubauen. Betrachtet man den hierarchischen Aufbau, wird zusätzlich auch klar, dass die Förderung möglichst früh beginnen sollte.

> **Dieser Punkt findet sich auch als Empfehlung in den S3-Leitlinien (DGKJP 2018), die besagt, dass Kinder mit einem Risiko für eine Rechenstörung bereits ab dem Vorschulalter Fördermaßnahmen erhalten sollten.**

Im klinischen Alltag ist eine Prävention leider eher noch die Ausnahme. Sehr häufig kommen die Kinder erst deutlich später (zum Ende der 2. Schulstufe oder noch später) zur Abklärung und darauf folgend zur Förderung.

Oft bestimmt durch die Schulstufe oder auch dem Alter des Kindes wird in der Förderung sehr schnell auf die abstrakte symbolische Ebene übergegangen.

Praxistipp

Kinder mit Dyskalkulie haben sehr häufig Probleme, abstrakte Konzepte auf der symbolischen Ebene zu verstehen (Beygi et al. 2010). Daher ist zu Beginn der Förderung ein konkretes Handeln mit Material für das Verständnis unverzichtbar.

Angelehnt an das CRA (Concrete – Representa- tional – Abstract) Instruktionsmodell von Bar- oody (1987) sollte jedes neue mathematische Konzept auf diesen drei Ebenen in der Förde- rung aufgebaut werden. Zuerst die konkrete Ebene, also ein konkretes Handeln mit Mate- rialien zum Konzept passend. Erst danach der Wechsel in die bildhafte Repräsentation und schließlich die symbolische abstrakte Ebene. Die Verweildauer in jeder dieser Ebenen kann von Kind zu Kind variieren und der zu schnelle Wechsel oder das Auslassen einer dieser Ebenen kann dazu führen, dass die Inhalte nicht ausreichend verstanden werden. Das Berücksichtigen dieser Vorgangsweise in der Förderung unterstützt das grundlegende Verständnis für mathematische Konzepte (Miller und Mercer 1993), die eine stabile Basis für die weiteren Fertigkeiten darstellen. Vor allem bei älteren Kindern (Ende Grundstufe) wird auf diese Vorgangsweise gerne verzichtet, da man davon ausgeht, dass das abstrakte Denken ausreichend geschult ist. Beygi et al. (2010) zeigen in ihrer Studie auf, dass diese Vorgangsweise auch bei Schülern in der 4.–5. Schulstufe einen deutlichen Benefit für das Verständnis der mathematischen Konzepte mit sich bringt.

3 Konkrete Förderansätze strukturiert und zusammengefasst

Aufbauend auf diese allgemeinen Regeln zur Förderung bei Dyskalkulie werden folgend konkrete, evidenzbasierte Förderprogramme aufgelistet. In

◘ Tab. 1 ist eine Auswahl deutsch- und englischsprachiger Förderprogramme, für die eine eindeutige wissenschaftliche Evaluierung vorliegt, angeführt. Die genannten S3-Leitlinien (DGKJP 2018) geben, zumindest für den deutschsprachigen Raum, die Empfehlungen für Förderprogramme und Förderansätze vor, die auch regelmäßig aktualisiert werden. Die Auswahl der Verfahren wurden nach der Metaanalyse von Ise et al. (2012), dem systematischen Review von Monei und Pedro (2017) und nach den Empfehlungen der S3-Leitlinien (DGKJP 2018) vorgenommen.

Wie in ◘ Tab. 1 ersichtlich, fokussieren sich die meisten Förderprogramme auf die frühe Entwicklung (Kindergarten oder Beginn der Grundstufe) und befassen sich dabei mit den basisnumerischen Kompetenzen und den Anfängen des Rechnens, wobei gewisse Bausteine immer wieder eine wesentliche Rolle spielen. Diese wichtigen Bausteine werden in der ◘ Abb. 1 zusammengefasst, strukturiert und in weiterer Folge noch einmal detailliert vorgestellt sowie eine konkrete Vorgangsweise im klinischen Setting gegeben. Unter den Bausteinen 1 und 2 (s. ◘ Abb. 1) werden basisnumerische oder auch

◘ **Tab. 1** Ausgewählte evaluierte Förderprogramme bei Dyskalkulie

Erstautor	Jahr	Name des Programms	Alter der Kinder	Bereich
Fischer et al.	2011	Tanzmatten-Training	KiGa	Zählen, Zahlenvergleich, Orientierung im Zahlenraum
Gerlach et al	2013	MARKO-T	KiGa bis 4. Klasse	Zählen, Teil-Teil-Ganzes, Orientierung im Zahlenraum
Kadosh et al.	2013	Catch Up Numeracy	6–10 Jahre	Zählen, Transkodieren, Faktenabruf, Schätzen
Krajewski et al.	2013	Mengen, zählen, Zahlen	KiGa bis 1. Klasse	Zählen, Zahlenvergleich, Teil-Teil-Ganzes Verständnis
Kucian et al.	2011	Calcularis	1.–5. Klasse	Orientierung im Zahlenraum, Schätzen, Rechnen
Meister Cody	2013	Meister Cody	1.–4. Klasse	Zahlenvergleich, Schätzen, Rechnen, Transkodieren
Lenhard et al.	2009	Rechenspiele mit Elfe und Mathis 1	7–9 Jahre	Mengen, Zahlen, Sachaufgaben, Rechnen
Räsänen et al.	2009	Graphogame-Math	KiGa	Zählen, Zahlenvergleich, Rechnen
Siegler und Ramani	2009	Linear Number Board Games	KiGa	Orientierung im Zahlenraum, Zählen
Syah et al.	2016	MathACE	7 Jahre	Zählen, Addieren, Subtrahieren
Wilson et al.	2006	The Number Race	7–9 Jahre	Zählen, Transkodieren, Rechnen, Zahlenvergleich

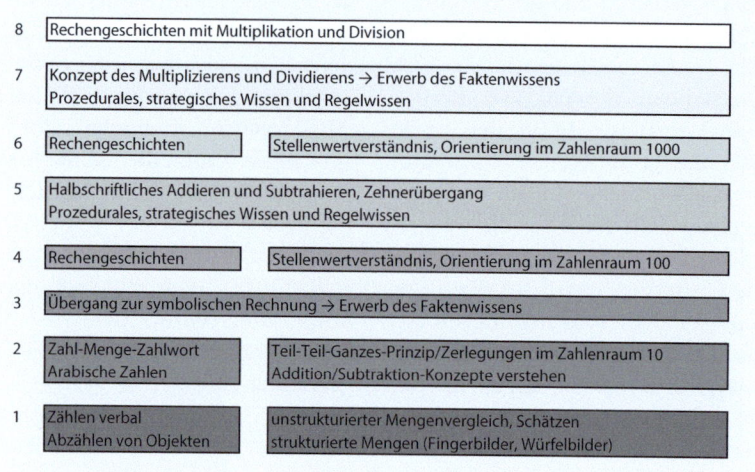

Abb. 1 Zusammenfassung der Förderbausteine in der Dyskalkulie-Förderung

Vorläuferfertigkeiten für mathematische Kompetenzen zusammengefasst. Das Zählen und die Beherrschung der Zählprinzipien spielen bei fast allen vorgestellten Förderprogrammen eine wesentliche Rolle (für weitere Details siehe auch Gelman und Gallistel 1978). Kinder lernen zunächst die stabile Reihenfolge, d. h. dass die Zahlen in einer immer gleichen Reihe nacheinander aufzusagen sind. Dies erscheint zu Beginn eher wie ein Gedicht, ohne dass konkrete Mengen sofort für die Kinder abrufbar sind. Trotzdem ist diese leere Hülle eine wichtige Kompetenz, die später mit Inhalten gefüllt werden kann. Darauf aufbauend kann zum Abzählen von Objekten übergegangen werden. Hier sollte die stabile Reihenfolge bereits gut verinnerlicht sein, damit das Kind diese zweite wichtige Kompetenz, die 1:1-Zuordnung erlernen kann.

Parallel zu diesen eher sprachlastigen Inhalten kann die analoge Repräsentation von Mengen (angelehnt an das Triple-Code-Modell von Dehaene et al. 2003) aufgebaut und/oder gefördert werden. Den Umgang mit unstrukturierten Mengen, Einschätzungen, wo mehr und weniger ist, auch unter der Kontrolle der räumlichen Ausdehnung, stellen die Inhalte ergänzend in diesem Baustein dar. In weiterer Folge sollten auch strukturierte Mengen wie Fingerbilder und Würfelbilder in der Förderung eine wesentliche Rolle spielen. Kreilinger und Pixner (in Vorbereitung) konnten zeigen, dass eine stabile Vorstellung von strukturierten Mengen unterstützend für den Erwerb der Kardinalität ist.

Im zweiten Baustein werden dann die Zahlwörter mit den entsprechenden Mengen (kardinales Verständnis wird gefördert) und anschließend auch mit den arabischen Symbolen in Verbindung gebracht. Erst wenn die Kinder verstanden haben, dass drei Objekte „drei" bedeuten, kann zum nächsten Schritt gewechselt werden. Die Förderung des Teil-Teil-Ganzen sollte als nächste Zielsetzung gelten. Ein tief greifendes Verständnis darüber, dass Mengen aus Teilmengen bestehen und dass diese unterschiedlich zusammengesetzt werden können, ist eine wichtige Basis, um das Konzept des Addierens und als Umkehraufgabe auch das Subtrahieren zu verstehen.

Diese basisnumerischen Kompetenzen müssen sehr gut verinnerlicht sein, bevor man zum dritten Baustein, dem Übergang zur symbolischen Rechnung weitergehen kann. Beim Wechsel zwischen den Bausteinen ist das oben beschriebene CRA-Instruktionsmodell zu beachten: vom konkreten Handeln zur bildhaften Darstellung und schließlich zur Einführung der symbolischen abstrakten Repräsentation. Da die Additionsfakten nicht nur eine wichtige Basis für die Subtraktion im Zahlenraum 10 darstellen, sondern in weiterer Folge für das Addieren und Subtrahieren mit mehrstelligen Zahlen und auch als Basis für die Multiplikation und das Verständnis des Multiplikationskonzeptes generell von großer Bedeutung sind, sollte hier ausreichend Zeit eingeplant werden, um diese gut zu automatisieren.

Im Baustein 4 werden wieder zwei Bereiche parallel bearbeitet. Wenn isoliertes Addieren und Subtrahieren für Kinder keine Probleme mehr darstellen und das Konzept des Addierens und Subtrahierens gut verinnerlicht wurde, können kleine Rechengeschichten zur Überprüfung der Generalisierung dieses Wissens in der Förderung folgen. Zuerst wieder durch konkretes Handeln, dann mit Bildern und erst anschließend mit Text und symbolischen Rechnungen. Hierbei muss stark auf die Sprache geachtet werden, die Rechengeschichten sollten keine unbekannten Wörter oder Situationen beinhalten und zudem aus dem Alltag des Kindes stammen (Stern 1992). Auch muss eine Sachrechnung nicht immer vom Text ausgehen. Abwechslung und Anregung von neuen Denkprozessen werden auch erreicht, wenn z. B. einmal zu einer Rechnung nur eine Frage zu formulieren, eine Geschichte zu zeichnen oder zu erzählen ist. Außerdem sollte zu Beginn jede Rechengeschichte nur eine Rechnung beinhalten. Erst wenn die Kinder das korrekte Konzept für die Lösung wählen, können zwei oder mehrere Rechnungen und Rechenoperationen kombiniert werden. Weiters ist nicht zu empfehlen, sich auf Signalwörter zu fokussieren. Wie Dresen et al. (eingereicht) zeigen, führt dies zu Missverständnissen und somit zu falschen Lösungsstrategien. Vielmehr sollten unbestimmte Zahlwörter wie z. B. „mehr als" oder „weniger als" gesondert erklärt und gefestigt werden, bevor man sie in eine Rechengeschichte einbindet. Parallel zu den Rechengeschichten kann man am Stellenwertverständnis für Einer und Zehner sowie der stabilen Orientierung im Zahlenraum 100 arbeiten. Das arabische Notationssystem, das wir verwenden, ist ein Platz-x-Wert-System. Dies bedeutet, dass jede Ziffer in Abhängigkeit von ihrer Position eine andere Wertigkeit einnimmt. So stellt die Ziffer „2" in der Zahl „32" eine andere Menge dar als in „257", obwohl sie gleich aussieht. Dieses System ermöglicht uns, mit nur 10 unterschiedlichen Ziffern eine unendlich große Menge darzustellen. Zusätzlich muss das Prinzip der Bündelung verstanden werden. Damit ist gemeint, dass ein Zehner aus genau 10 Einern gebündelt wird. Dieses Verständnis wird durch die Verwendung von intransparenten Zahlwörtern im Erwerb erschwert (Moeller et al. 2011). So ist den Kindern zu Beginn nicht klar, dass „zwanzig" zwei Zehner, dafür aber „dreizehn" keine drei Zehner, sondern einen Zehner und drei Einer darstellt. Um mit diesem System beim Rechnen gut zu Recht zu kommen, muss diese Struktur gut verstanden werden (siehe dazu auch das „Modell der Entwicklung des Stellenwertverständnisses" von Herzog et al. 2017).

Ein gut strukturiertes und proportional angepasstes Material ist in dieser ersten Förderphase sehr hilfreich. Einfaches Lesen und Schreiben von Zahlen ist für diese Entwicklung nicht ausreichend. Kombiniert zu den Übungen zum Verständnis für die Struktur des Stellenwertverständnisses sollten Übungen auf dem Zahlenstrahl und damit die Orientierung im Zahlenraum gefördert werden. Das sichere Bestimmen der Vorgänger und Nachfolger, Rückwärtszählen sowie Zählen in Zweier-, Fünfer- und Zehnerschritten dürfen in der Förderung ebenfalls nicht fehlen. Wie in der Literatur beschrieben (z. B. Fritz und Ricken 2008) ist die Anordnung am Zahlenstrahl zuerst ordinal, d. h. die Kinder haben zwar die stabile Reihenfolge der Zahlen verinnerlicht, der Abstand zwischen den einzelnen Zahlen ist jedoch nicht unbedingt gleich. Sehr häufig wird der bekannte Zahlenraum überrepräsentiert, wohingegen der unbekannte Zahlenraum stärker zusammen geschoben wird (Booth und Siegler 2006). Die Genauigkeit der Schätzung auf dem Zahlenstrahl ist ein wichtiger Prädiktor für die späteren arithmetischen Kompetenzen und sollte daher in der Förderung bereits früh eingeführt werden (Booth und Siegler 2006).

Erst wenn die Fakten im Zahlenraum 10 ausreichend verinnerlicht sind und das Stellenwertverständnis aufgebaut ist, kann das halbschriftliche und dann das schriftliche Addieren und Subtrahieren, wie auch parallel das Verständnis für die Prozedur des Zehnerüberganges erlernt werden. Dies stellt in ◘ Abb. 1 den 5. Baustein dar. Gerade da Kinder mit Dyskalkulie nicht nur in der Abspeicherung und im Abruf von arithmetischen Fakten massive Schwierigkeiten zeigen (Jordan et al. 2010), sondern auch beim Verstehen und Anwenden von Konzepten und Strategien (Swanson et al. 2009), sollte das strategische, prozedurale Wissen und Regelwissen ausreichend Raum in der Förderung bekommen. Im klinischen Alltag kann beobachtet werden, wie mühelos Kinder ohne

Dyskalkulie Analogien entdecken und Strategien zur Vereinfachung der Rechenwege finden und wie mühsam sich dies für Kinder mit Dyskalkulie darstellt. Dies hat zum Teil mit den unzureichenden basisnumerischen Fertigkeiten, mangelhaften Kompetenzen im Stellenwertverständnis oder auch nicht ausreichendem Faktenwissen zu tun.

Baustein 6 stellt wiederum die Erweiterung dar. Die Generalisierung des Wissens aus Baustein 5 wird wie bereits bei Baustein 4 überprüft und erweitert. Parallel erfolgt hierzu die Erweiterung des Zahlenraums bis 1000.

Erst wenn das Addieren und Subtrahieren mit zweistelligen Zahlen funktioniert, kann mit dem Konzept der Multiplikation als wiederholte Addition eingestiegen werden (Baustein 7). Auch hier stehen das prozedurale Wissen, Strategien und Regelwissen neben dem Aufbau des Faktenwissens im Fokus. Aufbauend auf die Multiplikationsfakten sollte das Konzept des Dividierens durch gleichmäßiges Aufteilen aufgebaut werden. Eine stabile Verknüpfung zwischen Multiplikationsfakten und die Flexibilität des gebauten Netzwerkes (Ashcraft 1995) sind wichtige Voraussetzungen beim Verständnis für einfache Divisionen. Darauf aufbauend werden in Baustein 8 wieder Rechengeschichten für die Multiplikation und danach für die Division mit einstelligen Zahlen erarbeitet und verinnerlicht.

- **Fördermöglichkeiten im Alltag**

Die Förderung in den Alltag des Kindes zu integrieren ist besonders wichtig. Sie sollte sich nie auf die „eine" Fördereinheit beschränken. Denn Zahlen sind in unserem Alltag allgegenwärtig: beim Spielen von Würfelspielen, beim Einkaufen, am Spielplatz oder einfach um den richtigen Bus mit der Nummer 4 zu nehmen. Wie auch beim nachfolgenden Fallbeispiel berichtet, können Eltern bereits sehr früh ihre Kinder spielerisch dabei unterstützen, die Zahlenwelt kennen zu lernen. Beim Spaziergang durch den Zoo können die einzelnen Tierarten abgezählt und verglichen werden. Sind da mehr Wölfe oder mehr Bären? Aber auch Kastanien, Steine, Blätter oder Zapfen können gezählt und die Mengen geschätzt oder verglichen werden. Es gibt unzählige Möglichkeiten im Alltag. Zählen (die einzelnen Zählprinzipien) stellt eine sehr wichtige Basis dar. Die stabile Reihenfolge, die korrekte 1:1-Zuordnung und

auch das Verständnis für die Kardinalität können hier sehr schön gefördert werden. Auch die Abgrenzung zwischen dem kardinalen und ordinalen Verständnis wird hier spielerisch eingebaut. Man kann nicht nur der Frage: „Wie viele Blätter liegen da?" nachgehen, sondern auch bestimmen, welches das dritte Blatt in der Reihe ist. Übrigens lässt sich die korrekte 1:1-Zuordnung sehr gut beim Decken des Tisches fürs Abendessen trainieren. Zu jedem Teller braucht man ein Messer, eine Gabel, eine Serviette und ein Glas. Aufbauend auf diesen Kompetenzen kann das Teil-Teil-Ganze-Prinzip im Alltag sehr gut gefördert werden. Mengen bestehen aus Teilmengen und können daher aufgeteilt werden. „Wir haben vier Blätter zusammen. Ich habe ein Blatt und du drei Blätter. Können wir die vier Blätter auch anders aufteilen?" Wie Ramani und Siegler (2008) zeigen, ist auch das Spielen von klassischen, würfelbasierten Brettspielen sehr wichtig für die Entwicklung von stabilen Zählfertigkeiten. Wenn das Kind dabei anfangs noch Schwierigkeiten zeigt, kann man zunächst einen kleineren Würfel (also nur mit max. 3 Punkten) wählen und diesen nach und nach erweitern, sobald das Kind die Würfelaugen auf einen Blick erfassen kann und nicht mehr mühsam nachzählen muss. Dies sind nur ein paar Ideen, der Phantasie sind hier keine Grenzen gesetzt, wichtig dabei ist, dass die Kinder mit den Zahlen bzw. Mengen Spaß im Alltag haben.

Fallbeispiel

Beate ist 6 Jahre und 9 Monate, als sie bei uns im Zentrum für Lernen und Lernstörungen vorgestellt wird, und besuchte zu diesem Zeitpunkt das 2. Monat der 1. Klasse Volksschule. Beate erschien als sehr offenes Mädchen, das gerne neue Kontakte eingehe und nie Probleme mit Gleichaltrigen oder Erwachsenen habe. Laut Anamnese sei die frühkindliche Entwicklung unauffällig verlaufen. Es wurden keine besonderen Vorerkrankungen oder Verletzungen berichtet. Die Mutter machte sich zum Zeitpunkt der Vorstellung bereits große Sorgen, da Beate trotz intensiven Übens massive Probleme im Umgang mit Zahlen und Mengen zeigt. Des Weiteren berichtete die Mutter, dass ihr die Schwierigkeiten mit den Zahlen und Mengen bereits sehr früh aufgefallen seien. Beate habe sich immer schwer getan, die Zahlen zu benennen, die richtige Reihenfolge der Zahlen zu behalten und vor allem die korrekte Menge zuzuordnen. Die Mutter zeigte hier Verständnis und Einfühlungsvermögen für die Problematik ihrer Tochter, da sie selbst früher Probleme in Mathematik gehabt habe und ihrer Tochter diese ersparen wollte. Daher führte sie spielerisch bereits im Vorschulalter Zahlentage ein. So haben sie gemeinsam die „Zahl des Tages" gesucht: wo findet man überall die „Zwei", was kommt alles in 2-er Packungen vor, wo sind überall „zwei" Stück von etwas, usw. Dies wurde so lange wiederholt, bis Beate mit großer Sicherheit die Menge zuordnen konnte. Beate kannte zum Zeitpunkt der Vorstellung die Zahlen und Mengen bis 7. Auffällig dabei war, dass die Zahlenwelt nach der 7 für sie nicht existierte. Laut Aussagen der Lehrerin sollte sich die Mutter keine Sorgen machen, da es noch zu früh sei, über irgendwelche Schwierigkeiten zu sprechen. Man solle dem Kind einfach Zeit geben.

Die diagnostische Abklärung zeigte eine durchschnittliche Intelligenz mit einem IQ von 103, gemessen mit WISC-V (Wechsler 2017), wobei sich die einzelnen Indizes relativ homogen zeigen. Es erschienen also keine besonderen Stärken oder Schwächen bei den allgemeinen kognitiven Leistungen. Beate arbeitete während der Testung sehr motiviert und konzentriert mit, ließ sich nicht ablenken und war sehr auf die Arbeit fokussiert. Es fiel eine besondere Sorgfalt bei der Lösung der Aufgaben auf, denn Beate legte großen Wert darauf, dass sie die Aufgaben sehr genau durchführt. Beim Subtest Zahlen-Symbol-Test erreichte sie 8 Wertpunkte, wobei sie die Symbole immer sehr zentriert in der Mitte des Kästchens und immer in der gleichen Größe und Ausrichtung platzierte. Dies stellt bei einem Speedtest mögliche Schwierigkeiten dar und zeigte sich auch bei Beate als Problem. Verglichen mit dem Subtest Symbol-Suche (13 WP), der zum gleichen Index „Verarbeitungsgeschwindigkeit" gehört, wird diese Problematik sichtbar. Die Verarbeitungsgeschwindigkeit leidet also immer wieder durch die zu große Sorgfalt des Mädchens. Beim TEDI-Math (Kaufmann et al. 2009), der zur Erfassung von numerischen und rechnerischen Fertigkeiten dient, werden folgende Komponenten erfasst: Zählen und Zählprinzipien, die Zahlenverarbeitung und das Rechnen. Bei Zählen und Zählprinzipien konnte Beate nur einen Prozentrang von 3, bei der Zahlenverarbeitung einen Prozentrang von 8, in Bezug auf das Rechnen einen Prozentrang von 22 erreichen. Dies entspricht einer Gesamt-Testleistung von Prozentrang 8. Betrachtet man die Strategien von Beate beim Rechnen genauer, gibt es zwei Strategien, auf die sie immer wieder zurückgriff. Die kleineren Aufgaben mit $x+0$ oder $x+1$ löste sie mit Hilfe von Faktenabruf, d. h. sie hat das Ergebnis abgespeichert. Beim genauen Nachfragen konnte sie jedoch nicht erklären, warum $2+1$ genau 3 ergibt – „Es ist einfach so.". Die dominante Strategie stellte das zählende Rechnen dar, wobei die beiden Summanden jeweils an einer Hand abgezählt und dann die Summe mühsam aus allen Fingern zusammengezählt wurde. Diese Prozedur funktionierte im Zahlenraum 7 mit Hilfe der Finger ganz gut. Für weitere Zahlen konnte keine der Strategien analog angewendet werden. Beim Subtest Additive Zerlegung konnte Beate die Menge 6 auf 3 und 3 sowie auch auf 5 und 1 mühsam mithilfe der Finger zerlegen. Bei der Menge 8 schaffte sie keine einzige Zerlegung. Nur die Zahlen, die Zahlwörter genauso wie die arabischen Symbole bis 7, waren bekannt. Da der Schulstoff zu diesem Zeitpunkt nur die Zahlen bis 6 beinhaltete, ist nun auch verständlich, warum die Lehrerin noch so entspannt reagierte. Die Mühen der Mutter haben gefruchtet, jedoch wurde die massive Beeinträchtigung durch die Kompensation nicht bemerkt.

Die Therapie setzte zunächst den Fokus auf stabile Zählkompetenzen sowie einen gekonnten Umgang mit strukturierten und unstrukturierten Mengen. Über das Verständnis des Teil-Teil-Ganze-Prinzips wurden die Zerlegungen aller Mengen im Zahlenraum 10 erarbeitet und automatisiert. Darauf aufbauend wurden die Additionen und Subtraktionen im Zahlenraum 10 eingeführt. Parallel dazu wurde der Zahlenraum bis 100 erweitert und stabilisiert. Kleine Rechengeschichten wurden in die Förderung mit aufgenommen. Anschließend wurde das halbschriftliche Addieren und Subtrahieren auf der prozeduralen wie auch strategischen Ebene und das Regelwissen in den Fokus gestellt. Bereits nach ein bisschen mehr als einem Jahr Förderung konnte Beate im TEDI-Math (Kaufmann et al. 2009, Normen 2. Klasse 1. HJ) einen Gesamtprozentrang von 49 erreichen, dabei in der Skala Zahlenverarbeitung einen Prozentrang von 49 und beim Rechnen einen Prozentrang von 48. Dies zeigt eine sehr starke Verbesserung in diesen Bereichen, wobei man anmerken muss, dass der TEDI-Math in der Auswertung die Verarbeitungsgeschwindigkeit nicht berücksichtigt. Dies stellte für Beate einen Vorteil dar, weil sie die Aufgaben zwar sehr korrekt durchführte, jedoch noch nicht immer die effektivste Strategie verwendete und dadurch wieder ins zählende Rechnen zurückfiel. Obwohl die Multiplikation noch gar nicht Thema der Förderung war, jedoch stark im Fokus der Schule im ersten Halbjahr der zweiten Klasse stand, konnte Beate auch hier sehr gute Werte erzielen.

Literatur

American Psychiatric Association (2015) Diagnostisches und Statistisches Manual Psychischer Störungen - DSM-5. Falkei P, Wittchen H-U, Döpfner M, Gaebel W, Maier W, Rief W, Saß H, Zaudig M (Hrsg). Hogrefe, Göttingen

Ashcraft MH (1995) Cognitive psychology and simple arithmetic: a review and summary of new directions. Math Cogn 1:3–34

Ashkenazi S, Black JM, Abrams DA, Hoeft F, Meon V (2013) Neurobiological underpinnings of math and reading learning disabilities. J Learn Disabil 46:549–569

Baroody AJ (1987) Children's mathematical thinking. Teachers College Press, New York

Beygi A, Padakannaya P, Gowramma IP (2010) A remedial intervention for addition and subtraction in Children with Dyscalculia. J Indian Acad Appl Psychol 36:9–17

Booth JL, Siegler RS (2006) Developmental and individual differences in pure numerical estimation. Dev Psychol 42:189–201

Dehaene S, Piazza M, Pinel P, Cohen L (2003) Three parietal circuits for number processing. Cogn Neuropsychol 20:487–506

Deutsche Gesellschaft für Kinder- und Jugendpsychiatrie, Psychosomatik und Psychotherapie (2018) S3 Leitlinie: Diagnostik und Behandlung der Rechenstörung. München

Dilling H, Freyberger HJ (2001) Taschenführer zur ICD 10 Klassifikation psychischer Störungen. Huber, Bern

Dresen V, Pixner S, Danay E (eingereicht) How lack of consistency and request outcome affect primary school children solving arithmetic word problems. Early Educ Dev

Fischbach A, Schuchardt K, Brandenburg J, Klesczewski J, Balke-Melcher C, Schmidt C, Büttne G, Grube D, Mähler C, Hasselhorn M (2013) Prävalenz von Lernschwächen und Lernstörungen: Zur Bedeutung der Diagnosekriterien. Lern Lernstörungen 2:65–76

Fritz A, Ricken G (2008) Rechenschwäche. UTB, München

Fischer U, Moeller K, Bientzle M, Cress U, Nuerk H-C (2011) Sensori-motor spatial training of number magnitude representation. Psychon Bull Rev 18:177–183

Gelman R, Gallistel C (1978) The child's understanding of number. Harvard University Press, Cambridge

Gerlach M, Fritz A, Leutner D (2013) MARKO-T – Mathematik- und Rechenkonzepte im Vor- und Grundschulalter – Training. Hogrefe, Göttingen

Handl P, Kaufmann L (2008) Numerische Frühförderung: Wie spezifisch sind Interventionseffekte? Prävent Rehabil 20:140–148

Hembree R (1990) The nature, effects, and relief of mathematics anxiety. J Res Math educ 21:33–46

Herzog M, Fritz A, Ehlert A (2017) Entwicklung eines tragfähigen Stellenwertverständnisses. In: Fritz A, Schmidt S, Ricken G (Hrsg) Handbuch Rechenschwäche. Beltz, Weinheim, S 266–285

Hopko DR, Ashcraft MH, Gute J, Ruggiero KJ, Lewis C (1998) Mathematics anxiety and working memory: support for the existence of a deficient inhibition mechanism. J Anxiety Disord 12:343–355

Ise E, Dolle K, Pixner S, Schulte-Körne G (2012) Effektive Förderung rechenschwacher Kinder. Eine Metaanalyse. Kindh Entwickl 21:181–192

Jordan NC, Hanich LB, Kaplan D (2003) Arithmetic fact mastery in young children: a longitudinal investigation. J Exp Child Psychol 85:103–119

Jordan NC, Glutting J, Ramineni C (2010) The importance of number sense to mathematics achievement in first and third grades. Learn Individ Differ 20:82–88

Kadosh RC, Dowker A, Heine A, Kaufmann L (2013) Interventions for improving numerical abilities: present and future. Trends Neurosci Educ 2:85–93

Kaufmann L, Delazer M, Pohl R, Semenza C, Dowker A (2005) Effects of a specific numeracy educational program in preschool children: a pilot study. Educ Res Eval 11:405–431

Kaufmann L, Nuerk HC, Graf M, Krinzinger H, Delazer M, Willmes K (2009) TEDI-MATH. Huber, Göttingen

Kaufmann L, Wood G, Rubinsten O, Henik A (2011) Meta-analysis of developmental fMRI studies investigating typical and atypical trajectories of number processing and calculation. Dev Neuropsychol 36:763–787

Krajewski K, Nieding G, Schneider W (2013) MZZ – Mengen, zählen, Zahlen – Die Welt der Mathematik verstehen. Cornelsen, Berlin

Kreilinger I, Pixner S (in Vorbereitung) Structured quantities like finger patterns or dots of dice are of relevance for arithmetics.

Krinzinger H, Kaufmann L (2006) Rechenangst und Rechenleistung. Stimme, Sprache und Gehör 30:1–5

Krinzinger H, Kaufmann L, Willmes K (2009) Math anxiety and math ability in early primary school years. J Psychoeducational Assess 27:206–225

Kroesbergen EH, van Luit JEH (2003) Mathematics intervention for children with special educational needs – a meta-analysis. Remedial and Spec Educ 24:97–114

Kruell KE (2000) Rechenschwäche – was tun. Reinhardt, München

Kucian K, Grond U, Rotzer S, Henzi B, Schönmann C, Plangger E, Gälli M, Marin E, von Aster M (2011) Mental number line training in children with developmental dyscalculia. NeuroImage 57:782–795

Kucian K, Ashkenazi S, Hänggi J, Rotzer S, Jäncke L, Marin E, von Aster M (2014) Developmental dyscalculia: a dysconnection syndrome? Brain Struct Funct 219:1721–1733

Landerl K, Bevan A, Butterworth B (2004) Developmental dyscalculia and basic numerical capacities: a study of 8–9 year old students. Cognition 93:99–125

Lenhard W, Lenhard A (2009) Rechenspiele mit Elfe und Mathis I – Ein Mathematiktraining für Kinder der ersten bis dritten Jahrgangsstufe. Hogrefe, Göttingen

Meister Cody (2013) Meister Cody – Talasia. Meister Cody GmbH, Düsseldorf

Miller SP, Mercer CD (1993) Using data to learn about concrete-semi concrete-abstract instruction for students with math disabilities. Learn Disabil Res Pract 8:89–96

Moeller K, Pixner S, Zuber J, Kaufmann L, Nuerk HC (2011) Early place-value understanding as a precursor for later arithmetic performance – a longitudinal study on numerical development. Res Dev Disabil 32:1837–1951

Moeller K, Klein E, Kaufmann L (2017) Bedeutung der neurokognitiven und bildgebenden Befunde für ein besseres Verständnis von Rechenschwierigkeiten. In: Fritz A, Schmidt S, Ricken G (Hrsg) Handbuch Rechenschwäche. Beltz, Weinheim, S 80–95

Monei T, Pedro A (2017) A systematic review of interventions for children presentin with dyscalculia in primary schools. Educ Psychol Pract 33:277–293

Pixner S (2017) Vorschulische mathematische Kompetenzen und Risikofaktoren für die Entwicklung einer Rechenschwäche oder einer Rechenstörung. In: Fritz A, Schmidt S, Ricken G (Hrsg) Handbuch Rechenschwäche. Beltz, Weihnheim, S 96–110

Ramani GB, Siegler RS (2008) Promoting broad and stable improvements in low-income children's numerical knowledge through playing number board games. Child Dev 79:375–394

Räsänen P, Salminen J, Wilson AJ, Aunio P, Dehaene S (2009) Computer-assisted intervention for children with low numeracy skills. Cogn Dev 24:450–472

Re AM, Pedron M, Tressoldi PE, Lucangeli D (2014) Responce to specific training for students with different level of mathematical difficulties. Counc Expect Child 3:337–352

Rosenberg-Lee M, Ashkenazi S, Chen T, Young CB, Geary DC, Menon V (2015) Brain hyper-connectivity and operation-specific deficits during arithmetic problem solving in children with developmental dyscalculia. Dev Sci 18:351–372

Rotzer S, Kucian K, Martin E, von Aster M, Klaver P, Loenneker T (2008) Optimized voxel-based morphometry in children with developmental dyscalculia. NeuroImage 39:417–422

Shalev RS, Auerbach J, Manor O, Gross-Tsur V (2000) Developmental dyscalculia – prevalence and prognosis. Eur Child Adolesc Psychiatry 9:58–64

Siegler R, Ramani GB (2009) Playing Linear Number Board Games – But Not Circular Ones – Improves Low-Income Preschoolers' Numerical Understanding. J Educ Psychol 101:545–560

Stern E (1992) Warum werden Kapitänsaufgaben "gelöst"? Das Verstehen von Textaufgaben aus psychologischer Sicht. Der Mathematikunterricht 38:7–29

Swanson HL, Jerman O, Zheng X (2009) Math disabilities and reading disabilities – can they be separated? J Psychoeduc Assess 27:175–196

Syah NEM, Hamzaid NA, Murphy BP, Lim E (2016) Development of computer play pedagogy intervention for children with low conceptual understanding in basic mathematics operation using the dyscalculia feature approach. Interact Learn Environ 24:1477–1496

Wechsler D (2017) Wechsler Intelligence Scale for Children – Fifth Edition (WISC-V) (dt. Bearbeitung durch F. Petermann). Pearson Assessment, Frankfurt a. M.

Wilson AJ, Revkin SK, Cohen D, Cohen L, Dehaene S (2006) An open trial assessment of "The Number Race", an adaptive computer game for remediation of dyscalculia. Behav Brain Funct 2:20

Wißmann J, Heine A, Jacobs AM (2012) Numerisch-konzeptuelles Förderprogramm für rechenschwache Grundschulkinder. Entwicklungsstörungen schulischer Fertigkeiten EsF Newsletter 4(2012):16–20

Xu F, Spelke ES (2000) Large number discrimination in 6-month-old infants. Cognition 74:B1–B11

Logik – Warum der Fisch nicht im Vogelkäfig wohnt

Bernhard Binder

© Springer-Verlag GmbH Deutschland, ein Teil von Springer Nature 2020
T. Pletschko et al. (Hrsg.), *Neuropsychologische Therapie mit Kindern und Jugendlichen,*
https://doi.org/10.1007/978-3-662-59288-5_20

1 Neuropsychologischer Hintergrund und bisherige Evidenz

1.1 Neuropsychologischer Hintergrund

Logisches Denken und Rationalität sind seit Jahrtausenden zentrale Themen für Philosophierende, die sich mit den Voraussetzungen, dem Zustandekommen und dem begründeten Zweifel an Erkenntnissen, Wissen und Überzeugungen befassen. Logik spielt dabei eine wichtige Rolle, weil sie angibt, wie richtig gedacht und argumentiert wird (Knauff 2017).

> ⟩ Logisches Denken kann eingeteilt werden in „sicheres logisches Schließen" (deduktives Schließen), „konditionales Schließen" (induktives Schließen) und „syllogistisches Schließen" (zur Vertiefung sei auf Knauff 2006 und Knauff 2017 verwiesen).

Unter Logik – ein aus dem Altgriechischen stammender Begriff – wird die Lehre vom folgerichtigen Denken, also dem Schließen aufgrund gegebener Aussagen verstanden (Duden 2017). In der Neuropsychologie spielt logisches Denken bei der Erfassung des intellektuellen Niveaus und der Erstellung eines Leistungsprofils eine bedeutende Rolle. In vielen Verfahren zur Intelligenzmessung wird dem logischen Denken eine zentrale Bedeutung zuerkannt, neben weiteren neuropsychologischen Funktionen wie visueller Wahrnehmung und Organisation, räumlicher Orientierungs- und Vorstellungsfähigkeit, Arbeitsgedächtnis, Informationsverarbeitung(-geschwindigkeit), sprachgebundenem Denken, Wissen und Wortflüssigkeit sowie Form- und Gestalterfassen. Der aus dem Anglikanischen kommende Begriff *reasoning* umfasst das im deutschen Sprachgebrauch verwendete logische Denken und bezeichnet damit die Fähigkeit, Gesetzmäßigkeiten oder logisch zwingende Zusammenhänge zu erkennen und zweckentsprechend verwerten zu können (Kubinger 2009). In der Leistungsdiagnostik werden zum Erfassen von logischem Denken vor allem Matrizentests, Analogien, Zahlenreihen oder Syllogismen (aus zwei Prämissen

wird eine Konklusion generiert) eingesetzt. Das Sprachverständnis zeichnet sich durch ein Zusammenspiel zwischen basalen Sprachfertigkeiten auf der einen Seite und komplexen Problemlöseprozessen sowie schlussfolgerndem Denken auf der anderen Seite aus. In der Wechsler Intelligence Scale for Children – Fifth Edition (WISC-V) werden verbale Fertigkeiten im Kontext des Schlussfolgerns, des Abrufs semantischen Wissens, des verbalen Ausdrucksvermögens und des Abstrahierens eingeschätzt (Wechsler 2014). Reasoning-Tests, vor allem jene, die ausschließlich sprachfreies Material verwenden, haben eine hohe Affinität zu Culture-fair Tests. Dieser Umstand wiederum liefert einen Bezug zu der Intelligenztheorie von R. B. Cattell, welche die beiden Faktoren Fluid and Crystallized (general) Intelligence polarisiert, wovon ersterer traditionell mit seinen Culture-fair-Tests assoziiert ist (vgl. Kubinger 2009).

Inhelder und Piaget (1958) untersuchten erstmalig Formen logischen Denkens bei Kindern und teilten die kognitive Entwicklung in drei Stadien ein: Das sensomotorische Stadium, das Stadium der konkreten Operationen und das Stadium der formalen Operationen. Spätere Forschungsarbeiten zeigten, dass Kinder mit altersgemäßen Materialen schon mit zwei Jahren in Analogien denken und Vierjährige syllogistische Schlüsse ziehen können (Goswami 2001). Bereits im Vorschulalter beginnt die Entwicklung von grundlegenden Fähigkeiten der Hypothesenprüfung und Evidenzevaluation und dauert bis ins Jugend- und Erwachsenenalter an (Sodian und Bullock 2008).

Mit bildgebenden Verfahren konnten bereits vor knapp zwei Jahrzehnten komplexe neuronale Aktivierungsmuster beim logischen Denken erkannt werden, welche z. T. weite Teile der gesamten Großhirnrinde inkludierten (Goel et al. 1998; Knauff et al. 2000). Mittlerweile zeigen verschiedene Studien, dass eine Differenzierung dahin gehend passiert, ob logische Denkprozesse eher einen sprachlichen oder visuell-räumlichen Charakter haben (Knauff 2017). Logisches Schließen, das mit Sprache in Beziehung steht, findet eher in linkstemporalen Regionen statt, während visuell-räumliches Schlussfolgern rechtshemisphärische parietookzipitale Netzwerke aktiviert (Goel 2007; Knauff 2007, 2009; Bookheimer 2002; Colom et al. 2013;

Goel et al. 2000). Diese vernetzten komplexen neuronalen Strukturen untermauern, dass logisches Denken keineswegs isoliert betrachtet und in weiterer Folge gefördert werden kann. Es werden jene neuronalen Netzwerke angesprochen, die auch für die allgemeine intellektuelle Fähigkeit eine zentrale Rolle spielen. Denn das Erkennen von Analogien, Bildung von Hypothesen, schlussfolgerndem Denken, Erkennen von Zusammenhängen und Generierung von (neuen) Lösungen finden sich in Alltagsanforderungen wieder, welche stark vereinfacht dem Thema „Problemlösen" zugeordnet werden können und verschiedene neuropsychologische Funktionen involvieren. Deshalb sind Förder- und Therapieansätze zum logischen Denken auch oft im Bereich der Exekutiv- und Aufmerksamkeitsfunktionen zu finden.

1.2 Bisherige Evidenz

▪▪ Behandlungsprogramme

Die hier vorgenommene Einteilung gliedert sich in evaluierte Programme, welche ein durchgehendes Behandlungskonzept vorsehen. Es folgt eine Auflistung von Spielen (klassisch und digital), welche mitunter logisches Denken im engeren oder weiteren Sinn erfordern und ein wichtiges Tool für die Generierung eines Behandlungskonzeptes darstellen. Für online zu verwendende Trainingsprogramme werden stellvertretend zwei Programme erwähnt, die viel umfangreichere Dimensionen beinhalten und die zum Teil eine wissenschaftliche Untermauerung angeben. Es sei an dieser Stelle auf das ► Kap. 5 „Einsatz von Medien und Technik in der neuropsychologischen Therapie" verwiesen (◘ Tab. 1).

Alle oben aufgelisteten Förderprogramme wurden in empirischen Studien evaluiert. Für das Denktraining I von Klauer liegt eine Metaanalyse von 2008 vor, basierend auf 74 experimentellen Studien, in welcher Klauer und Phye darlegen, dass das Training die fluide Intelligenz um gut eine halbe Standardabweichung fördert. Ebenso wurde gezeigt, dass sich der Fördereffekt mittelfristig nicht vermindert und der Effekt des Transfers im Unterricht sogar etwas größer war, als der auf die fluide Intelligenz. 2014 erfolge eine Fortschreibung der

Metaanalyse von 2008 (Klauer 2014) durch Erhöhung der Studien auf 109 und inkludierte die Programme Denktraining II und III von Klauer sowie die Varianten für Kindergartenkinder (Marx und Klauer 2007, 2009, 2011). Weiters wurde das PC-unterstützte Programm „Denkspiele mit Elfe und Mathis" (Lenhard et al. 2012) aufgenommen. Auch in dieser Metaanalyse zeigten die drei Hypothesen, Effekt des induktiven Trainings auf die fluide Intelligenz (1), Nachhaltigkeit des Trainingseffekts (2) und Transfer des Trainings auf andere kognitive Variablen (3), insgesamt positive Ergebnisse. Das Förderprogramm „Denkspiele mit Elfe und Mathis" wurde bereits 2011 von Lenhard und Lenhard evaluiert und zeigte bei den Kindern der Experimentalgruppe nach Förderung signifikant höhere Werte in der fluiden Intelligenz. Auch das Programm Kolibri zeigte insgesamt signifikant höhere Zuwächse im induktiven Denken bei der Versuchsgruppe gegenüber der Kontrollgruppe (Billmann-Mahecha et al. 2009).

Spiele Spiele sind ein fixer Bestandteil einer Behandlung/Therapie. Die in ◘ Tab. 2 aufgelisteten Spiele betreffen klassische Karten- oder Brettspiele und wurden bewusst ausgewählt, um die im Fokus stehende neuropsychologische Funktion des logischen Denkens zu trainieren. Die Darbietung stellt eine Auswahl von Spielen dar und erhebt keinen Anspruch auf Vollständigkeit. Die Spiele wurden aufgrund von Erfahrungswerten und/oder den Angaben der Hersteller dem Bereich logisches Denken zugeordnet, Altersangaben und Funktion zum Teil angepasst.

> ❯ Neben dem Auswahlkriterium der zu fördernden Funktion/en ist darauf zu achten, dass das Spiel sowohl dem Kind als auch der anleitenden Person Spaß macht. Erst dadurch ist gewährleistet, dass sich neben einem positiven Beziehungsaufbau/-stabilisierung ein Fördereffekt und somit ein Transfer einstellt. Die Kinder selbst machen die Erfahrung, dass sie „besser" werden, was sich immer positiv auf die Behandlung auswirkt. Eine Mischung aus altbewährten Spielen, die zu einer Konsolidierung der Fertigkeiten beitragen und neuen Spielen, damit es nicht „langweilig" wird, sollte berücksichtigt werden.

□ Tab. 1 Überblick über evaluierte Behandlungsprogramme

Behandlungsprogramm	Autor	Erscheinungsjahr	Zielgruppe	Funktion	Setting	Vor-/Nachteile
Denktraining für Kinder I	Klauer K.J.	1989	Kindergarten- & Schulkinder	Induktives Denken	120 Aufgaben (je 20 der 6 Kernaufgaben des induktiven Denkens nach Klauer), Paper-Pencil	Abwechselnde Aufgaben; z. T. veraltete Bilder
Denktraining für Kinder II	Klauer K.J.	1991	Schüler/innen weiterführender Schulen	Induktives Denken	120 Aufgaben (je 20 der 6 Kernaufgaben des induktiven Denkens nach Klauer), Paper-Pencil	Abwechselnde Aufgaben; z. T. veraltete Bilder
Denktraining für Jugendliche	Klauer K.J.	1993	Intellektuell beeinträchtigte Jugendliche	Induktives Denken	120 Aufgaben (je 20 der 6 Kernaufgaben des induktiven Denkens nach Klauer), Paper-Pencil	Abwechselnde Aufgaben; z. T. veraltete Bilder
Keiner ist so schlau wie ich I	Marx E. & Klauer K.J.	2007	Kindergartenkinder	Induktives Denken	120 Aufgaben (je 10 der 6 Kernaufgaben des induktiven Denkens nach Klauer), Paper-Pencil	
Keiner ist so schlau wie ich II	Marx E. & Klauer K.J.	2009	Kindergartenkinder	Induktives Denken	120 Aufgaben (je 10 der 6 Kernaufgaben des induktiven Denkens nach Klauer), Paper-Pencil	
Keiner ist so schlau wie ich III	Marx E. & Klauer K.J.	2011	Kindergartenkinder	Induktives Denken	120 Aufgaben (je 10 der 6 Kernaufgaben des induktiven Denkens nach Klauer), Paper-Pencil	
Denkspiele mit Elfe und Mathis	Lenhard A., Lenhard W. & Klauer, K.J.	2012	Kindergarten- und Volksschulkinder (5–10 Jahre)	Induktives Denken	PC-Programm mit 120 Aufgaben (20 der 6 Kernaufgaben des induktiven Denkens nach Klauer) Einzel- und Gruppensetting möglich	Neuere Bilder; motivierende Rahmengeschichte; Handling mit PC-Mouse erforderlich (falls kein Touchscreen)
KOLIBRI Kognitive Förderung in der Grundschule	Tiedemann J, Billemann-Mahecha E., Kölbl C, & Kollenrott A.I.	2008	3. und 4. Klasse Grundschule	Induktives Denken	Paper-Pencil; Einzel- und Kleingruppensetting	Kinder müssen selbst neue Aufgaben erfinden

◻ Tab. 2 Ausgewählte Karten- und Brettspiele

Spiel/Titel	Verlag	Zielgruppe	Funktion
Logische Reihen	Nikitin	ab 4	Logisches Denken
Vier gewinnt	Verschiedene Verlage	ab 4	Logisches Denken, räumliches Denken
Socken zocken	Haba	ab 4	Logisches Denken, Geschwindigkeit
LogiGeister	Ravensburger	ab 5	Logisches Denken
Farbecode	Smart Games	ab 5	Kombinieren
Die Logik-Piraten	Ravensburger	ab 5	Logisches Denken
Schusselhexe	Haba	ab 5	Logisches Denken, Konzentration
Rhino Hero Super Battle	Haba	ab 5	Logisches Denken, Feinmotorik
Verfuxt!	Gamefactory	ab 5	Logisches Denken, Sozialverhalten
Hexx & Hopp	Drei Hasen	ab 6	Logisches Denken, räumliches Denken
Kalah	Verschiedene Verlage	ab 6	Logisches Denken, Handlungsplanung,
Fitdenker! Junior	Wehrfritz	ab 6	Induktives Denken
Safari Rush Hour	Thinkfun	ab 6	Logisches Denken, Gedächtnis
Lopos 808	HCM Kinzel	ab 6	Logisches Denken, Konzentration
Wer war's?	Ravensburger	ab 6	Logisches Denken
Catowl	The Brainy Band	ab 6	Logisches Denken, Rechnen, Konzentration
Dr. Eureka	Pegasus	ab 6	Logisches Denken, Feinmotorik, Geschwindigkeit
Schach	Verschiedene Verlage	ab 6	Logisches Denken, Handlungsplanung,
Qwirkle	Schmidt	ab 6	Logisches Denken, Kombinieren
Jump in	Logis	ab 7	Logisches Denken, räumliches Denken
Der zerstreute Pharao	Ravensburger	ab 7	Logisches Denken, Merkfähigkeit
D-Iced	Huch & Friends	ab 7	Logisches Denken, Rechnen, Konzentration
Monster Brunch	Huch & Friends	ab 7	Logisches Denken, Konzentration
Pizza Diavolo	Huch & Friends	ab 7	Logisches Denken
Wave Breaker	Thinkfun	ab 7	Logisches Denken
Sleeping Queens	Game Factory	ab 7	Kombinieren, Konzentration
Smiley Dice	Game Factory	ab 7	Kombinieren, Konzentration
IQ-Puzzler	Smart Games	ab 7	Logisches Denken, Handlungsplanung,
Mastermind/Superhirn/ Mastercode/Codefinder	u. a. Hasbro, Invieta, Meng Ting	ab 7	Logisches Denken, Handlungsplanung, Arbeitsgedächtnis
Chocolate Fix	Thinkfun	ab 8	Logisches Denken, Handlungsplanung
Hanabi	Abacusspiele	ab 8	Logisches Denken, Kombinieren
Rush Hour	Thinkfun	ab 8	Logisches Denken, Handlungsplanung
Lunar Landing	Thinkfun	ab 8	Logisches Denken, Handlungsplanung
Laser Maze	Thinkfun	ab 8	Logisches Denken, Handlungsplanung
Geistesblitz	Zoch	ab 8	Logisches Denken, Reaktionsgeschwindigkeit
Geistesblitz 2.0	Zoch	ab 8	Logisches Denken, Reaktionsgeschwindigkeit

(Fortsetzung)

◱ Tab. 2   (Fortsetzung)

Spiel/Titel	Verlag	Zielgruppe	Funktion
Geistesblitz 5 vor 12	Zoch	ab 8	Logisches Denken, Reaktionsgeschwindigkeit
Särge schubsen	Drei Magier	ab 8	Logisches Denken, Reaktionsgeschwindigkeit
Spectrangle	Jumbo	ab 8	Logisches Denken, räumliches Denken
Fitdenker! Profi	Wehrfritz	ab 8	Induktives Denken
Die Peking Akte	Jumbo	ab 8	Logisches Denken, Kombinieren, Kreativität
Teekessel im Quadrat	Biwo Spiele	ab 8	Logisches Denken, Sprache
Swish	Thinkfun	ab 8	Logisches Denken, Kombinieren
Set	Amigo	ab 8	Logisches Denken
Tut's Tablet	Popuar	ab 8	Logisches Denken, Kombinieren, Konzentration
Splittissimo	The Brainy Band	ab 8	Logisches Denken, Kombinieren, Rechnen
Think Denk-Krimi	Ravensburger	ab 10	Logisches Denken, Merkfähigkeit
Da Vinci Code	Winning Moves	ab 10	Kombinieren, logisches Denken

Digitale Spiele und Trainingsprogramme Die angeführten Spiele/Programme bieten meist umfangreiche und ineinander greifende Möglichkeiten zur Förderung verschiedenster neuropsychologischer Fähigkeiten. Im Rahmen einer neuropsychologischen Behandlung/ Therapie ist stets darauf zu achten, dass die verwendeten Materialien gezielt und als Teil der Behandlung verwendet werden und mit den Kindern/Jugendlichen klar vereinbart wird, welches Spiel wie lange pro Therapieeinheit verwendet wird (◱ Tab. 3).

◱ Tab. 3   Digitale Spiele und Trainingsplattformen im Internet

Spiel/Titel	Verlag/Verfügbarkeit	Zielgruppe	Funktion
Big Brain Academy	Nintendo DS/Wii	Kinder & Erwachsene	Logisches Denken, Konzentration, Gedächtnis, visuelle Wahrnehmung, Kombinieren, Geschwindigkeit
THINK Kids – Ist doch logisch!	Nintendo DS	7–12	Logisches Denken, Konzentration, Gedächtnis, visuelle Wahrnehmung, Kombinieren, Geschwindigkeit
RehaCom	Hasomed GmbH (über Schuhfried)	Kinder & Erwachsene	Logisches Denken, Konzentration, Gedächtnis, visuelle Wahrnehmung, Kombinieren, Geschwindigkeit
CogniPlus	Schuhfried	Kinder & Erwachsene	Logisches Denken, Konzentration, Gedächtnis, visuelle Wahrnehmung, Kombinieren, Geschwindigkeit
Cogpack	Lifetool	Kinder & Erwachsene	Logisches Denken, Konzentration, Gedächtnis, visuelle Wahrnehmung, Geschwindigkeit
Spiel auf Internetplattformen	**Verfügbarkeit**	**Zielgruppe**	**Funktion**
Lumosity (Detektiv der Tiere)	▶ www.lumosity.com	Jugendliche/ Erwachsende	Logisches Denken, Planen
NeuroNation Gehirnjogging (Logik)	▶ www.neuronation.com	Kinder/ Erwachsene	Logisches Denken

Exkurs: Denkspiele mit Elfe und Mathis

Das Computerprogramm (publiziert 2012) stellt eine Überarbeitung des Förderprogramms „Denktraining für Kinder I" (Klauer 1989) dar und enthält sechs Kernaufgaben des induktiven Denkens (◨ Tab. 4). Die Kinder sind im Elfenland auf der Suche nach dem blauen Diamanten der Weisheit. Dabei werden sie auf ihren Abenteuern von den Elfenkindern Elfe und Mathis begleitet, welche die Instruktionen verbal und/oder schriftlich vorgeben. Der alte weise Elf Osarion gibt bei einer falschen Antwort oder dem Wunsch nach Lösungshilfen Hinweise, die zur Lösung der Aufgaben beitragen. Bei positiver Aufgabenlösung erfolgt umgehend eine positive Rückmeldung und eine kurze verbale Zusammenfassung von einem der beiden Elfenkinder, welche Überlegungen der Aufgabenlösung zugrunde liegen. Der Fortschritt des Spiels anhand der bereits absolvierten und noch ausstehenden Aufgaben sowie die zu passierenden Landmarken können über das Symbol der Schatzkarte eingesehen werden. Durch Drücken auf einen grünen Pfeil erscheint die nächste Aufgabe, wodurch das Kind selbst entscheiden kann, wie viel Zeit für eine Nachbesprechung

bzw. Analyse der Aufgabe mit der betreuenden Person verwendet wird.

Die Kinder müssen insgesamt 120 Aufgaben in zehn Blöcken zu je 12 Aufgaben nacheinander bearbeiten. Dabei sind die Aufgaben der einzelnen Aufgabenklassen nach verschieden Abstraktionsstufen konstruiert, um einen Transfer des Gelernten auf andere Sachverhalte zu ermöglichen. Fünf verschiedene Modalitäten zur Aufgabenbearbeitung stehen zur Verfügung:

- Objekte, welche durch einen Klick auf den dazugehörigen Knopf markiert werden.
- Objekte, welche durch unmittelbare Markierung zu Paaren verbunden werden.
- Objekte, welche durch Zuordnung zu verschiedenen Kisten sortiert werden.
- Bilder, die ausgewählt, und Bilder, die in die richtige Reihenfolge gebracht werden müssen.

Das Training ist für 10 bis 20 Sitzungen konzipiert und dauert pro Einheit etwa 20 bis 40 min, bei älteren Kindern auch entsprechend kürzer. Es besteht die Möglichkeit, individuelle Lernprofile und Trainingsverläufe zu erstellen, wodurch eine individuelle und

sehr spezifische Betreuung des Kindes durch den/die TrainingsleiterIn möglich ist. Falls das Programm ohne Touchscreen verwendet wird, ist mit jüngeren Kindern darauf zu achten, dass diese mit dem Umgang einer Computermaus vertraut sind oder es muss entsprechend unterstützt werden.

2011 wurde von Lenhard und Lenhard eine Evaluationsstudie durchgeführt. Dabei wurden mittels drei Untertests aus dem Hamburg-Wechsler-Intelligenztest für Kinder-IV (HAWIK IV; Petermann und Petermann 2007) das induktive Denken (Untertests Bildkonzepte und Matrizentest) und das Sprachverständnis (Untertest Gemeinsamkeiten finden) erhoben. Nach Durchführung von zehn bis zwölf Einheiten des Förderprogramms wurden induktives Denken und Sprachverständnis erneut erhoben. Zusammenfassend zeigen die Ergebnisse eine deutliche Verbesserung der Kinder der Experimentalgruppe im induktiven Denken, während diese Effekte im Bereich des Sprachverständnisses ausblieben. Es profitierten in erster Linie jene Kinder, die sich in der Voruntersuchung als leistungsschwach zeigten (Lenhard und Lenhard 2011; Koch und Reischauer 2013).

◨ **Tab. 4**   Kernaufgaben des induktiven Denkens

Aufgabenklasse	Festzustellen ist die...	Aufgabenformen
Generalisierung (GE)	Gleichheit von Merkmalen	Klassen bilden Klassen ergänzen
Diskrimination (DI)	Verschiedenheit von Merkmalen	Unpassendes streichen
Beziehungserfassung (BE)	Gleichheit von Relationen	Folgen ergänzen Folgen ordnen, einfache Analogie
Beziehungsunterscheidung (BU)	Verschiedenheit von Relationen	Gestörte Folge
Kreuzklassifikation (KK)	Gleichheit und Verschiedenheit von Merkmalen	Vierfelderschema, Sechsfelderschema
Systembildung (SB)	Verschiedenheit von Relationen	Matrix, vollständige Analogie

2 Fördermöglichkeiten im Alltag

Aus den Definitionen zu logischem Denken, bzw. der Auflistung der verschiedensten Förderansätze wird offensichtlich, dass eine isolierte Betrachtung von logischem Denken maximal in Intelligenztestverfahren möglich ist (und hier ist es auch gewünscht). Im Alltag wird uns logisches Denken bei jedem Erkennen von Zusammenhängen und bei der Generierung von (neuen) Lösungen begegnen oder z. B. bei Planungsaufgaben, welche verschiedenen Ressourcenbeschränkungen (meist Zeit und Geld) und Gesetzmäßigkeiten unterliegen. Solche Problemlösungsaufgaben können dann sehr wohl mit Programmen oder Übungen gefördert werden, wie das z. B. in „Dann mache ich mir einen Plan!" (Müller et al. 2008) oder Travelplan (Ragni 2010) passiert. Bei vielen evaluierten Förderprogrammen beschäftigt sich eine Hypothese mit der Frage des Transfers in den Alltag, also ob Kinder durch das Förderprogramm letztendlich auch im Unterricht profitieren. In den oben vorgestellten Programmen und ebenso bei vielen der aufgelisteten Spiele trifft das zu. Gleichzeitig besteht in der Praxis oft der Wunsch, Fördermöglichkeiten in den Alltag einzubauen. Dazu kann die Neugierde von Kindern genutzt werden, um ihnen die Möglichkeit zu geben, selbstständig Erfahrungen zu machen. Je jünger das Alter der Kinder, desto mehr sind Angebote notwendig, um Interesse zu erzeugen – „Setzen eines Stimulus". Danach kann den Kindern das Feld zur Exploration überlassen werden. Je älter Kinder werden – und ganz besonders im Jugendalter – sollte nicht auf jede Frage eine Antwort gegeben oder gar eine Lösung offeriert werden. Jugendliche müssen angeregt werden, selbst nachzudenken, wie sie zu einer Zielerreichung kommen, evtl. kann eine Hilfestellung gegeben werden, wie eine Herausforderung strukturiert oder in Teilzielen formuliert wird.

Möglichkeiten; so können Spielsachen sowohl nach Farbe oder Form geordnet werden. Das Spiel „Socken zocken" läuft darauf hinaus, aus einer Anzahl von Sockenabbildungen gleiche Paare zu finden, das kann genauso in Natura passieren, indem das Kind nach dem Wäschewaschen gleiche Socken zusammensortiert. In weiterer Folge können auch andere Wäschestücke sortiert werden. Die Küche bietet ein breites Feld, um die Kreuzklassifikation zu üben. Ein Sortiment aus Töpfen, Plastikschüsseln und Vorratsbehältern (am besten runde und eckige) werden auf dem Tisch verteilt und das Kind soll die jeweils dazu passenden Deckel heraussuchen. Beim Vorlesen von Bilderbüchern können Kinder nach dem Bilden von Kategorien gefragt werden (z. B. beim Anschauen eines Tierbuches, alle Tiere suchen, die schwimmen können, oder alle Fahrzeuge, die vier Räder haben). Mit Vorschulkindern können beim Erstellen einer Einkaufsliste die Produkte in Kategorien eingeteilt werden (Was finde ich alles in der Gemüseabteilung und was gehört zu den Milchprodukten?).

Auch die Entwicklung des Zahlenbegriffes bzw. eines mathematischen Verständnisses verlangt logisches Denken. Beginnend mit dem Abzählen von verschiedenen Dingen, interessieren sich Vorschulkinder für Mehr-Weniger-Spiele, was z. B. beim Abzählen von Lebensmitteln beim Kochen oder Einkaufen spielerisch umgesetzt werden kann. Die Erkenntnis der Klasseninklusion wird gefördert, wenn Kinder gefragt werden, ob in der Obstschale mehr rote Äpfel oder mehr Früchte liegen. Die ersten Ansätze des schlussfolgernden Denkens probieren Kinder aus, indem sie an ein „Wenn-dann-Denken" herangeführt werden, anstelle fertige Lösungen der Erwachsenenwelt präsentiert bekommen: *„Heute regnet es, was sollst du anziehen, wenn du in den Kindergarten gehst?".*

2.1 Kindergarten- und Vorschulkinder

Bei Kleinkindern können die von Klauer dargestellten Kernaufgaben des induktiven Denkens sehr gut im Alltag bzw. Haushalt eingebaut werden. Beim Erkennen von Farbe, Größe und Form bzw. Gleichem und Verschiedenem bieten sich für Kleinkinder (ab ca. 3 Jahren) unzählige

2.2 Volksschulkinder

Das Erkennen von Invarianzen (Goswami 2001) beherrschen die meisten Kinder zwischen sechs und sieben Jahren. So können Kinder beim Aufteilen von einem Liter Saft auf mehrere Gläser erkennen, dass die Menge in Summe gleichgeblieben ist. Beim Tischdecken oder Vorbereiten einer Mahlzeit kann dies geübt werden.

Wege zu planen, um zeiteffizient von A nach B zu kommen, erfordert neben exekutiven Funktionen (Handlungsplanung) logisches Denken, ganz besonders, wenn es zu Adaptierungen einer gewohnten Strecke kommt (weil eine Umleitung besteht, ein Zwischenstopp eingeplant werden muss). Heute übernehmen (für Erwachsene) verschiedenste Apps diese Planungsfunktion. Mit Kindern auf einem Stadtplan/Plan der öffentlichen Verkehrsmittel zu überlegen, welche Wege gegangen oder Verkehrsmittel benutzt werden müssen, wo man umsteigen kann, fördert das logische Denken. Bei älteren Kindern kann dann auch eine Zeitkomponente eingeführt werden: *„Wann muss ich spätestens von zu Hause weggehen, um 15 min vor Beginn des Basketballtrainings bei der Turnhalle zu sein?"* Gegen Ende der Volksschule besteht die Möglichkeit, komplexere Planungsaufgaben durchzuführen: *„Wenn ich um 13.00 Uhr Unterrichtsende habe, nach den Hausaufgaben noch für die Mathematikschularbeit üben muss, von 17.00 bis 18.00 Uhr Gitarrestunde in der Musikschule habe (der Weg dorthin beträgt 30 min) und um 19.00 Uhr Abendessen ist, wann kann ich meine Freundin zum Spielen besuchen und wie lange ist das möglich?"* Meistens werden solche Planungsaufgaben von den Erziehungsberechtigten übernommen, aber es macht durchaus Sinn, Kinder möglichst früh einzubeziehen, wobei es sehr empfehlenswert ist, dies durch Visualisierungen darzustellen.

2.3 Jugendliche

Planungsaufgaben bleiben auch in dieser Entwicklungsperiode aktuell, wobei Jugendliche nun vermehrt im schulischen Kontext zum logischen Denken gefordert werden. Dies passiert jedoch nicht nur in Mathematik oder naturwissenschaftlichen Fächern, sondern ebenfalls sehr stark bei sprachlichen Zusammenhängen, wenn es z. B. um Überzeugungsarbeit in Diskussionen geht, welche nicht nur im Unterricht, sondern ganz stark in der Peer-Group und mit den Erziehungsberechtigten anzutreffen sind. Ein großes „Übungsfeld" für logisches Denken ist die Generierung von Lernplänen (für die Vorbereitung von Tests oder Arbeiten in der Schule). Dies umfasst natürlich weitaus mehr als bloß den Lernstoff auf verträgliche „Lerneinheiten" aufzuteilen. Eine vorangehende

Ermittlung, welcher Lerntyp (eher akustisch oder visuell, Berücksichtigung der besten Tageslernzeit, Einzel- oder Gruppenlernen etc.) man ist, ist ebenso hilfreich, wie eine Auflistung konkurrierender Vorhaben (Freizeitbeschäftigung, Medienkonsum etc.) und verpflichtender Familien- und Freundesaktivitäten. Visualisierungen und das Verwenden von Farbcodes kann ebenso hilfreich sein, wie das Nutzen von kreativen Lernmethoden (Erfinden von „Eselsbrücken" bis hin zum Gebrauch von Lernapps).

Sind Weg- oder Zeitplanungen für Volksschulkinder oft noch eine Herausforderung, aber Förderung von logischem Denken, können bei Jugendlichen die Planungen umfangreicher oder themenspezifischer ausfallen. So fördert die Veranstaltung einer Grillparty für 20 Personen mit einem begrenzen Budget logisches Denken genauso wie die Planung eines 14-tägigen (Familien-)Urlaubs, welcher bestimmten Einschränkungen unterliegt (Geld, Zeit, persönliche Präferenzen, Transportmittel usw.).

> **Was nicht hilft!**
> Der Satz *„Das ist ja logisch!"* – sei es, wenn Volksschüler eine Schlussrechnung lösen sollen oder Jugendliche eine Diskussion führen, zu welcher Uhrzeit sie zu Hause sein müssen, hilft niemals weiter! Unterstützend ist eine Klarlegung der Prämissen, Aufsplittung der einzelnen Bedingungen (evtl. eine visualisierte Aufbereitung) und ein schrittweises Aufzeigen des Planungsprozesses, um zu einer Lösung zu kommen.

3 Darstellung eines konkreten Behandlungskonzepts

Wie aus den vorhergehenden Zeilen ersichtlich wurde, wird in den seltensten Fällen eine isolierte Förderung von „logischem Denken" erfolgen. Nachstehendes Konzept wurde bei Volksschüler/innen der zweiten und dritten Schulstufe angewendet und stellt einen Plan für ca. drei bis vier Monate dar. Der neuropsychologischen Behandlung ist eine neuropsychologische Diagnostik vorangegangen, welche einen Fokus auf die zu fördernden Funktionsbereiche ermöglichte.

Jede Einheit dauert ca. 50 min, ist ähnlich aufgebaut und beginnt nach der Begrüßung mit einem Stimmungsbarometer (Wetterskala, Smileys etc.), auf dem das Kind seine aktuelle Befindlichkeit einschätzen kann. Jeder Einheit sind ein, maximal drei Themenbereiche gewidmet, beginnend mit einem Spiel zur Aktivierung und/oder Einstieg ins Thema. Danach folgen themenspezifische Methoden, zuerst mit Material oder Karten-/Brettspielen, anschließend PC-basierte Spiele. Es werden hier Spiele aus unterschiedlichen Programmen angeführt, es ist aber auch möglich, ein gesamtes Programm (z. B. „Denkspiele mit Elfe und Mathis") einzubauen. Die letzten 10–15 min sind einer Entspannungsmethode oder einem vom Kind gewählten Abschlussspiel gewidmet. Zu Beginn der Stunde wird ein Time-Timer eingestellt, sodass das Kind immer sehen kann, wie viel Zeit noch bis zum Ende der Stunde besteht (❏ Tab. 5).

> **Psychoedukation!**
> Viele Kinder wissen zu Beginn nicht genau, warum sie zur Psychologin/ zum Psychologen kommen und sagen im besten Fall „Ich bin schlecht in der Schule und muss besser werden!". Die erste Stunde sollte ausreichend Zeit bieten, Kindern eine angenehme Atmosphäre zu bieten, zu erklären, dass hier ein fördernder Aspekt im Vordergrund steht und es keine Noten gibt. Es ist wichtig, bereits hier mit einem Ausbau von Selbstbewusstsein und Stärkung der Ressourcen zu beginnen. Gleichzeitig sollten in der ersten Stunde auch Regeln klar dargelegt werden, was die Psychologin/ der Psychologe (an Struktur, Zeit etc.) vorgibt und wo die Kinder Mitgestaltungsmöglichkeiten haben.

❏ Tab. 5 Behandlungskonzept

Einheit	Themenschwerpunkt	Material/Methoden	Anmerkung
1	Kennenlernen, Zielerklärung, Psychoedukation, Rahmenbedingungen, „Regeln", Einstieg ins Thema	Mappe/Heft für Kind; evtl. „Behandlungsvertrag"; je 3–4 Aufgaben zur Generalisierung und Diskrimination; Spiel: IQ-Puzzler (2–3 einfache Aufgaben)	Behutsam das aktuelle Leistungsniveau des Kindes feststellen für die künftige Spielauswahl, bzw. zum Eruieren des „Einstiegslevels" bei den PC-Spielen
2	Visuelle Differenzierung, einfache logische Reihen	Spiele: Differix, Gruselino; Nikitinmaterial: log. Reihen; Schusselhexe (einfachste Variante)	Anstelle des Nikitinmaterials können logische Reihen auch selbst hergestellt oder Vorlagen aus Vorschulheften kopiert werden
3 & 4	Visuelle Differenzierung, Verarbeitungsgeschwindigkeit & logisches Denken; Einführung von PC-Aufgaben	Spiele: Schusselhexe (schwierigere Varianten); Speed; Fex – schau schlau; PC: z. B. KonZen 2.0 von Lifetool; Freshminder 2: Symbole Suchen; Der schnelle Klick	Vor dem Einsatz von PC-Spielen ist der Umgang mit den Medien zu üben; manche Spiele werden mit Maus gesteuert, andere können via Touchscreen gespielt werden; Steuerung der Maus kann für jüngere Kinder schwierig sein
4 & 5	Heranführen an komplexeres logisches Denken; leichte Planungsaufgaben	Spiele: Chocolate Fix (einfache Aufgaben); Geistesblitz; Rushhour; Weiterführung der PC-Aufgaben; lumosity: Detektiv der Tiere; evtl. erste Planungsaufgaben	Vorgefertigte Planungsaufgaben: Plan eines Zoos, und beim Zoobesuch muss eine bestimmte Anzahl/ Reihenfolge von Tieren besucht werden…
6–9	Komplexe Planungsaufgaben, induktives Denken	Chocolate Fix; IQ-Puzzler (komplexere Aufgaben); Geistesblitz; Zoo-Spiel, Weiterführung der PC-Aufgaben	Komplexere Aufgabenstellungen: Tagesplanung anhand der konkreten Lebensumwelt des Kindes
10–12	Konsolidieren der erlernten Strategien; Abschluss und Evaluation (Zielerreichung)	Wiederholung ausgewählter Aufgaben; evtl. Erstellung einer Hit-Liste für Lerntipps	Vorteil der PC-Spiele (neben dem höheren Aufforderungscharakter) ist, dass manche Spiele eine Statistik aufzeichnen und somit die Leistungssteigerung sichtbarer ist!

Literatur

Billmann-Mahecha E, Tiedemann J, Kölbl C (2009) Förderung des induktiven Denkens im Klassenzimmer. Evaluation des kognitiven Förderprogramms KOLIBRI. Z Pädag Psychol 23(3–4):279–283

Bookheimer S (2002) Functional MRI of language: new approaches to understanding the cortical organization of semantic processing. Annu Rev Neurosci 25:151–188

Colom R, Burgaleta M, Román FJ, Karama S, Álvarez-Linera J, Abad FJ, Haier RJ (2013) Neuroanatomic overlap between intelligence and cognitive factors: morphometry methods provide support for the key role of the frontal lobes. neuroimage 72:143–152

Duden (2017) 27. Auflage

Goel V (2007) Anatomy of deductive reasoning. Trends Cogn Sci 11:435–441

Goel V, Gold B, Kapur S, Houle S (1998) Neuroanatomical correlates of human reasoning. J Cogn Neurosci 10:293–302

Goel V, Buchel C, Frith C, Dolan RJ (2000) Dissociation of mechanisms underlying syllogistic resoning. Neuroimage 12:504–514

Goswami U (2001) So denken Kinder. Einführung in die Psychologie der kognitiven Entwicklung. Huber, Bern

Inhelder B, Piaget J (1958) The growth of logical thinking from childhood to adolescence. Basic Books, New York

Koch H, Reischauer M (2013) Testbesprechung. Denkspiele mit Elfe und Mathis. Z Entwicklungspsychologie Pädag Psychol 45(2):114–118

Knauff M, Knoblich G (2017) Logisches Denken. In: Müsseler J, Rieger M (Hrsg) Allgemeine Psychologie. Springer, Berlin, S 533–585

Klauer KJ (1989) Denktraining für Kinder I. Hogrefe, Göttingen

Klauer KJ (1991) Denktraining für Kinder II. Hogrefe, Göttingen

Klauer KJ (1993) Denktraining für Jugendliche. Hogrefe, Göttingen

Klauer KJ (2014) Training des induktiven Denkens – Fortschreibung der Metaanalyse von 2008. Zeitschrift für Pädagogische Psychologie 28(1–2):5–19

Klauer KJ, Phye GD (2008) Inductive reasoning: a training approach. Rev Educ Res 78:85–123

Knauff M (2006) Deduktion und logisches Denken. In: Funke J (Hrsg) Denken und Problemlösen. Enzyklopädie der Psychologie, Themenbereich C, Bd 8. Hogrefe, Göttingen, S 167–264

Knauff M (2007) How our brain reason logically. Topio 26:19–36

Knauff M (2009) A neuro-cognitive theory of deductive relational reasoning with mental models und visual images. Spat Cogn Comput 9(2):109–137

Knauff M, Mulack T, Johnson MK (2000) The neural substrates of spatial thinking: results from an experiment using functional magnetic resonance imaging. Poster presented at Seventh Annual Meeting of the Cognitive Neuroscienes Society, San Francisco, CA

Kubinger K (2009) Psychologische Diagnostik. Hogrefe, Göttingen

Lenhard A, Lenhard W (2011) Computerbasierte Intelligenzförderung mit den „Denkspielen mit Elfe und Mathis". Vorstellung und Evaluation eines Computerprogramms für Vor- und Grundschüler. Empirische Sonderpädagogik 3(2):105–120

Lenhard A, Lenhard W, Klauer KJ (2012) Denkspiele mit Elfe und Mathis. Förderung des logischen Denkvermögens für das Vor- und Grundschulalter. Hogrefe, Göttingen

Marx E, Klauer KJ (2007) Keiner ist so schlau wie ich I. Vandenhoeck & Ruprecht, Göttingen

Marx E, Klauer KJ (2009) Keiner ist so schlau wie ich II. Vandenhoeck & Ruprecht, Göttingen

Marx E, Klauer KJ (2011) Keiner ist so schlau wie ich III. Vandenhoeck & Ruprecht, Göttingen

Müller S, Harth S, Klaue U (2008) Dann mache ich mir einen Plan. Arbeitsmaterialien zum planerischen Denken. Modernes Lernen, Dortmund

Petermann F, Petermann U (2007) HAWIK IV. Hamburg-Wechsler-Intelligenztest für Kinder – IV. Huber, Bern

Ragni M (2010) Complex probelm solving: another test case? Cogn Process 11:159–170

Sodian B, Bullock M (2008) Scientific reasoning – where are we now? Cogn Dev 3:431–434

Tiedemann J, Billemann-Mahecha E, Kölbl C, Kollenrott AI (2008) KOLIBRI. Kognitive Förderung in der Grundschule. Waxmann, Münster

Wechsler D (2014) Wechsler Intelligence Scale for Children – Fifth Edition (WISC-V). Pearson, Bloomnington, MN (Bearbeiter der deutschen Fassung)

Emotionen – Auf dem Weg zu einer neurowissenschaftlich fundierten Diagnostik und Therapie emotionaler Auffälligkeiten

Winfried Kain

© Springer-Verlag GmbH Deutschland, ein Teil von Springer Nature 2020
T. Pletschko et al. (Hrsg.), *Neuropsychologische Therapie mit Kindern und Jugendlichen*,
https://doi.org/10.1007/978-3-662-59288-5_21

Was ist überhaupt eine Emotion und wie entsteht sie? Auf den ersten Blick erscheint diese Frage für therapeutisch tätige Personen überraschend und die Antwort darauf einfach, da alle bei der Therapie emotionaler Auffälligkeiten bei unterschiedlichen PatientInnen automatisch mit einem impliziten Konzept, was eine Emotion ist und sie bedingt, arbeiten und entsprechend eine meist einfache Erklärung parat haben. Dagegen sind diese Fragen in der Emotionsforschung nicht eindeutig geklärt (s. Fox et al. 2018). Im Unterschied zu basalen kognitiven Funktionen wie Wahrnehmung, Gedächtnis, exekutive Funktionen, sind gerade emotionale Prozesse objektiv schwerer zu erfassen und einzuordnen, was unter anderem zu vielen widersprüchlichen Positionen beiträgt und die ganze Emotionsforschung bruchstückhaft sowie konfus macht (Adolphs und Anderson 2018). Hinzu kommt, dass die Befunde aus der neurowissenschaftlichen Forschung insbesondere im letzten Jahrzehnt exponentiell gestiegen sind und die möglichen Antworten auf diese Fragen noch komplexer machen, als sie bereits sind. Gerade für eine neuropsychologisch fundierte Therapie emotionaler Auffälligkeiten ist es unabdingbar, auf diese neurowissenschaftlichen Befunde Bezug zu nehmen und sie vor allem in ein praktikables, somit notgedrungen vereinfachtes Therapiekonzept zu integrieren. Deutlich erschwerend für den vorliegenden Beitrag kommt jedoch hinzu, dass es derzeit (nach Kenntnis des Autors) kein neuropsychologisches Behandlungskonzept bzw. -manual für die Therapie emotionaler Auffälligkeiten gibt. Entsprechend sind die folgenden Ausführungen stärker als andere „Praxis"-Kapitel in diesem Buch von theoretischen Überlegungen geprägt. Angesichts der Fülle an unterschiedlichen Emotionstheorien und der kaum überschaubaren Anzahl wissenschaftlicher Befunde ist sowohl eine umfassende Darstellung als auch eine prägnante Zusammenfassung der wichtigsten Grundlagen bzw. Konzepte von Emotionen in diesem Beitrag nicht leistbar. Entsprechend kann nur eine Selektion wichtiger bzw. innovativer Emotionskonzepte erfolgen, welche aus Sicht eines Praktikers von besonderer Relevanz für die neuropsychologisch fundierte diagnostische und therapeutische Arbeit mit Kindern und Jugendlichen sind. Der Beitrag versteht sich somit primär als Anregung, intensiver und komplexer über die diagnostischen und therapeutischen Möglichkeiten in Bezug auf emotionale Themen in der Arbeit mit Kindern und Jugendlichen nachzudenken.

1 Emotionstheorien und Relevanz für die eigene Arbeit

Nach Scherer und Moors (2019) besteht bei den verschiedensten Emotionstheorien eine grundlegende Übereinstimmung darin, dass emotionale Episoden verschiedene Komponenten wie insbesondere physiologische Reaktionen, expressive Verhaltensweisen, Situationsbewertungen, Handlungstendenzen und subjektive Gefühle beinhalten. Uneinigkeit besteht jedoch darin, wie viele bzw. welche Komponenten zentral sind und wie der zeitliche Ablauf dieser Komponenten konzipiert wird (sequenziell vs. gleichzeitig, fixe vs. variable Abfolge). So ging William James davon aus, dass körperliche Veränderungen den Emotionen und den damit verbundenen Bewertungen vorausgehen. Demgegenüber postulieren klassische Appraisal-Theorien, dass verschiedene Situationsbewertungen zu spezifischen Emotionen führen, somit kognitive Bewertungen einer Emotion und den damit verbundenen Komponenten wie körperlichen Reaktionen sowie Handlungstendenzen vorausgehen.

Emotionstheorien lassen sich je nach Fokus differenzieren. Drei relevante Möglichkeiten sind hierbei besonders hervorzuheben: a) bezogen auf den jeweiligen Forschungshintergrund wie z. B. neurobiologisch, psychologisch (mit den verschiedensten Teildisziplinen) oder philosophisch; b) bezogen auf Annahmen, ob Emotionen als dimensional oder als diskrete Entitäten betrachtet werden sollten (Harmon-Jones et al. 2017) und c) bezogen auf Annahmen, wie Emotionen überhaupt entstehen und welche Funktionen sie haben wie z. B. adaptiv-neurophysiologisch, Appraisal-Theorien oder konstruktivistische Theorien (s. auch Sander 2018).

Eine weitere interessante Differenzierung nimmt Barrett (2016) vor, indem sie klassische Sichtweisen mit sogenannten „psychologischen

Konstruktionstheorien" (wozu sie auch dimensionale Emotionstheorien zählt) kontrastiert. Ein zentrales Unterscheidungsmerkmal stellt hierbei der Essenzialismus dar. So argumentiert Barrett, dass klassische Emotionstheorien mehr oder weniger essenzialistisch sind, d. h. dass jede Emotion eine eigenständige Kategorie darstellt mit einer spezifisch innewohnenden Essenz. Diese Essenz kann biologisch sein (wie z. B. phylogenetisch verankerte Affektprogramme, Basisemotionen) oder psychologisch (wie kognitive Bewertungen, Handlungstendenzen). Demgegenüber haben Emotionen bei psychologischen Konstruktionstheorien keine Essenz, d. h. sie sind ein Konstrukt von situativ bedingten Wahrnehmungen und Erfahrungen, geprägt durch komplexe neurobiologische Wechselwirkungen und spezifische neuronale Prozesse (wie Predictive Coding, s. u.). Erlebt z. B. ein Teenager Angst, so würde ein Anhänger bzw. Anhängerin einer essenzialistischen Emotionstheorie davon ausgehen, dass dies durch eine spezifische Essenz verursacht wird (wie ein angeborenes Furchtprogramm oder ein bestimmtes Appraisal-Muster), was wiederum zu relativ fixen und eindeutig zuordbaren Emotionscharakteristika führt (wie charakteristische physiologische Reaktionen, Emotionsausdrücken oder Handlungstendenzen). Ein Anhänger bzw. eine Anhängerin einer nicht-essenzialistischen Emotionstheorie würde dagegen annehmen, dass das Empfinden von Angst nicht durch eine spezifische Essenz nahezu automatisch getriggert wird, sondern auf sehr dynamische und situativ sehr unterschiedliche Weise durch das Gehirn konstruiert wird. Vereinfacht ausgedrückt: „An emotion is your brain's *creation* of what your bodily sensations mean, in relation to what is going on around you in the world." (Barrett 2017a, S. 30).

LeDoux (LeDoux und Pine 2016) beschreitet einen Mittelweg mit seiner Theorie, bei Bedrohungssituationen zwei Systeme zu unterscheiden: einen angeborenen „Furchtkreislauf", der stark subkortikal (u. a. Amygdala als zentrale Schaltstelle) gesteuert ist, und einen stärker vom Neokortex dominierten Kreislauf (u. a. lateraler und medialer präfrontaler Kortex sowie Insula). LeDoux postuliert, dass das erste System zu defensiven, dem Überleben dienenden Verhaltensweisen und nur das zweite System direkt zu Gefühlen von Furcht und Angst führt. Demnach müsste man bei dem Teenager differenzieren, ob er primär subkortikal geprägte defensive Verhaltensweisen zeigt (was wir dann schnell als Angst im herkömmlichen Sinne interpretieren) oder primär kognitiv generierte Angst/Furchtgefühle erlebt.

Die Differenzierung verschiedener Emotionstheorien unterliegt immer der Gefahr der Simplifizierung. Der Vorteil liegt jedoch in der Möglichkeit, einen gewissen Überblick in einem komplexen Sachverhalt zu gewinnen. Hinzu kommt, dass es sehr viele verschiedene Emotionstheorien und Forschungsergebnisse gibt, die wiederum verschiedene Prozesse unterschiedlich gewichten und nicht selten auch sehr gegensätzliche Positionen vertreten. Somit ist es nicht zielführend, sich bei seiner praktischen Arbeit nur einer spezifischen Emotionstheorie zu verschreiben. Insofern handelt es sich im Folgenden um eine bewusst eklektizistische Herangehensweise, getragen von der Idee, dass es nicht *die* Emotionstheorie für alle gibt, sondern je nach Persönlichkeit des Kindes, des Kontextes und der Problematik die *eine* oder die *andere* Theorie ein *besseres* Erklärungsmodell bietet.

Entscheidend für die eigene praktische Tätigkeit sind zudem folgende prinzipielle Fragen: Was ist meine eigene implizite oder explizite Emotionstheorie? Was bewerte ich überhaupt als Emotion und wie differenziere ich Emotionen? Welches Verständnis habe ich davon, wie Emotionen entstehen? Was sind für mich wichtige Einflussfaktoren auf emotionale Prozesse? Welche Bedeutung messe ich neurobiologischen Prozessen bei? Welche Vorstellung habe ich davon, wie sich Emotionen verändern bzw. beeinflussen lassen? Im Sinne von Barrett könnte man auch sagen, welche Konstrukte über Emotionen an sich hat sich mein Gehirn im Laufe der Zeit zurechtgelegt und versucht diese durch die damit verbundene Lesart immer wieder zu bestätigen? All diese Fragen beeinflussen auf entscheidende Weise, wie ich a) das Emotionserleben von Kindern und Jugendlichen wahrnehme bzw. bewerte, b) diagnostisch vorgehe und c) die Regulation von Emotionen unterstütze bzw. fördere.

2 Auf dem Weg zu einer neuropsychologisch fundierten Diagnostik und Therapie emotionaler Auffälligkeiten

Für die diagnostische und therapeutische Arbeit mit Kindern und Jugendlichen erweist sich die pragmatisch orientierte Unterscheidung zwischen den Bereichen Emotionserleben, Emotionserkennung und -verständnis sowie Emotionsregulation als nützlich. Im Folgenden werden diese Grundlagen unter Einbeziehung ausgewählter Befunde aus der Emotionsforschung näher erläutert.

2.1 Emotionserleben

Vermutlich denken die meisten LeserInnen bei dem Begriff Emotionserleben an die Komponente subjektive Gefühle und hierbei insbesondere auch an diskrete Einheiten (primäre Emotionen wie Freude, Ärger oder sekundäre Emotionen wie Scham, Stolz), so wie wir es auch gewohnt sind, unsere Emotionen uns selbst und anderen zu beschreiben. Wie bereits oben angedeutet, wäre dies viel zu einfach, da wir Emotion und Gefühl gleichsetzen. So unterscheiden Damasio und Damasio (2018) Affekt, Emotion und (emotionale) Gefühle, wobei Gefühle als mentale Erfahrung von Emotionen betrachtet werden. Nach Gross (2015) kann die Bezeichnung „affektive Zustände" als Oberbegriff betrachtet werden, wobei dann insbesondere Stressreaktionen (verursacht durch stark beanspruchende Umstände), spezifische Emotionen und Stimmungen unterschieden werden können. Russell und Barrett (1999) verwenden den Begriff Kernaffekt, um die elementarsten bewusst zugänglichen affektiven Zustände (sowie ihre neurophysiologischen Substrate) zu beschreiben und charakterisieren diese als das „Herzstück" jeder emotionalen Episode. Kernaffekte können anhand von zwei unabhängigen Dimensionen beschrieben werden: Grad der Annehmlichkeit bzw. Valenz (unangenehm bis angenehm) und Grad der Aktivierung/Arousal (niedrig bis hoch). Davon zu trennen sind subjektive Gefühle, die sich erst im Rahmen von Kategorisierungsprozessen

entwickeln. Stimmungen werden als länger andauernde Kernaffekte ohne Objektbezug angesehen. Ebenso betonen Adolphs und Anderson (2018), dass Emotionen und Gefühle nicht gleichzusetzen sind, da Gefühle zwar durch emotionale Zustände verursacht werden können, aber nicht automatisch Bestandteil von Emotionen sind. Dies impliziert, dass es emotionale Zustände gibt, ohne dass gleichzeitig Gefühlsempfindungen auftreten oder diese anhand von Sprache (als notwendiger Bestandteil für Gefühle) beschrieben werden können. Bei schweren Formen von intellektuellen Beeinträchtigungen oder Autismus-Spektrum-Störungen ist dies anzunehmen.

Diese Betrachtungsweise wird auch durch entwicklungspsychologische und neuropsychologische Befunde bestätigt. So ist die Entwicklung von Emotionskonzepten bei Kleinkindern zunächst valenzorientiert (Unterscheidung zwischen gut und schlecht), bevor sich zunehmend differenziertere subjektive Gefühlsbeschreibungen entwickeln (Widen 2016).

Interessant hierbei ist auch das Konzept der „affektiven Agnosie" von Lane et al. (2015), wonach schwerere Formen von Alexithymie (insbesondere verursacht durch Traumata oder vernachlässigendem Erziehungsstil) als eine Beeinträchtigung der Fähigkeit, Emotionen mental zu repräsentieren und so nicht zu wissen, was man fühlt, interpretiert werden können.

Implikationen für die Praxis: Die beschriebenen Befunde verweisen verstärkt auf die Notwendigkeit, Emotionserleben dimensional zu betrachten: von basalen affektiven Prozessen (oft dem Bewusstsein nicht zugänglich) bis hin zu sehr differenzierten Emotionskonzepten, mit denen das eigene Erleben erklärt werden kann. Da die Komplexität bzw. Variabilität des Emotionserlebens durch relativ statische Erhebungsverfahren (wie z. B. Fragebögen) nur ungenügend erfasst werden kann, ist die klinische Einschätzung über die Zeit hinweg zentral. In Bezug auf die Auswahl therapeutischer Strategien ist es notwendig, diese Strategien dem jeweiligen Emotionserleben der PatientInnen anzupassen. So profitieren Kinder, die primär Kernaffekte erleben, nicht oder weniger von kognitiven Strategien, die differenziertere Repräsentationsfähigkeiten erfordern.

2.2 Emotionserkennung und -verständnis

Emotionserkennung und -verständnis sind zwar separate Prozesse, jedoch eng miteinander verflochten und stellen zentrale Komponenten für emotional kompetente Verhaltensweisen dar. Die bisherige Forschung war sehr stark geprägt von klassischen Emotionstheorien (insbesondere der Theorie der Basisemotionen von Ekman und kausale Appraisal-Theorien). In den letzten Jahren häufen sich aber zunehmend Befunde (vorwiegend im Rahmen der psychologischen Konstruktionstheorien), welche die Annahmen klassischer Emotionstheorien sehr infrage stellen. So postulieren diese Theorien, dass sich verschiedene Emotionskategorien anhand distinktiver Merkmale unterscheiden lassen (wie z. B. anhand prototypischer physiologischer Reaktionen, Gesichtsausdrücke und Bewertungsmuster). In Bezug auf Aktivitäten des autonomen Nervensystems kommen jedoch Siegel et al. (2018) in ihrer Meta-Analyse zu dem Schluss, dass sich Emotionskategorien anhand dieser Aktivitäten einerseits nicht klar voneinander unterscheiden lassen und andererseits auch innerhalb einer Emotionskategorie eine bedeutsame Heterogenität festzustellen ist. Die Annahme, dass das Erkennen von Basisemotionen anhand von Gesichtsausdrücken über alle Kulturen hinweg gleich ist (Universalitätshypothese), werden in neueren Studien nicht bestätigt (Gendron et al. 2018). Die Autoren postulieren daher, dass Menschen Gesichtsausdrücke aktiv und situativ variabel anhand von kulturell erlernten Emotionskonzepten kategorisieren.

Ein neurowissenschaftlich fundiertes Modell in Bezug auf emotionale Kompetenzen wurde von Smith et al. (2018) entwickelt: Das neuro-kognitive Prozessmodell der emotionalen Intelligenz. Auch wenn das Konstrukt emotionale Intelligenz stark kritisiert wird (s. Rost 2013), eignet sich dieses Modell heuristisch sehr gut für die praktische Arbeit mit emotionalen Prozessen. Dieses Modell dient als wichtige Grundlage für die weiteren Ausführungen und wird im Folgenden verkürzt bzw. vereinfacht dargestellt.

Zentrale Grundlage des Modells in Bezug auf die Funktionsweise des Gehirns ist das Predictive-Coding-Modell (s. Friston 2010). Nach Friston ist sämtliche Gehirnaktivität darauf ausgerichtet, den eigenen Energieumsatz bzw. Zustand stabil zu halten und bei „Störungen" zu minimieren. Um dies zu gewährleisten, hält das Gehirn ein vielschichtiges, hierarchisches Modell der Welt aufrecht, welche alle bisher verarbeiteten Erfahrungen enthält. Mithilfe dieses internalen Modells versucht das Gehirn alle sensorischen Inputs (sei es vom eigenen Körper oder von der Umwelt) vorherzusagen. Wenn irgendeine dieser Prädiktionen inkorrekt ist, entsteht ein sogenannter Vorhersagefehler (prediction-error signal), der zu neuem Lernen bzw. zu einer Revision des internalen Modells führt. In diesem Sinne wird das Gehirn sozusagen als ein Art Inferenzmaschine betrachtet, welche anhand probabilistischer Berechnungen aktiv die erhaltenen Eindrücke vorhersagt, sich selbst erklärt und die Vorhersagekraft für zukünftige sensorische Informationen verbessert. Dieses Verarbeitungsprinzip wird auch bei der Interaktion von Gehirnregionen untereinander angenommen. In Anlehnung an Smith et al. (2018) soll dies in Bezug auf den Prozess der Emotionserkennung anhand eines Beispiels verdeutlicht werden: Ich beobachte, wie ein Jugendlicher beleidigt wird und ein ärgerliches Gesicht zeigt. Nun würde ich aber nicht gleich automatisch den Ärger sehen. Mein Gehirn erhält vielmehr einen visuellen Input über die Veränderung des Gesichtsausdrucks, was Prädiktionsfehler (bottom-up predictive-error signals) verursacht. Dies erfolgt unter Zugriff auf meine Vorannahmen (priors). Da ich in meinem Leben schon viele Situationen, die auf die eine oder andere Art Ärger implizierten, erlebt habe, hat mein Gehirn ein Konzept von Ärger entwickelt, das bestimmte Charakteristika enthält. Da die obige Situation mehrere dieser Charakteristika enthält, erhöht sich die Wahrscheinlichkeit, dass mein Konzept von Ärger (und z. B. nicht mein Konzept von Furcht oder Traurigkeit) aktiviert wird. Entsprechend signalisiert mein Gehirn (top-down prediction signals), dass der Jugendliche Ärger erlebt, was zum Update meiner Wahrnehmung bzw. zur Revision meines aktuellen internalen Modells führt. In Übereinstimmung mit diesem Modell konnten kürzlich Plate et al. (2019) experimentell nachweisen, dass das Erlernen von Emotionskategorien für ärgerliche Gesichtsausdrücke anhand probabilistischer Prinzipien erfolgt.

Getriggert werden das Erkennen und Verstehen von Emotionen immer durch sensorische Inputs. Bei Emotionen Anderer sind dies primär exterozeptive Inputs (wie Veränderungen im Gesicht, Körperhaltung oder Stimme). Beim Erkennen der eigenen Emotionen sind es dagegen primär Inputs aus dem eigenen Körper bzw. interozeptive Reize.

In den Neurowissenschaften setzt sich zunehmend die Position durch, dass im Gehirn weniger einzelne spezifische Gehirnareale für emotionale Prozesse verantwortlich sind, sondern dass vielmehr weit verbreitete Netzwerke komplex miteinander interagieren (Pessoa 2017). Smith et al. (2018) postulieren ebenso verschiedene Netzwerke im Gehirn, welche für das Erkennen und das Verständnis von Emotionen bei sich und bei anderen relevant sind (u. a. somatomotorisches und limbisches Netzwerk, default mode network). Als zusätzlichen Faktor nehmen Smith et al. ein „automatisches emotionales Aufmerksamkeitssystem" an, welches unabhängig von den eigenen expliziten Absichten aktiv ist und als generelles Orientierungssystem verstanden werden kann. Neurobiologisch wird hierbei der Amygdala und verschiedenen Neuromodulatoren (wie Dopamin oder Noradrenalin) eine zentrale Rolle zugewiesen. Neben der individuell unterschiedlichen Aneignung von Emotionskonzepten trägt dieses System auch bedeutsam zu individuellen Unterschieden im Emotionserkennen und -verständnis bei. So finden sich bei Personen mit Autismus-Spektrum-Störungen oder Amygdala-Schädigungen Auffälligkeiten in diesem System, die die Wahrnehmung der Intensität und Qualität emotionaler Reize beeinträchtigen.

Implikationen für die Praxis: Aus den Erläuterungen wird klar, dass es sich bei der Emotionserkennung und beim Emotionsverständnis um hochkomplexe, dynamische und individuell sehr unterschiedlich ausgeprägte Prozesse handelt. Eine eher statisch orientierte Diagnostik ohne Einbeziehung der individuellen Entwicklungsgeschichte und der situativen Bedingungen fördert daher kein tieferes Verständnis, wie Kinder Emotionen erkennen und verstehen. Vielmehr besteht die Gefahr, dass eigene, teils festgefahrene Konzepte bestätigt werden, die dann zu einer eher mechanischen und unflexiblen Anwendung bevorzugter Strategien zur Förderung von Emotionserkennung und -verständnis führen.

2.3 Emotionsregulation

Das vermutlich bekannteste Modell ist das von Gross entwickelte Prozessmodell der Emotionsregulation (Gross 1998, 2015). Emotionsregulationsstrategien werden hierbei als Versuche betrachtet, Emotionen in eine gewünschte Richtung zu verändern. Wenn diese Versuche selbst generiert sind, kann man sie als intrinsisch bezeichnen, wenn sie von der sozialen Umwelt veranlasst werden, als extrinsisch. Soziale Regulation umfasst hierbei sowohl Versuche einer Person, die emotionalen Reaktionen einer anderen Person zu verändern (wie z. B. Eltern bei ihren Kindern) als auch verstärkt bidirektionale Versuche wie bei engeren Freundschaften oder Paaren (Reeck et al. 2016).

In seinem erweiterten Prozessmodell unterscheidet Gross (2015) zwei Wertungssysteme (basierend auf den basalen Einschätzungen, ob etwas gut oder schlecht für mich ist). Das erste Wertungssystem (1. Level) generiert Emotionen, das zweite Wertungssystem (2. Level) leitet dann durch die Entwicklung von Zielen, dies zu verändern, Emotionsregulationsprozesse ein. Im klassischen Modell unterscheidet Gross fünf generelle Strategien: Situationsauswahl, Situationsveränderung, Aufmerksamkeitssteuerung, kognitive Veränderung und Reaktionsveränderung. In Bezug auf den zeitlichen Ablauf werden dabei immer drei Phasen durchlaufen: a) Identifikationsphase (besteht ein Regulationsziel oder nicht), b) Auswahlphase (Wahl einer spezifischen Strategie) und c) Implementierungsphase (Umsetzung der gewählten Strategie). Kürzlich wurde eine 4. Phase hinzugefügt (Uusberg et al. in press): Mit der Monitoringphase wird Bezug darauf genommen, dass die ersten drei Phasen kontinuierlich überwacht werden, um so die Flexibilität von Regulationsstrategien zu erhöhen. Dabei entstehen drei basale Optionen: *Aufrechterhaltung* der Regulation (der gewünschte Zustand wurde noch nicht erreicht), *Wechsel* der Strategien (die bisherigen Strategien greifen nicht) und *Beenden* der Regulation (Regulierungsziel wurde erreicht).

Um den Phänomenen gerecht zu werden, dass Emotionsregulationsprozesse oft auch implizit und automatisch ablaufen, wurde von Braunstein et al. (2017) ein weiteres wichtiges Modell entwickelt (s. ◘ Abb. 1). Dabei werden zwei unabhängige Dimensionen differenziert:

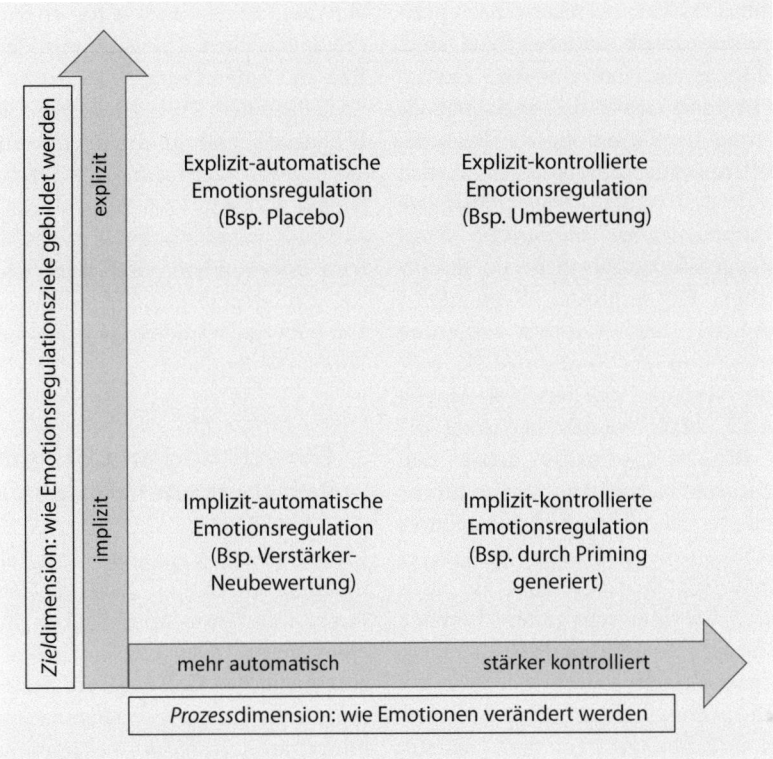

□ **Abb. 1** Emotionsregulationsprozesse nach Braunstein et al. (2017)

eine *Ziel*dimension, wonach Ziele in einem Spektrum von implizit bis explizit auftreten, und eine *Prozess*dimension, wonach Emotionsveränderungsprozesse von mehr automatisch bis stärker kontrolliert ablaufen. Die Kombination dieser zwei Dimensionen führt zu vier Arten von Regulationsformen: a) explizit-kontrollierte Regulation (insbesondere selektive Aufmerksamkeit, Ablenkung und Umbewertung), b) explizit-automatische Regulation (bisher kaum untersucht; nach den Autoren wirken Placebo-Effekte auf diesen Ebenen), c) implizit-kontrollierte Regulation (wie z. B. von außen aktivierte implizite Ziele bei Priming, welche auf kontrollierte Weise verarbeitet werden) und d) implizit-automatische Regulation (wie Löschung oder Verstärker-Neubewertung).

Wie können wir uns maladaptive Formen von Emotionsregulation vorstellen? Eine gute Orientierung in Bezug auf die oben beschriebenen Phasen bieten Uusberg et al. (in press). In der Identifikationsphase kann es zu einer Unter- oder Übersensitivität kommen. Bei Untersensitivität werden aktuelle affektive Zustände nicht erkannt

und somit keine Regulationsziele in Situationen, in denen diese adaptiv wären, initiiert. Bei Übersensitivität werden unnötige Regulationsversuche unternommen (wie z. B. bei generalisierten Angststörungen). In der Auswahlphase können entweder ein geringer Gebrauch hilfreicher Strategien (sei es aufgrund eines mangelnden Regulationsrepertoires oder aufgrund einer niedrigen Selbstwirksamkeit) oder ein zu starkes Beharren auf inadäquate bis schädliche Strategien auftreten. Probleme in der Implementierungsphase sind insbesondere verbunden mit exekutiven Funktionsdefiziten, die zu einer ineffizienten Umsetzung von Strategien beitragen. In der Monitoringphase kann es sein, dass die Entscheidungen, die zur Aufrechterhaltung, Wechsel oder Beendigung von Regulationsstrategien führen, entweder zu rigide oder zu flexibel gehandhabt werden. Eine zu hohe Flexibilität äußert sich z. B. darin, dass Strategien, die Zeit brauchen, um zu wirken, zu früh oder zu häufig gewechselt werden.

In Bezug auf die neurobiologischen Grundlagen von Emotionsregulation vertreten Etkin et al. (2015) eher einen Lokalisationsansatz, wonach bestimmte Gehirnareale für spezifische Regulationsprozesse verantwortlich sind. So sind der dorsale anteriore zinguläre Kortex, die Insula, Amygdala sowie das periaquäduktale Grau relevant für die emotionale Reaktivität. Bei expliziten Regulationsprozessen werden der dorsolaterale und ventrolaterale präfrontale Kortex, das supplementäre motorische Areal und der parietale Kortex als zentrale Schaltstellen angesehen. Bei impliziten Regulationsprozessen werden der ventrale anteriore zinguläre Kortex und der ventromediale präfrontale Kortex verstärkt aktiviert. Im Modell von Smith et al. (2018) werden in Bezug auf zielgerichtete Regulationsprozesse neben den bereits beschriebenen Netzwerken für Emotionserkennung und -verständnis zusätzlich exekutive Kontrollprozesse (frontoparietales exekutives Kontrollnetzwerk ins Spiel gebracht (s. auch Dixon et al. 2017) für einen sehr guten Überblick über die Bedeutung des präfrontalen Kortex für emotionale Prozesse).

Hinsichtlich Emotionsdysregulation verweisen Leshin und Lindquist (in press) darauf, dass klassische Emotionstheorien und psychologische Konstruktionstheorien von sehr unterschiedlichen Konzepten ausgehen. So wird in klassischen Emotionstheorien angenommen, dass Emotionsdysregulation entweder durch Störungen in emotionsspezifischen Arealen/Netzwerken (z. B. erhöhte Amygdalaaktivität) oder durch „Fehlschläge" des Neokortex, diese Störungen zu regulieren, entsteht. Demgegenüber postulieren konstruktivistische Theorien wie die TCE (Theory of constructed emotion) von Barrett (2017b), dass eine Emotionsdysregulation auf Störungen (perturbations) in bereichsübergreifenden (domain-general) Netzwerken, die für Emotionen allgemein relevant sind, basiert. Dies bedeutet somit auch, dass emotionale Auffälligkeiten bei spezifischen psychiatrischen Störungen nicht auf unterschiedliche und abgrenzbare Auffälligkeiten in einzelnen Gehirnarealen bzw. -netzwerken zurückzuführen sind, sondern auf fehlerhafte Variationen in Netzwerken, die für Kernaffekte sowie Kategorisierungs- und exekutive Kontrollprozesse verantwortlich sind. Dies deckt sich auch gut mit der transdiagnostischen Perspektive des *Research Domain Criteria Ansatzes* (Insel et al. 2010).

Implikationen für die Praxis: Die Vielfältigkeit der obigen Erklärungsmodelle auf dem Hintergrund der Komplexität der Thematik verweist auf die Schwierigkeiten im diagnostischen und therapeutischen Umgang mit den uns anvertrauten PatientInnen bzw. deren emotionalen Auffälligkeiten. Häufig beziehen wir uns bei der Diagnostik und in der therapeutischen Arbeit auf bewusst zugängliche bzw. beobachtbare Strategien, während vermutlich überwiegend implizite und automatische Prozesse ablaufen. Dies trifft insbesondere auf Kinder und Jugendliche zu, bei denen sich Regulationsmechanismen erst entwickeln und somit noch nicht in festeren Bahnen verlaufen.

3 Gewichtung und Diagnostik verschiedener Einflussfaktoren

Insbesondere psychologische Konstruktionstheorien lehren uns, dass uns PatientInnen in ihrem Emotionserleben und in Bezug auf ihre emotionalen Kompetenzen sowie Defizite auf einzigartige Weise gegenübertreten. Daher müssen wir unsere Schemata immer kritisch hinterfragen. Insofern ist es immens wichtig, verschiedene mögliche Einflussfaktoren auf emotionale Prozesse (auch die des therapeutischen Fachpersonals) zu reflektieren.

Trotz der Vielfalt der nur annähernd erfassbaren Determinanten von emotionalen Prozessen ist es bei Kindern und Jugendlichen sinnvoll, insbesondere acht allgemeine Einflussfaktoren zu differenzieren: Neurobiologie, Temperament, allgemeine kognitive Funktionen, exekutive Funktionen, Sozialisierungsprozesse bzgl. Emotionen, Entwicklungsalter, soziale Entwicklung und gesellschaftlich-kulturelle Faktoren. In ◘ Tab. 1 wird ein Überblick über die jeweiligen Einflussfaktoren mit einer Auswahl diesbezüglich wichtiger Variablen gegeben. Um die Einflüsse auf Emotionserleben, Emotionserkennung und -verständnis sowie Emotionsregulation zu veranschaulichen, wird für jeden Faktor ein kurzes Beispiel angeführt. Ebenso wird auf allgemeine diagnostische Möglichkeiten hingewiesen.

Es ist sicherlich eine Herausforderung, all diese Faktoren in Bezug auf ihre Relevanz für die individuell sehr unterschiedlich ausgeprägten emotionalen Prozesse zu gewichten. Erschwerend kommt hinzu, dass einerseits diagnostische Instrumente noch zu wenig verfügbar sind und diese andererseits zu statisch ausgerichtet bzw. bezogen auf einen einzelnen Messzeitpunkt zu wenig

◼ **Tab. 1** Überblick über wichtige Einflussfaktoren auf Emotionserleben, Emotionserkennung und -verständnis sowie Emotionsregulation bei Kindern und Jugendlichen

Allgemeiner Einflussfaktor	Spezifische Variablen (Auswahl)	Einfluss auf Emotionserleben Beispiel	Einfluss auf Emotionserkennung und -verständnis Beispiel	Einfluss auf Emotionsregulation Beispiel	Allgemeine diagnostische Hinweise (Auswahl)
Neurobiologie	– Genetik – Psychophysiologische Marker – Aktivierungen/Vernetzungen im Gehirn – Neurotransmitter	Physiologische Reaktivität beeinflusst Intensität und Dauer affektiver Zustände	Präfrontale Aktivierung beeinflusst Grad der Differenzierung und Abspeicherung	Neurotransmitter beeinflussen Effektivität von Regulationsstrategien	– Anamnese bzgl. genetischer Vorbelastungen – Beobachtung psychophysiologischer Marker
Temperament	– Negative/positive Emotionalität – Aktivitätslevel – Irritierbarkeit – Gehemmtheit	Negative Emotionalität als Risikofaktor und positive Emotionalität als Schutzfaktor bzgl. Intensität und Häufigkeit negativer affektiver Zustände	Erhöhte Irritierbarkeit führt zu schwächerer Emotionskategorisierung	Gehemmtheit führt zu stärkeren Vermeidungsstrategien	– Anamnese bzgl. Temperamentsentwicklung – Klinische Beobachtung und Einschätzung – Selbst- und Fremdeinschätzung/Fragebögen
Allgemeine kognitive Faktoren	– Intelligenz – Sprachliche Fähigkeiten – Gedächtnis – Theory of Mind – Verarbeitungsgeschwindigkeit	Gedächtnis beeinflusst Reaktivität auf affektive Stimuli	Höhere sprachliche Intelligenz fördert Emotionsvokabular und differenzierte Kategorisierung	Höhere kognitive Intelligenz verbunden mit höherem Repertoire und Flexibilität	– Anamnese bzgl. kognitiver Entwicklung – Klinische Beobachtung und Einschätzung – Standardisierte Testverfahren (Intelligenz, Sprache, Gedächtnis) – Theory-of-Mind-Aufgaben
Exekutive Funktionen	– Aufmerksamkeitsprozesse – Arbeitsgedächtnis – Inhibitionsfähigkeit – Kognitive Flexibilität	Inhibitionsfähigkeit beeinflusst impulsive vs. kontrolliertere Reaktionen auf affektive Stimuli	Arbeitsgedächtnis fördert das Lernen aus Erfahrungen bzw. Instruktionen der Umwelt	Kognitive Flexibilität beeinflusst Rigidität und Offenheit bei Anwendung von Strategien	– Anamnese bzgl. Entwicklung exekutiver Funktionen – Klinische Beobachtung und Einschätzung – Standardisierte Testverfahren (Aufmerksamkeit, exekutive Funktionen) – Selbst- und Fremdeinschätzung/Fragebögen

(Fortsetzung)

□ Tab. 1 (Fortsetzung)

Allgemeiner Einflussfaktor	Spezifische Variablen (Auswahl)	Einfluss auf Emotionserleben Beispiel	Einfluss auf Emotionserkennung und -verständnis Beispiel	Einfluss auf Emotionsregulation Beispiel	Allgemeine diagnostische Hinweise (Auswahl)
Emotionssozialisierung	– Bio-behaviorale Synchronie zwischen Eltern und Kind – Erziehungsstrategien – Emotionscoaching	Akzeptanz vs. Ablehnung kindlicher Emotionen durch Eltern beeinflusst Auftreten affektiver Zustände	Sprechen über Emotionen fördert eine differenziertere Kategorisierungsfähigkeit	Emotionscoaching fördert die Entwicklung adaptiver Strategien	– Anamnese bzgl. Umgang mit Emotionen in der Familie – Klinische Beobachtung (Interaktionen) und Einschätzung – Selbst- und Fremdeinschätzung/Fragebögen
Entwicklungsalter	– Physische/kognitive Entwicklung – Bewältigung von Entwicklungsaufgaben – Salienz sozialer Signale	Entwicklungsalter beeinflusst die Fähigkeit, affektive Zustände unmittelbar oder reflektiert zu erleben	Salienz sozialer Signale unterscheidet sich je nach Entwicklungsphase. Entwicklungsaufgaben im Jugendalter fördern Kategorisierungsfähigkeit komplexer und sozialer Emotionen	Bewältigung und Scheitern bei Entwicklungsaufgaben als Schutz- und Risikofaktoren für adaptive und maladaptive Strategien	– Anamnese bzgl. Entwicklungsaufgaben – Klinische Beobachtung und Einschätzung – Selbst- und Fremdeinschätzung/Fragebögen
Soziale Entwicklung	– Soziale Erfahrungen – Kritische Lebensereignisse/Traumata – Peer-Status	Positive/negative soziale Erfahrungen beeinflussen Auftreten und Entwicklung positiver/negativer affektiver Zustände	Positiver Peer-Status verbessert Emotionserkennung und -verständnis	Traumata fördern maladaptive Strategien. Kritische Lebensereignisse können adaptive *und* maladaptive Strategien fördern	– Anamnese bzgl. der sozialen Lebensumwelt – Klinische Beobachtung und Einschätzung – Selbst- und Fremdeinschätzung/Fragebögen
Gesellschaftlich-kulturelle Faktoren	– Sozio-ökonomische Faktoren – Medienumwelt – Zeitgeist/Jugendkultur – Kulturelle Werte/Ziele	Kulturelle Werte und Zeitgeist beeinflussen Art und Weise affektiver Zustände	Wertigkeit von Emotionalität und spezifischen Emotionen in verschiedenen Kulturen beeinflussen Kategorisierungsprozesse	Kulturelle Werte und Ziele beeinflussen Auswahl von Strategien	– Anamnese – sozio-ökonomische Faktoren und kultureller Hintergrund bzw. Einstellungen – Umwelt und Medienanalyse (Nutzung und aktuelle Trends)

aussagekräftig sind. Barrett (2016) befürwortet daher einen multidimensionalen Erhebungsansatz, bei dem insbesondere verschiedene Lebenskontexte über die Zeit hinweg berücksichtigt werden. Ebenso verweist sie auf die unterschätzte Bedeutung von Selbstbeschreibungen, die es erst ermöglichen, einen Konsens und somit eine aufeinander abgestimmte Konzeptbildung zu finden (als Grundvoraussetzung für gemeinsam getragene therapeutische Ziele). Dies ist somit ein Plädoyer für eine phänomenologisch und epistemologisch ausgerichtete klinische Beobachtung und Einschätzung anstatt Menschen anhand scheinbar objektiver Messverfahren zu kategorisieren (s. Andreasen 2007).

4 Im Therapiedschungel: Unterschiedliche Therapieansätze und die Notwendigkeit einer individualisierten und transdiagnostischen Herangehensweise

Ausgehend von den bisherigen Erläuterungen lassen sich verschiedene Ebenen von therapeutischen Interventionen zur Förderung der Emotionsregulation unterscheiden. Neben der Bezugnahme auf neurowissenschaftliche Grundlagen liegt der praxisbezogene Ausgangspunkt für diese Unterscheidung einerseits bei der theoretischen Ausrichtung von bestehenden Interventionsansätzen, andererseits aber insbesondere bei den Fähigkeiten bzw. Ressourcen von Kindern und Jugendlichen selbst.

In Bezug auf Interventionen, die einen bestimmten Fokus haben bzw. eine bestimmte Methodik verwenden, lassen sich grob vier Ansätze differenzieren: meta-kognitive, instruierende, erlebensorientierte und implizite Ansätze (s. ◘ Tab. 2).

Der meta-kognitive Ansatz ist sehr stark kognitiv-verbal orientiert und erfordert somit hohe kognitive Ressourcen (wie z. B. sprachliches Abstraktionsvermögen oder gute exekutive Funktionen). Entsprechend ist er für gut begabte PatientInnen geeignet, während PatientInnen mit sprachlichen Schwächen daran eher scheitern. Der instruierende Ansatz beinhaltet je

nach verwendeten Methoden (wie z. B. Psychoedukation, Rollenspiel, Verhaltensexperimente) kognitive, verhaltens- und erlebensbezogene Anteile. Aufgrund der breiteren methodischen Streuung ist er für den Großteil der PatientInnen geeignet, vorausgesetzt, es besteht die Motivation, sich auch instruieren zu lassen, was bei Kindern und Jugendlichen nicht immer vorausgesetzt werden kann. Erlebensorientierte Ansätze sind vorwiegend erlebens- und verhaltensorientiert, wobei die verbal-kognitiven Anforderungen je nach Therapieansatz variieren (emotionsfokussierte Therapie nach Greenberg versus körperorientierte Verfahren/Embodimenttechniken versus basale sensomotorische Stimulationen). Zentraler Bestandteil dieser unterschiedlichen Methoden ist die direkte Veränderung des emotionalen Erlebens. Einen bisher kaum erforschten Ansatz stellen schließlich implizite Ansätze dar. Ziel hierbei ist es, mit gezielten Aufgabenstellungen implizite Verarbeitungsprozesse zu aktivieren, welche sich positiv auf das nachfolgende emotionale Erleben auswirken. Natürlich ist es so, dass alle therapeutischen Strategien solche Prozesse auslösen, jedoch weisen mittlerweile Studien darauf hin, dass diese Aktivierung auch gezielt gelenkt und somit therapeutisch nutzbar gemacht werden können (Mauss et al. 2007; Torre und Lieberman 2018). Dies scheint gerade für PatientInnen interessant zu sein, welche aus unterschiedlichen Gründen für kognitiv mediierte Strategien nicht zugänglich sind (wie z. B. PatientInnen mit intellektuellen oder spezifischen neuropsychologischen Beeinträchtigungen).

Es ist wichtig darauf hinzuweisen, dass die Differenzierung dieser verschiedenen Ansätze eine künstliche ist, da sie in Bezug auf die aktivierten neurobiologischen Verarbeitungsprozesse nicht voneinander zu trennen sind (so löst eine erlebensorientierte Therapietechnik z. B. implizite, interozeptive und meta-kognitive Veränderungen aus – je nach PatientIn in unterschiedlichem Ausmaß). Von einem pragmatischen Standpunkt aus führt jedoch diese Differenzierung zu einer wünschenswerten individualisierten und transdiagnostischen Herangehensweise. So steht die Einschätzung im Mittelpunkt, welche Therapieansätze bei welchen PatientInnen am besten geeignet sind, eine Veränderung zu bewirken, da die Ansätze eben verschiedene Ressourcen voraussetzen und

◻ Tab. 2 Überblick über unterschiedliche Ansätze bei der Therapie emotionaler Auffälligkeiten

Ansatz	Fokus auf	Manualbeispiel	Geeignet für
Meta-kognitive Ansätze	Erwerb von konzeptuellem Wissen über Emotionen	Meta-kognitive Therapie bei Kindern und Jugendlichen	Personen mit hohen kognitiven Ressourcen
Instruierende Ansätze	Vermittlung spezifischer Fertigkeiten und Strategien	Emotionsregulationstraining (ERT) für Kinder im Grundschulalter	Personen mit durchschnittlichen bis guten kognitiven Ressourcen und Einsichtsfähigkeit in ihre Schwierigkeiten
Erlebensorientierte Ansätze	Aktivierung emotionaler Zustände Förderung der interozeptiven Fähigkeiten	Emotionale Aktivierungstherapie (EAT)	Personen mit schwachen bis guten kognitiven Ressourcen oder mit Schwächen in der Verbalisierungsfähigkeit von Emotionen
Implizite Ansätze	Implizite Aktivierung von Verarbeitungsprozessen mit Auswirkungen auf das emotionale Erleben	Aktuell kein Manual vorhanden	Alle Personen, besonders geeignet bei Personen mit schwachen kognitiven Ressourcen

auf unterschiedliche Resonanz stoßen (wie z. B. kognitive Fertigkeiten, Zugang zu den eigenen Emotionen, Temperaments- oder Persönlichkeitseigenschaften).

Anhand des Modells von Barrett lässt sich zudem ein bereichsübergreifender Therapieansatz ableiten, der auch am stärksten mit neuropsychologischen Therapietechniken und dem RDoC-Ansatz (Research Domain Criteria) kompatibel ist. Ausgangspunkt wäre hierbei zunächst die klinische Einschätzung, welche basalen Faktoren (core processes) relevant für die vorliegenden emotionalen Auffälligkeiten sind. Als basale Faktoren führt Barrett u. a. affektive Zustände, Kategorisierungsprozesse, Aufmerksamkeit und exekutive Kontrollprozesse, Sprache sowie die Verarbeitung interozeptiver und exterozeptiver Reize an. Je nach individueller Konstellation würde man dann verschiedene explizite *und* implizite Therapieansätze anwenden. Wenn z. B. Defizite in exekutiven Kontrollprozessen bestehen, würde man exekutive Funktionen mit Bezug zu emotionalen Prozessen fördern wie den Aufbau von kognitiver Flexibilität und Inhibitionsfähigkeit gegenüber spezifischen emotionalen Reizen, beispielsweise mit Aufmerksamkeits-Bias-Modifikation (Van Bockstaele et al. 2019). Bei Vorliegen von Kategorisierungsdefiziten aufgrund sprachlicher Schwächen könnte man spezifische Gesprächssituationen über Gefühle in der Therapie und im Alltag gestalten, die sich

an probabilistischen Lernprinzipien orientieren (Plate et al. 2019), um so gezielter das Emotionsvokabular aufzubauen (Torre und Lieberman 2018). Ist die Wahrnehmung interozeptiver Reize gestört, könnte man je nach kognitiven Ressourcen der PatientInnen achtsamkeitsbasierte Methoden (Price und Hooven 2018) oder körperorientierte Verfahren wie z. B. gezielter Einsatz von Berührungen oder Aktivitäten wie Tanzen (s. Christensen et al. 2018; Kirsch et al. 2018) verwenden, um die Interozeptionsfähigkeit systematisch zu verbessern.

Generell ist hierbei zu berücksichtigen, dass die Diagnose und insbesondere die Therapie emotionaler Auffälligkeiten immer in einen hochkomplexen interaktiven Prozess zwischen allen Beteiligten eingebettet sind. Entsprechend ist es notwendig, dass wir als ExpertInnen kontinuierlich reflektieren, wie vor allem auch unsere eigenen emotionalen Prozesse unsere Einschätzungen und unser Vorgehen beeinflussen. Wir sollten also die Implikationen der psychologischen Konstruktionstheorien auch auf uns selbst anwenden.

Die Erforschung emotionaler Prozesse hat gerade in den Neurowissenschaften im letzten Jahrzehnt zu vielen neuen Erkenntnissen geführt. Naturgemäß dauert es immer etwas länger, bis die Implikationen dieser aufschlussreichen Erkenntnisse zu konkreten Empfehlungen für die Praxis führen. Von daher kann man in Bezug auf die Entwicklung neuer diagnostischer und therapeutischer Ansätze nur mit Spannung in die Zukunft blicken.

Literatur

Adolphs R, Anderson D (2018) The neuroscience of emotion: a new synthesis. Princeton University Press, Princeton

Andreasen NC (2007) DSM and the death of phenomenology in America: an example of unintended consequences. Schizophr Bull 33:108–112

Barrett LF (2016) Navigating the science of emotion. In: Meiselman H (Hrsg) Emotion measurement. Elsevier, Oxford, S 31–63

Barrett LF (2017a) How emotions are made: the secret life of the brain. Houghton-Mifflin-Harcourt, New York

Barrett LF (2017b) The theory of constructed emotion: an active inference account of interoception and categorization. Soc Cogn Affect Neurosci 12:1–23

Braunstein LM, Gross JJ, Ochsner KN (2017) Explicit and implicit emotion regulation: a multi-level framework. Soc Cogn Affect Neurosci 12:1545–1557

Christensen JF, Gaigg SB, Calvo-Merino B (2018) I can feel my heartbeat: dancers have increased interoceptive accuracy. Psychophysiology 55:e13008

Damasio A, Damasio H (2018) Emotions and feelings. In: Fox AS, Lapate RC, Shackman AJ et al (Hrsg) The nature of emotion. Fundamental questions, 2. Aufl. Oxford University Press, New York, S 1–5

Dixon ML, Thiruchselvam R, Todd R (2017) Emotion and the prefrontal cortex: an integrative review. Psychol Bull 143:1033–1081

Etkin A, Büchel C, Gross JJ (2015) The neural bases of emotion regulation. Nat Rev Neurosci 16:693–700

Fox AS, Lapate RC, Shackman AJ et al (Hrsg) (2018) The nature of emotion. Fundamental questions, 2. Aufl. Oxford University Press, New York

Friston K (2010) The free-energy principle: a unified brain theory? Nat Rev Neurosci 11:127–138

Gendron M, Crivelli C, Barrett LF (2018) Universality reconsidered: Diversity in making meaning of facial expressions. Curr Dir Psychol Sci 27:211–219

Gross JJ (1998) The emerging field of emotion regulation: an integrative review. Rev Gen Psychol 2:271–299

Gross JJ (2015) Emotion regulation: current status and future prospects. Psychol Inq 26:1–26

Harmon-Jones E, Harmon-Jones C, Summerell E (2017) On the importance of both dimensional and discrete models of emotion. Behav Sci 7:66

Insel T, Cuthbert B, Garvey M et al (2010) Research domain criteria (RDoC): toward a new classification framework for research on mental disorders. Am J Psychiatry 167:748–751

Kirsch LP, Krahé C, Blom N et al (2018) Reading the mind in the touch: neurophysiological specificity in the communication of emotions by touch. Neuropsychologia 116:136–149

Lane RD, Weihs KL, Herring A et al (2015) Affective agnosia: expansion of the alexithymia construct and a new opportunity to integrate and extend Freud's legacy. Neurosci Biobehav Rev 55:594–611

LeDoux JE, Pine MD (2016) Using neuroscience to help understand fear and anxiety: a two-system framework. Am J Psychiatry 173:1083–1092

Leshin JC, Lindquist KA (in press) Neuroimaging of emotion dysregulation. In: Beauchaine T, Crowell S (Hrsg) The handbook of emotion dysregulation. Oxford University Press, New York

Mauss IB, Cook CL, Gross JJ (2007) Automatic emotion regulation during anger provocation. J Exp Soc Psychol 43:698–711

Pessoa L (2017) A network model of the emotional brain. Trends Cogn Sci 21:357–371

Plate R, Wood A, Woodard K et al (2019) Probabilistic learning of emotion categories. J Exp Psychol: Gen 148:1814–1827

Price CJ, Hooven C (2018) Interoceptive awareness skills for emotion regulation: theory and approach of mindful awareness in body-oriented therapy (MABT). Front Psychol 9:798

Reeck C, Ames DR, Ochsner KN (2016) The social regulation of emotion: an integrative, cross-disciplinary model. Trends Cogn Sci 20:47–63

Rost DH (2013) Handbuch Intelligenz. Beltz, Weinheim

Russell JA, Barrett LF (1999) Core affect, prototypical emotional episodes, and other things called emotion: dissecting the elephant. J Pers Soc Psychol 76:805–819

Sander D et al (2018) An appraisal-driven componential approach to the emotional brain. Emot Rev 10:219–231

Scherer KR, Moors A (2019) The emotion process: event appraisal and component differentiation. Annu Rev Psychol 70:719–745

Siegel EH, Sands MK, Van den Noortgate W et al (2018) Emotion fingerprints or emotion populations? A meta-analytic investigation of autonomic features of emotion categories. Psychol Bull 144:343–393

Smith R, Killgore WDS, Alkozei A et al (2018) A neurocognitive process model of emotional intelligence. Biol Psychol 139:131–151

Torre JB, Lieberman MD (2018) Putting feelings into words: affect labelling as implicit emotion regulation. Emot Rev 10:116–124

Uusberg A, Uusberg H, Gross JJ (in press) How can emotions be regulated? In: Scarantino A (Hrsg) The Routledge handbook of emotion theory

Van Bockstaele BV, Notebaert L, MacLeod C et al (2019) The effects of attentional bias modification on emotion regulation. J Behav Ther Exp Psychiatry 62:38–48

Widen SC (2016) The development of children's concepts of emotion. In: Barrett LF, Lewis M, Haviland-Jones JM (Hrsg) Handbook of emotions, 4. Aufl. Guilford Press, New York, S 307–318

Zitierte Behandlungsmanuale

Hauke G, Dall'Occhio M (2015) Emotionale Aktivierungstherapie (EAT): Embodimenttechniken im emotionalen Feld. Schattauer, Stuttgart

Heinrichs N, Lohaus A, Maxwill J (2017) Emotionsregulationstraining (ERT) für Kinder im Grundschulalter. Hogrefe, Göttingen

Simons M (2018) Metakognitive Therapie mit Kindern und Jugendlichen. Beltz, Weinheim

Theory of Mind als Teilaspekt sozialer Kompetenzen – Ich sehe was, was du auch siehst

Kathrin Hippler und Sonja Metzler

© Springer-Verlag GmbH Deutschland, ein Teil von Springer Nature 2020
T. Pletschko et al. (Hrsg.), *Neuropsychologische Therapie mit Kindern und Jugendlichen*,
https://doi.org/10.1007/978-3-662-59288-5_22

1 Neuropsychologischer Hintergrund

Eine jugendliche Klientin mit High-functioning-Autismus berichtete in einer Therapiestunde einmal Folgendes: Bei einer Veranstaltung ließ sie ihren Rucksack auf ihrem Platz stehen, um kurz auf die Toilette zu gehen. Da sie nichts riskieren wollte, nahm sie vorsorglich ihr Handy und ihre Geldbörse mit. Als sie an ihren Platz zurückkam, war ihr Rucksack offensichtlich gestohlen worden. Die Klientin regte sich daraufhin in der Therapiestunde sehr über die „Dummheit" des Diebes auf, der einen Rucksack ohne Wertsachen stiehlt. Dass dieser wohl nicht gewusst hatte, dass er einen leeren Rucksack mitgenommen hatte, war ihr nicht klar.

Diese Geschichte ist ein klassisches Beispiel für eine beeinträchtigte Theory of Mind.

> **Definition**
>
> Theory of Mind (kurz ToM) bezeichnet die Fähigkeit, sich selbst und anderen mentale Zustände zuschreiben zu können, wie z. B. Gefühle, Gedanken, Wünsche oder Absichten (s. Premack und Woodruff 1978; Baron-Cohen et al. 1985).

Menschen mit beeinträchtigter ToM haben demnach Schwierigkeiten, die Perspektive einer anderen Person einzunehmen. Die Fähigkeit zu verstehen, was in der geistigen Welt einer anderen Person vor sich geht, erlaubt uns einzuschätzen, wie andere sich verhalten oder handeln werden. Dies bildet die Grundlagen für soziales Verständnis und in der weiteren Folge für jegliche soziale Interaktion und zwischenmenschliche Kommunikation.

Die ToM kann als Teilfertigkeit bzw. Grundlage für „Soziale Kompetenz" gesehen werden. Der Begriff „Soziale Kompetenz" umfasst ein breites Spektrum menschlicher Fähigkeiten, wobei hierfür zahlreiche unterschiedliche Definitionen existieren. In einem Versuch die unterschiedlichen Definitionen und Aspekte zu vereinen, kommt Kanning (2009) zu dem Schluss, dass soziale Kompetenzen 1) einen kognitiv-perzeptiven Bereich (z. B. Selbstaufmerksamkeit, Personenwahrnehmung, Perspektivenwechsel, Kontrollüberzeugung), 2) einen emotional-motivationalen Bereich (z. B. emotionale Stabilität und Regulationsfähigkeit, Prosozialität) und 3) einen behavioralen Bereich (z. B. Durchsetzungsfähigkeit, Handlungsflexibilität, Kommunikationsstil, Konfliktverhalten) umfassen. Die ToM würde in diesem Modell einem Teilaspekt des kognitiv-perzeptiven Bereichs entsprechen. Da eine Darstellung der Behandlung sozialer Kompetenzen dieses Kapitel sprengen würde, beschränken wir uns im Folgenden auf diese „Vorstufe" sozialer Kompetenzen.

Studienergebnisse weisen darauf hin, dass die Familiengröße (Anzahl der Geschwister), der sozioökonomische Status und die Kommunikation innerhalb des kindlichen Umfelds einen wesentlichen Einfluss auf die ToM-Fähigkeiten der Kinder ausüben. Eine Verbesserung von ToM-Fertigkeiten kann jedoch gleichzeitig auch zu einer Zunahme an internalisierenden Schwierigkeiten, wie Gedankenkreisen und Besorgnis sowie einer erhöhten Sensibilität gegenüber Kritik, führen (vgl. Hofman et al. 2016).

> ❯ ToM-Fertigkeiten haben laut Forschungsergebnissen erhebliche Konsequenzen für das Sozialverhalten und sogar den schulischen Erfolg. Kinder mit guter ToM können besser mit Gleichaltrigen kommunizieren und Konflikte lösen, ihr So-tun-als-ob-Spiel ist komplexer und ihre Lehrerinnen und Lehrer stufen sie als sozial kompetenter ein. Zudem fühlen sie sich glücklicher und beliebter in der Schule. Gut entwickelte ToM-Fähigkeiten können allerdings auch auf nicht-soziale Weise zum eigenen Vorteil eingesetzt werden, z. B. beim Lügen, Hänseln und Bullying anderer (Astington und Edwards 2010).

1.1 Modelle der ToM

Aktuell werden drei theoretische Hintergrundmodelle beschrieben: a) Die Theorie-Theorie (Perner 1991, 2000) geht davon aus, dass Kinder andere beobachten, Hypothesen über den mentalen Zustand kausaler Beziehungen aufstellen und ihre Ideen auf der Basis von Daten oder erhaltener Inputs modifizieren. Verfechter bzw. Verfechterinnen dieser Theorie gehen davon aus, dass es sich bei Wissen über mentale Zustände um eine intuitive Theorie (ToM) handelt, da mentale Zustände latent vorhanden sind und wie theoretische Themen erschlossen werden. b) Die Simulationstheorie (Goldman 1992; Harris 1991) nimmt an, dass das Kind sich im Lauf seiner Entwicklung immer wieder in die Situation des anderen hineinprojiziert und überlegt, was es selbst denken und fühlen würde und dies dann auf das Gegenüber attribuiert. Sich-Vorstellen, die andere Person zu sein, führt zur Aneignung von sozial-kognitivem Wissen (Lillard und Skibbe 2005). c) Die Modularitätstheorie (Leslie 1994) besagt, dass angeborene spezialisierte neuronale Prozessoren (Verarbeitungsmodule) für die Verarbeitung sozialer Informationen zuständig sind und sich entwickeln, während das Kind heranreift.

Neuronale Korrelate der ToM scheinen einerseits Spiegelneurone zu sein, die an der Entwicklung der Imitationsfähigkeit beteiligt sind, die wiederum eine Vorläuferfertigkeit der ToM darstellt. Andererseits dürften auch sogenannte Spindelneurone oder Von-Economo-Neurone eine wesentliche Rolle bei empathischen Fähigkeiten, Emotionsempfindungen und Selbstwahrnehmung spielen (Brüne und Bender 2012).

1.2 Entwicklung der ToM

Bereits ab der Geburt finden sich beim heranwachsenden Säugling Vorstufen der ToM, die als wesentliche Voraussetzung für späteren Perspektivenwechsel oder das Verstehen komplexerer sozialer Verhaltensweisen gesehen werden können. Die Entwicklung der ToM-Fähigkeiten wird in ◘ Tab. 1 skizziert.

1.3 ToM und Empathie

ToM und Empathie werden fälschlicherweise oft synonym verwendet. Tatsächlich unterscheidet man mehrere Formen der Empathie (vgl. Attwood 2014; Poustka et al. 2010): 1) die kognitive Empathie (Wissen um eigene mentale Zustände bzw. mentale Zustände anderer), 2) emotionale Empathie (ähnliche oder gleiche Gefühle wie das Gegenüber empfinden), 3) aktiv-wohlwollende Empathie (Mitgefühl bzw. fürsorgliches Verhalten). Die kognitive Empathie ist dabei vergleichbar mit der ToM.

Störungen in der Empathie können sich unterschiedlich äußern: So haben Kinder mit einer Störung des Sozialverhaltens bzw. Menschen mit antisozialer oder narzisstischer Persönlichkeitsstörung tendenziell eher Schwierigkeiten in der emotionalen bzw. wohlwollenden Empathie, während Personen mit Autismus-Spektrum-Störungen

oder psychotischen Störungen größere Probleme in der kognitiven Empathie (ToM) zeigen (Lockwood et al. 2013).

1.4 ToM bei verschiedenen Diagnosen

Auch hinsichtlich der Art und Ausprägung der einzelnen ToM-Schwierigkeiten zeigen sich Unterschiede:

Kinder mit Störungen des Sozialverhaltens sowie Personen mit schizoider, schizotypischer und antisozialer Persönlichkeitsstörung bzw. mit Borderline-Störung verfügen beispielsweise durchaus über eine ToM, ihre Annahmen beruhen allerdings auf sensitiv-paranoiden bzw. im Sinne eines Schwarz-Weiß-Denkens verfremdeten Fehlannahmen, was andere Menschen über sie denken oder gesagt haben können (s. Förstl 2012). Dies wird auch „over-mentalizing" genannt (Frith 2004). Menschen mit Borderline-Störungen haben beispielsweise ständig wechselnde und wenig verlässliche Einschätzungen der mentalen Zustände anderer und werden vor allem von ihrer eigenen instabilen Gefühls- und Gedankenwelt geleitet, die sie auch anderen zuschreiben (Rentrop und Scheller 2012). Kinder mit Störungen des Sozialverhaltens interpretieren häufig die Absicht eines Mitschülers/einer Mitschülerin als feindlich, obwohl dessen/deren Verhalten vielleicht unabsichtlich oder gut gemeint war.

Personen im Autismus-Spektrum hingegen verfügen nur über eine mehr oder weniger eingeschränkte ToM, das heißt ihnen fehlt die Fähigkeit, die mentalen Zustände anderer überhaupt erst zu erkennen („under-mentalizing"; s. auch Dose und Weber 2012).

2 Diagnostik der ToM

Diagnostische bzw. Trainingsprogramme zur ToM wurden größtenteils im anglo-amerikanischen Raum zu Forschungszwecken entwickelt. Daher fehlen auch häufig publizierte und genormte Verfahren. Im deutschsprachigen Raum gibt es kaum übersetzte, normierte Verfahren zur Erfassung der verschiedenen Komponenten der ToM. ◘ Tab. 2 fasst einige der Verfahren zur Diagnostik der Theory of Mind zusammen (die Tabelle erhebt hierbei keinen

◨ **Tab. 1**   Entwicklung der Theory of Mind

Alter	Theory of Mind Entwicklung	Beispiel/Diagnostik
Ab Geburt	Imitationsfähigkeit	Kind imitiert den Gesichtsausdruck des Gegenübers (streckt z. B. auch die Zunge heraus)
Ab Geburt	Kind bevorzugt soziale Stimuli im Vergleich zu Objekten	Gesicht der Bezugsperson wird länger betrachtet als z. B. ein Mobile
6–8 Wochen	Soziales Lächeln	Kind lächelt zurück, wenn Bezugsperson lächelt
6–10 Monate	Beachtung der Kopfbewegung der Bezugsperson (6 Monate) bzw. deren Blickrichtung und erstes Verständnis der dazugehörigen Absicht (ab 10 Monate; Shepherd 2010)	Kind folgt der Blickrichtung der Bezugsperson (z. B. „Da ist etwas Interessantes!")
Ab 9 Monate	Gemeinsame Aufmerksamkeit bzw. triangulärer Blick (Oates und Grayson 2004)	Bezugsperson und Kind richten ihre Aufmerksamkeit gemeinsam auf ein Spielzeug. Dabei macht einer den anderen durch Blickkontakt, Zeigen oder andere nonverbale Mittel aufmerksam.
Ab 2 Jahren	Unterscheidung zwischen physikalischer Umwelt und Kognition „So-tun-als-ob"-Spiel (Leslie 1987)	Kind kann so tun, als ob Bauklotz ein Auto wäre; es kann unterscheiden zwischen dem Gegenstand „Auto" und Gedanken über das Objekt „Auto"
Ab 2 Jahren	Unterscheidung zwischen eigenen Wünschen und Wünschen anderer; Reden darüber, was andere wollen oder fühlen; Verständnis, dass Menschen zufrieden sind, wenn sie bekommen was sie wollen	Das 2-jährige Kind versteht, dass der kleine Bruder zum Einschlafen den Schnuller braucht, er/sie selbst aber nicht
Ab 3 Jahren	Reden darüber, was andere denken und wissen	Kind versteht: Meine Freundin weiß viel über Dinosaurier
Ab 3–4 Jahren	Verstehen unterschiedlicher Überzeugungen („first oder false belief task", „seeing leads to knowing")	Kinder können die sog. „Smarties-Aufgabe" lösen. Dem Kind wird eine Süßigkeitenverpackung gezeigt und gefragt, was da wohl drin sein könnte. Das Kind antwortet „Smarties!". Tatsächlich ist aber „nur" ein Bleistift enthalten. Wird das Kind nun gefragt, was ein zweites Kind annimmt, versteht es, dass der andere nicht denselben Wissensstand teilt und daher auch „Smarties" sagen wird und nicht Bleistift. (Wimmer und Perner 1983)
Ab 4 Jahren	Erkennen der Basisemotionen anhand des Gesichtsausdrucks (Rump et al. 2009)	Das Kind benennt spontan Freude, Trauer, Ärger und Angst auf Fotos/Bildern von Gesichtern (etwas später auch ein überraschtes bzw. ein neutrales Gesicht)
Ab 6 Jahren	Verstehen, was eine Person glaubt, was eine andere Person denkt („second order false belief")	Kind versteht, dass die Mutter weiß, dass das Geschwisterchen vorhat, Schokolade zu naschen
Ab 8–9 Jahren	Verständnis von Konzepten, wie Ironie, Bluff, Notlüge, Metaphern etc.	Das Kind versteht Redewendungen, wie „Du hast wohl einen Frosch im Hals!" oder versteht, dass man etwas Unwahres sagt, um jemand anderen nicht zu kränken
Ab 12 Jahren	Verständnis unterschiedlicher Interpretationsperspektiven (Sodian und Thoermer 2004)	Verständnis, dass zwei Personen eine Äußerung auf jeweils andere Art und Weise interpretieren

◻ Tab. 2 Diagnostische Verfahren von Theory of Mind (kognitive Komponenten der Empathie)[a]

Fähigkeit	Forschungsverfahren ohne Normierung bzw. nur mit Vergleichswerten aus Studien	Testdiagnostische Verfahren (normiert)
Emotionsdekodierung	Faces Test (Baron-Cohen et al. 1997) Eyes Test/Child (Baron-Cohen et al. 2001b); deutsche Version verfügbar Eyes Test/Adult (Baron-Cohen et al. 2001a); deutsche Version verfügbar Frankfurter Test und Training des Erkennens von fazialem Affekt FEFA (Bölte et al. 2003) MET/MET-J (Multifaceted Empathy Test for Children and Adolescents: MET-J; Dziobek et al. 2008) Cambridge Mindreading (CAM) Face-Voice Battery (Golan et al. 2006); nur auf Englisch verfügbar	Subtest „Emotionserkennung" der Intelligenz- und Entwicklungsskalen für Kinder und Jugendliche (IDS-2; Grob und Hagmann-von Arx 2018) mit Normen für das Alter 5–20 Subtest „Fotoalbum" aus dem Wiener Entwicklungstest (Deimann und Kastner-Koller 2012) mit Normen für Kinder zwischen 3 und 6 Jahren
Erfassen und Interpretieren sozialer & emotionaler Kontexte	Faux Pas Test (Stone et al. 1998; Baron-Cohen et al. 1999) Happé's Strange Stories Test (Happé 1994) A movie for the assessment of social cognition – MASC (Dziobek et al. 2006)	Subtest „Soziale Situationen Verstehen" der Intelligenz- und Entwicklungsskalen für Kinder und Jugendliche (IDS-2; Grob und Hagmann-von Arx 2018) mit Normen für das Alter 5–20 TOM (Theory-of-Mind-Test, Brüne, M., Schuhfried), ab 17 Jahren Subtests aus MSCEIT Mayer-Salovey-Caruso-Test zur Emotionalen Intelligenz (Steinmayr et al. 2011)

[a]*kein Anspruch auf Vollständigkeit*

Anspruch auf Vollständigkeit). Es wurden zudem nur testdiagnostische, jedoch keine Selbst- oder Fremdbeurteilungsfragebögen berücksichtigt.

3 Therapieansätze zur Förderung der ToM und deren Evidenz

In der Therapie von Defiziten der ToM ist zum einen zu beachten, dass ToM-Fähigkeiten eng mit anderen neuropsychologischen Funktionen in Zusammenhang stehen (z. B. den Exekutivfunktionen) und daher ein Training der ToM oft auch die Förderung anderer Funktionen beinhalten sollte. So weisen Untersuchungen darauf hin, dass die bei Kindern mit Aufmerksamkeitsdefizit- und Hyperaktivitätssyndrom oftmals beobachteten ToM-Defizite eigentlich auf Schwierigkeiten im Bereich der exekutiven Funktionen und der Aufmerksamkeitskontrolle zurückzuführen sind (vgl. Mary et al. 2016).

Zum anderen haben Personen mit unterschiedlichen Störungsbildern auch einen anderen Therapiebedarf hinsichtlich bestimmter Aspekte der ToM. Während z. B. ein Kind mit Autismus-Spektrum-Störung Training braucht, um kognitive Perspektivenübernahme überhaupt erst aufzubauen, liegt der Fokus bei Personen mit schizoider Persönlichkeitsstörung oder Borderline-Syndrom eher auf einer Art Wahrnehmungskorrektur (Konfrontation, Klärung und Deutung; s. auch Rentrop und Scheller 2012).

In einer Meta-Analyse von Trainings der ToM wurden 32 Publikationen mit einer Gesamtstichprobe von 1529 Kindern mit einem Durchschnittsalter von 5;3 Jahren überprüft (s. Hofmann et al. 2016). Die untersuchten Studien bezogen sich hauptsächlich auf Kinder mit typischer Entwicklung, einige auf Kinder mit Autismus-Spektrum-Störungen und eine Studie auf eine Stichprobe mit hörbeeinträchtigten Kindern. Die verwendeten Trainingsprogramme waren dabei keine bekannten, standardisierten Verfahren, sondern wurden größtenteils eigens für Forschungszwecke entwickelt. Methodisch beinhalteten sie beispielsweise Lernen durch korrigierendes Feedback bei False-Belief-Aufgaben, Imaginationstechniken, Lernen am Modell sowie Rollenspiel. In den meisten Studien wurden den Kindern Situationen in Form von Geschichten, Bilderbüchern und Videos präsentiert, die ToM-Fertigkeiten verlangen. Über alle Studien hinweg fanden sich signifikante Verbesserungen der ToM-Fertigkeiten im Vergleich zur Warte- bzw. Kontrollgruppe.

Im Folgenden werden die derzeit im deutschsprachigen Raum verfügbaren Trainingsprogramme zur ToM dargestellt. Die meisten Therapieansätze beziehen sich dabei auf den ToM-Aufbau bei Kindern und Jugendlichen mit Autismus-Spektrum-Störungen.

> Einzelne Module der jeweiligen Programme lassen sich aber auch individuell maßgeschneidert bei anderen Zustandsbildern, die ein ToM-Defizit beinhalten (z. B. bei ADHS, Störungen des Sozialverhaltens), sinnvoll einsetzen.

3.1 Trainingsprogramme für Emotionserkennung

Der FEFA (Frankfurter Test und Training des Erkennens von fazialem Affekt von Bölte et al. 2003) ist ein computerbasiertes Verfahren, das die Erkennung der sieben Basisemotionen (Freude, Trauer, Zorn, Angst, Überraschung, Ekel und neutral) anhand der Augen oder des gesamten Gesichts erfasst bzw. trainiert. Im Training wird nach jeder falsch angeklickten Emotion beschrieben, anhand welcher Merkmale des Gesichtsausdrucks eine bestimmte Emotion erkannt werden kann und Beispielsituationen anhand von Comics beschrieben. Der FEFA wurde im Rahmen einer Dissertation (Schlitt 2011) mit einer relativ kleinen Stichprobe von 15 Personen mit hochfunktionalem Autismus und einer Kontrollgruppe (Wartegruppe) evaluiert. Interessant ist, dass neben Testverfahren zur Emotionserkennung funktionelle Bildgebungsverfahren (fMRT) eingesetzt wurden, um neuronale Aktivierungsmuster mit zu erfassen. Die

Ergebnisse deuten auf stabile Verbesserungen der Erkennung der Basisemotionen bei der trainierten Gruppe hin, die mit einer Mehraktivierung im fusiformen Gyrus und der Amygdala bei Aufgaben zur impliziten Emotionserkennung einhergehen. Keine Verbesserungen werden bei der Erkennung komplexer emotionaler und mentaler Zustände sowie in der affektiven Reaktivität im Alltag laut Elternurteil erzielt. Der Transfer in den Alltag scheint also nur bedingt möglich.

Für jüngere Kinder im Autismus-Spektrum wurde im englischsprachigen Raum eine DVD mit 15 fünfminütigen Filmsequenzen zum Anschauen entwickelt („The Transporters", University of Cambridge, vgl. Young und Posselt 2012). Um einen möglichst hohen Motivationscharakter zu erreichen, wurde diese an die oftmals züge- und transportmittelaffine Klientel angepasst. Es geht hier um acht verschiedene Charaktere – allesamt Verkehrsmittel – in welche Gesichter von Schauspielern projiziert wurden, die alltagsnahe Situationen erleben und dabei unterschiedliche Emotionen zeigen. Hierzu gibt es ein interaktives Quiz, welches das neu erworbene emotionale Wissen testet. Eine Studie (Golan et al. 2010) zeigte positive Effekte für den Bereich der Emotionserkennung.

3.2 Komplexe ToM-Programme/ Gruppentrainings

TOMTASS (Paschke-Müller et al. 2013) ist ein Manual zum Gruppentraining für Kinder und Jugendliche mit einer Autismus-Spektrum-Störung und einer kognitiven Begabung im leicht unterdurchschnittlichen bis überdurchschnittlichen Bereich. Durch die modulare Struktur ist es auch im Einzelsetting anwendbar. Das Therapieprogramm basiert auf einem verhaltenstherapeutisch orientierten, strukturierten Ansatz und zielt auf eine Verbesserung der Perspektivenübernahme im Sinne der ToM und in der Folge eine Verbesserung der Kommunikation und Interaktion innerhalb der Gruppe sowie im Alltag bei gleichzeitiger Reduktion unangemessener sozialer Verhaltensweisen ab. Es besteht aus acht Modulen mit einem psychoedukativen Teil und jeweils spielerischer Bearbeitung spezifischer Themen sowie Besprechung von Hausaufgaben. Lerneinheiten werden durch Bilder und Comics sowie Lernmaterialien unterstützt. Kopiervorlagen für die einzelnen

Einheiten sind über eine CD bzw. online bei-gefügt. Die Module setzen sich zusammen aus: 1) Kennenlernen und Einfinden in die Gruppe, 2) Psychoedukation zur eigenen Diagnose, 3) ToM – Gefühle, 4) ToM – Gedanken, 5) ToM – Sprache, 6) Kontaktaufnahme und Freundschaft, 7) Konflikte und Kritik, 8) Körperübungen, Entspannung und Stresstoleranz. In weiteren Kapiteln werden Themen wie begleitende Eltern-abende, Zwischenevaluation, Dokumentation oder spezielle Ereignisse (z. B. Feste und Feiern) abgehandelt.

Die bisher durchgeführten Evaluations-studien deuten auf signifikante Verbesserung der sozialen Reaktivität laut Elternfragebogen hin sowie auf eine deskriptive Verbesserung der Lebensqualität sowohl im Eltern- als auch im Kinder-Urteil. Die aus Video-Analysen gewonnenen Daten zum Verhalten der teil-nehmenden Personen zeigten sich hingegen uneinheitlich (vgl. Biscaldi et al. 2016).

Das KOMPASS-Training (Kompetenz-training für Jugendliche mit Autismus-Spektrum-Störungen, Gruppen- und Einzelintervention, Jenny et al. 2012) stellt ein Basistraining dar, das die Bereiche Emotionen, Small Talk und non-verbale Kommunikation für die Altersgruppe der 12- bis 18-Jährigen beinhaltet. Entsprechend der drei Bereiche werden Besprechungen und prakti-sche Übungen durchgeführt (zahlreiche Arbeits-materialien stehen als Download zur Verfügung). Evaluationsergebnisse des KOMPASS-Trainings konnten einen Abbau von ASS-Symptomen im Alltag zeigen sowie einen Zuwachs an sozialen Kompetenzen. Das Training basiert auf personen-zentrierten und ressourcenorientierten Ansätzen unter Berücksichtigung bewährter verhaltens-orientierter Methoden im ASS-Bereich. Für 2019 wird ein erweitertes Trainingsmanual für Fort-geschrittene (KOMPASS-F; Jenny et al. im Druck) erwartet, das zusätzlich die Themen komplexe Kommunikation, Interaktion, Perspektivenwechsel und Empathie zum Fokus hat. Mit den beiden Trainings für Basis- und Fortgeschrittenengrup-pen wird versucht, den Zielvariablen sozialer Kompetenz gemäß Krasny et al. (2003) gerecht zu werden. Bei allen drei Fähigkeitsbereichen wird das ToM-Defizit von Menschen mit Autismus-Spektrum-Störungen berücksichtigt.

Das Training wurde von der Autorengruppe selbst anhand einer Stichprobe von 28 Jugend-lichen mit ASS (Interventionsgruppe) sowie 19 Jugendlichen mit ASS (Wartegruppe) eva-luiert. Die Vorgehensweise und Methodik ent-sprechen dabei wissenschaftlichen Kriterien. Standardisierte Fragebogenverfahren (Fremd-beurteilungsperspektiven) und standardisierte Verhaltensbeobachtung deuten auf eine im Alltag beobachtbare Zunahme der sozialen Kompetenz und eine Abnahme der autistischen Sympto-matik hin. Die vorläufigen Ergebnisse wurden im Buch (Jenny et al. 2012) veröffentlicht mit Hin-weis auf weitere, größere Fallzahlen. Neuere pub-lizierte Studien liegen den Autorinnen jedoch noch nicht vor.

> Die Programme TOMTASS und KOMPASS sind beide sehr praxisorientiert sowie alltagsnah aufgebaut und lassen sich auch individuell zur Bearbeitung einzelner Themenbereiche (z. B. Gefühlserkennung oder Training von Small Talk) gut einsetzen.

3.3 Komplexe ToM-Programme/Einzeltrainings

„Zirkus Empathico" (Kirst et al. 2017) ist eine derzeit noch in Entwicklung befindliche App zum Training sozioemotionaler Kompetenzen für Kinder im Autismus-Spektrum. Die Kin-der lernen anhand von motivationsfördernden, kindgerechten Spielen am Tablet Basisfertig-keiten der kognitiven Empathie (= ToM) und der emotionalen Empathie. Die Themen umfassen dabei das Erkennen eigener Gefühle anhand von Filmaufnahmen, das Erkennen der Gefühle im Gesichtsausdruck anderer sowie das Verstehen wiederkehrender Alltagssituationen, welche bestimmte Gefühle auslösen können. Hierbei wird auch die Perspektivenübernahme geschult. Die letzten beiden Module beziehen sich auf die emotionale Empathie und zielen auf das Ein-ordnen eigener empathischer Reaktionen und die Vermittlung von Handlungsoptionen ab. Ein wichtiger Teil beschäftigt sich mit der Generali-sierung in den Alltag. Mit einer „Gefühlspuppe" können Kinder und Erwachsene ihre eigenen Gefühle im Alltag kommunizieren. Erste Ergeb-nisse (Kirst et al. 2017) weisen auf eine hohe Akzeptanz des Trainings bei den bisher unter-suchten Teilnehmenden und ihren Eltern hin. Laut Elterneinschätzung bzw. Einschätzung des

Kindergarten- oder Lehrpersonals mittels Fragebögen zeigen sich positive Effekte auf empathisches Verhalten und soziale Reaktivität. Kinder mit weniger ausgeprägter autistischer Symptomatik scheinen dabei vom Training mehr zu profitieren.

Eine leicht einsetzbare und praxisnahe Intervention ist die Arbeit mit sogenannten „Comic Strips" oder „Social Stories" (s. Gray 2011, 2014) oder auch mit „Gedankenblasen" (vgl. „Thought Bubble Training", Wellman et al. 2002). Hier wird die ToM von Kindern gefördert, indem die mentalen Zustände der Protagonisten bzw. Protagonistinnen einer Handlung oder einer selbst erlebten Situation in einem Comic oder einer kleinen Geschichte visualisiert und verständlich gemacht werden.

Zahlreiche Studien weisen auf gewisse positive Effekte der Anwendung von Social Stories bzw. Comic Strip Conversations hin, obgleich die Fallzahlen in den jeweiligen Studien wegen des hohen Aufwands der maßgeschneiderten therapeutischen Interventionen sehr gering waren und daher als nicht evidenzbasiert einzustufen sind (z. B. Sansosti et al. 2006; Scattone et al. 2002 bzw. Hutchins und Prelock 2012). Trotz allem sind die Techniken im Alltag hilfreich und gut einsetzbar und werden auch mit Kindern und Jugendlichen mit sozialen Defiziten ohne Autismus erfolgreich angewendet, so z. B. bei einer Gruppe von Kindern mit leicht unterdurchschnittlicher kognitiver Begabung und sozialen Auffälligkeiten (s. Pierson und Glaeser 2005).

In einer Studie von Paynter und Peterson (2013) wurden 24 Kinder im Autismus-Spektrum mittels Thought-Bubble-Training in der zeichnerischen Darstellung unterschiedlicher Wissensstände und Gedanken von zwei Personen trainiert, wie dies in „false belief tasks" getestet wird (Erklärung false belief tasks, s. ◘ Tab. 1, Entwicklung der ToM). Das Thought-Bubble-Training zeigte dabei positive Effekte. Die Wartegruppe zeigte keine Fortschritte, während sich die Fähigkeit, False-Belief-Aufgaben zu lösen bei der Versuchsgruppe auch auf eine allgemeine ToM-Skala generalisierte.

Der von Dziobek et al. (2006) entwickelte „Movie for the Assessment of Social Cognition" (MASC) ist ein Filmtest für Erwachsene zur Überprüfung der sozialen Kognition, sprich der kognitiven Empathie. Anstelle von Bildtests wurde in einer Studie mit den vorgegebenen Filmsequenzen (Einsatz von Ton und bewegten Bildern) versucht, eine höhere Alltagsrelevanz zu erreichen. Der 15-minütige Film wurde nach dem Vorspielen kurzer Sequenzen wiederholt gestoppt, woraufhin Fragen zu Gedanken, Gefühlen und Absichten der darstellenden Charaktere an eine Gruppe von Menschen mit Asperger-Syndrom vs. an eine Kontrollgruppe gestellt wurden. Als Antwortformat diente ein Multiple-Choice-Format. Wenngleich für die weitere Forschung verschiedene Adaptierungen des MASC diskutiert wurden, konnten erste Ergebnisse zeigen, dass der Filmtest im Vergleich zu anderen Tests zur Überprüfung der sozialen Kognition am besten zwischen der klinischen Gruppe mit Asperger-Syndrom und der Kontrollgruppe diskriminieren konnte.

Aktuell wird an der Humboldt-Universität zu Berlin eine neue Trainingssoftware („S.C.O.T.T.") erprobt, die Menschen im Autismus-Spektrum helfen soll, Gefühle in verschiedenen sozialen Situationen besser zu erkennen und zu verstehen. Das Training zeichnet sich dadurch aus, dass neben dem Gesichtsausdruck, auch Variablen, wie Stimmmelodie, Körpersprache und Kontextinformation, berücksichtigt werden müssen. Es stehen drei Trainingsmodule in unterschiedlichen Schwierigkeitsstufen zur Verfügung, die spielerisch miteinander in Verbindung gesetzt werden müssen (Dziobek et al. in Vorbereitung).

4   Fördermöglichkeiten im Alltag

Im Alltag benötigen wir täglich unzählige Male unsere ToM-Fertigkeiten ohne, dass wir uns dessen bewusst sind. Wir können intuitiv auf diese zurückgreifen, uns dadurch soziale Situationen erklären und in der Folge situationsadäquat handeln. Dadurch verfeinern und erweitern wir im Laufe unserer Entwicklung das Repertoire an Perspektivenübernahme und Einfühlungsvermögen.

Für Kinder und Jugendliche mit ToM-Defizit ist dies jedoch keineswegs selbstverständlich, weshalb sie im Alltag oft Anleitung und Erklärungen brauchen, um eine Situation überhaupt zu verstehen. Beispielsweise ist einem Kind im Autismus-Spektrum vielleicht nicht klar, dass mangelnder Blickkontakt oder fehlendes Grüßen der Lehrerin am Morgen als unhöfliches Verhalten bewertet wird. Ein Jugendlicher mit

Störung des Sozialverhaltens kann möglicherweise zwischen absichtlichem und unabsichtlichem Verhalten nicht unterscheiden und reagiert unter Umständen aggressiv, wenn ein anderes Kind ihn unabsichtlich stößt. Kinder mit Schwierigkeiten in der Emotionserkennung bzw. im Perspektiven-wechsel bemerken vielleicht nicht, dass die Mutter nach mehrmaligem Ermahnen den Computer auszuschalten schon „kurz vor dem Explodieren" ist, da sie dies an Tonfall und Gesichtsausdruck der Mutter nicht ablesen können.

Allen diesen Kindern ist gemeinsam, dass ihre mangelnden ToM-Fähigkeiten ihr intuiti-ves Situationsverständnis einschränken und eine angemessene Reaktion verhindern. Auch ver-stehen sie oft die Sinnhaftigkeit verlangter Ver-haltensweisen nicht. Daher sollte im Alltag einerseits genau erklärt werden, was andere Men-schen in bestimmten Situationen denken, füh-len, beabsichtigen oder wünschen und warum es deshalb Sinn macht, ein bestimmtes Verhalten zu zeigen. Andererseits sollte möglichst konkret dargestellt werden, welches Verhalten in einer bestimmten Situation angemessener oder hilf-reicher wäre. Diese Erklärungen vermeintlich selbstverständlicher Sachverhalte sollten in mög-lichst vielfältiger, kindgerechter Form aufbereitet werden, z. B. als Bildgeschichte, individuali-sierte soziale Geschichte, Comic oder als kurze Erklärung in einfachen Worten (s. Gray 2011; 2014 bzw. Matzies-Köhler 2014). In den ◘ Abb. 1 und 2 (s. auch ▶ Online-Zusatzmaterialien) werden prak-tische Beispiele angeführt, wie Situationen und die dazugehörigen mentalen Zustände einfach und konkret veranschaulicht werden können.

> ❯❯ Wenn Kinder ToM-Defizite haben, ist es umgekehrt auch wesentlich, Eltern und Umfeld (Kindergarten, Schule etc.) darüber aufzuklären. So wird vielen negativen Spekulationen über vermeintlich provokante, absichtlich böswillige oder unhöfliche Verhaltensweisen entgegengewirkt.

Beispielsweise kann eine Lehrerin, die versteht, dass ihr Schüler ein ToM-Problem hat, es weni-ger persönlich nehmen, wenn dieser ihre Aus-sagen ständig korrigiert. Stattdessen wird sie ihm erklären, dass ständiges Korrigieren von ihr und den Klassenkameraden bzw. Klassen-kameradinnen als störend oder kränkend emp-funden wird und dies zur Folge hat, dass sie weniger Zeit für die Erklärung der Lerninhalte

hat. Anschließend kann sie mit dem Schüler ein klares Zielverhalten definieren.

Abgesehen von neuropsychologischen Trai-ningsprogrammen zur ToM, kann diese auch im Alltag mit handelsüblichen Spielen oder Büchern kindgerecht und spielerisch gefördert wer-den. ◘ Tab. 3 und 4 enthalten Ideen für alltags-praktische Übungsmöglichkeiten bei verschiedenen Altersstufen.

5 Behandlungskonzept und Fallstudie

Beispiel

Im Folgenden werden Diagnostik, Behandlung und Verlauf eines heute 18-jährigen Jungen, hier Daniel genannt, skizziert und exempla-risch Möglichkeiten zur Behandlung von ToM-Defiziten aufgezeigt. Die Autorinnen beschreiben hier einen über 10-jährigen Behandlungsverlauf. Daniel erhält erst im Alter von acht Jahren die Diagnose Autismus bei durchschnittlicher Gesamtintelligenz. Schon zuvor war er wegen sozialer Schwierigkeiten aufgefallen: So habe er laut Angabe der Mutter Spielplätze immer nur aufgesucht, wenn keine anderen Kinder da gewesen seien, habe in Kindergarten und Schule keine Freundschaften zu Gleichaltrigen auf-gebaut, sich aber mit den Lehrerinnen stets sehr gut verstanden. In der nonverbalen Kommuni-kation zeigten sich deutliche Einschränkungen hinsichtlich Blickkontakt, Mimik und Gestik. Er habe nie mit üblichen Spielsachen gespielt, son-dern lieber bei Heimwerkerarbeiten des Vaters mitgeholfen, weil er sich für Kabel, Steckver-bindungen und Stromkreise interessiert habe. Auch hatte er ein ausgeprägtes Interesse an Hyd-ranten, die er sich intensiv anschaute und Infor-mationen über Marken, Leistung, etc. sammelte. Als Daniel älter wurde, fiel ein sehr rigides Regel-bewusstsein sowie ein konkretistischer Denk- und Sprachstil auf (d. h. er nahm alles wörtlich und konnte Redewendungen, Metaphern oder Ironie nicht verstehen). So fiel beispielsweise schon im Erstkontakt beim Spielen mit Kuschel-tieren auf, dass Daniel seinen Stoffhasen immer mit echtem Gras „füttern" musste.

Daniels Besonderheiten wurden von ver-schiedenen Fachleuten zunächst der mangelnden Erziehungskompetenz der Eltern zugeschrieben. Das Vorliegen der Autismus-Spektrum Diagnose

Comic Beispiel zum Thema „Grüßen" (angelehnt an Carol Gray's „Comic Strip Gespräche", 2011)

Anna ist 9 Jahre alt, geht in die 3. Klasse Volksschule und hat eine Autismus-Spektrum-Störung. Sie geht gerne in die Schule. Dem Lehrer und den MitschülerInnen fällt auf, dass sie in der Früh nie grüßt. Anna hat aufgrund ihrer mangelnden Theory of Mind Fertigkeiten kein Bewusstsein darüber, dass es unhöflich und respektlos wirkt, wenn sie andere nicht grüßt.

Aus diesem Grund erarbeitet die Psychologin mit Anna einen Comic, der anhand von Gedankenblasen und Sprechblasen die Situation veranschaulicht, sodass Anna versteht, welche Gedanken und Gefühle sie selbst bzw. der Lehrer hat. So kann sie verstehen, dass sich ihre Gedanken und Gefühle in ein und derselben Situation deutlich von denen des Lehrers unterscheiden.

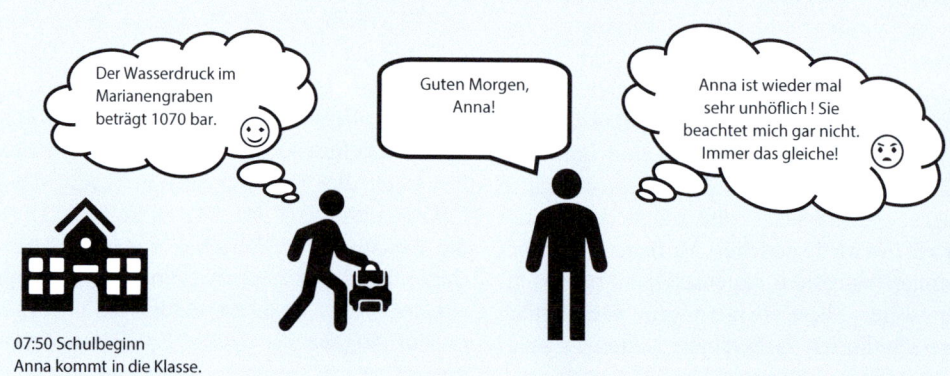

In einem nächsten Schritt wird mit Anna besprochen, wie sich Gedanken und Gefühle des Lehrers verändern, wenn sie ein anderes Verhalten zeigt (z.B. grüßt). Somit wird für Anna klar verständlich, welches Verhalten sich der Lehrer wünscht.

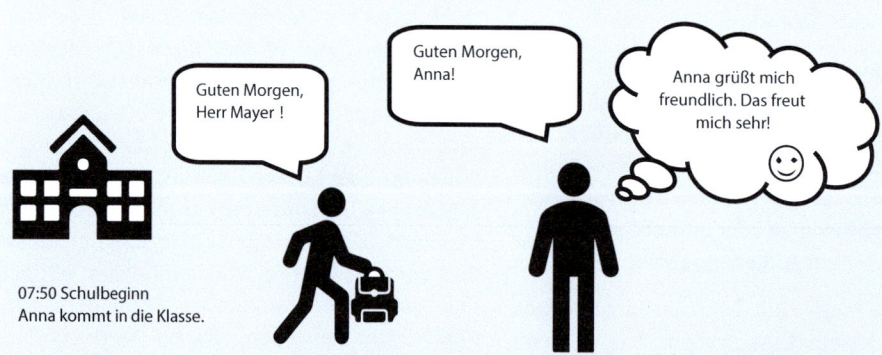

◘ **Abb. 1**   Comic-Beispiel zum Thema „Grüßen" (angelehnt an Carol Gray's „Comic Strip Gespräche", 2011)

Social Story zum Thema „Absichtlich-Unabsichtlich" (angelehnt an Carol Gray's „Das neue Social Story Buch", 2014)

Lukas ist 12 Jahre alt, hat eine Störung des Sozialverhaltens und fällt in der Schule häufig wegen seines aggressiven Verhaltens gegenüber anderen auf. In der Diagnostik wurde ersichtlich, dass er Schwierigkeiten hat, das Verhalten anderer richtig zu interpretieren. In der Klasse wurde beobachtet, dass Lukas anderen oft eine böse Absicht unterstellt, obwohl dies gar nicht so gemeint war. Die Psychologin erarbeitet nun mit ihm eine soziale Geschichte.

Ich bleibe cool!

Mein Name ist Lukas, ich gehe in die 2. Klasse Mittelschule. In den Pausen und zwischen den Unterrichtseinheiten ist immer viel los. Viele meiner Mitschüler laufen, lachen, rufen oder reden laut.

Manchmal passiert in diesen Situationen etwas, z. B.:

Ich werde angerempelt oder gestoßen, mein Federpennal fällt vom Tisch, usw. Dies kann allen
 passieren. Die anderen tun dies meist unabsichtlich.

Es ist ganz normal, dass ich mich dann ein bisschen ärgere. Ärger kommt und vergeht.

Wenn ich mich ärgere, kann ich mir denken „Das war unabsichtlich" oder zweimal tief durchatmen. Wenn ich mich weiter ärgere, kann ich kurz auf die Toilette gehen und mir das Gesicht waschen.

Dies hilft mir, ruhig zu bleiben und es wird niemand verletzt oder gekränkt. Dadurch kann ich unnötigen Ärger vermeiden.

Wenn ich cool bleibe, wenn ich mich ärgere, kann ich stolz auf mich sein!

Ich schaff' das!

Abb. 2 Social Story zum Thema „Absichtlich-Unabsichtlich" (angelehnt an Carol Gray's „Das neue Social Story Buch", 2014)

wurde erst viel später erkannt. Wie auch bei anderen Eltern war es bei Daniels Diagnoseprozess sehr wichtig, die Eltern über die Diagnose aufzuklären und die Auswirkungen der anderen Wahrnehmung und Informationsverarbeitung, insbesondere des ToM-Defizits, verständlich zu machen.

5.1 Diagnostik der ToM bei Daniel

Daniel wurde unter anderem auch mit ToM-Aufgaben diagnostisch untersucht. Zur Anwendung kamen zum einen Aufgaben zur Emotionsdekodierung. Die Vorgabe des Augentests (Kinderversion; Baron-Cohen et al. 2001b) war für Daniel so schwierig, dass dieser abgebrochen

wurde und Aufgaben einer geringeren Schwierigkeitsstufe vorgegeben wurden. Es wurde daher der FEFA (Bölte et al. 2003) sowie der Subtest „Fotoalbum" aus dem Wiener Entwicklungstest (Deimann und Kastner-Koller 2012) durchgeführt (s. **Tab. 2**/Diagnostik der ToM). Beide Tests konnten hier entweder wegen fehlender Normen (FEFA) oder Alterseinschränkung (WET) nur qualitativ ausgewertet werden und wiesen auf erhebliche Schwierigkeiten im Erkennen der verschiedenen Emotionen hin. So erkannte Daniel den Gesichtsausdruck „Freude" zwar meist, hatte aber Probleme negativ gefärbte Emotionen, wie Zorn, Angst oder Trauer, zu differenzieren.

Im zweiten Teil wurden Daniel Kurzgeschichten („Strange Stories" von Happé 1994; s. **Tab. 2**) vorgegeben, in welchen die

◻ Tab. 3   Ideen für Materialsammlung zur Förderung der ToM/Spiele

Gefördert wird...	Titel, Erscheinungsjahr, Verlag	Alter
Emotionserkennung	Alle meine Gefühle (2009; Amigo Spiel + Freizeit GmbH)	Ab 7 Jahren
	Das GefühlsMix-Spiel (2008, Manfred Vogt Spieleverlag)	8–18 Jahre
	Das Mimik-Trio Spiel (2013, Manfred Vogt Spieleverlag)	Ab 5 Jahren
	Die Kunterbunts: Das Kartenspiel zum Gefühle-Kennen-lernen. Kartenset mit 120 Karten. Mit Booklet und Online-Material (2017; Beltz Verlag)	Ohne Altersangabe
	Familie Erdmann (2009, Manfred Vogt Spieleverlag)	Ab 3 Jahren
	Gefühle-Monster-Mix zum Externalisieren mit Kindern. 64 Bildkarten mit Booklet und Online-Material (2018; Beltz Verlag)	Ab 6 Jahren
	Ge(h)fühle! Arbeitsmaterialien für Schule, Hort und Jugendgruppen (2009; Lichtenegger)	ab dem Schulalter
	Hallo, wie geht es dir? Gefühle ausdrücken lernen (1994, Verlag an der Ruhr)	5–10 Jahre
	Mister Face – Das fühle ich. Wandposter (K2 Verlag)	Ohne Altersangabe
	Valina hab's!/Emotion (2011; Valina)	Ohne Altersangabe
Perspektivenwechsel	Alles eine Frage der Sichtweise. Soziales Lernen – Arbeitsblock (2017, Verlag Kleine Wege)	Ab Schulalter
	Arbeitsmaterialien „Theory of Mind. Schritt für Schritt." Autismus Hamburg e. V.	Ohne Altersangabe
	Ge(h)fühle! Arbeitsmaterialien für Schule, Hort und Jugendgruppen (2009; Lichtenegger)	Ab dem Schulalter
Soziale Situationen: erkennen, verstehen, handeln	Kosmolino – Fröhlich oder traurig… Wie zeigt du Gefühle? (2006, Kosmos Verlag)	Ab 4 Jahren
	Rory's Story Cubes – Actions (2014; Hutter Trade GmbH)	Ohne Altersangabe
	Schematherapie mit Kindern, Jugendlichen & Erwachsenen. Kartenset mit 56 Bildkarten. (2014, Weinheim, Basel: Beltz Verlag)	Ohne Altersangabe
	Was denkst du dir?: Kognitionskarten für die Kinder- und Jugendlichenpsychotherapie. Kartenset mit Online-Material (2018, Beltz)	Ab 6 Jahren

Protagonisten aus verschiedenen Gründen nicht die Wahrheit sagen (z. B. weil sie einen Witz machen, übertreiben, aus Rücksichtnahme „lügen", bluffen oder ironisch sind). Hier konnte Daniel bei keiner der Aufgaben verstehen, warum die Handelnden nicht die Wahrheit sagen. Zusammenfassend zeigte sich bei Daniel eine deutliche Diskrepanz zwischen seinen kognitiven bzw. verbalen Fähigkeiten und seinen ToM-Fähigkeiten.

5.2 Behandlungsplan für Daniel

Neben der Behandlung einzelner Verhaltensweisen auf der Symptomebene (z. B. Daniels Verweigerung des Schreibens), war der Aufbau von ToM-Kompetenzen grundlegender Bestandteil des Behandlungskonzepts.

Es wurden einerseits grundlegende Ziele im Behandlungsplan definiert, andererseits wurde auch immer wieder spontan und

◘ Tab. 4 Ideen für Materialsammlung zur Förderung der ToM/(Bilder-)Bücher

Gefördert wird…	Titel, Autor, Erscheinungsjahr	Alter
Emotionserkennung	Ein Dino zeigt Gefühle (Löffel, H. & Manske, C., 2003, Verlag Mebes & Noack)	Ab 4 Jahren
	Gefühle lesen (Ekman, P., 2. Aufl., 2010, Spektrum Akademischer Verlag)	Jugendliche & Erwachsene
	Gefühle sind wie Farben (Brandenberg, A., Aliki, Beltz Verlag, 1987)	Ab 4 Jahren
	Ich und meine Gefühle (Kreul, H. 2004, Loewe Verlag) Gefühle Erkunden – Handbuch Attwood, T., 2015, Autismusverlag).	Ab 5 Jahren
	Mimikresonanz (Eilert, D.W., 2013, Junfermann Verlag)	Jugendliche & Erwachsene
Perspektivenwechsel: Sichtweise anderer verstehen	Alle sehen ein Katze (Wenzel, B., 2018: NordSüd Verlag)	Ab 4 Jahren
	Blöde Ziege, Dumme Gans: Drehbuch. Eine Geschichte Von Streit und Versöhnung (2002, Abedi, I., arsEdition, 2002)	Keine Altersangabe
	Du hast angefangen - Nein du! (McKee, D., 5. Aufl., 2011, FISCHER Sauerländer)	Ab 4 Jahren
	Drinnen - Draußen Gebundenes Buch (Ramstein, A.-M., 2018, Verlagshaus Jacoby & Stuart GmbH)	Ab 4 Jahren
	So war das! Nein, so! Nein, so! (Schärer, K., 2007, Atlantis Verlag)	Ab 5 Jahren

bedürfnisorientiert auf aktuelle Gegebenheiten eingegangen. War es zum Beispiel gerade Thema, dass Daniel in der U-Bahn immer so laut sprach, dass die Mitfahrenden private Details der Familie erfuhren, so wurde konkret an dieser Situation gearbeitet.

Übergeordnete Ziele in der Behandlung Daniels waren: 1) Verstehen von realen versus imaginierten Objekten und Gedankenwelten, 2) Üben von Perspektivenwechsel und False-Belief-Aufgaben, 3) Einordnen und Benennen von Gefühlen bei sich selbst und bei anderen, 4) Erkennen, dass Emotionen unterschiedliche Intensität haben können, 5) Begreifen von Zusammenhängen zwischen Körperempfinden, Gefühlen und Gedanken, 6) Verstehen von An-/ versus Entspannung und Umgang mit Stress, 7) Verständnis von Nähe und Distanz gegenüber anderen, 8) Verstehen uneindeutiger oder unwahrer Äußerungen und deren Hintergrund, z. B. Ironie, Doppeldeutigkeiten, 9) Thematisieren von Kontaktaufnahme und Freundschaft, 10) Feinabstufungen in den Verhaltensweisen anderer erkennen und angemessen darauf reagieren (Bsp. Unterschied zwischen Necken, Hänseln und aggressiv-absichtlichem Handeln), 11) Umgang mit Konflikten.

5.3 Exemplarische Darstellung konkreter Maßnahmen

Mit Daniel wurde im Einzelsetting, unter Einbeziehung der Eltern sowie im Gruppensetting an seinen ToM-Fertigkeiten gearbeitet. Um einen Transfer in den Alltag zu gewährleisten, ist der Einbezug der Eltern oder anderer Personen aus dem Umfeld des Kindes bei allen unten angeführten Spielen und Aufgaben von großer Wichtigkeit. Das regelmäßige Üben außerhalb des Therapiesettings unterstützt die Übertragung der Fertigkeiten in den Alltag.

Im folgenden Teil wird die Einzelarbeit unter Einbeziehung der Eltern näher dargestellt.

Zunächst wurden im Spiel mit Daniel basale Fertigkeiten geübt, wie z. B. das Konzept, anstelle eines realen Gegenstandes Platzhalter oder vorgestellte Gegenstände zu verwenden (Beispiel: Ein grüner Bauklotz anstelle von Gras als Futter für das Stofftier bis hin zu einem vorgestellten Zuckerwürfel, der dem Stofftier gefüttert wird). Dies wurde im So-tun-als-ob-Spiel im Beisein eines Elternteils geübt, sodass das Spiel zu Hause fortgeführt bzw. ausgeweitet werden konnte.

Einfache Übungen sollten veranschaulichen, dass Perspektiven und damit auch der kognitive Wissensstand unterschiedlich sein können. Beispielsweise sehen gegenübersitzende Personen ein Bild unterschiedlich gedreht oder einmal sieht der eine die Vorderseite und der andere die Rückseite eines Objekts. Mit dem Kind wird über die unterschiedliche Sicht bzw. den unterschiedlichen Wissensstand der jeweiligen Person gesprochen bzw. die Situation spielerisch mit Figuren oder Handpuppen dargestellt.

Auch klassische False-Belief-Situationen wurden mit Daniel schrittweise erarbeitet. Hierfür wurde auch Material aus den Unterlagen „ToM – Schritt für Schritt" (Autismus Hamburg e. V.) verwendet. Ziel war hierbei, dem Jungen zu verdeutlichen, dass ein Mensch bestimmte Dinge anders wahrnehmen kann bzw. einen anderen Wissensstand hat als ein anderer (Bsp.: der Bub weiß, dass im Garten ein Vogel sitzt, weil er ihn sieht, aber sein Papa weiß es nicht, weil er in der Arbeit ist; oder die Mutter kann nicht wissen, was der Bub in der Schule getrunken hat, weil sie mit dem Fahrrad unterwegs ist; s. ◘ Abb. 3). Dies

wurde mit Daniel spielerisch besprochen und/oder mit Figuren nachgespielt.

◘ Abb. 3a Daniel befindet sich in seiner Klasse. Er trinkt aus seiner gelben Trinkflasche
◘ Abb. 3b Zur gleichen Zeit fährt Daniels Mutter mit dem Fahrrad zur Arbeit. Weiß Daniels Mutter, dass Daniel aus der gelben Trinkflasche getrunken hat?

Daniel hatte auch immer wieder Schwierigkeiten zu verstehen, mit welchen Personen er körperliche Nähe bzw. persönliche Informationen austauschen darf. Zur Veranschaulichung wurde ein Plakat gestaltet, auf welches verschiedenfarbige konzentrische Kreise aufgeklebt wurden (analog der Methode von Attwood 2000). Für jeden Kreis wurden zu Hause Fotos von Personen gesammelt, mit denen Daniel in seinem Alltag zu tun hat. Der innerste, rote Kreis wurde beispielsweise mit Fotos seiner engsten Bezugspersonen (Vater, Mutter, Großeltern) beklebt. Im Anschluss wurde definiert, welche Handlungen und Äußerungen im roten Kreis angemessen sind: Beispielsweise sind körperliche Zärtlichkeiten, wie Umarmen oder das Sprechen über Gefühle und geheime Gedanken (wie die eigene Fantasiewelt) in Ordnung. Im zweiten, in diesem Fall blauen Kreis, wurden Fotos von Daniels Lehrkräften und einigen Kindern seiner Klasse eingeklebt und wiederum definiert, wie viel Körperkontakt und welche Gesprächsthemen adäquat sind. Für den äußersten Kreis wurden Bilder fremder Personen aus Zeitschriften

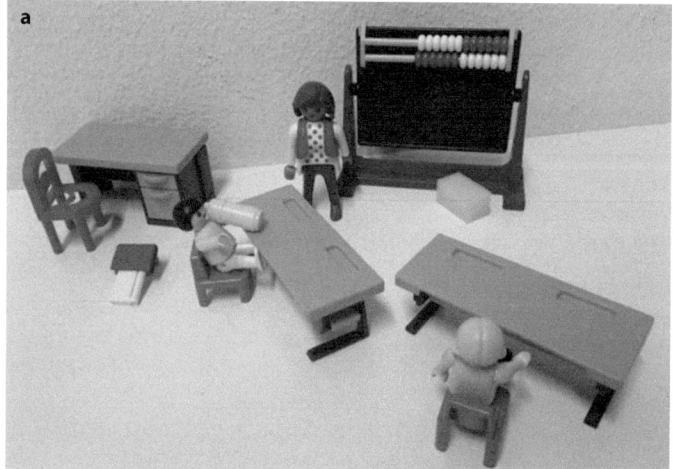
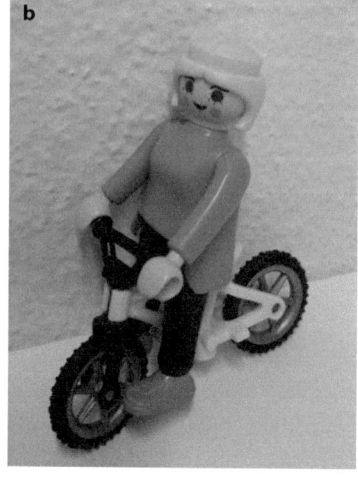

◘ **Abb. 3**   Spielerisches Üben verschiedener Wissensstände mit Playmobil-Figuren

ausgeschnitten und eingeklebt. Mit diesen sollte Daniel nur unter bestimmten Umständen und in klar umschriebenen Ausnahmesituationen längeren verbalen Kontakt aufnehmen. Wichtig ist hier, dass genau beschrieben wurde, was diese bestimmten Umstände oder Ausnahmesituationen waren (z. B., wenn er dringend Hilfe benötigt, Personen im Treppenhaus begrüßen soll etc.). Der Vorteil dieser Methode ist, dass das Plakat bei Bedarf immer wieder erweitert und modifiziert werden kann.

Ein wesentlicher Baustein in Daniels Therapie war das Benennen von Gefühlen anhand äußerer Merkmale. Dies umfasste zunächst vor allem das Erkennen von Emotionen anhand von Gesichtsausdrücken. Hierbei wurde mit unterschiedlichsten Materialien gearbeitet (s. ◘ Tab. 3, Materialsammlung zur Emotionserkennung). Daniel wurde angehalten, zu Hause mit seinen Eltern Gesichter mit unterschiedlichen Emotionsausdrücken aus Zeitschriften auszuschneiden und mitzubringen. Diese wurden dann geordnet und benannt. Besonders viel Spaß bereitete Daniel das einfache pantomimische Darstellen und Erraten zuvor notierter Gefühle. Hier können auch Körperhaltung, Tonfall, Gesten und Bewegungen eingebaut werden (z. B. kann ein bestimmter Satz „Ich gehe jetzt in den Garten" mit unterschiedlicher emotionaler Färbung bzw. Betonung der einzelnen Satzelement geäußert bzw. dargestellt werden). Der Schwierigkeitsgrad konnte hierbei sukzessive erhöht werden, indem zunächst Fotos und Bilder einfacher Emotionen in Gesichtern, später nur anhand von Augen oder Mundpartie erkannt werden mussten. Noch komplexer wäre die Analyse von Videosequenzen (z. B. Filmsequenzen mit stark emotionalisierten Szenen) und In-vivo-Beobachtungen.

Wie viele Kinder mit sozialen Schwierigkeiten profitierte auch Daniel vom „Operationalisieren" abstrakter Konzepte durch Einführung von Skalen. So konnte beispielsweise die Intensität von Freude oder Wut, die stimmliche Lautstärke, der Stresslevel, das Ruhebedürfnis auf Skalen von 0 bis 5 (o. ä.) differenziert und verschiedenen Situationen zugeordnet werden. Anstelle von Skalen können hier natürlich auch Ampeln, Barometer, Thermometer etc. (s. Abb. 4, vgl. auch ▶ Online-Zusatzmaterialien) eingesetzt werden.

Daniels Eltern war es ein besonderes Anliegen, dass Daniel nicht-konkrete Äußerungen verstehen lernt, da es durch sein konkretistisches

Verständnis immer wieder zu Missverständnissen in der Schule mit seinen Mitschülern bzw. Mitschülerinnen und auch zu Hause kam. Hierfür legten sie eine Art Vokabelheft an mit Sprichwörtern (z. B. „Man soll den Tag nicht vor dem Abend loben"), Redewendungen (z. B. „nicht richtig ticken", „platzen vor Glück") und häufigen ironisch gemeinten Aussagen (z. B. „Na, du bist heute aber wieder guter Laune!"). In der zweiten Spalte wurde der tatsächliche Sinn erklärt und aufgeschrieben. Daniel und seine Eltern entwickelten im Verlauf eine große Freude an metaphorischen Aussagen, sodass Daniel mittlerweile ein großes Repertoire beherrscht. Aufgaben aus dem Therapiemanual TOMTASS zum ToM-Modul „Sprache" konnten hier auch gut eingesetzt werden (Paschke-Müller et al. 2013).

Ein wichtiges Thema für Daniel war die „Feinabstufung" sozialer Situationen. Bei vielen Kindern mit ToM-Defiziten fällt ein extremes Schwarz-Weiß-Denken bzw. ein schematisches Einordnen von Äußerungen, Gefühlsregungen und Personen auf. Immer wieder interpretierte Daniel Äußerungen seiner Mitschüler bzw. Mitschülerinnen falsch und reagierte dementsprechend unpassend darauf. So gab es für ihn wenig Unterschied zwischen lustigem Necken, leichtem Ärgern oder Hänseln, aggressivem/böswilligem bzw. gesetzeswidrigem Verhalten. Es wurde mit ihm gemeinsam ein Plakat mit diesen Überschriften gestaltet. Dann wurden im weiteren Schritt Situationen aus Daniels Alltag gesammelt und den jeweiligen Spalten zugeordnet. Im Anschluss wurden diese Situationen gemeinsam mit den Eltern im Rollenspiel nachgespielt und die jeweils angemessene Reaktion (Lachen, Ignorieren, Hilfe holen etc.) aufgeschrieben, bildlich visualisiert und im Rollenspiel eingeübt. Besonders gut gefiel Daniel, wenn er bei einem Rollenspiel zusehen durfte, das absichtlich fehlerhaft gestaltet war und er dann den Fehler erkennen musste (z. B. Lachen in gefährlicher Situation, Wutanfall bei einem Witz).

Durch humorvoll gestaltete Sitzungen sowie das Einbeziehen von Spezialinteressen können Motivation und Lerneffekt gesteigert werden.

Wesentlicher Baustein aller Interventionen zur ToM-Förderung ist auch die interdisziplinäre Vernetzung. In Daniels Fall war dies vor allem die Absprache mit seinen Lehrerinnen und Lehrern. Einerseits konnte durch Verstehen des ToM-Defizits bei Daniel grundsätzlich mehr Verständnis für sein sozial oftmals nicht passen-

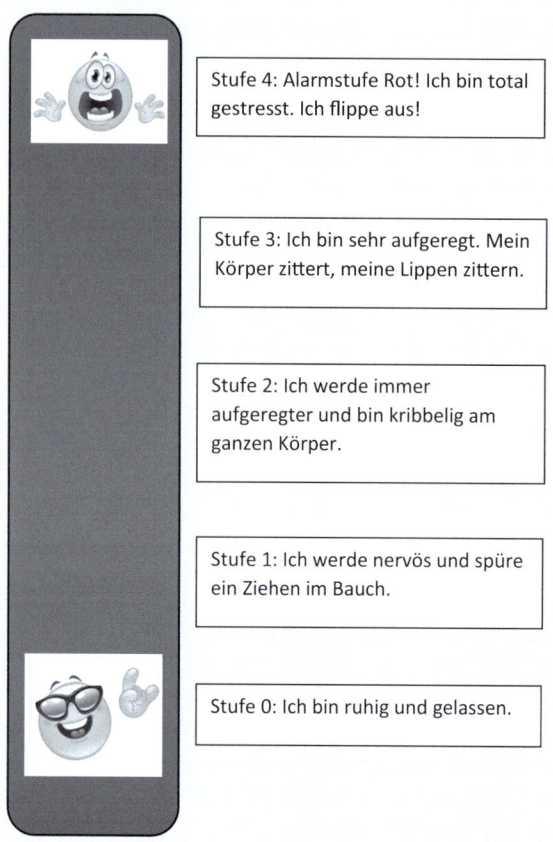

Stufe 4: Alarmstufe Rot! Ich bin total gestresst. Ich flippe aus!

Stufe 3: Ich bin sehr aufgeregt. Mein Körper zittert, meine Lippen zittern.

Stufe 2: Ich werde immer aufgeregter und bin kribbelig am ganzen Körper.

Stufe 1: Ich werde nervös und spüre ein Ziehen im Bauch.

Stufe 0: Ich bin ruhig und gelassen.

◼ **Abb. 4**   Stressbarometer. (Quellen: Microsoft Bildtools; ▶ http://www.symbols-n-emoticons.com)

des Verhalten erzielt werden, andererseits wird somit auch das Übungsfeld erweitert, in welchem ihm Geduld und positives Feedback entgegengebracht werden kann.

⊙ Der Einsatz vielfältiger kreativer Materialien und Methoden kann die Entwicklung der ToM bei vielen Kindern und Jugendlichen positiv beeinflussen. Trotz allem bestehen auch Grenzen in den Entwicklungsmöglichkeiten jedes einzelnen Kindes, die zu akzeptieren sind. Diese sind vor allem abhängig von den intellektuellen und kompensatorischen Fähigkeiten des Kindes und den Ressourcen, die das Umfeld zur Verfügung stellen kann.

Literatur

Astington J, Edward M (2010) The development of ToM in early childhood. Soc Cogn 2010(Aug):1–5

Attwood T (2000) Das Asperger-Syndrom. Ein Ratgeber für Eltern. TRIAS Verlag, Stuttgart

Attwood T (2014) Been there. Done that. Try this! An aspie's guide to life on earth. JKP, London

Autismus Hamburg e. V. ToM. Schritt für Schritt. Mit Arbeitsblättern Amaya Padilla und Piktogrammen von ARASAAC. ▶ http://www.autismushamburg.de/fileadmin/user_upload/Dokumente/THEORY_OF_MIND_deutsch_small.pdf. Zugegriffen: 17. Dez. 2018

Baron-Cohen S, Leslie AM, Frith U (1985) Does the autistic child have a "theory of mind"? Cognition 21:37–44

Baron-Cohen S, Wheelwright S, Jolliffe T (1997) Is there a "language of the eyes"? Evidence from normal adults and adults with autism or Asperger syndrome. Visual Cogn 4:311–331

Baron-Cohen S, O'Riordan M, Jones R, Stone VE, Plaisted K (1999) A new test of social sensitivity: detection of faux pas in normal children and children with Asperger syndrome. J Autism Dev Disord 29:407–418

Baron-Cohen S, Wheelwright S, Hill J, Raste Y, Plumb I (2001a) The "Reading the Mind in the Eyes" test revised version: a study with normal adults, and adults with asperger syndrome or high-functioning autism. J Child Psychol Psychiat 42(2):241–251

Baron-Cohen S, Wheelwright S, Spong A, Scahill V, Lawson J (2001b) Are intuitive physics and intuitive psychology independent? A test with children with Asperger Syndrom. J Dev Learn Disord 5:47–78

Biscaldi M, Paschke-Müller M, Rauh R, Schaller U (2016) Evaluation des Freiburger TOMTASS: Ein soziales Kompetenztraining mit Schwerpunkt auf ToM für Kinder und Jugendliche mit hochfunktionalen Autismus-Spektrum-Störungen. Z Psychiatr, Psychol Psychother 64:269–275

Bölte S, Feineis-Matthews S, Poustka F (2003) Frankfurter Test und Training des Erkennens von fazialem Affekt. Goethe-Universitätsklinikum, Klinik für Psychiatrie und Psychotherapie des Kindes und Jugendalters, Frankfurt a. M.

Brüne M, Bender M (2012) Zur Evolution der ToM – Evolutionsbiologische Aspekte und neuronale Mechanismen. In: Förstl H (Hrsg) Theory of Mind. Neurobiologie und Psychologie sozialen Verhaltens, 2. Aufl. Springer, Berlin, S 53–59

Deimann P, Kastner-Koller U (2012) Der Wiener Entwicklungstest. Ein Verfahren zur Erfassung des allgemeinen Entwicklungsstandes bei Kindern von 3 bis 6 Jahren, 3. Aufl. Hogrefe, Göttingen

Dose M, Weber K (2012) Autismus, Asperger-Syndrom und schizotypische Persönlichkeitsstörung. In: Förstl H (Hrsg) ToM. Neurobiologie & Psychologie sozialen Verhaltens, 2. Aufl. Springer, Berlin, S 347–358

Dziobek I, Fleck S, Kalbe E, Rogers K, Hassenstab J, Brand M, Kessler J, Woike J, Wolf O, Convit A (2006) Introducing MASC: a movie for the assessment of social cognition. J Autism Dev Disord 36(5):623–636

Dziobek I, Rogers K, Fleck S, Bahnemann M, Heekeren H, Wolf O, Convit A (2008) Dissociation of cognitive and emotional empathy in adults With Asperger syndrome using the multifaceted empathy test (MET). J Autism Dev Disord 38:464–73

Dziobek I (in Vorbereitung). S.C.O.T.T. Social Cognition Training Tool. ► http://www.scott-training.de. Zugegriffen: 17. Dez. 2018

Förstl H (2012) ToM. Neurobiologie & Psychologie sozialen Verhaltens, 2. Aufl. Springer, Berlin

Frith C (2004) Schizophrenia and ToM. Psychol Med 34:385–389

Golan O, Baron-Cohen S, Hill J (2006) The Cambridge Mindreading (CAM) Face-voice battery: testing complex emotion recognition in adults with and without Asperger syndrome. J Autism Dev Disord 36:169–183

Golan O, Ashwin E, Granader Y, McClintock S, Day K, Legget V, Baron-Cohen S (2010) Enhancing emotion recognition in children with autism spectrum conditions: an intervention using animated vehicles with real emotional faces. J Autism Dev Disord 40(3):269–279

Goldman AI (1992) In defense of the simulation theory. Mind Lang 7:104–119

Gray C (2011) Comic Strip Gespräche: Illustrierte Interaktionen. Wie man Schülern mit Autismus und ähnlichen Beeinträchtigungen Konversationsfähigkeiten vermitteln kann. Sequenz Medien/► xlibri.de Buchproduktion

Gray C (2014) Das neue Social Story Buch. Autismusverlag, Sondereinband

Grob A, Hagmann-von-Arx P (2018) Intelligence Development Scales-2. Intelligenz- und Entwicklungsskalen für Kinder und Jugendliche. Hogrefe, Göttingen

Happé FGE (1994) An advanced test of ToM: Understanding of story characters' thoughts and feelings by able autistic, mentally handicapped, and normal children and adults. J Autism Dev Disord 24:129–154

Harris PL (1991) The work of the imagination. In: Whiten A (Hrsg) Natural theories of mind: evolution, development and simulation of everyday mindreading. Oxford, Blackwell, S 283–304

Hofmann SG, Doan SN, Sprung M, Wilson A, Ebesutani C, Andrews LA, Curtiss J, Harris PL (2016) Training children's theory-of-mind: a meta-analysis of controlled studies. Cognition 150:200–212

Hutchins T, Prelock P (2012) Parents' perceptions of their children's social behavior. The social validity of social stories™ and Comic Strip Conversations. J Positive Behav Interv 15(3):156–168

Jenny B, Goetschel P, Isenschmid M, Steinhausen HC (2012) KOMPASS – Zürcher Kompetenztraining für Jugendliche mit Autismus-Spektrum-Störuneng: Ein Praxishandbuch für Gruppen- und Einzelinterventionen. Kohlhammer, Stuttgart

Jenny B, Goetschel P, Schneebeli M, Köpfli S, Walitza S (im Druck). KOMPASS-F – Zürcher Kompetenztraining für Fortgeschrittene für Jugendliche und junge Erwachsene mit einer Autismus-Spektrum-Störung: Ein Praxishandbuch. Kohlhammer, Stuttgart

Kanning UP (2009) Diagnostik sozialer Kompetenzen, 2. überarb. Aufl. Hogrefe, Göttingen

Kirst S, Diehm R, Wilde-Etzold S, Ziegler M, Noterdaeme M, Poustka L, Dziobek I (2017) Fostering socio-emotional competencies in children with autism spectrum condition. Results of a randomized controlled trial using the interactive training app „Zirkus Empathico". Posterpräsentation an der Wissenschaftlichen Tagung Autismus-Spektrum (WTAS) am 31.3.2017, Berlin

Krasny L, Williams BJ, Provencal S, Ozonoff S (2003) Social skills interventions for the autism spectrum: essential ingredients and a model curriculum. Child Adolesc Psychiatr Clin N Am 12:107–22

Leslie AM (1987) Pretense and representation: the origins of theory of mind. Psychol Rev 94:412–426. ► http://doi.org/10.1037/0033-295X.94.4.412

Leslie AM (1994) ToMM, ToBy, and agency: core architecture and domain specifity in cognition and culture. In: Hirschfeld LA, Gelman SA (Hrsg) Mapping the mind: domain specifity in cognition and culture. Cambridge University Press, New York, S 119–148

Lillard A, Skibbe L (2005) ToM: conscious attribution and spontaneous trait inferences. In: Hassin R, Uleman J, Bargh J (Hrsg) The new unconscious. Oxford University Press, Oxford, S 227–305

Lockwood P, Bird G, Bridge M, Viding E (2013) Dissecting empathy: high levels of psychopathic and autistic traits are characterized by difficulties in different social information processing domains. Frontiers Hum Neurosci 7(760):1–6

Mary A, Slama H, Mousty P, Massat I, Capiau T, Drabs V, Peigneux P (2016) Executive and attentional contributions to ToM deficit in attention deficit/hyperactivity disorder (ADHD). Child Neuropsychol 22:345–65

Matzies-Köhler M (2014) Sozialtraining für Menschen im Autismus-Spektrum (AS). Ein Praxisbuch, 2. Aufl. Kohlhammer, Stuttgart

Oates J, Grayson A (2004) Cognitive andlanguage development in children. Blackwell, Oxford

Paschke-Müller, Biscaldi M, Rauh R, Fleischhaker C, Schulz E (2013) TOMTASS – Theory of-Mind-Training bei Autismusspektrumstörungen: Freiburger Therapiemanual für Kinder und Jugendliche. Springer, Berlin

Paynter J, Peterson CC (2013) Further evidence of benefits of thought-bubble training for ToM development in children with autism spectrum disorders. Res Autism Spectr Disord 7(2):344–348. ▶ https://doi.org/10.1016/j.rasd.2012.10.001

Perner J (1991) Understanding the representational mind. MIT Press, Cambridge

Perner J (2000) ToM. In: Bennett M (Hrsg) Developmental psychology. Achievements and prospects. Psychology Press, Hove, East Sussex

Pierson M, Glaeser B (2005) Extension of research on social skills training using comic strip conversations to students without autism. Educ Train Dev Disabil 40(3):279–284

Poustka L, Rehm A, Holtmann M, Bock M, Böhmert M, Dziobek I (2010) Dissoziation von kognitiver und affektiver Empathie bei Jugendlichen mit Autismus-Spektrum-Störungen. Kindh Entwickl 19(3):177–183

Premack D, Woodruff G (1978) Does the chimpanzee have a ToM? Behav Brain Sci 4:515–526

Ramstein AM (2018) Drinnen – Draußen. Verlagshaus Jacoby & Stuart, Berlin

Rentrop M, Scheller E (2012) ToM und Borderline-Persönlichkeitsstörung. In: Förstl H (Hrsg) ToM. Neurobiologie & Psychologie sozialen Verhaltens, 2. Aufl. Springer, Berlin, S 303–315

Rump KM, Giovannelli JL, Minshew NJ, Strauss MS (2009) The development of emotion recognition in individuals with autism. Child Dev 80:1434–1447

Sansosti F, Powell-Smith K (2006) Using social stories to improve the social behavior of children with asperger syndrome. J Positive Behav Interv 8:43–57

Scattone D, Wilczynski SM, Edwards RP et al (2002) Decreasing disruptive behaviors of children with autism using social stories. J Autism Dev Disord (2002) 32: 535. 32, 6, S. 535–543

Schärer K (2007) So war das! Nein, so! Nein, so! Zürich: Atlantis Verlag.

Schlitt S (2011) Behaviorale und neuronale Effekte eines Emotionserkennungstrainings bei Autismus-Spektrum-Störungen. Dissertation. Johann Wolfgang Goethe-Universität, Frankfurt a. M.

Shepherd SV (2010) Following gaze: Gaze-following behavior as a window into social cognition. Frontiers Integr Neurosci 4(5):1–13

Sodian B, Thoermer C (2004) ToM. In Schneider W, Sodian B (Hrsg) Enzyklopädie der Psychologie, Bd. 2, Kognitive Entwicklung, 495–608

Steinmayr R, Schütz A, Hertel J, Schröder-Abé M (2011) Mayer-Salovey-Caruso Test zur Emotionalen Intelligenz. Deutschsprachige Adaptation des Mayer-Salovey-Caruso Emotional Intelligence Test (MSCEIT). Huber, Bern

Stone VE, Baron-Cohen S, Knight RT (1998) Frontal lobe contributions to ToM. J Cogn Neurosci 10:640–656

Wellman HM, Baron-Cohen S, Caswell R, Gomez JC, Swettenham J, Toye E et al (2002) Thought-bubbles help children with autism acquire an alternative to a ToM. Autism 6(4):343–363

Wimmer H, Perner J (1983) Beliefs about beliefs: representation and constraining function of wrong beliefs in young children's understanding of deception. Cognition 13:103–128

Young RL, Posselt M (2012) Using „The Transporters DVD" as a learning tool for children with autism spectrum disorders (ASD). J Autism Dev Disord 42:984–991

Serviceteil

Die Anhänge können zusätzlich auch auf der Verlags-Homepage heruntergeladen werden.

© Springer-Verlag GmbH Deutschland, ein Teil von Springer Nature 2020
T. Pletschko et al. (Hrsg *Neuropsychologische Therapie mit Kindern und Jugendlichen*,
https://doi.org/10.1007/978-3-662-59288-5

Anhang

Anhang zu Kapitel „Relevanz der neuropsychologischen Diagnostik für die Therapieplanung – Der richtige Startpunkt"

Anhang 1: Fallbeispiel Florentina P. – Neuropsychologischer Bericht

Name - FLORENTINA P. (NAME UND ECKDATEN VERÄNDERT)

Geboren am - xx.0x.20xx

Testdatum und –zeitpunkt - 9., 15. und 22.10.20xx; 3 Jahre postoperativ

Alter zum Testzeitpunkt - 14;1 Jahre

Vorstellungsgrund und Fragestellung

Florentina P. wurde im Rahmen unserer neuro-onkologischen Nachsorgeambulanz neuro-psychologisch untersucht. Vorstellungsgrund war eine Verlaufskontrolle ca. 3 Jahre nach der Diagnosestellung eines Hirntumors. Es sollte speziell die Frage geklärt werden, wie Florentina in Hinblick auf die aktuelle schulische Situation und deren Bewältigung bestmöglich unterstützt werden kann, da die derzeitigen Noten für Florentina sehr frustrierend seien, sie sich energie-los und rasch erschöpft fühle. Ihr schulisches Vorankommen erscheine nach eigenen Angaben deutlich gefährdet.

Bisheriger Sachverhalt und Aktenstudium

Bei Florentina wurde im Juli 20xx ein hoch-maligner Hirntumor (Pineoblastom mit aus-geprägter leptomeningealer Dissemination in der Pinealisregion, WHO Grad IV) diagnosti-ziert. Florentina wurde am 22.07.20xx operiert und in der Folge chemo- und (kraniospinal) strahlentherapeutisch behandelt. Aufgefallen war Florentina ursprünglich mit Kopfschmerzen und morgendlicher Übelkeit sowie einer zunehmenden Zurückgezogenheit und erhöhten Reizbarkeit, wobei sie ansonsten ein ruhiges und unauffälliges Mädchen gewesen sei. In der prä-operativ durchgeführten MRT-Untersuchung zeigte sich ein leicht erhöhter Hirndruck.

Postoperativ kam es zu einem Parinaud-Syn-drom (vertikale Blicklähmung) sowie zu einer Meningitis. Durch die Behandlung entwickelte Florentina außerdem eine Pharyngitis, infolge dessen es zu einer Essensverweigerung aufgrund zu massiver Schmerzen beim Schlucken kam (Florentina musste zeitweilig künstlich ernährt werden). Außerdem entwickelte sie eine Hypa-kusis (partieller Hörverlust) sowie eine Hypo-thyreose (Schilddrüsenunterfunktion) und einen Wachstumshormonmangel, was nach Auskunft der behandelnden Ärzte ebenso als Folge der Behandlung zu werten sei. Daher erhält sie der-zeit eine Hormonsubstitutionstherapie, die Dosierung sei erst kürzlich überprüft worden.

Im aktuellen neurologischen Status zeigten sich bis auf eine leichte vertikale Blicklähmung sowie die Hochtonschwerhörigkeit keine Auf-fälligkeiten. Nähere medizinische Details konn-ten dem Arztbrief vom 28.10.20xx entnommen werden. Zudem existierten Vorbefunde aus einer postoperativen neuropsychologischen Untersuchung aus dem Jahr 20xx (Testdatum 15.08.20xx) sowie der 1-Jahres-Kontrolle 20xx (Testdatum 14.08.20xx).

Planung der Neuropsychologischen Untersuchung

Entsprechend den Leitlinien der Gesellschaft für Pädiatrische Onkologie und Hämatologie (Schröder et al. 2013) stellen Hirntumor-Patient-Innen eine besondere Risikogruppe dar, bei der neben der Erhebung der psychosozialen Gesamt-situation und der familiären Ressourcen und Belastungsfaktoren eine spezielle und erweiterte Diagnostik erforderlich wird. Demzufolge sollte diese spezielle (neuropsychologische) Diagnostik folgende Bereiche untersuchen:

- Intelligenz
- Visu- und Feinmotorik (v. a. im Fall von Tumoren in motorischen Arealen)
- Wahrnehmung und Gedächtnis
- Aufmerksamkeit und Konzentration
- gesundheitsbezogene Lebensqualität, emotio-nale Integrationsfähigkeit
- Verhalten/psychosoziale Funktionalität

Darüber hinaus erscheint gerade im Fall von Flo-rentina mit einem Tumor in der Pinealisregion der Schwerpunkt der Diagnostik auf der Regu-lation von Aktivierung und Wachheit zu liegen.

Zudem sind aufgrund der Behandlung mit Chemotherapie und kraniospinaler Bestrahlung insbesondere die Bereiche Informationsverarbeitungsgeschwindigkeit und Gedächtnis, und entsprechend der Literatur auch die exekutiven Funktionen besonders zur berücksichtigen (Anderson et al. 2000; Kiehna et al. 2006; Merchant et al. 2009; Spiegler et al. 2004).

Daraus ergibt sich folgende Testbatterie, die – neben Anamnese, Exploration und Verhaltensbeobachtung – an zwei Untersuchungsterminen in der angegebenen Reihenfolge zum Einsatz kam:

- *Verbaler Lern- und Merkfähigkeitstest* (Helmstaedter et al. 2001) zur Erfassung von sprachlichen Gedächtnisleistungen (VLMT)
- *Trailmaking-Test* (Delis et al. 2001) zur Erfassung der Informationsverarbeitungsgeschwindigkeit und Flexibilität (D-KEFS Trailmaking Test)
- *Testbatterie zur Aufmerksamkeitsprüfung* (Zimmermann und Fimm 2009) zur Erfassung der einzelnen Facetten der Konzentration (TAP)
- *Developmental Scoring System for the Rey-Osterrieth Complex Figure Test* (Bernstein und Waber 1996) zur Erfassung der visuell-räumlichen Wahrnehmung und des visuellen Gedächtnisses (DSS-ROCF)
- *Hamburg-Wechsler-Intelligenztest für Kinder IV* (Petermann und Petermann 2008) zur Erfassung der allgemeinen intelligenzbezogenen Leistungsfähigkeit (HAWIK IV)
- *Wisconsin-Card-Sorting-Test* (Kongs et al. 2000) zur Erfassung der Fähigkeit aus Feedback zu lernen und sich flexibel auf wechselnde Anforderungen einzustellen (WCST)
- *Regensburger Wort-Flüssigkeitstest* (Aschenbrenner et al. 2001) zur Erfassung der verbalen Flüssigkeit (RWT)
- *Behavior-Rating-Inventar exekutiver Funktionen* (Steinhausen und Drechsler 2013) zur Erfassung der exekutiven Funktionen und deren Auswirkungen auf das Verhalten (BRIEF)
- *Fragebogen zu Stärken und Schwächen* (Goodman 2005) zur Erfassung von Verhaltensproblemen (SDQ)
- *Fragebogen zur Erfassung der gesundheitsbezogenen Lebensqualität* (Ravens-Sieberer und Bullinger 2000) (KINDL-R)

Um zusätzliche Informationen zu gewinnen werden die Informationen der neuropsychologischen Untersuchung mit den Ergebnissen der postoperativen Untersuchung aus dem Jahr 2008 sowie der 1-Jahres-Kontrolle 2009 verglichen.

Aus Der Anamnese und Exploration

Die folgenden Informationen stammen aus einem Gespräch mit Florentina und ihren Eltern.

Neuropsychologische Anamnese

Florentina fühle sich insgesamt sehr müde und schlapp. Sie habe kaum Energie für den ganzen Schultag und müsse sich für einige Stunden hinlegen, sobald sie nach Hause komme. Erst danach beginne sie mit ihren Hausübungen und mit dem Lernen, was oft bis weit in die Nacht hinein andauere. Auch in der Schule werde sie mit dem Mit- bzw. Abschreiben kaum fertig und müsse häufig die Unterlagen von ihren MitschülerInnen nachkopieren. Zusätzlich vergesse sie häufig, welche Hausübung auf sei, was sie sehr frustriere und ihr auch zunehmend Ärger mit den MitschülerInnen einbringe. Im Unterricht könne sie sich in den ersten Unterrichtsstunden gut konzentrieren, spätestens ab der vierten Stunde falle aber ihre Konzentration ab bzw. nehme ihre Müdigkeit zu, sodass sie vom Stoff der letzten Fächer kaum noch etwas mitbekomme.

Nach Angaben der Mutter sei Florentina ein sehr sorgfältiges und ehrgeiziges Mädchen, das seine Sachen sehr gerne in Ordnung halte, was allerdings auch zusätzlich Zeit in Anspruch nehme. In letzter Zeit sei ihr auch aufgefallen, dass Florentina zunehmend mehr Dinge vergesse, oder so wirke, als ob sie nicht zuhöre. Zwar habe sie sich schon angewöhnt Dinge aufzuschreiben, wenn sie das allerdings nicht sofort mache, komme es vor, dass sie es schon wieder vergessen habe.

Schulanamnese

Florentina schloss zum Zeitpunkt des Auftretens des Hirntumors gerade die erste Klasse eines Gymnasiums mit ausgezeichnetem Erfolg ab. Im darauffolgenden Schuljahr kam es allerdings erkrankungsbedingt zu massiven Fehlzeiten in der Schule, weshalb auch ein häuslicher Unterricht über weite Strecken erfolgte. Nach Angaben der Eltern sei Florentina allerdings immer sehr ehrgeizig gewesen und habe daher auch in dieser Phase viel gelernt. Jedoch habe sich mit zunehmender Dauer der Behandlung abgezeichnet, dass das Mädchen das Gymnasium nicht schaffen könne, daher erfolgte der Wechsel in eine Kooperative Mittelschule (KMS). Florentinas LehrerInnen sowie MitschülerInnen wurden damals durch das psychosoziale Team der Neuroonkologie ausführlich über die Erkrankung informiert und es wurden Maßnahmen besprochen, wie Florentina im schulischen Rahmen bestmöglich unterstützt werden könne.

Aktuell besucht Florentina dort die achte Schulstufe, sie habe derzeit insbesondere in den Gegenständen Englisch und Mathematik in der Schule Schwierigkeiten. Sie könne sich die Fülle des Gefragten und die verschiedenen Geschichten in Englisch nicht merken und somit weder einen Aufsatz noch Fragen zu den Themen verfassen. In Mathematik sei sie außerdem ängstlich, könne den Stoff vor Schularbeiten, habe aber Schwierigkeiten bei der Umsetzung. Die negativen Ergebnisse würden Florentina darüber hinaus sehr frustrieren. Auch in den Lerngegenständen fühle sich Florentina durch die vielen Tests überfordert. Es gehe nur, wenn sie sich auf einen Gegenstand nach dem anderen konzentrieren könne. Ansonsten vermische sie verschiedene Inhalte. Es bestehe auch die Gefahr, dass sie in den Hauptgegenständen in die dritte Leistungsgruppe abrutsche (erst im Jahr zuvor sei eine Umstellung von der 1. auf die zweite Leistungsgruppe erfolgt).

Für das nächste Schuljahr sei der Besuch einer weiterführenden Schule (Handelsschule, wahlweise 1 oder 3 Jahre) gesichert. Allerdings sei es für Florentinas Selbstwertgefühl außerordentlich wichtig, dass sie wieder Erfolgserlebnisse hat.

Bisherige Fördermaßnahmen

Nach Abschluss der intensiven Therapie absolvierte Florentina mit ihrer Familie eine familienorientierte Rehabilitation. Dabei ging es vor allem darum, der Familie nach der sehr belastenden Zeit der Erkrankung und Behandlung den Wiedereinstieg in einen möglichst normalen Alltag zu ermöglichen. Florentina nimmt auch regelmäßig im Sommer an einem Ferienlager für krebskranke Kinder teil und wird dort auch psychologisch betreut. Eine neuropsychologische Behandlung hat bislang nicht stattgefunden. Allerdings wurde Florentina beim Schulwechsel vom Gymnasium auf die Mittelschule begleitet und es wurden in der Schule Maßnahmen besprochen, wonach sie vor allem für Tests und Schularbeiten mehr Zeit zur Verfügung gestellt bekam, als ihre MitschülerInnen.

Familien- und psychosoziale Anamnese

Florentina lebe als Einzelkind bei ihren Eltern zu denen sie nach eigenen Angaben ein sehr gutes Verhältnis habe und die ihr in der Zeit der Erkrankung eine große Stütze gewesen seien. Florentinas Mutter erzählt, dass zu Hause ein sehr harmonisches Miteinander herrsche, das aber derzeit durch die massive Belastung Florentinas getrübt sei. Das Mädchen weine häufig, wenn sie von der Schule nach Hause kommt und fühle sich durch die massiven Lernanforderungen überwältigt. Insgesamt sei Florentina ein sehr hilfsbereites, offenes und wissbegieriges Mädchen, das durch die Erkrankung viel älter und reifer wirke, als es vom Alter her der Fall sein müsste. Die Überforderung lasse allerdings diese Eigenschaften sehr stark in den Hintergrund treten.

Darstellung der Ergebnisse

Die Ergebnisse werden in Prozenträngen (PR) angegeben. Ein Prozentrang von beispielsweise 40 bedeutet, dass 40 % der Vergleichsgruppe (z. B. der Gruppe der Gleichaltrigen) niedrigere oder höchstens gleich hohe Werte erzielt haben. Der Durchschnittsbereich (das ist jener Bereich, in dem die Werte als unauffällig betrachtet werden) reicht von PR = 16 bis PR = 84.

Verhaltensbeobachtung

Florentina wirkte über die gesamte Dauer der Testung hinweg sehr motiviert und interessiert. Sie schien ehrgeizig und gab sich große Mühe beim Bewältigen der Testaufgaben. Trotz teilweiser Müdigkeit, versuchte sich Florentina weiter zu konzentrieren. Dennoch mussten die Testaufgaben auf insgesamt drei Termine aufgeteilt werden, um eine optimale „Testbarkeit" herzustellen und um schlechterem Abschneiden aufgrund zu großer Müdigkeit vorzubeugen.

Das Arbeitstempo erschien adäquat, der Arbeitsstil je nach Aufgabenstellung unterschiedlich. Mit Misserfolgen konnte Florentina teilweise gut umgehen, teilweise schien sie sich aber noch länger damit zu beschäftigen, wenn sie eine Aufgabe einmal nicht wusste. Über positives Feedback freute sich Florentina hingegen sehr.

Florentinas Aufmerksamkeit wirkte während der Testungen fokussiert, sie ging reflektiert an die Aufgabenbearbeitung heran und war körperlich bzw. motorisch ruhig. Es fiel ihr aber schwer, sich auf mehrere Anforderungen gleichzeitig zu konzentrieren.

Florentina hatte keinerlei Schwierigkeiten mit Handlungen zu beginnen und diese auch zu Ende zu bringen. Abgesehen davon, dass sie über nicht gelöste Aufgaben noch länger nachzugrübeln schien, konnte sie ihre Handlungen neuen Anforderungen anpassen. Eine kurzfristige Speicherung von Inhalten zur Weiterverarbeitung war nur teilweise möglich, was sich vor allem beim Zuordnen der Karten beim WCST zeigte. Florentina hatte auch manchmal Schwierigkeiten, Dinge aus dem Gedächtnis abzurufen, wenngleich davon ausgegangen werden kann, dass diese teilweise sehr wohl gespeichert waren.

Im sprachlichen Bereich zeigte Florentina eine unauffällige Artikulation, einen adäquaten Sprachfluss und Wortschatz, sowie ein altersadäquates Sprach- und Aufgabenverständnis. Sowohl Grafomotorik als auch Fein- und Grobmotorik erschienen altersadäquat.

Florentina erwies sich bei der Testung als sehr höflich, kontaktfreudig und freundlich. Im Gespräch zeigte sich weiters, dass sich Florentina sehr viele Gedanken macht, sehr sozial eingestellt ist und sich auch Probleme anderer teilweise sehr zu Herzen nimmt.

Kognitives Leistungsprofil

- **Hamburg-Wechsler-Intelligenztest IV (HAWIK IV, Petermann und Petermann 2008)**

Der Hamburg-Wechsler-Intelligenztest für Kinder IV ist ein Individualtest zur Untersuchung der kognitiven Entwicklung von Kindern und Jugendlichen im Alter von 6 Jahren bis 16 Jahren. Mit insgesamt 10 Untertests (und 5 Zusatztests) werden unterschiedliche Aspekte der Intelligenz gemessen, wobei die einzelnen Fähigkeiten jeweils den sogenannten Indizes Sprachverständnis, wahrnehmungsgebundenes logisches Denken, Arbeitsgedächtnis und Verarbeitungsgeschwindigkeit zugeordnet werden können.

Die Ergebnisse des HAWIK IV zeigen, dass Florentinas intellektuelle Fähigkeiten im Vergleich mit Gleichaltrigen insgesamt im Durchschnittsbereich liegen. Dabei zeigte sich ein eher ausgeglichenes Profil.

Im Folgenden werden die Ergebnisse im Detail dargestellt:

INDEX „Sprachverständnis":
„Gemeinsamkeiten finden" (PR = 63) - Sprachlich-logisches Denken, Fähigkeit zum Erkennen von Gemeinsamkeiten

„Wortschatztest" (PR = 37) - Umfang des Wortschatzes, Wortkenntnis, Sprachverständnis

„Allgemeines Wissen" (PR = 37) - Faktenwissen, Abruf von Wissen aus dem Langzeitgedächtnis

INDEX „Wahrnehmungsgebundenes Logisches Denken":
„Matrizentest" (PR = 37) - logisch-schlussfolgerndes Denken

INDEX „Arbeitsgedächtnis":
„Zahlen nachsprechen" (PR = 25) - Aufmerksamkeit, unmittelbare auditive Merkspanne

„Rechnerisches Denken" (PR = 37) - Fähigkeit zur Lösung einfacher Textrechenaufgaben im Kopf

INDEX „Verarbeitungsgeschwindigkeit":
„Zahlen-Symbol-Test" (PR = 16) - visumotorische Koordination und Geschwindigkeit

„Symbol-Suche" (PR = 16)

In Gegenüberstellung zu den Ergebnissen aus den Vorjahren ergaben sich vor allem Veränderungen (im Sinne von niedrigeren kognitiven Leistungen) in den Bereichen des Arbeitsgedächtnisses und der Informationsverarbeitungsgeschwindigkeit. Diese Veränderungen werden im Folgenden grafisch veranschaulicht (aktuelle Untersuchung in gelb, 20 × 3):

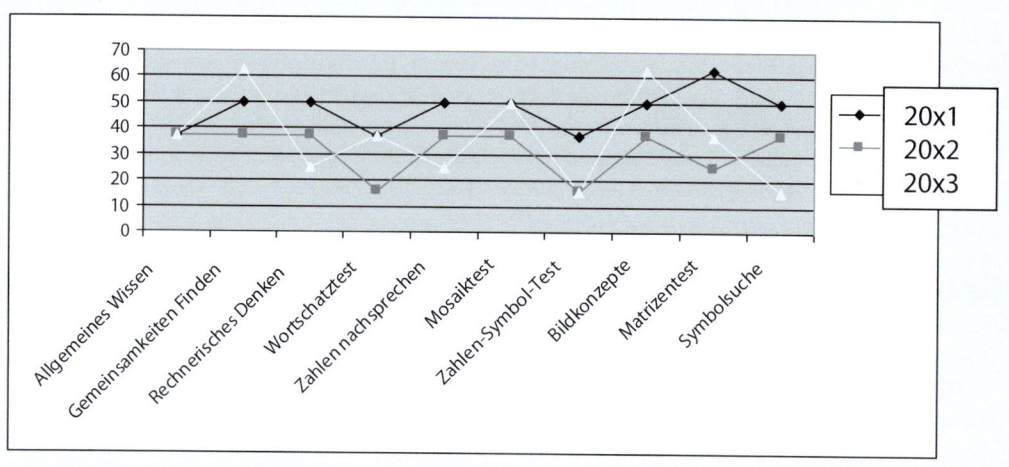

Neuropsychologische Funktionen

- **D-KEFS Trailmaking-Test (aus dem Delis Kaplan Executive Function System, Delis et al. 2001)**

Bei diesem Verfahren handelt es sich um ein neuropsychologisches Screeningverfahren zur Erfassung der Informationsverarbeitungsgeschwindigkeit, visumotorischen Koordination und Flexibilität im Denken der Testperson. Die Ergebnisse werden mit Gleichaltrigen verglichen.

- **Form 2:** *Zahlen* - 45 s → PR = 16
- **Form 3:** *Buchstaben* - 63 s → PR = 1
- **Form 4:** *Wechsel Zahlen/Buchstaben* - 93 s → PR = 25

Florentina erreichte in den Formen 2 und 4 des Verfahrens Ergebnisse im (unteren) Normbereich, während in der Form 3 die Ergebnisse unterdurchschnittlich waren. Es konnte daher eine leicht reduzierte Informationsverarbeitungsgeschwindigkeit, insbesondere bei Buchstaben festgestellt werden. Die Flexibilität im Denken (Umstellung zwischen verschiedenen Aufgabenstellungen) schien hingegen weitgehend altersentsprechend.

- **TAP2.0 (Zimmermann und Fimm 2009)**

Die TAP ist ein Verfahren zur Überprüfung der Aufmerksamkeitsleistung, wobei verschiedene Testverfahren eine differenzierte Erfassung unterschiedlicher Aufmerksamkeitsfunktionen ermöglichen. Die Testbatterie ist für Kinder, Jugendliche und Erwachsene normiert und besteht aus mehreren Verfahren, von denen folgende vorgegeben wurden:

- *Arbeitsgedächtnis:* Erfassung des informationsverarbeitenden Kurzzeitspeichers
- *Alertness:* Prüfung der Aufrechterhaltung der Aufmerksamkeit und Reaktionsbereitschaft
- *Geteilte Aufmerksamkeit:* Messung der Fähigkeit, simultan auf visuelle und akustische Reize zu achten und entsprechend zu reagieren
- *Inkompatibilität:* Messung der Fähigkeit zur Fokussierung der Aufmerksamkeit

Alertness

Reaktionszeit:	mit Warnsignal (Median):	PR = 42	Stabilität (Standardabw.):	PR = 69
	ohne Warnsignal (Median):	PR = 34	Stabilität (Standardabw.):	PR = 73

Florentina reagierte durchschnittlich schnell mit und ohne Warnsignal auf einen Reiz. Die Reaktionsschnelligkeit blieb über die Zeit stabil.

D. h. Florentina verfügt über eine durchschnittlich hohe Reaktionsgeschwindigkeit.

Arbeitsgedächtnis:

Reaktionszeit (Median):	PR = 62	Stabilität (Standardabw.): PR = 24
Richtigkeit:	PR = 69	
Vollständigkeit:	PR = 12	

Florentina reagierte bei dieser Aufgabenstellung durchschnittlich schnell und machte insgesamt wenig Fehler, ließ jedoch viele Reize bei der Bearbeitung aus. Sie konnte daher Informationen unterdurchschnittlich gut zur Weiterverarbeitung im Arbeitsgedächtnis abspeichern.

Inkompatibilität:

Reaktionszeit:	kompatibel links (Median):	PR = 27	Stabilität (Standardabw.):	PR = 31
	kompatibel rechts (Median):	PR = 66	Stabilität (Standardabw.):	PR = 38
	Inkompatibel links (Median):	PR = 27	Stabilität (Standardabw.):	PR = 58
	Inkompatibel rechts (Median):	PR = 27	Stabilität (Standardabw.):	PR = 79
	Gesamt (Median):	PR = 31	Stabilität (Standardabw.):	PR = 42
Richtigkeit gesamt:		PR = 95		
Vollständigkeit gesamt:		keine Auslassungen		

Florentina reagierte bei dieser Aufgabenstellung durchschnittlich schnell und machte insgesamt wenig Fehler bzw. ließ keinen Reiz bei der Bearbeitung aus. Sie zeigte daher eine durchschnittliche Fähigkeit, die Aufmerksamkeit zu fokussieren und ihre Reaktionen zu kontrollieren.

Geteilte Aufmerksamkeit:

Reaktionszeit:	auditiv (Median):	PR = 5	Stabilität (Standardabw.): PR = 14
	visuell (Median):	PR = 50	Stabilität (Standardabw.): PR = 14
Richtigkeit gesamt:		PR = 10	
Vollständigkeit gesamt:		PR = 7	

Florentina reagierte bei dieser Aufgabenstellung durchschnittlich schnell auf visuelle Reize. Unterdurchschnittlich langsam zeigte sie Reaktionen auf akustische Reize. Insgesamt machte sie viele Fehler bzw. ließ viele Reize bei der Bearbeitung aus. Die Anforderung ihre Aufmerksamkeit auf zwei Aspekte gleichzeitig zu richten, war für sie daher schwer möglich.

- **Verbaler Lern- und Merkfähigkeitstest (VLMT, Helmstaedter et al. 2001)**

In diesem Verfahren wird die verbale Lern- und Merkfähigkeit für Kinder ab 6 Jahren und Erwachsene gemessen. Erfasst werden das serielle Listenlernen mit nachfolgender Interferenz (Erlernen von neuer, ähnlicher Information), die Abrufleistung nach Interferenz und halbstündiger Verzögerung sowie die Wiedererkennleistung. Die Ergebnisse werden mit Gleichaltrigen verglichen.

Florentina erzielte eine *verbale Gesamtlern- und -merkleistung* (Lerndurchgänge 1-5) unter ihrer Altersnorm (PR <5). Dabei zeigte sich ihre erste *Merkspanne* sehr gering. Durch das Einprägen einer 2. Wortliste, mit ähnlichen Wörtern, verlor Florentina viele gemerkte Inhalte (PR <5), auch nach zeitlicher Verzögerung (PR <5). Sie vermischte die 2 gelernten Listen zwar nicht und konnte diese auch speziell beim Wiedererkennen der 1. Lernliste auseinander halten, dennoch aber eher wenige Wörter im Gedächtnis behalten (PR = 10–15).

Im Folgenden werden die Ergebnisse im Detail dargestellt:

- **Merkleistung Durchgang 1 (1)** - PR <5
- **Merkleistung Durchgang 5 (5)** - PR = 5
- **Wörter pro Durchgang** (= „Lernkurve") - 4-6-8-8-9 Wörter (von 15)

- **Gesamtlernleistung** - PR <5
- **Merkleistung Interferenzdurchgang (6)** - PR = 5
- **Abrufleistung nach Interferenz (7)** - PR <5
- **Abrufleistung nach zeitlicher Verzögerung (8)** - PR <5
- **Verlust nach Interferenz** - PR <5
- **Verlust nach zeitlicher Verzögerung** - PR = 15–20
- **Wiedererkennensleistung (abzügl. Fehler) (10)** - PR = 10–15
- **Falsche Nennungen** - PR = 25/1 Fehler
- **Perseverationen** - PR = 50–60/3 Fehler
- **Interferenzen** - PR >15/0 Fehler

In Gegenüberstellung der Ergebnisse zu jenen der Voruntersuchung aus dem Jahr 20 × 1 zeigte sich zudem eine deutliche Verringerung der Gedächtnisleistungen. Die beiden Ergebnisse werden im Folgenden grafisch gegenübergestellt (aktuelle Untersuchung in rot, 20 × 3).

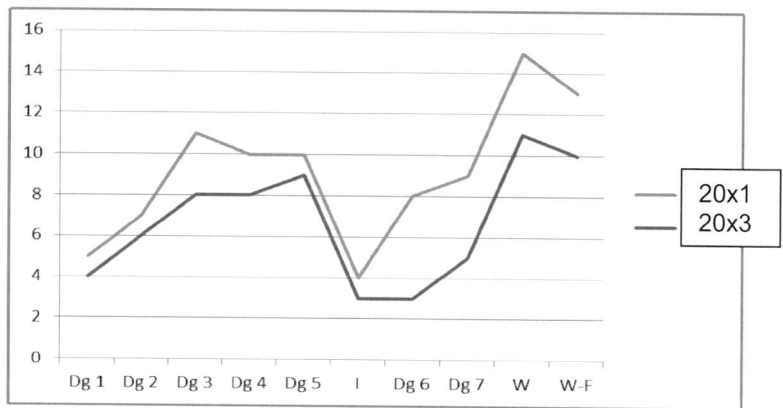

- ■ **Developmental Scoring System for the Rey-Osterrieth Complex Figure (DSS ROCF, Bernstein und Waber 1996)**

Das Developmental Scoring System for the Rey-Osterrieth Complex Figure ist ein neuropsychologisches Verfahren zur Erfassung der visuell-räumlichen Wahrnehmungs- und Reproduktionsleistung. Insbesondere können Aussagen über Wahrnehmungsorganisation, Wahrnehmungsstil und Wahrnehmungsgenauigkeit erfasst werden. Die Ergebnisse werden mit Gleichaltrigen verglichen.

Florentinas Wahrnehmungsorganisation kann als sehr ungenau beschrieben werden. Der Stil ihrer Wahrnehmung schien eher am Detail orientiert zu sein, d. h. sie zeichnete die Figur Detail für Detail und hatte daher leichte Schwierigkeiten, die Figur als Ganzes wahrzunehmen. Dementsprechend ist auch die Genauigkeit der Grundstruktur geringer als die Detailgenauigkeit.

Bei der unmittelbaren und zeitlich verzögerten Reproduktion der Figur aus dem Gedächtnis hatte sie daher leichte Schwierigkeiten, sich an alles zu erinnern.

	Abzeichnen der Figur	Unmittelbare Wiedergabe aus dem Gedächtnis	Wiedergabe nach 20' aus dem Gedächtnis
Organisation	PR <10	PR = 25–50	PR = 25–50
Figurerfassung	Ganzheitlich/detailorientiert	Detailorientiert	Ganzheitlich/detailorientiert
Genauigkeit der Grundstruktur	PR <10	PR <10	PR <10
Detailgenauigkeit	PR = 25–100	PR <10	PR = 25
Fehlerhäufigkeit	Unauffällig	Unauffällig	Unauffällig

- **Wisconsin-Card-Sorting-Test (WCST, Kongs et al. 2000)**

Bei diesem Verfahren geht es darum, Konzepte möglichst rasch zu erfassen und sich flexibel auf wechselnde Konzepte einstellen zu können. Gemessen wird die Perseverationstendenz, das ist die Neigung bei einmal gefundenen Lösungsstrategien zu bleiben und diese auch in neuen Situationen einzusetzen, obwohl sie unpassend sind. Die Ergebnisse werden mit Gleichaltrigen verglichen.

Florentina hatte deutliche Schwierigkeiten, die jeweiligen Konzepte zu erfassen (PR <1). Florentina machte insgesamt viele Fehler und neigte bei diesem Verfahren auch zu Perseverationen (= das Wiederholen von Fehlern trotz Fehlerrückmeldung, PR = 1). Das bedeutet, dass Florentina nicht gut in der Lage ist, Konzepte rasch zu erfassen und sich flexibel auf wechselnde Anforderungen einzustellen.

Im Folgenden werden die Ergebnisse im Detail dargestellt.

- **Vervollständigung der ersten Kategorie** - PR = 2
- **Bearbeitete Kategorien** - PR <1
- **Konzeptverlust** - PR = 2
- **Anzahl Fehler** - PR = 3
- **Fehlerhafte Perseverationen** - PR = 1
- **Andere Fehler** - PR = 21

- **Regensburger Wortflüssigkeits-Test (S. Aschenbrenner et al. 2001)**

Der RWT dient der Erfassung der Wortflüssigkeit, bei dem über einen Zeitraum von ein oder zwei Minuten Lösungen verbal generiert werden müssen. Der RWT beinhaltet fünf Untertests zur formallexikalischen Wortflüssigkeit (Worte mit einem bestimmten Anfangsbuchstaben finden) sowie fünf Untertests zur semantischen Wortflüssigkeit. (Worte die zu einer Kategorie gehören nennen) Weiterhin wurden

jeweils zwei formallexikalische und semantische Kategorienwechselaufgaben (Worte mit zwei verschiedenen Anfangsbuchstaben abwechselnd bzw. 2 inhaltliche Kategorien abwechselnd nennen) vorgegeben. Die Ergebnisse werden mit Gleichaltrigen verglichen.

	1. Minute	1. + 2. Minute
Semantischer Kategorienwechsel (Sportarten- Früchte)	PR = 72	PR = 98
Formallexikalischer Kategorienwechsel (G-R)	PR = 21	PR = 48
Semantisch- kategorielle Flüssigkeit (Tiere)	PR = 65	PR = 93
Formallexikalische Wortflüssigkeit (S-Wörter)	PR = 51	PR = 75

Florentina erreichte in allen Untertests durchschnittliche Werte, was auf eine gute Wortflüssigkeit schließen lässt. Sie hat keine Schwierigkeiten, Informationen flüssig aus dem Gedächtnis abzurufen. Dabei zeigte sich aber beim Kategorienwechsel, dass Florentina das abwechselnde Nennen der geforderten Kategorien schwer fiel. Darüber hinaus zeigte sich, dass Florentina von einer längeren Zeitspanne profitieren konnte, sie schien dadurch auch insgesamt weniger nervös zu sein.

Verhaltenseinschätzung

- **Verhaltens-Inventar Exekutiver Funktionen (BRIEF, Steinhausen und Drechsler 2013)**

Bei diesem Fragebogen werden wesentliche Bereiche der sog. „Exekutiven Funktionen" erfragt. Exekutive Funktionen sind vor allem jene Prozesse, mit denen man sein eigenes Verhalten plant, lenkt und überwacht. Dies ist insbesondere beim aktiven Problemlösen sowie bei neuen Herausforderungen relevant. Der Fragebogen kann Eltern und/oder Lehrern zur Fremdeinschätzung vorgelegt werden. Die Ergebnisse werden mit gleichaltrigen Jungen bzw. Mädchen verglichen. Hohe Werte stehen für Auffälligkeiten im jeweiligen Bereich.

In diesem Fragebogen, der von Florentinas Mutter ausgefüllt wurde, konnten deutliche Auffälligkeiten festgestellt werden. Demnach falle es Florentina schwer, sich flexibel auf wechselnde Gegebenheiten einzustellen, selbst Ideen zu entwickeln, wie man an eine Aufgabe herangehen könnte, Informationen zur Weiterverarbeitung zu speichern oder Informationen zu organisieren. Keine Schwierigkeiten wurden beschrieben, wenn es darum geht das eigene Verhalten und die eigenen Gefühle zu kontrollieren.

Auch Florentinas Klassenlehrerin füllte den Fragebogen aus. Sie gab insbesondere an, dass Florentina Schwierigkeiten habe, Ideen zu entwickeln, wie man mit einer Aufgabe starten könne. Darüber hinaus gab sie an, dass Florentina insbesondere bei komplexeren Aufgaben Informationen nicht optimal zwischenspeichern könne. Im Folgenden werden die Ergebnisse im Detail dargestellt:

Skala	PR-Eltern	PR-LehrerIn	Beschreibung
Inhibition	PR = 18	PR = 13	Impulse kontrollieren und Verhalten angemessen modulieren
Shift/Flexibilität	PR = 90	PR = 84	Sich je nach Situation flexibel auf wechselnde Gegebenheiten einstellen
Emotionale Kontrolle	PR = 73	PR = 25	Die eigene Gefühlslage und den Ausdruck von Gefühlen an aktuelle Gegebenheiten anpassen
Initiieren	PR >99	PR >99	Ideen entwickeln, wie man mit einer Aufgabe startet sowie wie man sich beschäftigt
Arbeitsgedächtnis	PR >99	PR = 89	Informationen zur Weiterverarbeitung speichern können, v. a. bei komplexeren Aufgaben oder Handlungsabfolgen
Planen/Organisieren	PR = 86	PR = 72	Informationen organisieren und Konsequenzen von Handlungen antizipieren, Ziele setzen und die nötigen Schritte zur Zielerreichung planen
Organisation/Material	PR = 24	PR = 16	Die alltägliche Umgebung (Schule, Spielzimmer) und persönliche Sachen in Ordnung halten
Monitoring	PR = 62	PR = 54	Sich der Wirkung eigenen Verhaltens auf andere bewusst sein, eigene Stärken und Schwächen kennen
Verhaltens-Index	PR = 66	PR = 51	Fähigkeit, eigenes Verhalten und die eigenen Gefühle kontrollieren zu können
Metakognitions-Index	PR = 97	PR = 89	Fähigkeit zum effektiven Problemlösen durch den Einsatz von Planen und Organisieren

- **Fragebogen zu Stärken und Schwächen (SDQ, Goodman 2005)**

Der SDQ ist ein Fragebogen, der in 5 Skalen Auskunft über das Vorliegen von emotionalen Problemen, Verhaltensprobleme, Hyperaktivität, Verhaltensprobleme mit Gleichaltrigen und prosozialem Verhalten gibt.

In diesem Fragebogen, der von der Mutter und Florentina ausgefüllt wurde, konnten Auffälligkeiten im emotionalen Bereich und Schwierigkeiten im Umgang mit Gleichaltrigen festgestellt werden. Florentina scheint insbesondere reifer zu sein als andere und sich dadurch Dinge mehr zu Herzen zu nehmen. Die Angaben von Mutter und Tochter in diesem Fragebogen waren weitgehend ident.

Lebensqualität

- **KINDL[R]-Fragebogen zur Lebensqualität (Ravens-Sieberer und Bullinger 2000)**

In diesem Fragebogen für 4–16-jährige Kinder bzw. Jugendliche sowie deren Eltern (Erziehungsberechtigte) soll mittels Selbst- und

Fremdbeurteilung die Lebensqualität der Kinder und Jugendlichen in folgenden Skalen erfasst werden: *Körper, Psyche, Selbstwert, Familie, Freunde, Schule.* Die Ergebnisse werden im Vergleich zu einer Normierungsstichprobe dargestellt bzw. wird ein Vergleich der Selbst- und Fremdbeurteilung angestellt.

In diesem Fragebogen, der von der Mutter und von Florentina ausgefüllt wurde, konnten Auffälligkeiten im psychischen Wohlbefinden und in den Bereichen Freunde und Schule festgestellt werden. Insgesamt wurde Florentinas Lebensqualität von der Mutter niedriger eingestuft, während Florentina eine mittlere gesamte Lebensqualität angab.

Emotionales Befinden

- **Fragebogen zur Erhebung der Emotionsregulation bei Kindern und Jugendlichen (FEEL-KJ, Grob und Smolenski 2005)**

Dieser Fragebogen erfasst Strategien, mit den Emotionen Angst, Wut und Traurigkeit umzugehen. Dabei wird zwischen günstigen und ungünstigen Strategien unterschieden. Die Ergebnisse werden in Prozenträngen dargestellt.

Florentina verfügt insgesamt über wenig altersadäquate Strategien zur Emotionsregulation. Sie verwende unterdurchschnittlich häufig günstige Strategien zur Regulation von Angst und Traurigkeit, während die Regulation von Wut durchschnittlich häufig mit günstigen Strategien erfolge. Sie neige vor allem zu *„Vergessen"* und *„Umbewertung"*. Das bedeutet, sie versuche die Auslöser von Gefühlen zu vergessen und sich zu sagen, dass das Problem nicht so schlimm sei.

Die Anwendung ungünstiger Strategien liegt über dem altersentsprechenden Bereich. Florentina tendiere hinsichtlich der ungünstigen Strategien zu *„Aufgeben"* und *„Aggressives Verhalten"*. D. h. sie zeige sich entmutigt oder lasse ihren Gefühlen freien Lauf.

Des Weiteren verwendet Florentina die Emotionsregulationsstrategien *„Sozialer Rückzug"*, *„Ausdruck"* (von Wut) und *„Emotionskontrolle"* im Vergleich zu Gleichaltrigen durchschnittlich häufig. Sie zeige durchschnittlich häufig ihre Gefühle, hole sich Hilfe von anderen oder behalte ihre Gefühle für sich.

Im Folgenden werden die Ergebnisse im Detail dargestellt:

Adaptive Strategien:	Problemorientiertes Handeln:	PR = 11,5	Gesamt: PR = 7,5
	Zerstreuung:	PR = 4,3	Gesamt bei Wut: PR = 27,3
	Stimmung anheben:	PR = 13,8	Gesamt bei Angst: PR = 3,9
	Akzeptieren:	PR = 13,7	Gesamt bei Trauer: PR = 9,3
	Vergessen:	PR = 25,9	
	Kognitives Problemlösen:	PR = 16,4	
	Umbewertung:	PR = 44,6	
Maladaptive Strategien:	Aufgeben:	PR = 89,1	Gesamt: PR = 78,5
	Aggressives Verhalten:	PR = 90,4	Gesamt bei Wut: PR = 71,6
	Rückzug:	PR = 51,6	Gesamt bei Angst: PR = 90,4
	Selbstabwertung:	PR = 63,1	Gesamt bei Trauer: PR = 58,6
	Perseveration:	PR = 45,7	
Weitere Strategien:	Soziale Unterstützung:	PR = 75,5	
	Ausdruck:	PR = 61,5	
	Emotionskontrolle:	PR = 52,5	

Zusammenfassung und Interpretation der Ergebnisse

Bei der Untersuchung Florentinas **kognitiver Fähigkeiten und Fertigkeiten** im *HAWIK IV* erreichte sie insgesamt Ergebnisse ihrer Altersnorm entsprechend. Es zeigte sich ein sehr ausgeglichenes Profil. Eine individuelle Schwäche stellte die Informationsverarbeitungsgeschwindigkeit dar, in allen anderen Bereichen zeigte sie Leistungen die innerhalb der Altersnorm liegen. In diesem Bereich, sowie im Arbeitsgedächtnis, konnte auch eine deutliche Verringerung der Leistungen über die Zeit hinweg festgestellt werden.

Bei der Abklärung der neuropsychologischen Funktionen der Jugendlichen ergaben sich im *Trailmaking-Test* eine etwas reduzierte **Informationsverarbeitungsgeschwindigkeit** sowie ein altersentsprechendes Umdenken zwischen verschiedenen Aufgabenstellungen (**Flexibilität im Denken**). Die Flexibilität im Denken stellte sich allerdings bei komplexeren Aufgaben als problematisch dar *(WCST)*, dort schien Florentina vor allem Schwierigkeiten mit dem Arbeitsgedächtnis zu haben, denn sie konnte mehrmals nicht erinnern, welche Kategorie sie jeweils zuvor gewählt hatte. Auch bei Wortflüssigkeitsaufgaben (RWT) zeigten sich bessere Ergebnisse, wenn kein flexibler Wechsel von Kategorien notwendig war. Wenngleich Florentina hier durchschnittlich bis überdurchschnittlich gut abschnitt, konnte beobachtet werden, dass sie wesentlich weniger nervös ist (und auch bessere Leistungen erzielt) wenn sie mehr Zeit zur Verfügung gestellt bekommt.

Hinsichtlich ihrer **Aufmerksamkeitsleistung** *(TAP)* wurde deutlich, dass es für Florentina schwierig ist, Informationen zur Weiterverarbeitung in ihrem Arbeitsgedächtnis zu behalten und ihre Aufmerksamkeit auf zwei Reize gleichzeitig zu richten. Sie verfügt hingegen über eine durchschnittlich hohe Reaktionsbereitschaft und kann sich auf eine einzelne Aufgabe gut konzentrieren.

Im *VLMT* fielen Probleme in der **Merkfähigkeitsleistung** auf, wobei speziell eine erhöhte Interferenzanfälligkeit (Verlust der Gedächtnisinhalte nach Erlernen von neuer Information) deutlich wurde. Auch die Merkspanne sowie das Arbeitsgedächtnis erschienen deutlich beeinträchtigt, insbesondere dann, wenn mehrere Informationen auf einmal zu merken waren. In Gegenüberstellung zur Untersuchung aus dem Jahr 2008 zeigte sich eine Abnahme der Lernkapazität. Über die verschiedenen Aufgabentypen hinweg scheint es sich beim Arbeitsgedächtnis um ein konsistentes Ergebnis zu handeln.

Im Bereich der **visuell-räumlichen Wahrnehmung** zeigte sich ein eher einzelheitlicher Wahrnehmungsstil, der sich sehr an Details orientiert. Florentina fällt es demnach schwer, Dinge im Überblick zu behalten. Daher zeigte sich auch eine reduzierte visuell-räumliche Gedächtnisleistung.

In Hinblick auf Florentinas **emotionales Befinden** zeigte sich, dass sie sich Dinge sehr zu Herzen nimmt und dabei gleichzeitig teilweise ungünstige Bewältigungsstrategien einsetzt. Sie scheint sich zwar durchschnittlich häufig Unterstützung zu holen, dabei jedoch eher dazu zu tendieren, rasch aufzugeben oder ihre Gefühle an anderen auszulassen.

Hinsichtlich ihrer sog. **Exekutiven Funktionen** zeigte sich, dass neben dem Arbeitsgedächtnis und der Flexibilität insbesondere das Beginnen (initiieren) von Handlungen nur eingeschränkt möglich ist. Hier decken sich insbesondere die Beobachtungen in der Schule und zu Hause.

Florentinas **Lebensqualität** zeigt sich durch die aktuelle Situation, insbesondere die frustrierenden Erlebnisse in Hinblick auf ihre schulischen Leistungen, deutlich herabgesetzt. Dies scheint sie auch emotional zu beeinträchtigen, wenngleich Florentina von ihrem Wesen her eine sehr liebenswerte und freundliche Person ist, die auch eine große Portion Ehrgeiz besitzt, was sich insbesondere in ihrer Arbeitshaltung widerspiegelt.

Empfehlung und Planung der weiteren Vorgehensweise

Die Ergebnisse wurden mit Florentina und ihrer Mutter besprochen. Dabei wurde das weitere Vorgehen im Detail geplant. Als **Hauptziele** wurden dabei besprochen:

– Positives Absolvieren der achten Schulstufe ohne wiederholen zu müssen
– Verbesserung der emotionalen Situation, insbesondere sollte Florentina wieder Erfolgserlebnisse haben
– Florentina sollte ebenso Freizeit bzw. Erholungszeiten haben, was eine wichtige Grundvoraussetzung für Wohlbefinden darstellt

Zur Erreichung dieser Ziele wurden folgende **Maßnahmen** besprochen:

- **Maßnahmen mit Fokus auf Florentina:** Neuropsychologische Behandlung der beeinträchtigten Funktionen, insbesondere Informationsverarbeitungsgeschwindigkeit, Arbeitsgedächtnis, Gedächtniskapazität und geteilte Aufmerksamkeit
  Dauer: 12 Wochen
- **Häufigkeit:** 1x pro Woche – eine häufigere Durchführung würde in Kombination mit den schulischen Anforderungen die zeitlichen Ressourcen überstrapazieren
- **Maßnahmen mit Fokus auf das Umfeld:** Reduzierung von schulischen Leistungsanforderungen in Absprache mit Florentinas LehrerInnen, Hilfestellungen beim Beginnen von Handlungen

In Hinblick auf Florentinas emotionale Situation wäre eine psychotherapeutische Unterstützung angezeigt. Dies lehnte Florentina zum gegenwärtigen Zeitpunkt allerdings ab, da das nach eigenen Angaben zu viel „Stress" für sie bedeuten würde. Sie wolle sich dies in Ruhe in den Sommerferien überlegen. Es wurde dennoch eine Kontaktadresse für eine Musiktherapie weitergegeben, um sich dann in weiterer Folge für oder gegen eine derartige Maßnahme entscheiden zu können. Darüber hinaus wurde vereinbart, bei Bedarf weitere Kontaktadressen zu vermitteln. Zur Inangriffnahme ist jedoch die Bereitschaft Florentinas, sich mit ihren Gefühlen und Sorgen intensiv auseinanderzusetzen, eine wesentliche Voraussetzung.

Von einer zusätzlichen Förderung zu Hause durch die Eltern wurde abgeraten, um die Beziehung nicht zu strapazieren und um nicht noch weitere Belastungsfaktoren entstehen zu lassen, die von der ohnehin nur mehr in geringem Ausmaß vorhandenen Energie noch mehr abziehen würden.

Durchführung der besprochenen Maßnahmen

Schulkontakt

Am 14.11.20xx fand ein runder Tisch mit den LehrerInnen der drei Hauptgegenstände in Florentinas Schule statt. Auch der Direktor der Schule war anwesend. Dabei wurden folgende schulische Fördermaßnahmen besprochen (aus dem Protokoll des Schulbesuchs):

- **Beurteilung:** Florentina soll in den Hauptgegenständen Englisch und Mathematik nach Möglichkeit und sofern sie selbst einverstanden ist, nach der dritten Leistungsgruppe beurteilt werden, jedoch im Verband der zweiten Leistungsgruppe bleiben und nicht aus ihrer gewohnten Umgebung herausgenommen werden. Ziel ist es, Florentina dadurch Kontinuität der LehrerInnen zu gewährleisten und ihr Erfolgserlebnisse zusichern zu können.
- **Zeit und Rahmen für Tests, Schularbeiten etc.:** Im Rahmen der schulischen Möglichkeiten soll Florentina mehr Zeit zur Verfügung gestellt werden (z. B. die Pause über weiterarbeiten). Es ist wichtig, Florentina dies im Vorhinein zu vermitteln, da sie sich so darauf einstellen kann, mehr Zeit zu haben. In Absprache mit Florentina erscheint es unter Umständen bei Mathematik-Schularbeiten möglich, eine kleine Gruppe von SchülerInnen die Schularbeit in einem gesonderten Raum schreiben zu lassen. Florentina hätte so möglicherweise nicht das Gefühl von den anderen isoliert zu werden, hätte aber trotzdem den Vorteil von mehr Ruhe und Zeit. Ziel ist es, damit Florentinas Nervosität entgegen zu wirken. Alternativ wäre auch die Reduktion der Anzahl an Fragen, die zum Test kommen (z. B. in derselben Zeit nur 5 statt 10 Fragen zu bekommen), eine sinnvolle Möglichkeit.
- **Schwerpunktsetzung in den Lernfächern:** Florentina hat mit Spätfolgen der Hirntumor-Erkrankung zu kämpfen. Sie verfügt zwar über ein durchschnittlich gutes Leistungsprofil, das sich in den letzten zwei Jahren auch nicht verändert hat, dennoch ist sie aufgrund des Fassungsvermögens ihres Gedächtnisses (vermutlich eine Spätfolge der Strahlentherapie) bei größeren Stoffmengen überfordert. Damit sich Florentina auf das Wesentliche konzentrieren kann, sollten für sie insbesondere in den Lernfächern Schwerpunkte gesetzt werden (z. B. 2 statt 3 Kapitel zu lernen, nur 15 statt

25 Fragen vorzubereiten etc.). Dadurch soll erreicht werden, dass Florentina wieder mehr Erholungsphasen hat und dadurch insgesamt leistungsfähiger wird.

- **Unterstützung des Gedächtnisses:** Florentina verfügt über gute Strategien, ihre Gedächtnisdefizite zu kompensieren (z. B. indem sie sich Hausübungen oder Arbeitsanweisungen aufschreibt oder im Buch markiert). Aufträge, die zwischendurch oder nebenbei gegeben werden, kann sie jedoch nicht speichern (es bleibt dann nur hängen, dass *etwas*, aber nicht *was* genau zu tun ist). Hier können ihre LehrerInnen sie unterstützen, indem sie darauf achten, derartige „nebenbei-Aufträge" für Florentina zu wiederholen, sodass sie sich diese auch notieren kann.
- **Zusammenarbeit sämtlicher KlassenlehrerInnen:** Damit die besprochenen Maßnahmen Florentina auch wirklich helfen können, ist es notwendig dass ALLE KlassenlehrerInnen – im Rahmen der Möglichkeiten

des jeweiligen Faches – an einem Strang ziehen. Dazu wurden vor allem Florentinas Klassenvorstand ebenso wie Florentinas Mutter gebeten, die Punkte der Besprechung an die weiteren KlassenlehrerInnen zu kommunizieren. Es sollte auch eine KlassenlehrerInnen-Konferenz zu diesem Thema geben.

- **Langfristige Entlastung:** Florentina wird aller Voraussicht nach im Anschluss an die 8. Schulstufe am selben Schulstandort eine einjährige weiterführende Schule (Höhere Lehranstalt für wirtschaftliche Berufe) besuchen. Ein Platz dort wurde ihr bereits unabhängig von der (positiven) Benotung in der zweiten oder dritten Leistungsgruppe ohne Aufnahmsprüfung zugesagt. Abgesehen davon sind weitere Maßnahmen (zur Verbesserung der Gedächtnisleistungen sowie zur Reduktion von Nervosität) sorgfältig zu planen und die Umsetzbarkeit in der ohnehin schon kaum vorhandenen Freizeit zu prüfen. Dies wird unsererseits mit der Familie näher besprochen.

Die bei dieser Besprechung angedacht KlassenlehrerInnen-Konferenz fand tatsächlich zwei Monate später statt. Mit Ausnahme des längerfristig erkrankten Klassenvorstandes nahmen alle KlassenlehrerInnen, die Florentina unterrichten, teil. Auf dieser Art und Weise konnten die geplanten Maßnahmen an alle kommuniziert werden. Die LehrerInnen der Hauptgegenstände, die diese Maßnahmen bereits umgesetzt hatten, konnten von positiven Erfahrungen berichten. Es ging nun darum, vor allem in den Lernfächern eine Schwerpunktsetzung im Unterrichtsstoff zu erreichen, womit sämtliche LehrerInnen einverstanden waren.

Neuropsychologische Behandlung

Im Februar 20xx, 1 Monat nach der KlassenlehrerInnen-Konferenz wurde mit der neuropsychologischen Behandlung der oben genannten Funktionsbereiche begonnen.

Auswahl geeigneter Trainingsprogramme:

Fähigkeit/Funktion	Programm/Methode
Arbeitsgedächtnis	Trainingsflug 2, EF-1
Konzentration, geteilte Aufmerksamkeit	Trainingsflug 2, CogniPlus (selektive Aufmerksamkeit, Alertness, geteilte Aufmerksamkeit), Cogpack
Geschwindigkeit	Freshminder (Ballonjagd, Symbole suchen), CogniPlus (s. Konzentration)
Gedächtniskapazität	Freshminder (Einkaufsliste, Melodiespiel, Pfadfinder), EF-1, Koffer packen, Tricky-Tipps („Reminder"), Cogpack

Durchführung der einzelnen Einheiten, Dokumentation

Pro Einheit (= 50 min) wurde mit drei bis maximal fünf Methoden in Zeiteinheiten von

5–15 min pro Aufgabe trainiert. Die Abfolge der einzelnen Trainingsmodule folgte dabei einem Schachbrettmuster, sodass jede Fähigkeit/Funktion in zwei von drei Einheiten trainiert wurde. Die Übungen wurden begleitet von einem Strategietraining („metakognitives Training"). Die einzelnen Übungen, deren Dauer, die jeweiligen Ergebnisse sowie auch die angewendeten Strategien wurden von Florentina selbst nach jeder Übung auf einem eigens dafür erstellten Dokumentationsblatt dokumentiert.

Spielerisches Training zu Hause

Zudem wurden Spiele ausgewählt, die einerseits eine Freizeitbeschäftigung darstellen, die aber andererseits die relevanten Funktionen spielerisch im Alltag trainieren können. Es wurde vereinbart dass täglich zumindest für 10 min eines der genannten Spiele zu Hause oder mit FreundInnen gespielt wird.

Fähigkeit/Funktion	Programm/Methode
Arbeitsgedächtnis	Facebook-brainbuddies, Memory
Konzentration, geteilte Aufmerksamkeit	Ligretto,
Geschwindigkeit	Speed, Jungle Speed, Ligretto, Confusion, Bop it, facebook-brainbuddies
Gedächtniskapazität	Memory, Think (verschiedene Spielvarianten),
Flexibilität, weitere exekutive Funktionen	SET, Confusion

Abschluss und Evaluation

Im Juni 20xx fand nach insgesamt 12 Einheiten ein Abschlussgespräch mit Florentina und ihrer Familie statt. Dabei sollte eine abschließende Evaluationsuntersuchung geplant werden. Florentina bat allerdings darum, diese auf den Sommer bzw. Herbst zu verschieben, da der Schulabschluss kurz bevor stehe.

Bezüglich des Therapieziels „Positives Absolvieren der achten Schulstufe" schien dies zum Zeitpunkt der Abschlussbesprechung in greifbarer Nähe bzw. kann rückblickend gesagt werden, dass Florentina dies auch gelang. Dementsprechend war sie in der Lage, in die von ihr gewünschte weiterführende Schule zu gehen.

Bezüglich der Freizeitgestaltung berichtete die Familie im Abschlussgespräch, dass Florentina wesentlich mehr Zeit für sich habe und sich auch gelegentlich wieder mit FreundInnen treffen könne, zumindest am Wochenende. Unter der Woche fühle sie sich nach der Schule dennoch sehr ausgelaugt und müsse gelegentlich einen Nachmittagsschlaf machen. Die Herabsetzung der schulischen Leistungsanforderung bzw. die Schwerpunktsetzung dürfte jedenfalls bewirkt haben, dass Florentina wieder – wie sie selbst sagte – „gerne zur Schule" geht und auch Erfolgserlebnisse verzeichnen kann. In der dritten Leistungsgruppe konnte sie durchwegs gute Noten erzielen. Laut Florentinas Mutter ist es den meisten LehrerInnen auch gelungen, Florentina in die Entscheidungen miteinzubeziehen. Lediglich in Geografie habe Florentina etwas Widerstand der Lehrerin verspürt, mit der sie aber schon vor den Maßnahmen schwerer zurecht gekommen sei.

Weitere Empfehlungen

Zur Bearbeitung der emotionalen Situation wurde auf die Möglichkeit einer psychotherapeutischen Unterstützung für Florentina hingewiesen. Es wurden Kontaktadressen weitergegeben und es konnte vereinbart werden, dass Florentina sich zumindest einen Termin bei einem Psychotherapeuten vereinbart, den sie im Sommer zuvor auf einem Camp kennengelernt hatte. Die Entscheidung diese Möglichkeit regelmäßig in Anspruch zu nehmen wurde ihr dann überlassen. Die Eltern wurden darüber informiert, dass eine Spendenorganisation einen Teil der Kosten übernehmen würde, sofern ein Antrag gestellt wird.

Die Familie wurde weiters darauf hingewiesen, dass eine erneute neuropsychologische Untersuchung bei Bedarf jederzeit durchgeführt werden kann. Insbesondere wurde auch eine Unterstützung bei der Eingewöhnung in die neue Schule, verbunden mit Informationen für die neuen MitschülerInnen und LehrerInnen angeboten.

Zusammenfassende Beurteilung

Florentina P. wurde im November 2010 in der neuroonkologischen Nachsorgeambulanz neuropsychologisch untersucht. Ziel war es, Bedingungen für eine bessere Bewältigung der momentan schwierigen und frustrierenden schulischen Situation zu schaffen.

Im Rahmen einer eingehenden Diagnostik, bei der auch Daten aus vorhergehenden Untersuchungen zur Verlaufsbeurteilung herangezogen wurden, konnten in einzelnen Funktionsbereichen deutliche Einschränkungen festgestellt werden, die für die aktuellen schulischen Schwierigkeiten verantwortlich sein dürften. Insbesondere waren dies die Informationsverarbeitungsgeschwindigkeit, das Arbeitsgedächtnis und die Gedächtniskapazität sowie die geteilte Aufmerksamkeit.

Als Hauptziele für eine neuropsychologische Intervention wurden das Schaffen der achten Schulstufe ohne Wiederholen, das Ermöglichen von Freizeitaktivitäten sowie das Erleben von Erfolgserlebnissen besprochen. Um diese Ziele zu verwirklichen erfolgte einerseits ein intensiver Schulkontakt, bei dem schulische Fördermaßnahmen eingehend besprochen wurden. Zum anderen erfolgte ein Fertigkeiten- und Kompensationstraining, das durch spielerische Förderung zu Hause unterstützt wurde.

Die gesetzten Maßnahmen führten auch tatsächlich zu einem positiven Absolvieren der achten Schulstufe. Damit wurde der Besuch einer weiterführenden Schule – entsprechend Florentinas Wünschen – ermöglicht. Auch berichtete sie, erholter zu sein, mehr Freizeit zu haben und wieder schulische Erfolge erzielen zu können.

Dennoch zeigte sich auch zum Abschluss der Behandlung eine erhöhte Belastung, die mit der Erkrankung und deren Folgeerscheinungen zusammenhängt und emotionale Symptome verursacht. Diesbezüglich wurde zu einer weiterführenden Psychotherapie geraten, die aber bislang nur zaghaft in Angriff genommen wurde.

Die Unterschrift der Psychologin/des Psychologen wurde aus Datenschutzgründen entfernt.

Literatur

Anderson VA, Godber T, Smibert E, Weiskop S, Ekert H (2000) Cognitive and academic outcome following cranial irradiation and chemotherapy in children: a longitudinal study. Br J Cancer 82(2):255–262

Aschenbrenner S, Tucha O, Lange KW (2001) Regensburger Wortflüssigkeits-Test (RWT). Hogrefe, Göttingen

Bernstein JH, Waber DP (1996) Developmental Scoring System for the Rey-Osterrieth Complex Figure (DSS-ROCF). Psychological Assessment Ressources, Lutz

Delis DC, Kaplan E, Kramer JH (2001) Delis-Kaplan Executive Function System (D-KEFS). Psychological Corporation, San Antonio

Goodman R (2005) Fragebogen zu Stärken und Schwächen (SDQ-Deu). Eltern 4-16. ► http://www.sdqinfo.org/py/doc/b3.py?language=German

Helmstaedter C, Lendt M, Lux S (2001) Verbaler Lern- und Merkfähigkeitstest (VLMT). Beltz Test, Göttingen

Kiehna EN, Mulhern RK, Li C, Xiong X, Merchant TE (2006) Changes in attentional performance of children and young adults with localized primary brain tumors after conformal radiation therapy. J Clin Oncol 24(33):5283–5290

Kongs SK, Thompson LL, Iverson GL, Heaton RK (2000) The Wisonsin Card Sorting Test-64 (WCST-64). Western Psychological Services, Los Angeles

Merchant TE, Conklin HM, Wu S, Lustig RH, Xiong X (2009) Late effects of conformal radiation therapy for pediatric patients with low-grade glioma: prospective evaluation of cognitive, endocrine, and hearing deficits. J Clin Oncol 27(22):3691–3697

Petermann F, Petermann U (2008) Hamburg-Wechsler-Intelligenztest für Kinder IV (HAWIK-IV), 3., erg. Aufl. Huber, Bern

Ravens-Sieberer U, Bullinger M (2000) Fragebogen zur Erfassung der gesundheitsbezogenen Lebensqualität bei Kindern und Jugendlichen – Revidierte Form (Kindl-R). Eigenverlag

Schröder HM, Lilienthal S, Schreiber-Gollwitzer BM, Griessmeier B, Leiss U (2013) S. 3-Leitlinie zur psychosozialen Versorgung in der pädiatrischen Onkologie und Hämatologie. Arbeitsgemeinschaft der Wissenschaftlichen Medizinischen Fachgesellschaften (AWMF). ► http://www.awmf.org/uploads/tx_szleitlinien/025-002l.pdf

Spiegler BJ, Bouffet E, Greenberg ML, Rukta JT, Mabbott DJ (2004) Change in neurocognitive functioning after treatment with cranial radiation in childhood. J Clin Oncol 22(4):706–713

Steinhausen HC, Drechsler R (2013) Behavior Rating Inventory of Executive Function (BRIEF). Hogrefe, Göttingen

Zimmermann P, Fimm B (2009) Testbatterie zur Aufmerksamkeitsprüfung (TAP). Psytest, Herzogenrath

Anhang zu Kapitel „Visuelle Wahrnehmung – Veni, vidi, vici"

Anhang 2: Fallbeispiel Hannah

Vorgeschichte

Hannah wurde in der 39. SSW geboren. Die Geburt wird von der Mutter als „schwierig" beschrieben und habe lange gedauert. Sonst habe es keine Komplikationen gegeben. Die weitere Entwicklung verlief knapp altersentsprechend (freies Sitzen mit 9 Monaten, freies Gehen mit 17 Monaten nach krabbeln). Die sprachliche Entwicklung erschien altersentsprechend, abgesehen von Unsicherheiten bei der Artikulation.

Hannah sei allerdings oft gestolpert und Treppen wurden, vor allem abwärts, bis ins Vorschulalter nur mit Nachstellschritt bewältigt, deshalb sei das Mädchen ergo- und physiotherapeutisch betreut worden. Mit 3 Jahren fiel eine Schielstellung der Augen auf, die mittels Okklusionstherapie behandelt wurde. Eine Hyperopie wurde mit Brille versorgt, sie schaue aber – auch heute noch – oft über die Gläser.

Mit Erreichen der Schulpflicht wurde Hannah eingeschult. Dort gelang es ihr aber nicht, das Schreiben und Lesen in der vorgesehenen Zeit zu erlernen. Ihre Aufmerksamkeitsspanne war nur kurz, sie ermüdete rasch und zeigte zudem Verhaltensauffälligkeiten. Die Eltern wurden von der Schule informiert, dass es Überlegungen gäbe, Hannah mit dem Lehrplan der allgemeinen Sonderschule zu beschulen.

Die Eltern äußerten den Verdacht, die beschriebenen Auffälligkeiten könnten mit einem Sehproblem in Zusammenhang stehen und wandten sich deswegen an eine Augenärztin, die Hannah nach einer ausführlichen Untersuchung an eine klinische Psychologin überwies.

Augenmedizinische Befunde

Refraktionsamblyopie auf beiden Augen
Visus Lea-Einzelzeichen Fernvisus: rechts 0,6; links 0,7;
Lea-Reihenzeichen rechts 0,4; links 0,4
Hyperopie, Akkommodationsschwäche, kein Stereosehen
keine Einschränkung des Gesichtsfeldes

In einer **neurologischen Befundung** werden keine wesentlichen Auffälligkeiten beschrieben.

Beschreibung der aktuellen Problematik

Hannah (6;6) gehe nicht gerne in die Schule. Sie beklagt, dass alle anderen Kinder lernen dürften, nur sie müsse malen und kommentiert „Meine Hand kann das nicht".

Die Eltern beobachten, dass dem Mädchen grafo- und visuomotorische Aufgaben besonders schwer fallen. Hannah habe große Schwierigkeiten beim Abschreiben und Lesen. Oft würde sie mit dem zweiten oder dritten Buchstaben eines Wortes anfangen. Das Lesen einzelner Buchstaben und Silben gelinge allmählich, ganze Wörter lerne sie auswendig.

Hervorgehoben wurde, dass ihr Interesse für anspruchsvolle, kindgerechte Wissenssendungen und -bücher und für das Verstehen von Zusammenhängen immer schon groß gewesen sei. Hannah könne aufmerksam zuhören und merke sich die gehörten Inhalte auch recht gut.

Beobachtungsbogen nach Dutton

Es zeigen sich Hinweise auf eine Einschränkung des visuellen Aufmerksamkeitsfeldes vor allem nach unten und links. Daneben werden Schwierigkeiten in komplexen visuellen Situationen (zum Beispiel: Suchen eines Produkts im Supermarkt oder Finden eines Familienangehörigen in einer Gruppe) und eine kurze visuelle Aufmerksamkeit beschrieben. Das Wahrnehmen rasch bewegter Objekte macht ihr Probleme. Das Erkennen von Objekten aus einem fahrenden Auto heraus, das Schauen auf kleine schnelle Tiere und das Fangen eines Balles bereite Schwierigkeiten. Die Objekt-, Gesichter-, Form- und Farbwahrnehmung scheint in Ordnung.

Klinisch-psychologische Diagnostik im Alter von 6;8 Jahren

Hannah zeigt einen altersentsprechenden Gesamtwert zur Beschreibung der kognitiven Fähigkeiten (PR = 48) gemessen mit dem WPPSI III. Prozentränge (PR) zwischen 15 und 85 werden als im Normalbereich angesehen.

Bei verbalen Aufgaben erreicht das Mädchen ein deutlich besseres Ergebnis (PR = 66) als bei Aufgaben mit hoher visueller Komponente (PR = 12).

In den beiden Untertests mit der höchsten Anforderung an die Visuomotorik (Mosaiktest und Figuren legen) zeigen sich die größten Schwierigkeiten und Hannah erreicht ein unterdurchschnittliches Ergebnis von PR = 5. Hannah kann sich vier sprachlich vorgegebene Elemente merken (Zahlen, Wörter), bei Bildern zeigt sie eine Gedächtnisspanne von drei. Die Geschwindigkeit sowohl beim Suchen als auch beim Kodieren von Symbolen ist nicht altersentsprechend und liegt deutlich unter dem Gesamtergebnis (PR = 5). Im Vergleich der Lesefertigkeiten (PR = 32) mit dem Leseverständnis (PR < 1) zeigt sich eine signifikante Differenz (K-ABC).

Tests zur Einschätzung der visuellen und visuomotorischen Fähigkeiten (Teile des FEW II und es VMI) zeigen knapp altersentsprechende Ergebnisse, wobei diese Werte mit sehr viel Anstrengung, Aufwand und erhöhtem Zeitbedarf erreicht werden.

Eine Einschätzung der Grob- und Feinmotorik (M-ABC) ergibt altersentsprechende Werte in der Handgeschicklichkeit (PR = 45) und der Balance (PR = 49), im individuellen Vergleich schlechter gelingen Aufgaben mit bewegten Objekten (Ballfertigkeiten: PR = 21).

Interpretation und Empfehlungen

Die Ergebnisse der Untersuchungen und die Beschreibung der Probleme im Alltag und in der Schule lassen eine Störung der visuellen und allgemeinen Wahrnehmungsverarbeitung mit dem Schwerpunkt einer visuell-motorischen Koordinationsproblematik bei altersentsprechender Entwicklung der Grob- und Feinmotorik vermuten.

- Störung der visuellen Aufmerksamkeit: Sowohl die Geschwindigkeit als auch die Genauigkeit beim Suchen und Vergleichen ist nicht altersentsprechend. Es zeigen sich immer wieder Aufmerksamkeitseinbrüche.
- Das visuelle Aufmerksamkeitsfeld scheint bei intaktem Gesichtsfeld eingeschränkt.
- Es besteht eine Crowding-Problematik: Visuelle Reize können bei zu hoher Komplexität oder räumlicher Nähe nicht als getrennt voneinander wahrgenommen werden.

- Die Gedächtnisspanne ist visuell etwas kürzer als akustisch.
- Die visuokonstruktiven Leistungen wie Puzzles legen und Mosaike nachbauen gelingen dem Mädchen schwer, auch wenn es die Figur anhand der Einzelteile erkennen und benennen kann.

Das Erlernen des Schreibens und des Lesens ist bei Hannah durch mehrere Faktoren erschwert: Das Entziffern schon einzelner Buchstaben ist mühsam, bei wachsender Komplexität (Silben mit drei oder vier Buchstaben) gelingt das Erfassen nur mit viel Anstrengung, sodass keine Kapazität mehr für das Verstehen des Gelesenen bleibt. Gleichzeitig ist die Gedächtnis- und/oder Aufmerksamkeitsspanne kurz und der gelesene Satzteil bleibt nicht bis zum Erfassen des Inhalts im Gedächtnis. Das unvollständige Aufmerksamkeitsfeld und die Crowding-Problematik erschweren das Lesen zusätzlich und zeigen sich im Auslassen von Buchstaben beim Lesen und beim Abschreiben.

Empfehlungen

Hannah kann ihrem Alter entsprechend mit Lernangeboten gefördert werden, wenn die entsprechenden Rahmenbedingungen geschaffen sind:

- Texte und Lernmaterial sollte durch klare, kontrastreiche Darstellung, vergrößerte Schrift und übersichtliche Strukturierung vor möglichst einheitlichem visuellen Hintergrund leichter lesbar gemacht werden.
- Ablenkende Reize sollten, wenn möglich, reduziert oder angesprochen werden.
- Einsatz von Hilfsmitteln wie Leselineal, Lesefenster, Markieren des Beginnes von Absätzen, Verwenden der Finger, etc.
- Verwenden einer einfarbigen Unterlage, die sich farblich deutlich vom Heft abhebt.
- Schreiben- und Lesenlernen kann durch die Verwendung eines PC erleichtert werden.
- Das Mädchen wird davon profitieren, wenn das Lernen von Inhalten nicht an gleichzeitige visumotorische Anforderungen geknüpft ist.
- Hannah braucht ausreichend Zeit für die Analyse neuer Zeichen und Worte und lernt diese durch oft wiederholtes Anbieten (vgl. Lernkartei) und sprachlich begleitetes Abschreiben.

- In einem visuellen Training werden Suchstrategien in der Umgebung und am Blatt geübt: nach was suche ich (ein inneres Bild erzeugen) und wo erwarte ich es. Das vollständige und strukturiertes Absuchen wird durch Abscannen nach bestimmten Regeln (von links nach rechts zeilenweise suchen) geschult.
- Zu empfehlen ist Ergotherapie mit dem Schwerpunkt auf Vorläuferfähigkeiten von Grafomotorik und der visuell-räumlichen Wahrnehmung. Konstruktionsaufgaben werden Schritt für Schritt bearbeitet und sprachlich begleitet (zwischen, neben, schräg nach oben, drehen, …).

Anhang 3: Fallbeispiel Sophie

Medizinische Vorgeschichte

Schwangerschaft, Geburt und die ersten Lebensjahre verliefen ohne Komplikationen. Im Alter von 2;8 Jahren trat ein zerebraler Krampfanfall in Folge einer Blutung eines okzipitalen Angioms auf. Das Mädchen wurde neurochirurgisch versorgt und erhielt intensive Rehabilitation (Logopädie, Ergotherapie, Physiotherapie). Der Visus war anfangs massiv reduziert, nach einigen Wochen hatte er sich verbessert und es wurde eine Hemianopsie rechts diagnostiziert. Sophie wurde im Alter von knapp 3 Jahren auf Empfehlung des Augenarztes bei der Frühförderung für Kinder mit Sehschädigung vorgestellt.

Diagnosen

Z. n. Gehirnblutung
Z. n. zerebralem Krampfanfall
Hemianopsie nach rechts
milde Hemiparese rechts

Entwicklungsstatus bei Förderbeginn

Entwicklungsbeobachtung beim Erstgespräch

Sophie kommt mit ihrer Mutter zum Erstgespräch. Sie geht frei, wobei sie sofort nach der Hand der Mutter greift. Die Mutter erzählt, Sophie wäre auch vor der Operation eher vorsichtig gewesen. Die Grobmotorik wirkt etwas steif (vgl. CP). Seit der Operation sei Sophie sensibler bei akustischen und taktilen Reizen, wie laute Geräusche und Wasser. Sie beschäftige

sich gerne mit Knetmasse, malen, Bilderbüchern, Musik und Rollenspiele.

Sophie orientiert sich visuell und greift visuell gesteuert. Die Auge-Hand-Koordination vor allem rechts ist noch ungenau. Das Mädchen erwidert Blickkontakt. Die Eltern beobachten, dass die Orientierung erschwert ist und das Mädchen jetzt schneller ermüdet. Beim freien Bewegen im Raum ist zu beobachten, dass Sophie vor jeder Änderung der Richtung kurz stehen bleibt, sich umsieht, das nächste Ziel wählt und dann wieder weiter geht.

Orthoptische Diagnostik im Alter von 3;4

Sophie nimmt spontan direkten Blickkontakt auf. Um genau zu betrachten hält das Mädchen das Objekt etwas nach links. Es ist eine leichte Kopfschräghaltung bei erhöhter Visusanforderung zu beobachten. Das visuelle Orientieren – sich durch Umherschauen einen Überblick verschaffen – ist erst nach Aufforderung zu beobachten. Beim Suchen wird die rechte Seite nach einem Hinweis beachtet.

In bekannter Umgebung orientiere sich das Mädchen recht gut, in neuen Räumlichkeiten verhalte sich Sophie eher vorsichtig, suche sich einen ruhigen Platz und beobachte von dort aus.

Raum-Lage-Wahrnehmung: Beim Briefkastentest erfolgt die korrekte Ausrichtung des Briefes erst nach Berührung der Aussparung.

Sehschärfe, Kontrastsehen: binokular 0,63 gemessen mit Lea-Einzelzeichen (altersentsprechendes Ergebnis), die schwächste Kontraststufe wird sicher erkannt.

Die Augenstellung, Motilität, Konvergenz, Fixationsverhalten und Folgebewegungen erscheinen unauffällig. Vertikale Sakkaden werden glatt ausgeführt, horizontale Sakkaden vor allem nach rechts sind ruckartig.

Beobachtungen in der Frühförderung

Sophie wirkt wach und interessiert. Die Aufmerksamkeit kann gut und über längere Zeit auf eine Tätigkeit gerichtet werden, das Teilen der Aufmerksamkeit gelingt nicht: Sophie gibt keine Antwort, wenn sie während einer Suchaufgabe etwas gefragt wird. Sie löst eine Suchaufgabe nicht, wenn Geräusche von außen hörbar sind. Das Mädchen bevorzugt Bilderbücher mit einzelnen klaren Bildern. Wimmelbücher und komplexe Szenen werden erst nach gemeinsamer Exploration erkannt.

Das Zuordnen von satten „Regenbogenfarben" gelingt sicher, Farbnuancen und Pastellfarben können nicht zugeordnet werden. Sophie ordnet Formen zu, wobei sie anfangs nicht gleichzeitig unterschiedliche Größen berücksichtigen kann. Gesichter, Mimik und Objekte werden sicher aus unterschiedlichen Perspektiven als Bild und in der Wirklichkeit erkannt.

Das Lösen von einfachen Puzzles braucht viel Zeit und Anleitung, bei einem Körperpuzzle werden Arme und Beine bevorzugt auf die linke Seite der Figur gelegt, auch wenn der Puzzleteil sich dort nicht einpassen lässt. Die rechte Seite der Figur beachtet das Mädchen erst nach Aufforderung. Sophie fällt es nicht sofort auf, dass einem Gesicht das rechte Auge fehlt, Haare werden in diesem Gesicht nur auf der linken Seite ergänzt.

Beim Zeichnen hält das Mädchen den Stift im Dreipunktgriff. Sie versucht eine vertikale und eine horizontale Linie bzw. ein Kreuz nachzuzeichnen. Das Ergebnis ist in allen drei Fällen ein leicht schräges Gekritzel, mit dem Sophie sichtlich unzufrieden ist (90 % der Kinder zeigen zumindest dieses Stadium der Zeichenentwicklung mit 20 Monaten). Das Nachfahren einer kurvigen Vertiefung mit dem Finger gelingt nicht.

Beim schnellen Bewegen in bekannter Umgebung (Laufen in der eigenen Wohnung) sieht Sophie auch Gegenstände auf dem Boden und rechts von ihr und weicht diesen aus. Sind mehrere Kinder gleichzeitig anwesend, wie z. B. im Kindergarten und am Spielplatz, kommt es immer wieder zu Zusammenstößen, Stolpern und Anstoßen. Ein Ball kann weder aus der Luft noch rollend am Boden gefangen werden.

Klinisch-psychologische Diagnostik im Alter von 3;5 Jahren

Sophie zeigt eine altersentsprechende Entwicklung der aktiven Sprache und des Sprachverständnisses. Die Aufgaben zur kognitiven Entwicklung gelingen knapp altersentsprechend. Probleme zeigen sich beim Zusammensetzen eines Puzzles, wobei die Figur anhand der Einzelteile erkannt wird. Ist eine Form vertikal gekippt („steht auf dem Kopf") wird sie als unterschiedlich erkannt, ein horizontal gedrehtes

Zeichen wird aus einer Reihe gleicher Zeichen nicht identifiziert.

Im Bereich der Feinmotorik zeigen sich vor allem räumlich-konstruktive Schwierigkeiten (nachbauen, nachmalen), in der Grobmotorik lassen sich Unsicherheiten im Gleichgewicht und der Bewegungskoordination erkennen.

Sophie scheint sich mancher Schwierigkeiten bewusst zu sein und möchte neue Aktivitäten erst unbeobachtet für sich probieren.

Förderverlauf

Sophie wird ergo- und physiotherapeutisch betreut und von einer Frühförderin für Kinder mit Sehschädigung begleitet. Der gemeinsame Förderschwerpunkt ist unter anderem der Aufbau eines symmetrischen Körperschemas und der Auge-Hand-Koordination.

Frühförderung findet einmal wöchentlich für 60 bis 90 min in der Wohnung der Familie und zu Beobachtungszwecken im Kindergarten bzw. am Spielplatz statt. Themen in der Frühförderung sind die visuelle Orientierung und die visuelle Wahrnehmung der Lage im Raum, beginnend mit der Orientierung am eigenen Körper, dem eigenen Körper im Verhältnis zu anderem (über, unter, vor, zwischen, …) und der visuelle Wahrnehmung der Hauptraumachsen.

Damit in Wechselwirkung stehen die Förderung eines systematischen Suchverhaltens und eine Erweiterung des visuellen Aufmerksamkeitsfeldes nach rechts. Anfangs wurden dafür in einem dunklen Raum starke Lichtreize angeboten, die von Sophie wahrgenommen, lokalisiert und fixiert werden sollten.

Zum Bauen mit verschiedenen Materialien kann Sophie nicht motiviert werden.

Bei allen Angeboten und als Hilfe im Alltag werden klare, kontrastreiche Darstellungen und Materialien vor einem möglichst einheitlichen visuellen Hintergrund verwendet. Ablenkende Reize (Geräusche, andere Kinder, …) werden angesprochen und können so besser eingeordnet werden. Den Eltern und der Kindergärtnerin wird vermittelt, dass das Mädchen seine Aufmerksamkeit immer nur auf einen Sinn bzw. eine Tätigkeit richten kann: sehen oder bewegen, zuhören oder arbeiten.

Im Förderverlauf lernt Sophie bald Richtungen und Größen wahrzunehmen und beginnt, koordiniert und gegenständlich zu zeichnen (90 %

der Kinder zeigen dieses oder ein höheres Stadium der Zeichenentwicklung mit 48 Monaten – Sophie ist nun 52 Monate alt). Sie scheint jetzt recht zufrieden mit ihren Werken. Es fällt ihr zunehmend leichter, die Aufmerksamkeit auf eine Tätigkeit auch dann aufrecht zu erhalten, wenn Unruhe im Hintergrund herrscht. Bei Müdigkeit werden allerdings frühe Schwierigkeiten wieder deutlich.

Weiterhin wird an der Verbesserung der visuellen Orientierung und der Automatisierung eines Einbeziehens der rechten Seite beim Suchen und Betrachten gearbeitet. Im räumlich-konstruktiven Bereich wird in Absprache mit der Ergotherapeutin zu Beginn aus- und einräumen von z. B. einem Puppenhaus, das Bauen mit großen Elementen frei und nach Vorlage, dann mit immer kleineren Bausteinen und schließlich mit zweidimensionale Formen geübt werden. All diese Aktivitäten werden sprachlich begleitet.

Bei einer nächsten orthoptischen Untersuchung werden die Reihensehschärfe, die Akkommodation und das Farbsehen überprüft.

Stichwortverzeichnis

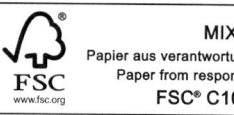